続　統合失調症症候学

精神症候学の復権を求めて

中 安 信 夫

星 和 書 店

Seiwa Shoten Publishers

2-5 Kamitakaido 1-Chome
Suginamiku Tokyo 168-0074, Japan

序

昭和四九年（一九七四）のある日の光景が筆者の脳裏から今も去らない。そのとき筆者は医学部の最終学年で、自ら望んだのか、それとも精神科志望がぐらついていた筆者に決意を固めさせるために先輩が誘ったのか、とある精神病院を見学させてもらった。そこで今から思えば最重症の、ともに女性の二人の統合失調症患者を見せられたのであった。一人は当時進学校の誉れ高かった都立高校在学中に発病したという、筆者と同年の患者で、痩せこけた体に弊衣をまとい、入ってくるや否や早口で喋りまくり始めた彼女の言葉はまったくの支離滅裂で、話しの筋道を追うことはおろか、言葉を聞き取ることすら困難であった。いま一人はひどく太った、いかにも鈍重という感じの、これまた若い患者で、彼女は喋ることはなく、ただ「ワッハハ、ワッハハ」と大声で笑うのみであった。大学のポリクリで診る患者とはあまりにも違う二人の姿は、筆者をして「これが本当の統合失調症の姿なのか！」と驚嘆させ、否が応もなく「これが脳の病気でなくして何であろう！」と確信させるとともに、煙草と便所と食物の混じり合った独特の臭いの漂う、鉄扉で仕切られた閉鎖病棟（かつての精神病院はみな、そんなものであった）の中で、彼女たちはこの先の長い人生を生きていかなければならないのかと暗澹たる気持ちにさせたのであった。帰りの道すがら、「統合失調症をやろう！統合失調症患者の脳研究をやろう！」とくりかえし思ったことを覚えているが、この光景が、精神科医となり統合失調症を専門にするという、筆者の職業人生を決定したのである。

さて、本書は、病名の呼称変更に伴って書名にいささかの違いはあるが、前書『増補改訂 分裂病症候学―記述現象学的記載から神経心理学的理解へ』（星和書店、二〇〇一）の続編として編んだ、筆者の実質上の第二論文集である（正確に記せば第四論文集であるが、前書以前に刊行した『分裂病症候学―記述現象学的記載から神経心理学的理解へ』〈星和書店、一九九一〉と『初期分裂病／補稿』〈星和書店、一九九六〉の二冊はほぼ前書へと統合されている）。前書の刊行以後に発表した主だった論文二二編ならびに刊行前に発表しつつも未収載の四編の都合二六編を「第Ⅰ部 辺縁症状の病態心理」、「第Ⅱ部 初期統合失調症論の現在」、「第Ⅲ部 操作的診断基準への批判」の三部に分けて掲載することにした。この三部への区分けと各部のタイトルは、本書を編むにあたって論文を整理していく中で考えつかれたものであるが、改めてこの一〇年弱の期間、自分が関心を持ってきた領域がどういうものであったのかに気付かされた次第である。

第Ⅰ部には「辺縁症状の病態心理」というタイトルを与えたが、ここに「辺縁症状」とは幻覚、妄想、緊張病性興奮ないし昏迷等の、統合失調症の中核を成す症状（中核症状）との対比で用いた言葉であって、その頻度こそ少ないが統合失調症の臨床において観察されることのある症状をさしている。前書においても内因性若年―無力性不全症候群、実体的意識性、離人症、解離症を取り上げたが、本書で取り扱ったそれは、具体的には内因性若年―無力性不全症候群（再説）、体感異常、「自生」悲哀・涕泣、対他緊張、加害性反復観念、殺人欲動／情性欠如、言語性精神運動幻覚などである。前書においては、その副題「記述現象学的記載から神経心理学的理解へ」が示すように、筆者の関心は主として上記した中核症状の形成を説明する神経心理学的機序の解明にあったのであるが、「状況意味失認―内因反応仮説」という一応の結論を得たのち、筆者の関心はこれらの辺縁症状の理解へと移っていったのである。なお、「病態心理」とは「個々の精神症候、一定のまとまりのある精神症候群、究極的にはある特定の疾患で出現するすべての精神症候の形成を説明する心理学的機序」の意であって、精神疾患の病態生理の追究にあたってはその作業仮説の提示という点で必須のものであると筆者は考えている。すでに提出した状況意味失認―内因反応仮説がそうであるが、この第Ⅰ部で取り扱ったものは上記した仮説で理解しえたものもあれば、ただ概念の整理に留まっただけのものもある。

第Ⅱ部には「初期統合失調症論の現在」というタイトルを与えた。初期統合失調症論は筆者のライフワークとでもいうべき研究テーマであるが、出発点は精神科医となり、冒頭に掲げた、いわゆる荒廃例の患者と同様の慢性統合失調症患者を診るにつけ脳裏に浮かび上がった、「こうなる前になんとかならなかったのか！」という怒りであり、その怒りが統合失調症の早期発見・早期治療という道を筆者に選ばせたのであった。この領域ではこれまでに、この概念を初めて呈示したモノグラフ『初期分裂病』（星和書店、一九九〇）以後、対談集『対談　初期分裂病を語る』（星和書店、一九九一）、論文集『初期分裂病／補稿』（星和書店、一九九六）、症例集『初期分裂病―分裂病の顕在発症予防をめざして（思春期青年期ケース研究10）』（岩崎学術出版社、二〇〇四）とさらに三冊の単行書を重ねてきたが、一九九〇年版に再版を出すまでの間、筆者の最新の理解を提出しておこうとこの一〇年あまりの内に執筆した諸論文を整理しておいた。

第Ⅲ部には「操作的診断基準への批判」というタイトルを与えたが、これまでも繰り返し述べてきたように、筆者から見れば操作的診断基準とは個々の症候についての杜撰な理解、一定の症候群（文字どおりの症候複合 Symptomenkomplexe）へのいい加減なとりまとめでしかなく、症候学の立場からしても批判の対象であるが、精神科における診断を本来あるべき「体験を聴き、症候を読む」にあらずして、ただに「症候を聴く」に堕した点において、精神科診断学、さらには広く精神科診療の立場からも厳しい批判がなされてしかるべきものと思われる。前書においてはいわば総論的に操作的診断学を批判したが、この本書第Ⅲ部においては統合失調症ならびに大うつ病性障害についての操作的診断基準を各論的に取り上げ批判した論稿を集めてみた。

以上、辺縁症状論、初期統合失調症論、あるいは操作的診断基準批判と、取り扱っているものは区々異なるものの、通底するものは精神症候学への関心である（筆者は各部の論文執筆にあたって、及ぶべくもないが自らを現今顧みられることの少ない三巨人に、すなわち辺縁症状論においてはJaspers, K.に、初期統合失調症論においてはde Clérambault, G.に、そして操作的診断基準批判においてはHoche, A.に擬するところがあった）。脳科学の発展は著しいがおおかたの精神疾患は今もって症候と経過でしか規定しえず、またこれは今後いかに精神疾患の生物学的基盤が明らかになろうとも、患者は精神症候をもって我々の前に立ち現れてくるものである以上、精神科診療は精神症候の把握をその出発点としなければならないのは自明のことであろう。前書序文において筆者は、タイトルを『分裂病症候学』とした訳にふれて、「（目的の）一つは〈日々の臨床実践に役立つ症候学を得たい〉というもので、これは現状においてはたかだか鑑別診断の用にしか、それも不十分な形でしか用をなさない精神症候学というものを、より厳密な鑑別診断、さらには病期の判定や予後の予測、あるいは治療効果の判定などにも役立つ、広範な臨床的実用性のあるものとして再生したいというものである」と述べておいたが、この思いは一世紀以上に及んで近代精神医学が営々と築き上げてきた精神症候学をスタンダーダイゼーション、グローバリゼーションの美名の下に一朝にして崩壊せしめたＤＳＭ（有り体にいえば、それは素人的精神症候論である）の流布を見るにつけ、倍加されたのであった。本書の副題を「精神症候学の復権を求めて」としたのはそうした背景があってのことである。

筆者は今春大学病院を定年で去ることになる。思い返せば精神科医となって三五年、研究所にいた三年間を除き、場所は変われど終始大学病院で、それも日々外来で患者の診療を続けてきたことになる。当初願っていたラボでの脳研究はやらずじまいに終わったが、それは岩田誠先生（前東京女子医大神経内科教授）の言である「臨床医学におけるフィールドワーク」が実感されて、日々の診療が臨床というフィールドワークでの研究であり、診察室が研究室でもあったからである。筆者の敬愛する三人の先輩、村上靖彦、永田俊彦、市橋秀夫の諸先生との座談集『座談：精神科臨床の考え方―危機を乗り越えるべく』（メディカルレビュー社、二〇〇五）に「論文を書いた訳」という一項があり、そこで「多分、自分の臨床でわからないことがあって、また似たような患者がやってきた時にどう理解すればいいのか、次の患者ではもう少し余裕を持って診たいというところが、まとめるきっかけになるわけでしょう。そういうことですよね」と筆者は語っているが、思わず口をついて出てきたこの言ほど、筆者のこれまでの、診療と研究が相即不離であった日々を示しているものはない。今後筆者は働く場を精神病院へと変えるが、そこでもこうした診療／研究生活を続けていきたいと願っている。

最後になるが、本書に収めた二六編の論文のうち七編は関由賀子氏ならびに針間博彦氏という優れた共同研究者との共著によるものであるが、快く収載を許可していただいた両氏に感謝の意を申し述べる。また本書を含め四冊の論文集と一冊の対談集に加えて、『初期分裂病』（一九九〇）、『宮﨑勤精神鑑定書別冊　中安信夫鑑定人の意見』（二〇〇一）、『精神科臨床を始める人のために―精神科臨床診断の方法』（二〇〇七）、『体験を聴く・症候を読む・病態を解く―精神症候学の方法についての覚書』（二〇〇八）の四冊の書き下ろしの単行書、また是非編みたいと願って発刊した『精神科臨床のための必読一〇〇文献』（二〇〇三）、『稀で特異な精神症候群ないし状態像』（二〇〇四）の二冊の編著書と、筆者の主だった著作のほとんどすべてを刊行していただいた星和書店社長石澤雄司氏に心から御礼を申し述べたい。もとはと言えば、「精神科治療学」誌の依頼原稿、規定枚数三〇枚のところを一二〇枚も書いて没になった原稿を氏が拾い上げてくださって『初期分裂病』の刊行へと至ったのがお付き合いの始まりであるが、その後も氏の応援があって、こうして数々の著作を世に問うことができたのである。真にもって深甚の謝意を表したいと思う。

二〇一〇年一月

中安　信夫

一、本書は既発表の二六編の論文からなる（ただし、第二〇章はいまだ学会発表だけであって、本書に収めた論文の短縮版が現在学会誌にて印刷中である）。三部、二六章に部・章だてした。

二、一書にまとめるに際して、各章の間で重複する箇所は割愛し、それに応じてタイトルを変更した論文もあるが、そのことは各部の解説で断り書きを記しておいた。またアラビア数字を漢数字に直すなどの字句の小訂正を行った。

三、二〇〇二年八月二六日、第九八回日本精神神経学会総会にて「精神分裂病」の病名は「統合失調症」へと呼称変更された。本書に収めた論文の中には、呼称変更以前の論文や呼称変更後もなお「精神分裂病（分裂病）」を用いている論文も含まれているが、文献検索上の有用性を鑑みてそれらの論文のタイトルはそのままにしておいた。ただし、本書のタイトルにはその呼称変更に従って「統合失調症」を用いた。

四、原論文の初出雑誌・著書の名称、掲載頁、出版社、発行年などは、各章の最後に記載した。

五、文献欄において、本書の他章に掲載した論文にはゴチック体で（**本書第〇章**）と付し、本書の正編にあたる前書『増補改訂 分裂病症候学—記述現象学的記載から神経心理学的理解へ』（星和書店、東京、二〇〇一）に掲載した論文には同じくゴチック体で（**前書第〇章**）と付しておいた。

序　iii

第Ⅰ部　辺縁症状の病態心理　1

第Ⅰ部解説　3

第一章　内因性若年—無力性不全症候群——原典紹介とその批判的検討——　11

1　はじめに
2　原典紹介
3　自験例
4　文献例
5　疾患論的位置付け
6　診断と治療
7　おわりに

第二章　初期分裂病を疑う身体関連症状——体感異常に焦点化して——　53

1　はじめに
2　初期分裂病の身体関連症状

3　体感異常を主訴とした一症例の予診—本診記録
4　初期分裂病症状スペクトラムの一部としての内因性若年—無力性不全症候群
5　おわりに

第三章　自生記憶想起に対するパニック反応ならびに「自生」悲哀・涕泣——パニック発作と鑑別すべき初期統合失調症症状—— 75
1　はじめに
2　自生記憶想起に対するパニック反応
3　「自生」悲哀・涕泣
4　おわりに

第四章　対他緊張——示説例、形成機序、そして quetiapine の使用経験—— 91
1　はじめに
2　示説例
3　形成機序
4　対他緊張に対する quetiapine の適用：効果と副作用
5　おわりに

第五章　加害性を内容とする自我親和的・妄想様反復観念（略称：加害性反復観念）——統合失調症と強迫神経症の境界領域をめぐって—— 131
1　はじめに

2　症例
3　考察
4　おわりに

第六章　殺人欲動／情性欠如を呈し、顕在発症後にそれが消失した初期統合失調症の一例――159
1　はじめに
2　症例
3　本症例で認められた殺人欲動／情性欠如
4　考察
5　おわりに

第七章　「思考、表象、幻覚―中安理論の批判的考察」（生田孝：臨床精神病理、二三：二五―三五、二〇〇二）に対する討論――213
――「背景思考の聴覚化」補遺――
1　はじめに
2　仮説呈示に対する討論
3　検証結果に対する討論

第八章　「非分裂病性自生思考が単一症候的に出現した一症例」（井上洋一ほか：精神医学、四四：一二九―一三六、二〇〇二）に対する討論――235
――この症状は自生思考ではなく言語性精神運動幻覚（Séglas, J.）ではないのか？――

第Ⅱ部　初期統合失調症論の現在　241

第Ⅱ部解説　243

第九章　概説：初期分裂病二〇〇四――253

1　概念
2　性比・発病年齢・遺伝負因
3　臨床像ならびに診断
4　治療
5　転帰
6　顕在発症予見
付表：初期分裂病症状（三〇種）の定義と陳述例

第一〇章　初期統合失調症研究の三〇年――発想の原点を振り返りつつ――303

1　はじめに
2　初めて行った症例検討会
3　外来精神科医としての出発
4　病態生理仮説を求めて精神病理学へ
5　「初期統合失調症」研究のエッセンス：措定された初期症状が統合失調症性であることの証明
6　おわりに

第一一章　先行研究との比較から見た初期分裂病症状　343
1　はじめに
2　de Clérambault, G.：小精神自動症 petit automatisme mental（一九二〇）
3　McGhie, A. & Chapman, J.：初期分裂病における注意と知覚の障害（一九六一）
4　Huber, G.ら：基底症状 Basissymptome（一九六六）
5　中井：いつわりの静穏期（一九七四）
6　中安：初期分裂病の特異的四主徴（一九九〇）
7　おわりに

第一二章　精神自動症と初期分裂病　389

第一三章　初期統合失調症は近年になって出現してきた新しい病態か？　401

第一四章　初期分裂病の顕在発症予見　421
1　はじめに
2　初期分裂病の概念と臨床像
3　初期分裂病の顕在発症予見
4　おわりに

第一五章　初期統合失調症の自殺既遂例　449

1 はじめに
2 症例一覧
3 症例呈示
4 自殺要因の検討
5 おわりに

第一六章 張りつめ／くすみ 467
——初期分裂病を疑う表出について——
1 はじめに
2 自験例のカルテから
3 張りつめ／くすみ（緊迫／疲弊）
4 おわりに

第一七章 らくになる 477

第一八章 「分裂病の病名告知」私感 483

第一九章 初期統合失調症患者に接する治療的態度 487
——起承転結をなす四つの原則——
1 はじめに

2　取るべき治療的態度
3　おわりに

第二〇章　アスペルガー症候群患者の自叙伝に見られる「初期統合失調症症状」――499
1　はじめに
2　アスペルガー症候群患者の自叙伝
3　アスペルガー症候群患者の自叙伝に認められた「初期統合失調症症状」
4　初期統合失調症とアスペルガー症候群の鑑別診断
5　おわりに

第Ⅲ部　操作的診断基準への批判　543

第Ⅲ部解説　545

第二一章　ＤＳＭ統合失調症とは「鵺（ぬえ）のごとき存在」である――551
――操作的診断と疾患概念の変化――
1　はじめに
2　疾患概念vs.臨床診断
3　ＤＳＭ統合失調症に見る疾患概念の欠如
4　おわりに

第二二章　大うつ病（DSM-Ⅳ）概念の「罪」――563
1　はじめに
2　「うつ」に対する筆者の診療
3　大うつ病概念の「罪」
4　おわりに

第二三章　うつ病は増えてはいない――583
――大うつ病性障害（DSM）とは成因を問わない抑うつ症状群である――
1　ある心療内科医からの紹介状―戯画としてのDSM診断―
2　「うつ」に対する演者の診断手法―「旧」は旧ならず、「新」は新ならず―
3　大うつ病性障害（DSM）概念の批判―大うつ病性障害とは成因を問わない抑うつ症状群である―
4　「うつ病が増えている」という言説はまやかしである―杜撰な診断基準と病名の誤用―

第二四章　「内因性うつ病」について想い起こすこと――599
1　はじめに
2　旧に付け加えることは何もない
3　抑うつ気分があれば何でもDepression !?
4　顔見りゃ、わかるじゃないか！
5　おわりに

第二五章　大うつ病性障害は内因性うつ病にあらず——ケースカンファランス「山本滋隆ほか：うつ病か統合失調症か？——診断が確定しなかった一例——」（精神科治療学、一八：一三四一—一三四六、二〇〇三）に対する討論—— 609
1　大うつ病性障害（ＤＳＭ-Ⅳ）＝内因性うつ病（従来診断）という誤謬
2　本カンファランス症例は「内因性若年—無力性不全症候群が前景に立った初期統合失調症」である

第二六章　精神科臨床診断の「方式」——択一式を続けるのか、それとも記述式に戻るのか—— 619
1　はじめに
2　択一式の一般的特徴
3　択一式としてのＤＳＭの問題点
4　おわりに

第Ⅰ部　辺縁症状の病態心理

第Ⅰ部解説

この第Ⅰ部には、序でも記したように幻覚、妄想、緊張病性興奮ないし昏迷等を統合失調症の中核症状とするならば、統合失調症の辺縁症状とでも呼ぶべき諸症状を取り上げた八編の論文を掲載することにした。副題にある病態心理 pathopsychology とは病態生理 pathophysiology をもじって作った筆者の造語であるが、それは「個々の精神症候、一定のまとまりのある精神症候群、究極的にはある特定の疾患で出現するすべての精神症候の形成を説明する心理学的機序」と定義されるものであり、筆者にあっては統合失調症のそれは「状況意味失認―内因反応」とされるものである。この仮説的概念は前書『増補改訂　分裂病症候学―記述現象学的記載から神経心理学的理解へ』の「第Ⅰ部　状況意味失認と内因反応」に収載した諸論文の執筆を通して形成されたものであるが、中核症状の形成機序の考察から導かれた上記の病態心理仮説が各種の辺縁症状をまで説明しうるか否か、それがこの第Ⅰ部に収載した論文の執筆にあたって筆者が一貫して抱き続けた関心であった。お読みいただければわかるように、説明しえたものもあるにはあるが、概念の整理だけで終わったものの方が多い。

この本書第Ⅰ部ならびに前書に収載した諸論文の執筆に際して、筆者はおこがましくも自らを Jaspers, K. に擬し、さらには Jaspers を乗り越えようと努めてきた。ここで「擬し」、「乗り越えよう」

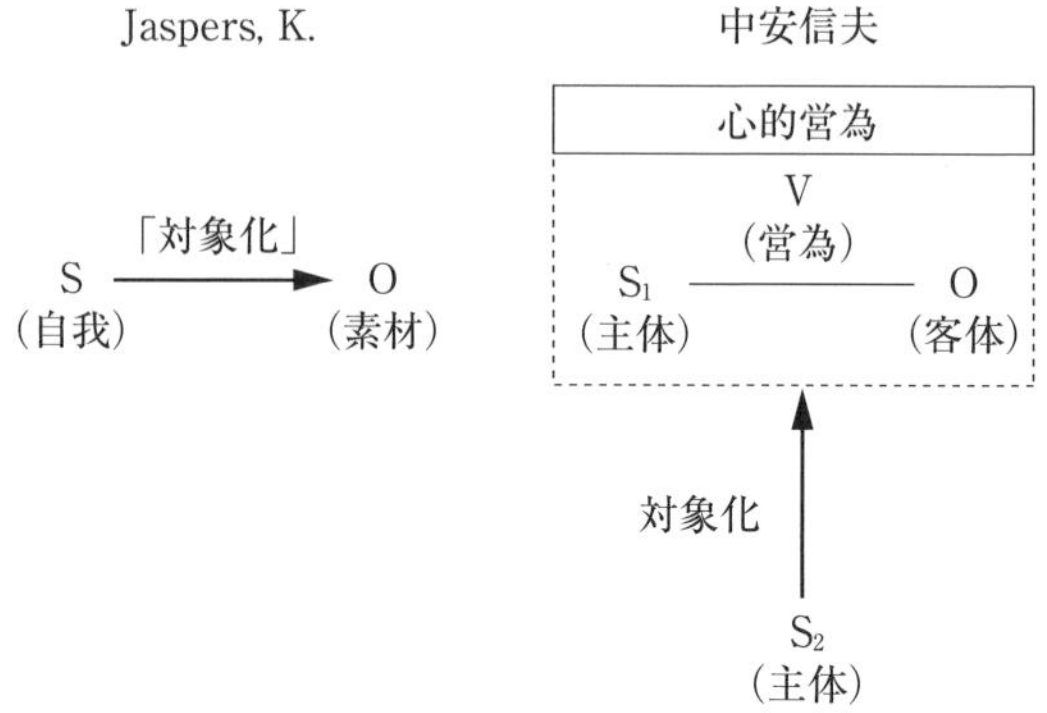

図1　Jaspers, K. のいう「対象化」と筆者のいう対象化の違い

としたのはJaspersの呈示した精神病理現象を理解する方法、というよりもその方法論的自覚であるが、Jaspersにあっては対象意識に対立するものとされた自我意識もそれもまた対象意識の一つにすぎないという対象化の定義（図1）に到達することによって、精神病理学的にも生物学的精神医学的にも難攻不落と看做されてきた「自我障害」とは〝かのごときals ob〟存在にすぎないという結論を得たことを初めとして、筆者は精神病理現象を見ていくperspectiveが展開するのを感じたのであった。それはまさに〝一点突破、全面展開〟であった。若干三〇歳にして『精神病理学総論 Allgemeine Psychopathologie』を出版したJaspersはその初版の序言の中で次のように記している。「われわれは精神病理学を学ぶのでなく、精神病理学的に観察し、精神病理学的に問題を出し、精神病理学的に分析し、精神病理学的に考えることを学ばなければならない」（西丸四方訳『精神病理学原論』、一頁、みすず書房、東京、一九七一）と。齢六〇歳になった筆者は、いま実感をもってこの文言を噛みしめている。

第一章「内因性若年―無力性不全症候群―原典紹介とその批判的検討」は、筆者編になる『稀で特異な精神症候群ないし状態像』（星和書店、二〇〇四）の一編である（副題は今回付加）。この書は、「精神科治療学」誌の編集委員として担当した特集「稀な精神症状群ないし状態像」（第一二巻、第三号、一九九七）を拡充したものであるが、筆者がその特集を編んだのは、そしてさらにそれを拡充して上記の一書を編んだのは、なにも稀覯趣味があってのことではなくて、たとえどれほど珍しい精神症候群や状態像であろうとも、精神科医である以上は知っておかなければならないし、「知らなければ赤子も同然」であるからであって、近年の操作的診断基準における疾患分類のあまりの単純化の中で、こうしたものがますます知られることが少なくなってきていると考えたがゆえである。内因性若年―無力性不全症候群についてはすでに「内因性若年―無力性不全症候群についての一考察―初期分裂病スペクトラムの一症状群として」（前書第一一章）という原著論文を著しているが、本書に掲載したものは、語学に堪能な針間博彦氏に原典の読み込みの手を煩わせて書いた総説的論文である。

第二章「初期分裂病を疑う身体関連症状―体感異常に焦点化して」は、「精神科治療学」誌の特集「身体関連症状の診分け―治療戦略」（第一七巻、第六号、二〇〇二）に寄せたものであって、体感異常を主訴として受診した一症例の初診時における予診―本診面接を取り上げて、その症例が「内因性若年―無力性不全症候群を前景とした初期統合失調症」と診断確定されるまでの、診断プロセスに焦点を絞った症例報告である。

第三章「自生記憶想起に対するパニック反応ならびに『自生』悲哀・涕泣―パニック発作と鑑別す

べき初期統合失調症症状」は、第二三回日本精神科診断学会（二〇〇三年一〇月三〇―三一日、宇都宮）のシンポジウム「パニック発作の鑑別診断」で発表したものである。初期統合失調症においても、不快で、とりわけ恐怖を感じた体験の自生記憶想起に反応する形でパニック発作が起こりうることは共同発表者の関がすでに報告していたものであるが（関由賀子：ヒステリー症状にて急性発症した初期分裂病の一例―診断の経緯と病像形成の要因について。精神科治療学、九：一三八七―一三九四、一九九四）、パニック発作に類似し、時にそうと誤診されかねない発作性の初期統合失調症症状として「自生」悲哀・涕泣があることを併せて報告したものである。

第四章「対他緊張―示説例、形成機序、そしてquetiapineの使用経験」は、クエチアピン研究会（二〇〇四年二月一一日、東京）での発表「初期統合失調症の一症状としての対他緊張とひきこもり―その精神病理とクエチアピンの臨床効果」から抜粋・改題したものであって、初期統合失調症患者にとって最も苦衷となる体験である緊迫困惑気分の発展形態である対他緊張を主題として取り上げ、それを関連症状とともに整理したものであって、それまで別々の症状形成機序としていた〈まなざしの生成〉ならびに〈緊迫感の形成〉を新たなる〈緊迫感の形成〉として一つに統合しえた、筆者の提出している統合失調症の病態心理仮説「状況意味失認―内因反応仮説」にとっては大きな前進が得られた論文である。余談ながら、上記の研究会は製薬会社主催でありながら演者は精神病理畑の木村敏先生と筆者の二人で、そこに多くの聴衆が詰めかけてくださったことに筆者は近年の操作的診断／治療アルゴリズムに飽き足らない精神科医の熱気を感じたのであった

第五章「加害性を内容とする自我親和的・妄想様反復観念（略称：加害性反復観念）―統合失調症

と強迫神経症の境界領域をめぐって」は、「最新精神医学」誌の特集「強迫性障害とその治療」（第一四巻、第三号、二〇〇九）に寄せた論文であるが、筆者への元々の依頼は「統合失調症と強迫性障害」と記憶している。こうした依頼が筆者へきたのは、筆者が以前に「自生と強迫―体験様式の差異とその臨床的意義」、「強迫性の鑑別症候学―制縛性ならびに自生性との比較を通して」（前書第九章、第二二章）という論文を著していたためと思えたが、筆者はそれらを繰り返すことはせず、それらの論文の執筆の時点より気になっていたことを正面から取り上げてみようと考えたのであった。というのは、先の二編の論文においては、筆者は自生性と強迫性は画然と異なる体験形式であり、疾患論的には前者は統合失調症に、後者は強迫神経症に現れるものであってその鑑別が臨床上極めて重要であると主張したのであったが（その論述には今も誤りはないと考えている）、その両者の中間の体験形式ではないかと疑われる症状の存在にも気付いていたからである。その症状とは、それまで筆者が妄想様・自我親和的・奇異な反復観念 wahnähnliche, ichnahe und bizarre Wiederholungsidee と呼び倣わしていたものであるが、症候学的にその位置づけが曖昧であることに加えて、その症状を有する患者の診断に、また何よりも治療に難渋していたからである。執筆を引き受けた時点ではこれといった効果的な薬物治療の方途は見出せていなかったのであるが、執筆のさなかにおいて少量の aripiprazole が劇的な効果を発揮することを経験して、それを論文に盛り込めたことは、本論文が症候学についての論説に終わらず、治療論文としても活きることになったと思えて幸いであった。

第六章「殺人欲動／情性欠如を呈し、顕在発症後にそれが消失した初期統合失調症の一例」は、日本精神病理・精神療法学会第三〇回大会（二〇〇七年一〇月四―五日、倉敷）の一般演題に応募して発表したものである。理事の一人を務めている本学会で、筆者はそれまで数々のシンポジウムに発表の機会を与えられ、大会を主宰して会長講演もしてきてはいたが、振り返ってみて一般演題に応募して発表したことがないことを恥じて、温めてきたテーマを満身の力を込めて発表したものである。いま「温めてきたテーマ」と述べたが、それは、筆者が精神鑑定人の一人として行った幼女連続誘拐・殺害事件の犯人宮﨑勤にあっては統合失調症の初期に著しい攻撃性と情性欠如が生じ、殺人はそれに基づくものであったという結論が得られたのであったが、それを傍証するものとして、鑑定後一〇年以上を経て経験した、タイトルに示した症例が恰好のものではないかと長年にわたって思い続けていたからであった。筆者の症例は犯行例ではないが、犯行例であるWilmanns, K.、中田修、中谷陽二の症例ならびに宮﨑勤も併せ検討して、「統合失調症初期における殺人」に関してそれなりの総説を成しえたのではないかと考えている。

第七章「『思考、表象、幻覚—中安理論の批判的考察』（生田孝：臨床精神病理、二二：二五—三五、二〇〇一）に対する討論—『背景思考の聴覚化』補遺」は、筆者の「背景思考の聴覚化」論に対して生田氏より寄せられた批判的考察に応答した論文である。生田氏は「思考、表象、幻覚—中安理論の批判的考察」論文において、「背景思考の聴覚化」を含める形で「前景思考の聴覚化」仮説を呈示されたのであるが、筆者の討論は、種々の統合失調症体験の起源を前景思考に求める生田氏の仮説の妥当性に対する討論と、その仮説の検証結果に対する討論との二つに分けて行われた。それらの討論を通して筆者は、「背景思考の聴覚化」仮説の設定において諸症状の起源はなにゆえに前景思考ではなく背景思考と措定されたのかをはじめとして、それまでの論述においては十分に語っていなかった、それゆえに誤解を受け易い論点を詳述することができた。「『背景思考の聴覚化』補遺」との副題を与えたのはそれゆえである。

第八章「『非分裂病性自生思考が単一症候的に出現した一症例』（井上洋一ほか：精神医学、四四：一二九—一三六、二〇〇二）に対する討論—この症状は自生思考ではなく言語性精神運動幻覚（Séglas, J.）ではないのか？」は、そのタイトル通り、井上氏らの論文「非分裂病性自生思考が単一症候的に出現した一症例」に対して「精神医学への手紙（Letters to the Editor）」欄に投稿した小論である（筆者は上記の欄へ投稿したのであるが、内容の〝激しさ〟ゆえか編集部によって「ディベート」欄が設けられ、そこに掲載されたという曰くがある）。副題にある通り、井上氏らが自生思考と同定された症状は言語性精神運動幻覚であるというのが筆者の主張であったが、この主張を概ね認めた井上氏からの応答がこれまた「ディベート」欄に寄せられた（「非分裂病性自生思考が単一症候的に出現した一症例」に対する討論への回答。精神医学、四五：一三四一—一三四三、二〇〇三）。この論文に限らず、筆者はこれまで何度か誌上に発表された他の研究者の論文に対して Letters to the Editor を寄稿してきたが、それは、精神医学に限らず一般に学問の発展のためには議論が、それも応酬とも言える激しい議論が不可欠であると考えるがゆえである。その点で、筆者の Letters to the Editor に井上氏が同じく Letters to the Editor で応答されたことは嬉しいことであった。なお、筆者の「状況意味失認—内因反応仮説」では言語性精神運動幻覚の形成は「背景思考の言語運動化」によるとされており、本小論でもそれに触れたのであるが、この論は後に関由賀子、喜久村祥子、および筆者によって「背景思考の発語化」として全面的に論じられた〈言語性精神運動幻覚〈独語〉の症状形成過程――〈背景思考の発語化〉論。臨床精神病理、二七：四五、二〇〇六。なお、本報告は抄録であるが、現在論文として作成中である）。

第一章　内因性若年―無力性不全症候群

――原典紹介とその批判的検討――

抄録

内因性若年―無力性不全症候群 endogene juvenil-asthenische Versagenssyndrome に関する Glatzel, J. und Huber, G. の原典（一九六八）を詳しく紹介するとともに、自験例の呈示ならびに文献例の解析を通して原典の批判的検討を行った。得られた結論を要約すれば、以下の三点となる。

i．内因性若年―無力性不全症候群とはあくまでも体感異常、離人症、「思考障害」からなる症状複合 Symptomenkomplex（複数の症状の臨床的合併）にすぎず、独立した一つの臨床単位あるいは疾患単位ではない。

ii．内因性若年―無力性不全症候群のトリアスの一つである「思考障害」は、即時判断の障害、即時記憶の障害、思路構成の障害、即時理解の障害という個々別々の複数の症状に細分化しうるものである。

iii．内因性若年―無力性不全症候群を有する症例は、必ずといっていいほどに初期統合失調症の諸症状を併せもっており、疾患論的には初期統合失調症の変異型と呼べるものである。したがって、治療は初期統合失調症に準じるべきである。

1　はじめに

「稀で特異な精神症候群ないし状態像」の一つとしてここに紹介するのは、一九六八年 Glatzel, J. und Huber, G. によって提唱された内因性若年―無力性不全症候群 endogene juvenil-asthenische Versagenssyndrome[1]である。Glatzel らの提唱以後、欧米においては本症候群の症例報告はなく、もっぱら近年わが国において注目されてきており、その症例報告は一二論文二四例を数えるまでになった。しかし、それら二四例のうち八例は熊谷ら[12,13,14]、また五例は永田[16]、同じく五例は筆者ら[6,20,21,28]の手になるものであり、いまだ限られたグループにしか認識されていない。この点において本症候群は「稀」ともいえるものであるが、しかし筆者が既報[21]で検討したように離人症あるいは体感異常を主題とする論文の中には原著者にはそれと知られずに記載された本症候群が散見され、また上記のごとく同一著者が多症例を報告していることに端的に示されているように、本症候群に注目して丹念に症例を観察していくならば本症候群が決して稀なものではなく、むしろ日常臨床上頻繁に遭遇されるものであることは明らかであろう。

本稿で筆者は、Glatzel らの考えを原典[1]を引用しつつできるだけ忠実に紹介し、それに批判的検討を加えるとともに、自験例をあげ、文献例の検討を通して、本疖候群の疾患論的位置づけを明確にしたいと思う。

2　原典紹介

(1)　本症候群の提唱目的ならびにその臨床的意味合い

Glatzel らによれば、本症候群を構成する症状は(1)身体感情障害 Leibgefühlsstörung、(2)疎隔体験 Entfremdungserlebnis、(3)思考障害 Denkstörung の三種であるが、ここに身体感情障害とは狭く体感異常を意味しており、また疎隔体験とは現実感喪失のみならず広く離人症一般に相当するものである。

さて、個々の症状の詳しい紹介・解説に先立って、Glatzel らがこの症候群を提唱するに至った経緯ないし問題意識を原典を引用しつつ整理しておきたい（引用は高橋ら訳[1]による。ただし、一部改訳）。

神経衰弱の異質群の内部においていくつかの症候群を取り出そうとする試み、特に「神経衰弱」があとからみると内因性精神病の初期段階か不全型であるとわかるような諸病像を現象学的に鑑別し、出来るだけ早期に把握しようとする試み（①）は、やりがいのあることだと思う。今この研究がこうした目標設定のために寄与しているはずである。

われわれのクリニックに入院し観察できたこのような患者たち—この人たちは非特徴的な植物神経性または神経衰弱性消耗症候群のために、以前から数年にもわたって医師の治療を受けていたのだが—を系統的に研究していたところ、精神病理学的現象像において際立った一致を示した一群の患者が結晶化してきた。この一致はすべての神経衰弱を結びつけている身体的・精神的作業能力低下という主症状を超えるものであった。われわれは体験的現象的によく理解できる一定の異常な体験様式によって特徴づけられる一つの愁訴型（ein Beschwerdetypus）（②）を発見した。（傍線および①、②は筆者らによる）

ここには二つの重要な点が述べられているが、その第一は傍線①にみるようにGlatzelらがいわゆる神経衰弱状態の中から内因性若年―無力性不全症候群を取り出すに至った目的は、統合失調症（上記の文章ではあくまでも「内因性精神病」としか記載されていないが、Huber[7]がのちに本症候群を「統合失調症なき統合失調症 schizophrenia sine schizophrenia」と呼び、またGlatzel[3]が本症候群の鑑別類型学を論じた際に最後まで内因性精神病と記述しながらも、それが「統合失調症性精神病との一貫した密接な関係にある」と述べたことからも、ここでいう「内因性精神病」が統合失調症を意味していることは明らかである）の初期段階もしくは不全型の鑑別であったということである。第二は傍線②にみるように内因性若年―無力性不全症候群は単に一つの愁訴型、いうならば上記三種の症状の臨床的合併（症状複合 Symptomenkomplex）に着目したものであって、実際の患者は「身体的・精神的作業能力低下という主症状」という表現にみられるように、また上記の鑑別類型学の論文中でGlatzel自身が「若年―無力性不全症候群の経過においては、時に持続時間の短い妄想性エピソード、突然でしばしば数時間持続する著しい不機嫌、また稀には統合失調症の一級症状が生じた」と述べているように、他の症状をも併せ持っているのであり、決して上記三種の症状のみで構成される臨床単位あるいは疾患単位の提唱を意図したものではないということである（この点は時に誤解が生じているので強調しておきたい）。このことは、先に指摘したようにGlatzelらの目的が広く神経衰弱の患者の中から統合失調症の初期段階もしくは不全型の患者を鑑別することにあったことに思いをいたせば、当然のことと判断されえよう。のちに述べる筆者らの見解からいえば、Glatzelらは鑑別という目的のために、状態像全体の中から上記三種の症状複合をいわば〝意図的に抜き出した〟のである。

(2) 症候学的特徴

本症候群を構成する身体感情障害（体感異常）、疎隔体験（離人症）、思考障害のうち、前二者は周知のものであり、敢えて解説を付すまでもないとも思われるが、Glatzelらによれば本症候群において現れるそれらはそれなりの特徴を有しており、また後一者である思考障害はその症状名のみをみるかぎりはあまりにも漠然としており、ともすると過包含をも受けかねないものと思われる。よってここでは、原典に呈示された三症例の体験陳述を抜粋して引用し、併せてGlatzelらによる解説を要約して紹介したいと思う。なお、体験陳述の一部に施された傍線は筆者らの手になるものであるが、それは先にも述べたように、内因性若年—無力性不全症候群とはあくまでも初期段階もしくは不全型の統合失調症を鑑別するという意図のもとに抜き出された症状複合にすぎず、Glatzelらの原記載の中にも他の症状の存在が垣間見えていることを例示したいがためである。

① 身体感情障害（体感異常）

「それは時々目の中でギリギリと痛む。その痛みはだんだんひどくなって、さながら脊髄が脳の中に入りこんでゆくようである。脊髄の末端から上にのぼる痛みが出て脳を取り巻いている」、「時々左の胸部からもふるえる筋が皮膚の下を左肩へと上ってゆく。でもそれは不快ではなく、心配もしていないし、それ以上困ることもない」、「時々、ことにミルクや脂っこい食事やコーヒーの後、脳の前一／三が後二／三から囲いで区切られているかのような感じがする。その場合、脳の前一／三では喋ったり読んだり見たりすることはできるが、後二／三ではもう何もできない。私はもうただ何が起きたって全く脳の前一／三で生きているようなもので、後二／三はもう使いものにならないみたいだ。たとえば、記憶をたどることもできないし、脳から何かを取り出すことも取り入れることもできない」

（症例1）

「頭の中に何かが固くなるみたいです。頭の皮がコンクリートのように感じます。圧迫感と牽引感がいつも潜んでいて、それが強まります。頭の表面へと向かう圧迫感です。体の中心軸の延長部でポキンポキンと音がします。圧迫感は胴へ、頭の中へ突き上がり、変化交代する体感と結びついています。つまり、ある時は重くのしかかって感じ、ある時は軽くて無感覚になります。それは自分の体との接触がなくなったことです」

（症例3）

さて、上記引用した体感異常の陳述に付されたGlatzelらの解説をみていくが、彼らは以下のようにその特徴を描き出している。「全体的な感覚の多種多様性と並んで、また活動期には二、三の患者において、その急速な時間的交代、つまり急速な出現と消褪、しばしば突然の発現と消失、その出現の発作的な性質などが特徴的である」、「身体表面や身体内部に固定されたり局在化されたりせず、むしろ場所が変わりやすく、状態の変化と結びつき、そして引っ張る・流れる・動くという特性をもった身体感情障害が圧倒的である」。これらを要約すれば、内因性若年—無力性不全症候群に認められる体感異常は、訴えの多様性、経過の発作性、場所の移動性、性状の運動性を特徴としているといえようか。

なお傍線部に関してであるが、症例1のそれは（明確に「もう一人の自分がいる」とか「自分が二人いる」とかは述べられてはいないが）筆者がかつて二重身 Doppelgänger の原基であると考察した二重心 Doppelseele[18]（この場合は正しくは「身体内に分別して定位される二重心」[21]）という症状の存在を表しており、また症例3のそれは要素性幻聴を表していると思われる。

②　疎隔体験（離人症）

「視覚的および聴覚的にはなるほど極めて正確であるものの本当らしくなくよそよそしく流れるカラー映画のようにすべてが見える。自分が果たしている役割は受動的なものです。聞こえているのは自分の声でしかないのに、自分がしゃべっているのではない、という感じがします。つまり、自分の声はいつまでたっても、自分のものではないようです。手を洗っていても、まるで二本の別々の手が勝手に洗いあっているかのような感じがします。歩いていても、私が動かしているのはもはや自分の体ではなく、自分のものではない体であるかのような感じがします」

（症例2）

「物はすべて同じような感じです。僕には視力障害かそれに似たようなものが出てきました。そのため立体的に物がみえず、周囲は一層平板になってしまうようです。もはや僕は物を見ても心を動かされません。僕はすべてのものをガラスの壁を通して感じるのです」

（症例3）

以上の二つの陳述が原典に記された疎隔体験のすべてであるが、引用されたものをみるかぎり、これらは主として外界精神および身体精神に関する離人症と思われ（自己精神離人症と思われる陳述もあるが、前二者に事寄せて体験されている）、また疎隔という用語からは、これは主として外界精神離人症（現実感喪失）を表現しているのかとも思えるが、Glatzelらによれば「疎隔体験は自分の自我、身体感情、そして知覚界に生じ、それに従ってWernickeの意味での自己精神の・身体精神の・外界精神の離人症として特徴づけられる」ということであり、自己精神離人症も生じうるものとされている。また彼らは、身体精神離人症に関して「体感異常への流動的な移行が存在する」と述べ、そしてその際の体感異常として「無感覚感、硬直感、および疎遠感」をあげているが、このことは先に述べた本症候群における体感異常の四つの特徴に今一つの特徴（身体精神離人症との境界の不明瞭性）を付け加えるものであろう。

なお、この疎隔体験の解説中に「はっきりとした『感情喪失感情 Gefühl für Gefühllosigkeit』もわれわれはたびたび観察した」と記載され、それは例えば「彼は楽しみもなく意欲もなく、無関心で、硬直したようであり、『枯渇』していた。すべてのことが行き詰まってしまって、意味の無いようにみえたという」というような症例記載に相当するものと思われるが、これは感情喪失感情、あるいは広く疎隔体験と理解されるべきではなく、アンヘドニア[5,30]とされるのが至当であると思われる。

③　思考障害

「私はもはや物事がつかめず、物事の認識を失ってしまった（a）。私は記憶困難があり（b）、出来事の間に関連を作り出すことができなくて、ただ理屈だけで理解力がない（a）」

「僕は記憶が困難です（b）。僕は諸体験の間に何の関連も作り出せません。……僕はしばしばある種の状況喪失を体験します。すなわち、僕は状況のなかでぼやけてしまい、距離をとることができません。つまり、位置を定める力の衰弱なのです（a）」、「集中することなど僕にはまったく不可能です。いま僕を悩ましていることは、極端な集中力困難（c）と記憶力の悪さです（b）。文章一つ作ろうとしても、それができない（d）。いろいろ試みた後に、結局自分は何が言いたかったのか忘れてしまいます（b）」、「テキストを読む際にも多くのことを忘れてしまいます（b）。それだけでなく、テキストを読んでも問題が浮かび上がりません（e）」、「何か読むとき、それが意味あることだと僕は恐らく知っていますが、それが僕には飛び込んで来ません。僕は一つの言葉をその意味関連性の中で把握していません（e）」「本を系統立てて読むことができなくて、よけいに連想して読むのです。一点にまとまっているはずのものが次々に広がるのです」

（症例2）

（症例3）

さて、上記の抜粋して引用した思考障害の陳述に付されたGlatzelらの解説をみていくが、彼らは次のように述べている。「患者は彼が身にしみて苦しんだ彼自身の体験した障害を『記憶障害』と名付けた。すなわち、一つの文章を作ろうとすると、わずかの言葉を連ねている間にすでにはじめの部分を忘れてしまっているために、それができなくなることがしばしばである、読書する場合も同様であると訴える。『記憶衰弱』という意味の似たような自己叙述も、思考障害に関する多くの論文で報告されている」、「『記憶衰弱』の裏に、概念化しにくい特有の思考障害が隠されている。患者自身がその『欠乏』をより詳しく記載しようとする。すなわち、症例H．K．（症例3）はそのことについて、諸体験間を関連づけることができないとか、距離をとれないとか、状況の中でぼやけてしまうとか、『位置を定める力の弱まり』であるとか述べる」、「たとえわれわれの若年性無力者における障害というものが、あまりはっきりせずむしろ主観的なものの中にあり、またとりわけ、そしてしばしば患者の自己叙述のみにおいて明らかになるのであるとしても、それらと慢性の意識清明な欠陥統合失調症状態における思考の志向性の衰弱との関係、不明瞭な、目的不明の、ポイントのはっきりしない思考傾向との関係が存在することは疑いない」、「ともかく、確かなことはわれわれの若年性無力者の自己叙述においては、統合失調症経過中の純粋欠陥症状の際と似たような頻度で、集中力低下、思考困難、思考空虚、思考促迫、その他様々な『思考過程の主導性の喪失』として考えられる障害についての訴えに出会うのである」。

以上がGlatzelらの解説であり、要約するならば①患者自身は往々、自らの障害を「記憶障害」「記憶衰弱」と呼ぶこと、②その障害は主観的であり、体験の自己陳述において初めて明らかとなるものであること、しかし③それらは欠陥統合失調症状態に認められる思考障害と関係があり、総じて「思考過程の主導性の喪失」と呼びうることが述べられている。

しかし、はたしてこの、思考障害という理解（③）は妥当なものか、筆者は疑問を抱いている。上記引用文中のbのごとくの自己陳述を聞き、また①のごとき認識をしていながら、それを素直に解釈せずに、なにゆえにGlatzelらはこれを思考障害というのか。先に示した身体感情障害（体感異常）や疎隔体験（離人症）に付された解説が患者の陳述に密着し、具体的であるのに比して、ここでの解説はいきおい概念的で難解であり、その論に説得力は乏しいが、思うにこれは、「統合失調症なき統合失調症」というHuber[7]の理解に端的に示されるように、彼らが本症候群を（筆者の眼からみれば、ややアプリオリに）統合失調症に引き寄せて考えているがゆえと思われる（ただし、この、思考障害という理解でもって本症候群を統合失調症の初期段階もしくは不全型と呼ぶにはその論拠が弱いことは自覚されていたようであり、たぶんそれがGlatzelに「内因性若年—無力性不全症候群における思考障害[2]」、「若年—無力性不全症候群の鑑別類型学について[3]」という二編の別論文を書かせたものと思われる。しかし、そうと断定することには彼は最後まで躊躇があったようであり、Huberとは違って「統合失調症性精神病との一貫した密接な関係にある」としか述べえていない）。ここで、Glatzelらが思考障害と定位した患者の自己陳述に関する筆者らなりの理解を示しておくが、上記引用に付したa、b、c、d、eの自己陳述をより上位の概念に無理に統合する必要はなく、以下のごとく各々別の症状と理解しておくべきであろう（なお、定義を与えるに際しては、筆者らの自験例の体験陳述も参照されている）。

（a）即時判断の障害

それまで自明のこととして理解されていた、自らが置かれた状況の全体、もしくはその状況内に付置された事象・事物の相互関連性がわからなくなる。

（b）即時記憶の障害[21]

自らが考えたこと、あるいは聞いたことが直後にはすでに忘れられている。

（c）集中力の低下

〈この症状名は概念化に乏しいものである。つまり、注意の強度が乏しいのか、注意の持続そのものが短いのか、あるいは注意が転導を受けやすいのかが不明であり、したがってここでは定義は与えないことにする〉

（d）思路構成の障害[21]
話そうとすることや書こうとすることを脈絡立って考えることができない。
（e）即時理解の障害[21]
話されつつある会話や読みつつある文章の脈絡（「話脈」や文脈）など、それまでは意識的努力なしに即座に理解されていたことができなくなる。
なお、症例3の下線部は中井[17]のいう思路の無限延長・無限分岐・彷徨に相当すると思われ、広くは自生思考に属するが、Glatzelらのいう思考障害説を認めたとしても、あるいはそれを認めず上記のごとく五種の症状名に細分化したとしても、それらとは別扱いされるべきものと思われる（その理由は上記a～eが欠損性ないし陰性の症状であるのに対し、自生思考は産出性ないし陽性の症状であるからである）。

以上、Glatzelらの原典に従って内因性若年―無力性不全症候群のトリアスを紹介し、かつ批判的に検討してきたが、トリアスのうち思考障害に関しては必ずしもそうした理解が適切ではなく、各々別の四（～五）種の症状に細分化されるべきこと、またトリアス以外にも二重心、要素性幻聴、アンヘドニア、自生思考という症状が存在していることが指摘されるにいたった。先にも指摘したように、内因性若年―無力性不全症候群とは統合失調症の初期段階ないし不全型の鑑別のために意図的に抜き出された症状複合にすぎず、それはGlatzelらにも自覚されていたものであるが、彼らがトリアスの例示としてあげた患者の自己陳述のなかにもすでに別の症状が混在していること（この点に関してGlatzelらは認識しえていない）が明らかとなったことは、上記の指摘を一層補完するものであろう。

なお、トリアス以外にも症状記載が見られたとしてあげた二重心、要素性幻聴、アンヘドニア、自生思考はいずれもが筆者の提唱する初期統合失調症に認められる症状である。

(3) その他の臨床的特徴

原典の対象となった患者は一九六四～一九六七年にボン大学神経科に入院した三七名であるが、Glatzel らによれば、患者は男性が多く、その発病年齢は平均一七歳（一四～三五歳：ただし、ここで述べられた発病年齢とは最終的に内因性若年―無力性不全症候群のトリアスを満たすに至った患者が最初に示した精神変調の年齢であって、決してトリアスが揃い、本症候群であると診断された年齢ではない）、入院に至るまでの平均経過年数は八年とのことであり、また三七名中六名で両親および祖父母の年代に内因性精神病が認められ、かなり高い遺伝負因があるとのことである。

なお、Glatzel らがこのように性別、発病年齢、入院までの年数、遺伝負因など、本症候群の背景をなす特徴を記したのは理解できるものの、このことが後において時に、本症候群が独立した一つの臨床単位であると誤解されるに至った原因でもあろう。

3　自験例

ここで筆者らの自験例を一例あげておこう。この症例は筆者らの一人中安[21]をして、後述する本稿の結論「内因性若年―無力性不全症候群は初期統合失調症の症状スペクトラムに含まれる一症候群である」を気づかせる契機となった症例であり、針間[6]がその初診以来長期間にわたって経過を観察している初期統合失調症（のちに顕在発症）の症例である。内因性若年―無力性不全症候群の例示に先だって経過の概略をのべておくと、本症例は一四歳時に初期統合失調症を発病したものであるが、この段階においては内因性若年―無力性不全症候群を前景としており、二三歳時に顕在発症して妄想状態となり、さらに幻覚妄想状態へと進展し、以後再燃を繰り返して欠陥状態へと陥ったものである。

以下、一四歳から二三歳までの初期統合失調症段階において状態像の前景を占めた内因性若年―無力性不全症候群と初期統合失調症症状、および二三歳、顕在発症時の妄想状態を具体的に示す。

〔初診時二〇歳、男性〕

主　訴：子供っぽい性格になる。音に敏感になってびくっとする。

家族歴：二人同胞の第二子次男。遺伝負因は否定。

現病歴：発育・発達に特記すべきことなく、元来明るくなにごとにも楽観的な子供であった。中学二年の一四歳頃、授業中に隣席の女子生徒が筆箱を落とした際、びっくりして首がびくっと震え、それを彼女に気付かれたのではと思った。以後授業中の些細な音や教師の声に敏感になり、それを周囲に気付かれるのではと思って緊張することが常となった。またこの頃より「顔の周りに薄い膜があった」。自信を失い、学業成績が下がり始めた。

公立高校に入学後も、授業中は緊張のために机にうつ伏してばかりいるため、高校一年六月、学校の勧めで地域のA病院の精神科を受診し、以後通院服薬（診断、薬物の詳細不明）を続けたが、学校での様子は変わらなかった。授業中以外は緊張しなかったが、友人はほとんどできなかった。高校は卒業し、大学受験するも不合格であった。予備校に籍を置くものの数カ月で緊張のためほとんど出席できず、外出すると音に驚いて緊張するため、自宅に引きこもり、昼夜逆転の生活を続けていた。自宅にいれば緊張はしないという理由で、その年の秋、通院・服薬も中断した。

一九歳時、「物の名前が思い出せない」という体験とともに、「目の前の膜のために物がよく見えない。周囲の気配を感じることができない」という離人症体験が出現した。「だんだん子供っぽい自分になっていき、舞い上がった状態」となった。

二〇歳時、「頭の後ろを使うようにすると、本当の自分が戻ってきて調子が良くなった」と言いつつも就学も就職もしようとせず、昼夜逆転した生活であったため、親に連れられてB大学病院を受診した（診断不詳）。Sulpiride 一五〇mgを処方されるが、数日間しか服薬せず、通院も不規則であった。「子供っぽい自分が馬鹿馬鹿しくなった」ことから、大量服薬や感電による自殺企図を二度行った。大事には至らなかったものの、心配した両親に連れられ、X年（二〇歳）、当時筆者らが勤務していた大学病院精神科を受診した。初診時、これまでの経過をまとめて以下のように述べた。「中二の時演技をする外づらを作ってから、音に敏感になり緊張するようになった。いつのまにかそうした顔の前の方の子供っぽい自分を本当の自分だと思っていた。そんな自分でいるときは、緊張して自信がなく、頭が働かず、周りに膜がかかり、瞼が下がり、物がよく見えず、周りの実感が希薄になる。頭の後ろの方を意識して使おうとすると、昔の大人っぽい本当の自分に戻れて緊張しなくなり、体の力がすっと抜けて、頬の肉が落ちて顔がすっきりし、物もよく見える。顔の前の自分と頭の後ろを使う自分との割合で、その時の調子が決まる」。

【初診時の精神的現在症】

表出：軽装だが身だしなみに乱れはなく、礼容は保たれる。やや緊迫した面持ちであり、ときに軽くほほ笑むほかは表情変化に乏しい。問いの理解は良く、話のまとまりは保たれる。体験を語る際やや雄弁となる。

体験・行動症状：患者の自発的訴えから以下の内因性若年―無力性不全症候群（＊）および一部の初期統合失調症症状が確認された。

〔聴覚性気付き亢進、聴覚の強度増大〕

一四歳頃より、授業中など周囲に他人がいる際に、「消しゴムや鉛筆が落ちる音」など些細な音や声に対して「首や体がびくっとして、音に神経が集中する」、「音が大きく聞こえて、神経に衝撃がくる」など、聴覚の強度増大と驚愕を伴う聴覚性気付き亢進が起こるようになった。その結果、「それを他人に気付かれるのではないか、緊張しているところを見られるのが嫌だ」など対人場面では常に緊張するようになった。当初は授業中のみであったが、高校卒業後は外出時や自宅で家族と過ごしている時にも些細な音に気付き、四六時中緊張するようになった。

〔体感異常〕＊

一四歳の頃からすでにおぼろげに感じていたが、この一～二年来明瞭に次のように感じられるようになってきたものである。「透明から白っぽい重い膜か磁場のようなものが、顔の中の前三分の一から（目や耳の周り五～一〇センチのところまで〕、かかっている」、「良くなる時は頭の後ろの下の方から何か大きなものが持ち上がってくる。悪くなる時は逆にそれが下がってきて、頭の後ろが空洞になることもあった。膜が重くて瞼が下がってくる」、あるいは「目の奥が痛い、頭の中心が硬くなっている」。

〔事物に関する実体的意識性〕

上述の体感異常と連続し、同じく一四歳頃に出現したものであるが、「透明から白っぽい重い膜か磁場のようなものが、〔顔の中の前三分の一から〕目や耳の周り五〜一〇センチのところまで、かかっている」と述べる。

〔現実感喪失、離人症〕＊

一九歳頃より「ものがよく見えない、周りの気配がつかめない」、「生きている実感が薄い。自分自身が薄れていく。自分をチェックできない。していること、しゃべっていることの感じが希薄」、また「時間の経過がわからない」といった、外界や時間に関する現実感喪失および自己に関する離人感を自覚するようになった。

〔二重心〕

一九歳頃より「二人の自分を感じる」と自己分離感が生じ、それが以下のように各々身体内の別の個所に定位されるようになった。たとえば、「頭の前と後ろがはっきりとではないが、二つに分かれている。頭の前の子供っぽい自分と、頭の後ろを使った本当の自分と。顔の後ろの自分が外づらの自分を感じている」と。

〔聴覚性気付き亢進に伴う被害関係念慮〕

「家の隣の工場から音が聞こえるのは、自分が緊張するのを知ってやっている」といった被害的自己関係付けがときに聴覚性気付き亢進に断片的かつ一時的に伴うことがあったが、持続的に確信されることもそれ以上発展することもなかった。

〔喚語困難、即時理解・即時判断の障害〕＊

一九歳頃の離人症の出現時に、「しゃべっているとき、物の名前が出てこない、物が何かわからない、単語を思い出せない」ことがあり、その後、「判断力や思考力が落ちている」「相手の言うことがちゃんと理解できない」

その他、問診によって以下の初期統合失調症症状が聴取・確認された。

〔自生記憶想起〕（出現時期：一九歳頃）

「瞬間的に中学、高校の時の一般的な日常生活がよみがえる。一人で何かやっているときのこと。手足が見えるように自分の姿も見える」

〔視覚性気付き亢進〕（出現時期不明。以下同じ）

「調子が悪いと、周りの物が目に飛び込んでくる感じがする」

〔緊迫困惑気分〕

「前は見られて緊張していたが、今はその緊張感だけが残っている。この緊張するところを治してほしい」

〔漠とした被注察感〕

「家の中にいても見られている感じがする」

【経過】

薬物療法としてfluphenazine 二〜四mg／日（維持量四mg／日）、chlorpromazine 五〇mg／日を使用した。次第に「音は平気です」と聴覚性気付き亢進は改善し、他の諸症状も訴えず面接では受身的ではあるが簡単な返答をする程度となった。また自宅では家族や友人と話したり外出するようになった。

X＋一年頃（二一歳）、患者は専門学校に通ったりコンビニでアルバイトをするなど引きこもりが改善し、通院しながらこうした生活をしばらく続けた。

X＋二年（二二歳）、fluphenazineを四mg／日から二mg／日に減量すると、「電車のドアが開く音、テレビを見ていてコマーシャルのときに音が大きくなったとき、学校で先生が急に話し始めたときに、その音で緊張して首の筋肉が硬くなる。また瞼がだんだん下がってきて、膜がかかっていて、物がただ見えているだけで雰囲気がわからない」と一連の諸症状が再出現した。Fluphenazineを元の四mg／日に戻すと「緊張もしません。これといって困っていることはありません」と語った。やがて新聞配達の仕事を始めたが、住み込みの仕事であったためそれを期に通院が中断した。

〈顕在発症：妄想状態〉

X＋三年（二三歳、通院中断の六カ月後）、患者は突然自ら再び来院した。通院中断の間、患者は新聞配達の仕事を辞めて自宅に戻り、夜間ビデオ店で働いたが、やがて無断欠勤のため解雇され、一カ月前より自宅で無為に過ごしていた。

【来院時の精神的現在症】

表出：無精髭を生やしているが、礼容は保たれている。多弁であり、話す合間に何度もほほ笑みを浮かべる。次々と自発的にしゃべり、高揚した様子である。自分の周囲で起こる様々な出来事のことばかりを話し、自分自身は調子が良いと言う。

体験・行動症状：

〔妄想知覚／被害妄想〕

・家の前や帰り道に同じ車が止まっていたり、何度も通ったりし、車の中の人がこちらのほうを見ている。
・仕事に行く途中のスーパーの屋上に人が立っていた。その人は自分の方をずっと見ていた。だから仕事は辞めた。
・水道の水が腐った臭いがする。
・電話が盗聴されている。こちらがしゃべると、混線したラジオの音が止まるので分かる。
・近所の工場の人が自分に向かってコンコンと音を出す。工場に見に行くと、相手の表情やしぐさが変だ。こちらが見ると相手がぴくっと緊張しているのがわかる。
・昨日は家の前を同じベンツが何度も通った。それまでは近所のヤンキーの仕業だと思っていたが、本当はやくざが不動産取引の詐欺で自分の家をおとしめようとしている。

こうした妄想状態は一カ月前からであり、家の窓から外を通る車に向かって大声で威嚇し、水道局を呼んで水道水を調べ、電話局に盗聴されていると通報するなど、妄想に支配された行動が出現しており、部屋の中で一人「敵」に対するセリフを口に出し、家人に対して「車」の件について熱心に語った。

4　文献例

第2節で解説したように、内因性若年―無力性不全症候群とは統合失調症の初期段階あるいは不全型の鑑別のために多種多様な症状の中から抜き出された症状複合であり、実際にはGlatzelらも他の症状が存在することを認め、かつトリアスを例示するために引用した患者の自己陳述の中にも（Glatzelらに）それと気づかれずに他の症状が混在していることが確かめられた。またこれらのことは、第3節であげた筆者らの自験例によってより明確に例示された。「はじめに」で述べたように、Glatzelらの原典[1]以後、本症候群に関する文献は欧米においては当のGlatzelによる二編[2,3]があるのみであり、もっぱらわが国において注目されてきている。その報告は漸次増加しつつあり、症例報告のある論文[6,10,12~16,20,21,28,32,36]は一二編、二四例を数えるまでになり、その他概説等は三編[23,25,29]あるが、本節ではまずこれら論文の要旨を紹介し、しかるのちに代表的論文の症例を取り上げて、内因性若年—無力性不全症候群のトリアスのうちその概念が最も曖昧な「思考障害」の内実を明らかにする作業を行いたい。

(1)　文献紹介

本症候群に関するわが国での最初の論文は永田（一九八七）[16]によるものであるが、彼は五例（うち三例には比較的詳しい病歴記載がある）をまとめて報告し、その精神病理学的検討において、①本症候群を構成する三種の症状は、症候学的には一方において統合失調症症状を抑制する機能を有するとともに、他方において統合失調症症状に転換しうるものであり、よって両義性がある、②典型例は統合失調症と断じがたく、むしろ不全型例を統合失調症と診断するのには困難はない、③本症候群をいわゆる寡症状性統合失調症の中心モデルと図式化すると、寡症状性統合失調症の症状理解に役立つ、との結論を得ている。

高橋（一九八九）[32]の症例は「重症の離人症」の一例として、かつ〝自然な自明性の喪失〟を主とした症例との対比をかねて報告されたものであるが、彼はその中で本症候群と境界例には共通した病理があると指摘している。

筆者らの一人中安は内因性若年―無力性不全症候群についてこれまで五編の論文を成しているが、まずは一九九四年発刊の『シリーズ精神科症例集』[20]にて初期統合失調症の示説例を呈示した際に、その症例が同時に内因性若年―無力性不全症候群のトリアスをも有していることを報告し、両者の関係性を示唆的に論じたのち、次いで内因性若年―無力性不全症候群を主題的に論じた同じ一九九四年の第二論文[21]において、第3節に例示した針間の症例を着想の一契機として生み出された仮説「内因性若年―無力性不全症候群は症候論的には初期統合失調症症状スペクトラムに含まれる一症状群であり、疾患論的には初期統合失調症に包摂されるものである」をそれまでにわが国で報告されてきた離人症ならびに体感異常の症例報告をつぶさに検討することによって検証した（第三論文（一九九七）[23]は本稿の元論文であり、第四論文（二〇〇〇）[25]は短いレヴューであり、その紹介は割愛する）。第五論文（二〇〇二）[28]は体感異常を主訴として来院した、内因性若年―無力性不全症候群を前景とした初期統合失調症の一例の面接記録を呈示して、その診断過程を追ったものである。

いま一人の筆者である針間（一九九九）[6]は内因性若年―無力性不全症候群の自験三症例（うち一例は本稿第3節の症例）の転帰を検討し、二例が初期統合失調症の段階から破瓜型および妄想型統合失調症へと進展し（この点において本症候群が「非常に遷延する」としたGlatzelらの結論を否定）、他の一例は初期統合失調症に留まったことを報告して、内因性若年―無力性不全症候群が症候論的に初期統合失調症症状スペクトラムに包摂されることを再確認するとともに、疾患論的にはそれが統合失調症の初期段階の症状であることを実際の症例の経過を通して明瞭に示した。

近年この内因性若年―無力性不全症候群をもっとも精力的に研究しているのは熊谷であるが、彼はこれまでに各々症例記載を含む三編の論文を成している。第一論文（一九九六）[12]においては、熊谷らはあえて内因性若年―無力性不全症候群という用語を使わずに「離人症、異常体感、思考障害を呈した一例」と銘打って詳しい症例記載を行い、三種の症状の内的関連性を「身分け」「言分け」の概念を用いて考察している。のちに示す表1に見るように、この症例の自己陳述は本症候群に認められる思考障害ならびに初期統合失調症症状の示説例としても用いられるほどに典型的かつ詳細であるが、ただ熊谷らが「独特な知覚障害（視覚性気付き亢進をさしている：筆者注）や『自然な自明性の喪失』が認められ〈論拠一：筆者注〉、また慢性に経過したとはいえない〈論拠二：筆者注〉ことから、厳密には内因性若年無力性不全症候群とは異なり」としている点は筆者らには首肯できない結論である。というのは、論拠一についてはくりかえしになるが内因性若年―無力性不全症候群とはあくまでも体感異常、離人症、「思考障害」の三種の症状の臨床的合併、すなわち症状複合を意図的に抜き出したものであって、当のGlatzel自身が他の症状が存在することを認めており、また先に検討した原典の症例記載にも他の症状が認められるからであり、また論拠二についても先の針間の症例の転帰に見られるように「非常に遷延する」としたGlatzelらの結論自体がそもそも否定されるからである。熊谷らの結論とは正反対に、筆者らはこの症例こそ内因性若年―無力性不全症候群を有する症例の典型例ではないかと考えている。熊谷の第二論文（一九九八）[13]は総説であって、一九九八年以前の文献ならびに自験六症例（一九九六年論文との重複一例）をあげて内因性若年―無力性不全症候群の症状、経過と予後、遺伝負因、精神病理、疾病的分類を論じたものであり、簡略ながらもこの症候群の概略をつかむ上で参考になる論文である。熊谷の第三論文（二〇〇〇）[14]は「内因性若年無力性不全症候群における思考障害について」と題されたものであって、トリアスのうちでも最も曖昧な症状である思考障害に焦点を絞って、自験三症例（一九九八年論文との重複一例）を呈示してその症候学的整理とそれらに通底する病理を取り出そうとしたものである。彼らによれば、内因性若年―無力性不全症候群の思考障害は、①思路の不連続、②複数の観念の同時出現、③観念の継時的順序構成の障害、④記憶の障害、⑤同化およびその自動性の障害、⑥理解の自動性の障害、⑦問題抽出の障害、⑧全体把握の障害、⑨思考内容の貧困化、⑩浮動性の関係念慮（妄想の持続性の欠如）の一〇種に整理されるものであって、これらは思考の目的および思考活動そのものが意識化される状況で出現し、共鳴体制（小出）および体験のフレーム性（中嶋）を援用して得られた「思考フレーム」の観点から理解されるとされている。労作であるが、ただ筆者らの観点から批判すると、第一に熊谷らはそもそもGlatzelらの「思考障害」という用語に引かれすぎて思考にかかわるものすべてを文字通り思考の障害というカテゴリーに包含して理解しようとし（第2節に示したように、筆者らは「思考障害」という上位概念自体に異議を呈し、個別の症状へとその解体を図ったのである）、ために筆者らの観点からは体験の自生性という点で他の自生体験（自生記憶想起、自生空想表象、自生視覚表象、自生内言、自生音楽表象）と同じ範疇でとらえられるべき自生思考を思考障害に含ませ（それも上記の①と②とに分断的に理解している）、また筆者らが面前他者に関する注察・被害念慮と名付けている典型的な初期統合失調症症状も「浮動性の関係念慮（妄想の持続性の欠如）」として思考障害の下位症状の一つに堕させてしまっている。第二には彼らの思考障害の分類は、上記のいわば不純物を取り除いたとしてもなお煩雑にすぎる嫌いがあって、臨床の場での使用には適さないと思える。

宮岡ら（一九九六）[15]もまた自験三症例を報告しているが、発症に際して三例ともにライフイベントが認められたこと、および短期間に軽快が認められたとしている点は興味深いものと思われる。

吉邨（一九九九）[36]の一例は筆者らの一人中安も参加したケースカンファランスの症例であるが、内因性若年―無力性不全症候群を疑わせる患者のわずかな陳述から、いかにしてそれを同定していくべきか、またその際に何を尋ねるべきかを、この症候群を初期統合失調症症状スペクトラムの一部と考える筆者らの立場から論じたものである。

最後に紹介する木村（一九九八）(10)の一例報告は重要なものと思われる。というのは、縷々上記したこれまでの症例は概ね統合失調症との関連で論じられてきたものであるが、木村の報告例のみは長期経過中に炭酸リチウムが著効した二回の明らかな躁病相を呈したとされているからである。ただし、本報告は学会抄録であって詳細が今ひとつわからない点があり、論文化が待たれるところである。

(2) 文献例に見る「思考障害」と初期統合失調症症状

内因性若年―無力性不全症候群に関するわが国の文献の原著者らの論旨は以上であるが、本項ではそれを離れて、Glatzel らの原典に記載がある、細分化された「思考障害」の諸症状ならびに初期統合失調症症状が上記の文献例でも認められるか否かを検討したい。比較的詳しい病歴記載のある七例（永田二例、中安一例、熊谷三例、針間一例：うち熊谷の一九九八年論文および二〇〇〇年論文の各々一例は思考障害の例示を目的とした症例である）を取り上げるが、表1（中安および針間の初期症状はすでに詳しく報告しており、表1では初期症状名のみを示す）に示したごとく、ここでも細分化された「思考障害」の諸症状と初期統合失調症症状がともに認められた。こうした結果は文献検討を始めるに際して筆者らが予測していたものであったが、文献検討を終えてみて改めて驚かされたことには、原著者らには「思考障害」を細分化する意図もなく、また初期統合失調症症状に注目していたわけではないにもかかわらず、引用されている患者の体験陳述の中から、細分化された「思考障害」の諸症状ならびに個々の初期統合失調症症状を同定する作業が驚くほどにたやすく可能で

表1　内因性若年―無力性不全症候群における「思考章害」，および併存する初期統合失調症症状の内容
（本邦文献例から抜粋）

著者名	症例番号	思　考　障　害（Glatzel und Huber）				初期統合失調症症状（表3の内，離人症，現実感喪失，体感異常，および左記の障害を除いたもの）
		即時判断の障害	即時記憶の障害	思路構成の障害	即時理解の障害	
永田俊彦（1987）	1	・仕組みとか構造がわからない，物事のつながりがわからない。 ・電車に乗る時，キップ・改札・電車が結びつかない。		・脳みそが固まって言葉になって出てこない。メモを三行書くのも精神的に重労働で，疲れ切ってしまう。やることが頭の中に地図みたいに浮かんでこない。		・白日夢が多くなり〔自生空想表象〕 ・たえず他人から変な目で見られている気がする。〔面前他者に関する注察・被害念慮〕
	3	・どれが大事かわからない，歯をみがいてから顔を洗うのか，順番がわからない。たばこを先に吸うのか，トイレに先に行くのかわからないから，家人の行動を見習ってから行動する。人とどこか違う。		・しゃべる時，言語がちゃんとした日本語になっているか不安で，社会で必要な国語を勉強したい。	・人の話を聞いても意味がわからない。新聞を読んでもわからない。	・『緊張感』（患者はこれ以上の言語化はできないという）。〔緊迫困惑気分〕 ・時に『思い出し笑い』（患者の陳述）をしてしまう。〔自生記憶想起〕 ・人目が気になって、悪口を言われている感じがし。〔面前他者に関する注察・被害念慮〕

中安信夫（1994）	1			・「（電話で）何を話したの？」って聞かれても，どう話していいか，わからない時があります。（まとめられない？）そうです。	・記憶力は悪いと思います。三歩歩かないうちに忘れてしまっちゃうんです。すぐ前にあれをしようと思ったことを忘れてしまうんです。「あれ，何だっけ？」って。元の所に戻って，しばらくぼおっと考えて，思い出せる時もあるし，思い出せない時もあります。	・〔自生思考〕 ・〔自生視覚表象を伴う音楽性幻聴〕 ・〔自生記憶想起〕 ・〔聴覚性気付き亢進〕 ・〔視覚性気付き亢進〕 ・〔緊迫困惑気分〕 ・〔要素性幻聴〕 ・〔呼名幻声〕 ・〔心的空白体験〕 ・〔面前他者に関する注察・被害念慮〕 ・〔非実在と判断される幻視〕

熊谷一弥（1996）	1	・普段の生活でいままで意識せずにしてきたこと，例えば食事の際にどう箸を使い，何を食べるべきか，歩くためにはどう足を動かすべきかなどということが分からなくなった。	・友人の発言や自分の頭の中にある言葉をすぐに忘れてしまい，考えを組み立てることができない。 ・言葉をすぐ忘れてしまう。ひとつの言葉を選んだ後，その前の言葉が何であったか分からなくなっている。それを思い出そうとすると混乱してパニックになる。	・会話しようにも何をどのような順番で話せばよいかいちいち考えねばならず考えが混乱してしまう。 ・考えが自然に流れていかない。なにかの言葉をやっと選んでも次に何を考えればいいのか分からない。以前は何かを考えると自然に次の考えが出てきていたのに，今は出てこない。言葉につながりがない。必死になって言葉を選んでもそれが続かない。考えが積み重ならない。	・その場その場に応じて言葉を理解することができない。友人たちと一緒にいて，友人が「これはきれいだね」と言ったとき，「これ」が何をさしているのか瞬間的に理解できない。一生懸命に前後の脈絡をいちいち考えないと理解できない。辞書的に「これ」という言葉は，話している人の近くにあるものとか，すぐ前に話題になったものだということを考えなければ分からない。	・以前であれば聞こえなかったような小さな騒音が気になり，注意を集中させることができなくなった。〔聴覚性気付き亢進〕 ・ものを見るときにも細かいところまでもが見え過ぎ，ちょうどキュビズムの絵を見ているようで，ひとつのものがバラバラに見えてしまい，ひどい時にはそれが何だか分からなくなることもあった。 ・コップを見ても，縁のところの輝きや，コップの底の埃などの小さなものまでがいっぺんに見えてしまい，コップ全体をひとつのものとして見ることができない。一つひとつの部分がいっぺんに見えてしまい，それがまとまらない。ピカソの絵のようになってしまう。ひどい時には，見ようとしているもの以外の周りにあるものまで，モザイクのように目に入ってしまい，何を見ているのか分からなくなる。〔以上二種，視覚性気付き亢進〕 ・考えがまとまらない。頭のなかがいつも沸騰しているようで，考えがバラバラになってしまう。 〔自生思考〕
熊谷一弥（1998）	E		・考えていることをすぐ忘れてしまう。		・他人の話が頭に入ってこない。	・そばに笑っている人がいると自分がバカにされている気がする。〔面前他者に関する注意・被害念慮〕 ・たくさんの考えが一遍に浮かんできて混乱する。〔自生思考〕

			・自分の考えをすぐに忘れてしまう。			・突然に頭の中が空っぽになる。考えが浮かばない。〔心的空白体験〕 ・昔見た風景が突然にイメージになって浮かんでくる。〔自生記憶想起〕 ・ものが大きく見えたり，小さく見えたりする。〔視覚の強度増大ないし質的変容〕
針間博彦（1999）	1	・とっさの判断ができないからバイクや車の運転ができなくなった。	・留守番や電話番ができない。記憶ができない。電話するときメモがあっても，一秒もすると忘れている。電話番号が覚えられない。 ・新聞を読んでも今読んだことを忘れる。本から文章をノートに書き写そうとしても，集中力がない。盆踊りの練習をしても，ここでこういう手の動きをするというのが覚えられない。 ・漢字を覚えられないので書道ができない。		・簡単な説明書を読んでも頭に入らない。 ・人の話もすぐに理解できない。 ・あれをやってと言われると，文章として聞いていられない。この頃活字の意味が分からないので本が読めない。本を読んでも「走れ」「とまれ」といった単語の意味は分かるが，文章になると分からなくて，いらいらする。	・〔視覚の強度増大ないし質的変容〕 ・〔視覚性気付き亢進〕 ・〔聴覚性気付き亢進〕

熊谷一弥（2000）	1	・現場の何をどう見て，判断すればいいのかわからない。 ・職場でなにかをするにも何をすべきなのか，その場にふさわしいのかわからない。 ・物事がどれも同じように大事にもみえるし，大事でない様にもみえる。	・自分で考えたことや，人に言われたことをすぐに忘れて。 ・他の人に報告するにも，自分の考えが頭から消えているし。	・書類を書くときにも一つひとつの言葉は浮かんでくるが，書いているうちに何を書きたかったのか分からなくなってしまいまとまりがなくなる。それで何度も書き直しをする。	・上司や同僚の言っていることは，頭のなかに声が響くだけで，内容をすぐにのみこめない。 ・人の言葉はわかるが，何を言いたいのかわからない。 ・声が通り過ぎていくだけで，何の連想もわかないし，頭が働かない。 ・人に言われたことが，頭にしみこんでこない。言われたことを頭の中でくりかえし，こういう意味ではないか，いや，ああいう意味ではないかと分析したり。 ・英語でも読んでいる感じ。	・違う考えが浮かんでくる。 ・パッと関係のないことに考えが切り替わってしまう。 ・報告すべきことがいっぺんにたくさん頭に浮かんできて。〔以上三種，自生思考〕

あったことである。筆者らにとってこのことは、第2節で述べたGlatzelらの原典に対する筆者らの解析が正しいものであることを一層確信させるものとなった。

5　疾患論的位置付け

筆者の一人中安は既報の論文「内因性若年―無力性不全症候群についての一考察―初期分裂病症状スペクトラムの一症状群として」[21]において、離人症[8,9,31,33]あるいは体感異常[11,34,35]を主題としたわが国の代表的な論文の症例記載を精読し、その中に原著者には知られずして内因性若年―無力性不全症候群のトリアスならびに初期統合失調症症状が記載されていることを報告した（表2-1、表2-2）。表2にみるように、そこで検討した全三三例のうち、内因性若年―無力性不全症候群のトリアスを完全に満たすものが六例、不完全に（トリアスのうち、一つの症状の症状同定が不確実）満たすものが七例認められたが、この両者の和一三例のうち、さらに初期統合失調症症状を合併したものが七例あり、都合七／三三、二一・二％の症例が内因性若年―無力性不全症候群のトリアスと初期統合失調症症状の合併例であった。そして、この数値は一見少ないように思われるかもしれないが、ここで取り扱った論文の大半がGlatzelらの報告（一九六八）[1]以前のものであり、またすべての論文が筆者の初期統合失調症の提唱（一九九〇）[19]以前に報告されたものであって、当然のことながら原著者らに知られていなかったことを考慮すると、この二一・二％という数値はかなりのものであり、実際には（それらに注目して体験の聴取を行っていれば）より高い合併率が得られたものと推測された。以上のことから、論文の副

表 2-1　離人症に注目した症例報告に見る内因性若年—無力性不全症候群と初期統合失調症症状の症状合併（文献 21 より転載）

著者	症例番号	二重身	事物に関する実体的意識性	体感異常	離人症	思考障害	陽性初期症状	その他の症状	診断名
井上（1956）	1				●				離人神経症
	2	●＊		●	●		●[1,2]		離人神経症
井上（1957）	1			●	●	○	●[11]	被害妄想，幻聴	精神分裂病
	2	●		●	●			無為，感情鈍麻	精神分裂病
	3	●＊	●		●	●		注察念慮，幻視，幻聴，作為体験，感情鈍麻	精神分裂病
	4			○	●			興奮，被害念慮，関係妄想，妄想気分	精神分裂病
	5	○	●	●	●			作為体験，感情鈍麻，被害念慮	精神分裂病
	6		●		●			関係念慮，被害妄想，幻聴，身体的被影響体験	精神分裂病
	7			●	●			無為，感情鈍麻，作為体験，幻視	精神分裂病
	8	●＊		●	●		●[11]	錯視，幻聴	精神分裂病
	9	○	○	●	●	●	●[7]	自動体験，関係妄想，被害念慮	精神分裂病
高柳（1967）	Ⅰ			●	●	●	●[1,3]	浮遊感，無為傾向	精神分裂病
	Ⅱ			●	●		●[1]		精神分裂病
	Ⅲ		●		●	●	●[1,3]	抑うつ気分，心気症，無為傾向	精神分裂病
	Ⅳ			○	●	●		無為傾向	精神分裂病
	Ⅴ	●	○	●	●	●		関係妄想，浮遊感，妄想気分	精神分裂病
	Ⅵ		○	●	●	●	●[3,13,14]	心的空白体験，注察妄想	精神分裂病
	Ⅶ			○	●	●			精神分裂病
	Ⅷ			○	●	●	●[1]	浮遊感，注察・被害妄想，幻聴	精神分裂病
高橋（1986）	A			●	●	●	●[1]	対人緊張，関係念慮，無為，昏迷	「重症」離人症
	B				●			摂食異常，考想化声，幻聴	「重症」離人症
	C			●	●			家族否認妄想，被害妄想，幻聴，カタレプシー	「重症」離人症

表 2-2　体感異常に注目した症例報告に見る内因性若年―無力性不全症候群と初期統合失調症症状の症状合併（文献 21 より転載）

著者	症例番号	二重身	事物に関する実体的意識性	体感異常	離人症	思考障害	陽性初期症状	その他の症状	診断名
吉松（1966）	1	●*		●	●	○		無為	破瓜病
	3			●		○		被害念慮	欠陥分裂病
	11			●				無為	セネストパチー
	17			●					妄想病
	24			●				関係注察妄想	境界例
小波蔵（1978）	1			●	●			亜昏迷，能動性低下	青春期分裂性精神病
	2	●*		●	●	●		注察念慮	青春期分裂性精神病
	3			●	●	○	$○_7$	浮遊感	青春期分裂性精神病
	4	●*		●		●			青春期分裂性精神病
	5	●		●	●			考想化声，関係念慮，思考吹入	青春期分裂性精神病
渡辺（1997）	1	●*		●	●	○		関係念慮	青年期セネストパチー

●：確実な症状同定，○：不確実な症状同定

（注）二重身：＊が付してあるものは「身体内に分別して定位される二重心」を表す。陽性初期症状：右下に付した番号は「初期分裂病症状リスト」（文献 20）の症状番号（n：1 ～ 14）を表す。

題に表したごとく中安は、内因性若年―無力性不全症候群は初期統合失調症症状スペクトラムの一症状群であると結論づけたわけであるが（この結果、内因性若年―無力性不全症候群は広く初期統合失調症症状に包含されることとなった：表3）、内因性若年―無力性不全症候群とその他の初期統合失調症症状との合併は、前節までの検討でおわかりのようにGlatzelらの原典に記載された症例においても、筆者らの自験例においても、また内因性若年―無力性不全症候群と診断された文献例においても再び確認されることになったのである。

以上の事実からは、内因性若年―無力性不全症候群を有する症例の疾患論的位置付けはもはや明確であろう。すなわち、それらは初期統合失調症に属するものである。ただし、ここではすぐに若干の、そして重要な注釈を加える必要がある。というのは、初期統合失調症の自験一〇二例についての症候学的検討[24,26,27]において、体感異常は一九例、離人症は一六例、現実感喪失は二八例、即時理解・判断の障害は四四例、即時記憶の障害は三六例であり、内因性若年―無力性不全症候群のトリアスをすべて満たす症例はわずか七例（六・九％）しか存在しないからである。すなわち、内因性若年―無力性不全症候群を有する症例はおおむねその他の初期統合失調症症状を併せもつが、逆は真ならずであってその他の初期統合失調症症状を有する症例のうち内因性若年―無力性不全症候群のトリアスのすべてを併せもつ症例は一〇％にも満たないほどの少数であるからである。このことは、内因性若年―無力性不全症候群を有する症例が初期統合失調症に属することは確かであるとしても、それは初期統合失調症の中でも特異な位置を占めているものであり、一つの変異型といえるものであることを示していよう（このことは内因性若年―無力性不全症候群のトリアスをたんに満たすだけでなく、それを状態像の前景に立てている症例に関してことに当てはまる見解である）。

表3　初期統合失調症症状

初期統合失調症症状（30 種）	診断に有用な高頻度初期統合失調症症状（10 種）（左記の 30 種の症状のうち，1/3 以上の症例に認められた症状）
No. 1　自生思考 No. 2　自生視覚表象 No. 3　自生記憶想起 No. 4　自生内言ないし考想化声 No. 5　自生空想表象 No. 6　聴覚性気付き亢進 No. 7　視覚性気付き亢進 No. 8　固有感覚性気付き亢進 No. 9　漠とした被注察感ないし実体的意識性 No.10　緊迫困惑気分 / 対他緊張 No.11　聴覚の強度増大ないし質的変容 No.12　要素幻聴 No.13　呼名幻声 No.14　音楽性幻聴（自生音楽表象） No.15　視覚の強度増大ないし質的変容 No.16　要素幻視 No.17　非実在と判断される複雑幻視ないし会話幻聴 No.18　味覚・嗅覚の変化 No.19　皮膚異常感覚 No.20　身体動揺・浮遊感 No.21　体感異常＊ No.22　二重心ないし二重身 No.23　体外離脱体験 No.24　離人症＊ No.25　現実感喪失＊ No.26　即時理解ないし即時判断の障害＊ No.27　即時記憶の障害＊ No.28　心的空白体験 No.29　アンヘドニア No.30　面前他者に関する注察・被害念慮 （＊は内因性若年―無力性不全症候群に含まれる症状）	1. 自生体験 ・自生思考 ・自生記憶想起 ・自生空想表象 ・自生音楽表象（音楽性幻聴） 2. 気付き亢進 ・聴覚性気付き亢進 3. 緊迫困惑気分とその関連症状 ・緊迫困惑気分 ・漠とした被注察感ないし実体的意識性 ・面前他者に関する注察・被害念慮 4. 即時的認知の障害 ・即時理解ないし即時判断の障害＊ ・即時記憶の障害＊ （＊は内因性若年―無力性不全症候群に含まれる症状）

6　診断と治療

(1) 診　断

内因性若年―無力性不全症候群が臨床単位、ましてや疾患単位ではさらさらなく、たんなる症状複合にすぎないものである以上、本症候群に対して「診断」ということはありえず、あるのは「同定」ということになろう。したがって、本症候群のトリアスの一つをみたならば、他の二つが存在するか否かを確認することが必要となろう。このことがことに重視されるのは、体感異常あるいは離人症の場合であって、なぜならばそれはこの二者にかぎっては各々を単一症候的 monosymptomatic に示す臨床単位（いわゆる体感異常症〈セネストパチー〉ないし離人神経症）が存在するからである。

そして、先の疾患論的検討をふまえるならば、ここでトリアスのうち三つ、もしくは二つが確認されたならば、その症例はほぼ初期統合失調症（の変異型）であろうと推測されることになるが、より確かな診断を求めるならば、次に求められる作業はその他の初期統合失調症症状の確認であろう。これまでの検討からは、筆者はこの場合にはおおむねそれらの症状が確認されると推測しているが、その段階に至って初めて内因性若年―無力性不全症候群を有する症例に初期統合失調症（の変異型）であるとの確定診断が与えられることになる。

(2) 治　療

筆者らの理解によれば、内因性若年―無力性不全症候群を有する症例は変異型であるとしても初期統合失調症である以上、その治療は初期統合失調症に準じるべきであろう。すなわち、薬物療法が主となり、sulpiride（一五〇〜三〇〇mg／日：最近六〇〇mgを使用してやっと著効を示した初期統合失調症症例を経験したことがある）やfluphenazine（〇・七五〜三mg／日）が選択されることになる[22]。ただし、これまでの筆者の経験からいえば（といっても少ないが）、こうした薬物治療によって改善するのはもっぱらその他の初期統合失調症症状であって、内因性若年―無力性不全症候群はしぶとく残存する傾向が認められるように思われる（paroxetine 二〇mg／日の投与で体感異常が若干軽快した症例[28]、quetiapine 三〇〇mg／日の投与で「思考障害」が一時的に軽快した症例の経験が中安にはある）。先の文献例にあげた熊谷[12]の症例がsulpiride 二〇〇mg／日の処方で早期に軽快を示したものの、消失した症状は聴覚性気付き亢進や自生思考であって、異常体感や離人症は残存していた（ただし、思路構成の障害は改善）という事実は、筆者のこうした経験に符合するものである。

初期統合失調症との診断に基づく適切な治療の経験はいまだ十分には積み重ねられておらず、したがって上述の「内因性若年―無力性不全症候群はしぶとく残存する傾向が認められる」という筆者の見解も今後においては修正される可能性もあるが、従来、Glatzelらをはじめ複数の著者も本症候群が難治性であることを述べている。この点に関して、例えば永田[16]は本症候群のトリアスを構成する諸症状に定型的な統合失調症症状を抑制する防衛的機能がある（よって治療抵抗性がある）ことを認めているが、筆者ら[21]もまた統合失調症症状形成機序に関する自身の仮説（状況意味失認―内因反応仮説：図1）に基づいて、内因性若年―無力性不全症候群の前景化にはその他の初期統合失調症症状（ことに自己の実存的存立を震撼とさせる体験である緊迫困惑気

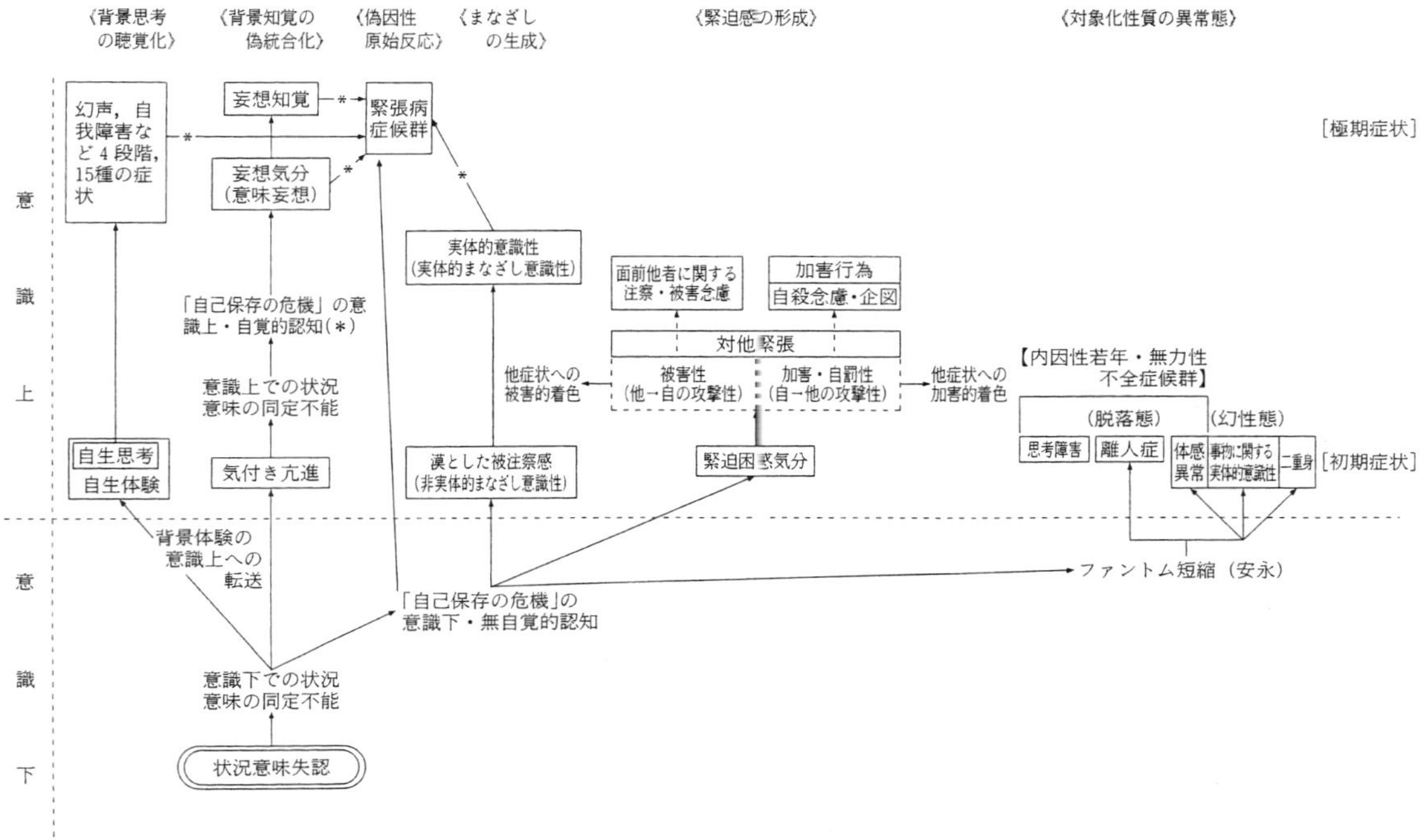

図１　状況意味失認―内因反応仮説に基づく統合失調症症状系統樹（1998）
（図中，点線の矢印は対人状況下において発動し，各々矢印の終点の症状が形成される）

分）からの「めくらまし作用」があり、そのことが不安解消・自己防衛的に働いている可能性を述べたことがある。

7　おわりに

内因性若年—無力性不全症候群に関するGlatzel und Huberの原典を詳しく紹介するとともに、自験例の呈示ならびに文献例の解析を通して原典の批判的検討を行った。得られた結論を要約すれば、以下の三点となる。

i．内因性若年—無力性不全症候群とはあくまでも体感異常、離人症、「思考障害」からなる症状複合Symptomenkomplex（複数の症状の臨床的合併）にすぎず、独立した一つの臨床単位clinical entityあるいは疾患単位disease entityではない。

ii．内因性若年—無力性不全症候群のトリアスの一つである「思考障害」は、即時判断の障害、即時記憶の障害、思路構成の障害、即時理解の障害という個々別々の複数の症状に細分化しうるものである。

iii．内因性若年—無力性不全症候群を有する症例は、必ずといっていいほどに筆者らの主張する初期統合失調症の諸症状を併せもっており、疾患論的には初期統合失調症の変異型と呼べるものである。したがって、治療は初期統合失調症に準じるべきである。

文献

(1) Glatzel, J. und Huber, G.：Zur Phnomenologie eines Typs endogener juvenil-asthenischer Versagenssyndrome. Psychiat. Clin.,1;15-31, 1968.（高橋俊彦、大磯英雄、青木勝ほか訳：内因性若年無力性不全症候群の一型に関する現象学。思春期青年期精神医学、二：一〇三―一一八、一九九二）

(2) Glatzel, J.：Denkstrungen bei endogenen juvenilen asthenischen Versagenssyndromen. Nervenarzt,39；393―398, 1968.

(3) Glatzel, J.：Zur Differentialtypologie juveniler asthenischer Versagenssyndrome. Schweiz. Arch. Neurol. Neurochir. Psychiat., 104；151―162, 1969.

(4) Glatzel, J.：Leibgefhlsstrungen bei endogenen Psychosen. In：Huber, G. herg.：Schizophrenie und Zyklothymie―Ergebnisse und Probleme. Georg Thieme, Stuttgart, 1969.（保崎秀夫、武正建一、浅井昌弘ほか訳：『精神分裂病と躁うつ病―臨床経験と問題点』。医学書院、東京、一〇九―一二八、一九七四）

(5) 針間博彦：感情鈍麻のはじまり―感情反応が低下していると自覚した初期分裂病症例を通じて。松本雅彦編：『精神分裂病―臨床と病理1』。人文書院、京都、六三―九二、一九九八。

(6) 針間博彦：転帰からみた内因性若年―無力性不全症候群の疾患論的位置づけ。永田俊彦編：『精神分裂病―臨床と病理2』。人文書院、京都、一八五―二一二、一九九九。

(7) Huber, G.：Aktuelle Aspekte der Schizophrenieforschung. In：Huber, G. herg.：Schizophrenie und Zyklothymie―Ergebnisse und Probleme. Georg Thieme, Stuttgart, 1969.（保崎秀夫、武正建一、浅井昌弘ほか訳：『精神分裂病と躁うつ病―臨床経験と問題点』。医学書院、東京、一〇九―一二八、一九七四）

(8) 井上晴雄：離人神経症に関する一考察。精神経誌、五八：六九六―七〇六、一九五六。

(9) 井上晴雄：精神分裂病における離人症の現象学的考察。精神経誌、五九：五三一―五四九、一九五七。

(10) 木村和弥：内因性若年無力性不全症候群（Glatzel, J., Huber, G.）は内因性の病態か？　臨床精神病理、一九：九二、一九九八。

(11) 小波蔵安勝：異常体感を主徴とする青春期分裂性精神病の臨床的研究。精神経誌、八〇：一―二八、一九七八。

(12) 熊谷一弥、白石博康、牧豊：離人症、異常体感、思考障害を呈した一例。臨床精神病理、一七：二六九―二八一、一九九六。

(13) 熊谷一弥：内因性若年無力性不全症候群。最新精神医学、三：二六一—二六八、一九九八。
(14) 熊谷一弥、白石博康、牧豊：内因性若年無力性不全症候群における思考障害について。臨床精神病理、二一：五三—六七、二〇〇〇。
(15) 宮岡佳子、茂田優、濱田秀伯ほか：内因性若年無力性不全症候群—自験例三例を中心とした考察。臨床精神病理、一七：二一一—二一九、一九九六。
(16) 永田俊彦：内因性若年—無力性不全症候群（Glatzel und Huber）をめぐって—寡症状性分裂病の症状理解に向けて。精神科治療学、二：二二五—二三三、一九八七。
(17) 中井久夫：分裂病の発病過程とその転導。木村敏編：『分裂病の精神病理3』、東京大学出版会、東京、一—六〇、一九七四。
(18) 中安信夫：離人症の症候学的位置づけについての一試論—二重身、異常体感、実体的意識性との関連性。精神科治療学、四：一三九三—一四〇四、一九八九。**（前書第一八章）**
(19) 中安信夫：『初期分裂病』。星和書店、東京、一九九〇。
(20) 中安信夫：症例15初期分裂病。木村敏編：『シリーズ精神科症例集1　精神分裂病I—精神病理』、中山書店、東京、二〇九—二三四、一九九四。
(21) 中安信夫：内因性若年—無力性不全症候群についての一考察—初期分裂病症状スペクトラムの一症状群として。村上靖彦編：『分裂病の精神病理と治療6　分裂病症状をめぐって』、星和書店、東京、二五九—二八四、一九九四。**（前書第一一章）**
(22) 中安信夫：初期分裂病の治療ガイドライン。「精神科治療学」編集委員会編：『精神科治療ガイドライン』、星和書店、東京、八八—八九、一九九五。
(23) 中安信夫、針間博彦：内因性若年—無力性不全症候群—原典紹介と批判的検討。精神科治療学、一二：三五七—三七〇、一九九七。
(24) 中安信夫、針間博彦、関由賀子：初期症状。松下正明総編集：『臨床精神医学講座2　精神分裂病I』、中山書店、東京、三一三—三四八、一九九九。**（本書第一一章）**
(25) 中安信夫：内因性若年—無力性不全症候群。樋口輝彦、神庭重信、染矢俊幸ほか編：『KEY WORD 精神（第2版）』。先端医学社、東京、九四—九五、二〇〇〇。
(26) Nakayasu, N. : Early schizophrenia : a new clinical entity. JMAJ,44 : 182–188, 2001.

(27) 中安信夫、関由賀子、針間博彦：初期分裂病。最新精神医学、六：一〇一―一一一、二〇〇一。
(28) 中安信夫：初期分裂病を疑う身体関連症状―体感異常に焦点化して。精神科治療学、一七：六八三―六九二、二〇〇二。**（本書第二章）**
(29) 関由賀子：Glatzel, J. and Huber, G.: Zur Phnomenologie eines Typs endogener juvenil-asthenischer Versagenssyndrome. 中安信夫編集代表：『精神科臨床のための必読一〇〇文献』。星和書店、東京、一一五―一一六、二〇〇三。
(30) Snaith, P.: Anhedonia: a neglected symptom of psychopathology. Psychol. Med.23 (4): 957-966, 1993.（針間博彦訳：精神科治療学、一二：二〇三―二〇七、一九九七）
(31) 高橋俊彦：分裂病と「重症」離人症との連続性について―離人症状及び思考の聴覚化を手懸りとして。高橋俊彦編：『分裂病の精神病理15』、東京大学出版会、東京、三〇五―三三一、一九八六。
(32) 高橋俊彦：重症の離人症―内因性若年―無力性不全症候群例と「自然な自明性の喪失」症候例との比較を通して。精神科治療学、四：一五二一―一五二八、一九八九。
(33) 高柳功：離人症の精神病理学的研究。信州医誌、一八：一二六―一三九、一九六七。
(34) 渡辺央、青木勝、高橋俊彦ほか：「青年期セネストパチー」について―青年期に好発する異常な確信的体験（第5報）。精神医学、二一：一二九一―一三〇〇、一九七九。
(35) 吉松和哉：セネストパチーの精神病理。精神経誌、八八：八七二―八九〇、一九八六。
(36) 吉邨善房、樋口輝彦、中安信夫ほか：内因性若年無力性不全症候群の二六歳男性例。精神科治療学、一四：一二七九―一二八九、一九九九。

（針間博彦氏との共著。中安信夫編：『稀で特異な精神症状群ないし状態像』、星和書店、東京、二〇〇四）

第二章　初期分裂病を疑う身体関連症状
――体感異常に焦点化して――

抄録

筆者が一九九〇年以来提唱してきた初期分裂病の身体関連症状を全般的に述べるとともに、それらのうち特に体感異常の訴えが初期分裂病を疑う契機となりうることを、体感異常を主訴として受診した一症例の予診―本診記録を取り上げて詳細に論じた。症例は二四歳、女性で、予診においては体感異常と自己精神離人症のみが聴取されていたが、そのプレゼンテーションを受けて筆者は、本症例は体感異常をそのトリアスの一つとする内因性若年―無力性不全症候群が前景に立った初期分裂病ではないかと疑い、本診においては①離人症や体感異常の一層詳しい説明、②思考障害感の有無、および③初期分裂病症状の存在の確認の三点に焦点化して質疑を行い、最終的に上記の診断仮説を検証した。その診断過程について、質疑応答の一々を示し、逐条的に解説を施したが、併せてそうした解説の背景となる、内因性若年―無力性不全症候群に対する筆者の理解を旧稿を再掲して論じた。

1　はじめに

本稿では筆者[8]が一九九〇年以来提唱してきた初期分裂病の身体関連症状を論じるが、全般的にではなく、体感異常に焦点化して論じることにする。というのは、筆者自身[9,11,16]これまでいくどとなく論述してきたように、いくつかある初期分裂病の身体関連症状のうちでも、体感異常は初期分裂病の臨床にとって診断的価値が高いものであるにもかかわらず、それがそれとしていまだ十分な認識を受けてきていないと思えるからである。他医からの患者紹介において、体感異常を前景とする初期分裂病症例が一疾患単位としての体感症 Zönästopathie とか、あるいはまたそれをトリアスの一つとする内因性若年―無力性不全症候群 endogene juvenil-asthenische Versagenssyndrome（Glatzel, J.und Huber, G.）[1]とかの診断を受けるのみで（ごく稀には心気妄想とされている場合すらある）、初期分裂病であるとの診断に到達していないというような経験もままあることがある。ということで、本稿では体感異常を主訴として受診した一症例の予診―本診記録を挙げながら、初期分裂病との診断に到達するためにはどのような面接をすればいいのかを具体的に述べてみることにする。

2　初期分裂病の身体関連症状

体感異常の議論に入る前に、初期分裂病の身体関連症状の概略を述べておくが、ここにおいて「身体関連」という用語をどう捉えるかが問題となろう。というのは、本稿において論じる予定の体感異常に関しても、筆者の考えるところそれは文字通りの意味での「体感の異常」という身体症状もしくは身体関連症状ではなく（それは仮象にすぎない）、本質的には身体内偽対象感[7]という精神症状であると思えるからである。筆者の用いる身体関連症状とはそういうものであるという断り書きをしたうえで、一応以下に述べる六種の症状（筆者ら[14]が初期分裂病症状としてあげた三〇種の症状に含まれる）を初期分裂病の身体関連症状として捉えておきたい（以下に列挙する症状の冒頭に付けられたNo. は、三〇種の初期分裂病症状をまとめた際の症状番号である）。

No. 11　聴覚の強度増大ないし質的変容 heightened vividness and sensory distortion of auditory stimuli

定　義：聴覚の強度増大とは、以前よりも音が大きく聞こえるようになることである。聴覚の質的変容はより多様で、音質の変容（音の聞こえ方が以前より鋭くなった、滑らかになった、高音〈低音〉が耳に触る、音が薄っぺらになった、重厚になった）、音の分離感の変容（鮮明になった、細かなディテールまで聞き取れるようになった、一つひとつの音が手に取れるように明瞭になった、以前よりのっぺりとしてしまった、音が団子状になってしまった）、音源の定位の障害（音のする方向や音までの距離がわからなくなってしまった）などが含まれる。

陳述例：①例えばコーラを飲むとするでしょう。そうすると炭酸のはじけるシュワーという音が耳の奥から頭の中まで聞こえる。その音がすごく大きくてうるさい。また、賑やかなところへ行くと、「うるせー」と怒鳴りたくなる。小さな音が大きく聞こえるので。

②ジューサーや洗濯機の音が体に響くというか、刺さってくる感じで、痛くないのに痛いような感じ。

No. 15　視覚の強度増大ないし質的変容 heightened vividness and sensory distortion of visual stimuli

定　義：対象物の細部が明瞭になったり、輪郭が強調される明瞭視、色彩の鮮やかさが増す鮮明視、物の形が歪んだり直線が曲線に見える変形視、二重に見える二重視、揺れているように見える動揺視、実際よりは小さく遠くにあるように見える微小・遠方視、実際よりは大きく近くに見える巨大・近方視、色彩が変わって見える変色視などが含まれる。

（注）単純な強度減少は含まない。

陳述例：①黒板の白い字が白い四角のものになってブラブラに見えた。眼鏡をかけても字が二重に見えた。「あれっ」と思って机の上の教科書を見ると、字も二重で眼が痛くなった。離して見ても二重になる。二〜三日続いた。横を見ると、物が斜めに歪み、そしてその端はカーテンが揺れるように、揺れ動いた。

②物が歪んで見える。その場合には見る物見る物が歪む。また、アコーディオンのように広くなったり狭くなったりもする。

No. 18　味覚・嗅覚の変化 changes of gustatory or olfactory vividness

定　義：味覚と嗅覚の両方もしくは一方の強度が増大した、あるいは低下したと感じられるものである。

陳述例：①味を濃く感じる。そのままだと味に呑み込まれていく感じがして、吐いてしまう。また、考えが味に消されてしまう。（どういうこと？）味が頭の中に広がって、自分が自分でなくなってしまいそうで怖い。それで、お母さんに頼んで、自分だけ味を薄くしてもらっている。例えば、うどんの時は醤油の量を少なくしてもらうとか。

②食べ物の味がわからない。全然わからないこともあった。ただ、ゴソゴソ、ゴソゴソしているなあって。臭いも全然わからなかった。

No. 19　皮膚異常感覚 paresthesias

定　義：特に客観的異常は認められないのに訴えられる、皮膚表面の触覚、痛覚、温度覚等の主観的異常感覚である。例えば、「しびれる」「ピリピリする」「かゆい」などと訴えられる。

陳述例：①手足や前胸部、時には全身がしびれる。正座したあとのしびれに似ている。また、頭のてっぺんの地肌がヒリヒリしたこともあった。

②頭皮全体が痒い。蚊に刺されたような痒みがあって、夜になるとひどくなる。腕に湿疹ができてい

るが、そこよりもよほど痒い。何ヵ所かの皮膚科にかかったが、何もできていないと言われ、また塗り薬、飲み薬と色々と薬をもらったが全然効かない。

No. 20　身体動揺・浮遊感 a sense of swaying or floating of one's body

定　義：客観的にそうと認められないのに、体全体が左右・上下に揺れたり、地面から浮いていると感じられる体験である。

（追記：ごく最近、筆者[18]は井上洋一ら「非分裂病性自生思考が単一症候的に出現した1症例」論文に対する討論において、彼らの言う自生思考は言語性精神運動幻覚である旨の議論を行ったが、併せてそこに見られた今一つの症状がここに述べる身体動揺・浮遊感であり、この症状が言語性精神運動幻覚と合併したという点において、この症状は一種の運動幻覚ではないかという示唆を与えられた）

陳述例：①テレビをじっと見ていると、こういうのを幽体離脱というんじゃないかと感じることがある。〈体外離脱体験の説明をすると〉違いますね。自分を見ている感じではないですね。ふわっふわっとなる。少しずつ落ちていく。（何が？）自分が落ちていく。

②〈患者メモ：整然とせず、いつも自分が一段高い所を歩いているような感じで不自然で困る〉（一段高い所を歩いているって？）視点が高くなったというか……外へ出ると人と違う所を歩いているような、人と違う所を見ているような……自分が浮いていていてこれまでとは違うように見えます。

No. 21　体感異常 cenestopathy

定　義：相応する身体疾患が認められないのにもかかわらず訴えられる、身体内部の実体的異常感覚であり、一般には奇妙で了解しがたいが、患者は確信をもって明確に断言する。

陳述例：①寝返りをうった時、頭の中に水がある感じなんです。グジュグジュしているような。（流れる感じなの？）そうです。（水みたいなもの？）なんか、ジュブジュブという感じです。（グジュグジュとか、ジュブジュブって聞こえるの？）いえ、感じるんです。

②後頭部の喉の上の部分がある日〝ガンガン〟とし始め、痛みはないが拍動し始めた。それが一〜二ヵ月後には〝ボーッ〟とした感じに徐々に変化し、次いで神経が腫れているようになった。

3　体感異常を主訴とした一症例の予診—本診記録

前項で述べた六種の症状はみな、その一つでも患者から自発的に陳述されるのを聞くと、筆者自身はすぐにでも初期分裂病を疑って質疑を重ねていくほどの症状であるが、一般には必ずしもそうした認識を受けてはいないようである。とりわけ、これら六種のうち体感異常に関しては主訴として訴えられるものであるにもかかわらず、一般にはそうと、すなわちそれが初期分裂病の症状と認識されていないことが残念でならない。

以下に、体感異常を主訴として受診し、ポリクリにおいて研修医の陪席指導のもと学生の予診を受け、後に筆者が本診した症例のカルテ記録を引用し、後にそれに対する解説を付すことにする。

(1) カルテ記載の引用

［症例］ 二四歳、女性

（1）研修医の陪席指導のもと学生がとった予診記録

主　訴：頭・心・体のバランスがとれていない。頭に意識がある、頭が張っている。

現病歴：X－四年五月（当時保育専門学校二年生）実習のため保育園へ行ったが、気を張って頑張っていたら、でしゃばりと思われたようで二～三人の保母からきついことを言われた。言われたあとは泣きながらも実習に出ていって最後まで終えたが、その後は意欲が湧かなくなって学校は休みがちとなり、夏休み以後は全く行かなくなった。一年間の留年の後、次年度は復学し、かろうじてX－二年には卒業し、その後は保育助手、写真スタジオや雑貨屋の手伝いなど短期のアルバイトをしてきたが、いずれも患者が仕事上細かいところまで、それも何度も尋ねるなどしてまわりとうまくいかなくなって辞めることとなった。X年一月からは仕事をしなくなり、〝ボーッ〟とするようになった。

X年八～九月頃より頭・心・体のバランスが崩れてきた。（具体的には）頭で考えていると体を動かしたくなる、喋っているとバランスが取れない。物を持ってもただ持っているだけで神経が全部にいっていないかんじ。喋っていることも口だけで、心でちゃんとバランスよく喋れていない。こうして話していても、体だけがあるようで。傍線1　それに頭の中がゴロゴロと動く。頭は重いっていうか、張っている。ズキッとして……空気の層がある。喉では何かが動いていて、飲み込みにくい。傍線2　酸素が不足しているようで、ちゃんと息吸っているんですけど、息苦しい。X＋一年二月当院を受診する。

（2）筆者による本診の逐語記録

（頭と体のバランスがとれないとか、喋っていることも口だけとか、表現はこれでいいのですか？別の表現ができま

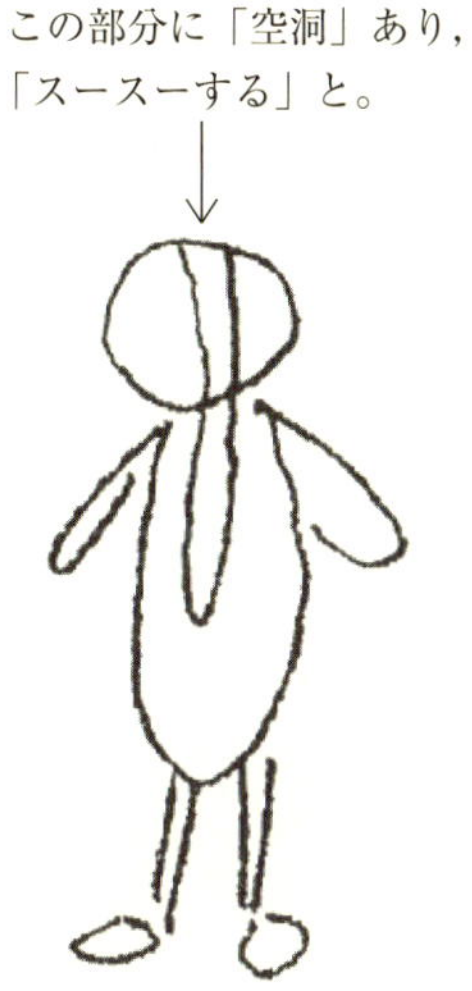

図1　本症例が描いた体感異常

すか?)絵で表すと〈紙に図1を描く〉、ここが空洞になっている感じ。スースーとする。傍線3 言いたくて喋っているのではなく、ただ喋っている。

(喋るのは自分の意思で?)はい。でも感情込めて喋っていない。

(喜怒哀楽の感情は?)そうですね、あまり感じなくなってきました。笑ってもひきつるようになって。

(緊張しているんですかね?)緊張しています。体だけボンと置かれているような。心は伴っていない。傍線4

(自分の頭の働きが悪いとか、他人の話がすぐに理解できないとか、考えをまとめて話せないとかはないですか?傍線5)いろんなものに吸収されちゃって傍線6、一つにまとまっていないんです。

(何がまとまっていないんですか?)意識が外へ向いちゃって傍線6いるんです。

(物音とかにですか?敏感になったとか?傍線7)気になることもあるし、ならないことも。人間不信に陥っちゃって、人の影が怖くて震えることもある傍線8んです。

(見知らぬ人にも怖さを感じるんですか?傍線9)今もそうですけど。

(外で人に見られている感じは?傍線9)ありますね。ちょっとなにか……人目はもう気にならなくなった。誰もを気にしているわけじゃない。自分がいない、まわりの中で自分だけ浮いちゃっている感じがする。重心がここに来ているんです〈と、自らの頭をさす〉。傍線10 右と左が分かれている気がするんですね。傍線11

（自分が左右2つに分かれている？）自分なんですけど……動いちゃっている。

（自室にいて、例えば背後から見られる感じは？傍線12）監視されているような……見られているっていうか……関連づけてしまう。

（他人と？）はい。

（監視は自分の部屋でも？）一人でいると楽ですね。自分が出てきているというか。速い反応に対応できなくなりました。

（もう一度聞きますが、部屋で見られる感じはあるんですか？）そんなにはないです。

（過去のことが自然に蘇ってくることは？傍線13）他人から聞いたこととか、見たこととか。傍線14 関連づけられて夢に出たりとか。

（起きている時はどうですか？傍線15 自分で考えているのではなく、過去が出てくるのは？）考えるというよりも勝手に動いているという感じですかね。

（まとまらない感じ？）モシャモシャと……考え過ぎちゃって。

（3）　所見欄

①表出：母と二人で待合室で待っている際にも、いくぶん当惑したような笑いを浮かべている。じっと座っていず、あちこちへと動く（看護婦の観察）。母と二人で入室する。面接中、終始ニヤニヤとまではいかないが、当惑がなかば入ったような笑みを浮かべている。また唾を吸い込んだり（実際にそうしないと唾が口角から漏れる、と）、あるいはまた顔面の筋肉がひきつったりする。正対して座る。身だしなみは整っているが、化粧はしていないか。礼容は保たれている。質問の理解は時に悪く、関係ないことを答えることがある。応答は即座であるが、まとまりに欠けるところが

あり（少なくとも症状に関しては）、体験を言葉に直すのが困難なよう。声量は中、緩急抑揚はある。

②体験・行動症状：体感異常（頭の中がゴロゴロと動く、空気が溜まっている、喉の球状のもの、頭頂部から腹部にかけての〝空洞〟）、離人症（自己精神離人症—存在感・能動感の希薄化が中心か）、即時理解の障害（客観的に）、対他緊張、面前他者に関する注察・被害念慮、自生体験（記憶想起、思考？）

i　診断的考察

内因性若年—無力性不全症候群を前景とした初期分裂病。患者は初期分裂病症状を言葉に直すのに難渋している。

ii　当面の治療方針

型どおり sulpride を処方していく。

(2) 解説

予診のプレゼンテーションを受けて筆者がまず思ったのは、傍線1は離人症、とりわけ自己精神離人症である能動感の希薄化であり、傍線2は体感異常であって、思考障害感の訴えこそ聴取されていないものの、これは内因性若年—無力性不全症候群を構成するトリアスのうちの二つであって、したがって本診で焦点を絞るべきは、①離人症や体感異常の一層詳しい説明、②思考障害感の有無、および③初期分裂病症状の存在の確認の三点であるというものであった。これらのうち③に関しては、これが本稿執筆の眼目なのであるが、後述するように内因性若年—無力性不全症候群は初期分裂病症状スペクトラムの一部分であるという[9,11,16]理解がすでに筆者のなかにあるからである。

本診における最初の質問は上記①のためのものであったが、患者から得られたのは傍線3に見られるような、〝頭頂部から腹部にかけて空洞があってスースーする〟という明確な体感異常の訴えであり、続いて傍線4のような、質問に適った自己精神離人症（この陳述からは能動感だけでなく存在感の希薄化も感じ取れる）のより明確な陳述が得られた。こうした陳述を受けて筆者が次に行った質問は、傍線5にあるように上記②の思考障害感の有無に関する質問である。最初の「自分の頭の働きが悪い」という質問は思考障害感を一般的に尋ねたものであり、次いで重ねて尋ねた「他人の話がすぐに理解できない」「考えをまとめて話せない」という質問は各々即時理解の障害ならびに思路構成の障害という、思考障害感を構成する諸障害(11)を個別具体的に尋ねたものである。ところが患者から得られた陳述は質問内容に適ったものではなく、傍線6のごとく「いろんなものに吸収されちゃって」「意識が外へ向いちゃって」とかのように、あたかも外界の些細な知覚刺激に対する気付き亢進を思わせるものであった。それで筆者の次の質問は傍線7の「物音とかにですか？敏感になったとか？」という気付き亢進を確定しようとしたものとなったが、ここでは患者の陳述からはそれとして確としたものは得られず、代わって傍線8のごとく「人間不信に陥っちゃって、人の影が怖くて震えることもある」という対他緊張(12)を思わせる症状が新たに訴えられたのである。筆者による次の二つの質問（傍線9）「見知らぬ人にも怖さを感じるんですか？」「外で人に見られている感じは？」は各々対他緊張ならびにその発展と考えられる面前他者に関する注察・被害念慮(15)の有無を尋ねたものであったが、簡略ではあるが前者は今もあり、後者はかつてあったというのが患者の応答であった。そして連想が発展したのか、ここで患者が付け加えたものが、傍線10の「まわりの中で自分だけ浮いちゃっている感じがする。重心がここに来ているんです〈と、自らの頭をさす〉」であり、傍線11の「右と左が分かれている気がするんですね」であった。傍線10に関しては、「まわりの中で自分だけ浮いちゃっている」を筆者はこの時点では離人症に伴う一種の疎外感の比喩的表現と受け取り（したがってそのことについて質問を重ねなかったが、それに続く「重心がここ〈頭部〉に来ている」という陳述からは、これは患者が文字通り「浮いちゃっている」という身体浮遊感を表現したのかもしれない）、傍線11は高柳[20]の述べた身体分離体験であろう（次の質問で確認しようとしたが確たる陳述は得られなかった）。

ここまでの面接は、先行した質問に対して患者が答えたもののなかに初期分裂病症状が疑われるもの（気付き亢進、対他緊張、面前他者に関する注察・被害念慮、身体浮遊感）があり、したがって患者の体験文脈に沿いつつそれらの確認を求めて質問を重ねたものであったが[13]、対他緊張、面前他者に関する注察・被害念慮の2つのみが確定された（それもごく簡略に）だけであって、本症例を初期分裂病と診断確定するには今一つ症状の同定が不足していると思われた。よって、ここで筆者は面接の方法を変えて、上記面接目的の③である初期分裂病症状の存在の確認を求めて、こちらから質問を繰り出すことにした[13]。傍線12、傍線13がそうであるが、傍線12は漠とした被注察感を、傍線13は初期分裂病症状のうちでも最も頻度の高い自生記憶想起を尋ねたものである。ここでも患者の応答はやや曖昧で、前者の質問に対しては「監視されている」というふうに、漠とした被注察感を超えて監視妄想を疑わせる陳述が得られたかと思えば、最終的にはそれを否定する発言に終わっており、後者に対しては傍線14のごとく自ら「他人から聞いたこととか、見たこととか」というふうな表現を用いて一応自生記憶想起の存在を肯定してはいるが、しかしすぐその後で「夢に出たりとか」というふうな、それが夢体験のごとき発言が付け加えられている。それで筆者は今一度、傍線15の「起きている時はどうですか？」という質問を重ねなければならなかったのであるが、それに対する応答は、自生体験が存在するのは確からしいが、それが自生記憶想起なのか自生思考なのかがやや曖昧な表現で終わっている。

以上、本症例に対する筆者の面接に関して、質疑応答の一々について逐条的に筆者がその時々において何を確定しようとしていたのかを解説したが、上記説明したとおり患者の応答は常に曖昧であり、それは筆者が所見欄の表出の項で「質問の理解は時に悪く、関係ないことを答えることがある。応答は即座であるが、まとまりに欠けるところがあり（少なくとも症状に関しては）、体験を言葉に直すのが困難なよう」と記し、体験・行動症状の欄で「即時理解の障害（客観的に）」を記すほどのものであった。しかし、曖昧とはいえ内因性若年—無力性不全症候群のトリアス（上記の客観的に観察された即時理解の障害を含めるならば、トリアスは揃うことになる）以外に、対他緊張、面前他者に関する注察・被害念慮、自生体験（記憶想起、思考？）は所見としてとれるものであり、この点において筆者は本症例を「内因性若年—無力性不全症候群を前景とした初期分裂病」と診断したのである。

4　初期分裂病症状スペクトラムの一部としての内因性若年—無力性不全症候群

さて、論述が後先となるが、体感異常ないしそれを含む内因性若年—無力性不全症候群が訴えられた時にはなにゆえに初期分裂病を疑うべきなのか、このことに関しては筆者はすでに稿を重ねてきたが、簡略にまとめた旧稿(16)をここで引用して、上記症例の理解に関する筆者の見解を呈示しておきたい。

〔内因性若年—無力性不全症候群〕

内因性若年―無力性不全症候群 endogene juvenil-asthenische Versagenssyndrome とは一九六八年 Glatzel & Huber[1] によって提唱された症候群であり、①身体感情障害 Leibgefühlsstörung、②疎隔体験 Entfremdungserlebnis、③思考障害 Denkstörung の3種からなるものであるが、ここにおいて身体感情障害とは狭く体感異常を意味しており、また疎隔体験とは現実感喪失のみならず広く離人症一般に相当するものである。Glatzel らはいわゆる神経衰弱状態の中から本症候群を取り出したわけであるが、ここで銘記されるべきは、本症候群の提唱は精神分裂病の初期段階もしくは不全型の鑑別を目的としたものであり、また本症候群はこの目的にそって上記三種の症状複合 Symptomenkomplex に着目した「愁訴型」であって、そもそも一つの臨床単位あるいは疾患単位の提唱が意図されたものではないということである。Glatzel らの提唱以後、欧米においては本症候群の症例報告はなく、またわが国においてもそうと診断されて記載された症例報告はわずか六論文一五例[3-6,10,19]を数えるにすぎず、この点において本症候群は稀なものと見なされがちであるが、しかし離人症あるいは体感異常を主題とする論文の中には原著者にはそれと知られずに記載された本症候群が散見され[7]、本症候群が決して稀なものではなく、むしろ日常臨床上頻繁に遭遇されるものであることが窺われる。

（1）　トリアスの特徴

先にも述べたように、本症候群を構成するトリアスをより一般的な用語で表現するならば体感異常、離人症、思考障害ということになるが、前二者の体感異常と離人症は各々それのみを単一症候的に訴え続ける、臨床単位としての体感異常症および離人神経症のそれとはいささか様相を異にしている。また後一者の思考障害は時に「独特な思考障害」ないし「思考障害感」とも表現されるように、客観的にも見てとれるいわゆる分裂病性思考障害とは異なっている。

これら三者に共通する特徴として挙げうるのは、①そのいずれもが微妙ないし曖昧な形で表現され、②三者、ことに体感異常（頭部に関するものが多い）と思考障害の二者は渾然一体となって訴えられ、③患者の苦衷は大きく、執拗に訴えられることである。上記①のごとく「微妙ないし曖昧」なものでありながらも、体感異常と離人症はなおそれとして同定しやすいものであるが、その実相を知っていなければ同定が困難なものは思考障害であろう。Glatzel らはこれを「思考過程の主導性の喪失」と呼んでいるがなお不十分であり、筆者は原論文ならびに文献例を通して、その実相は即時理解ないし即時判断の障害、即時記憶の障害、思路構成の障害であると考えている。

（2）　疾患論的位置づけ

内因性若年―無力性不全症候群のそもそもの提唱が精神分裂病の初期段階もしくは不全型の鑑別を目的としたものであったこと、加えて共著者の Huber[2] がのちにそれを「分裂病なき分裂病 schizophrenia sine schizophrenia」と呼んだことに端的に示されるように、Glatzel らは疾患論的にはこの症候群が、いささか論拠不足ながら分裂病の初期段階もしくは不全型を指し示していると考えているようである。結論的には筆者もまた同じ見解を有するものであるが、筆者の論拠はより明解である。というのは、Glatzel らの原論文ならびにその後の本症候群に関する文献の症例記載のなかに（各々の著者にはそれと知られずして）筆者の提唱する「初期分裂病」の症状が種々散見されるからであり[11]、逆に筆者の「初期分裂病」症例で本症候群を構成する諸症状を訴える例が見られること往々であるからである。これに加えるに、体感異常あるいは離人症を主題的に取り扱った論文の症例記載をつぶさに眺めると、そこに一方に「初期分裂病」症状が、他方に主題的に取り扱われている症状以外の、内因性若年―無力性不全症候群の諸症状の記載が認められることも論拠として挙げられよう[7]。すなわち、内因性若年―無力性不全症候群のトリアスは決して独立して見られるものではなく、その多寡には幅があるものの必ずや明確な「初期分裂病」症状と合併して存在するものであると結論づけることが可能であり、翻ってこのことを「初期分裂病」の観点から考えるならば、本症候群は広く「初期分裂病」症状スペクトラムの一部を構成していると考えることが可能であるからである。

以上、内因性若年―無力性不全症候群の諸症状と「初期分裂病」症状の症状合併を論拠にして、本症候群は「初期分裂病」症状スペクトラムの一部を抜き出したものにすぎないことを論じたが（とは言っても、本症候群を前景に立てた症例が存在しており、筆者はそれを「初期分裂病の不全型」と呼んでいる）、このことは分裂病の病態発生機序に関する筆者の「状況意味失認―内因反応仮説」[17]によっても精神病理学的に論証されたものである（図２）。

以上、旧稿をそっくり引用した。トリアスに関して「これら三者に共通する特徴としてあげうるのは、①そのいずれもが微妙ないし曖昧な形で表現され、②三者、ことに体感異常（頭部に関するものが多い）と思考障害の二者は渾然一体となって訴えられ、③患者の苦衷は大きく、執拗に訴えられることである」と記しているが、本症例がその体感異常の訴えの一部において図１を描いて明瞭に訴えたことを除いては、上記の特徴は本症例にもあてはまることであった。また、上記には記していないが、内因性若年―無力性不全症候群を前景とした初期分裂病症例においては、訴えが、すなわち患者の自覚が内因性若年―無力性不全症候群に焦点化されているために（それには自己の実存的存立を震撼とさせるような緊迫困惑気分からの〝めくらまし作用〟があり、それは顕在発症への防波堤となっていると思われる[7]）、その他の、例えば《初期分裂病の特異的四主徴》のような、いわば中核的な初期分裂病症状は患者から自発的に訴えられること少なく、また尋ねても明細化に乏しいが、それは本症例の陳述においても示されている。

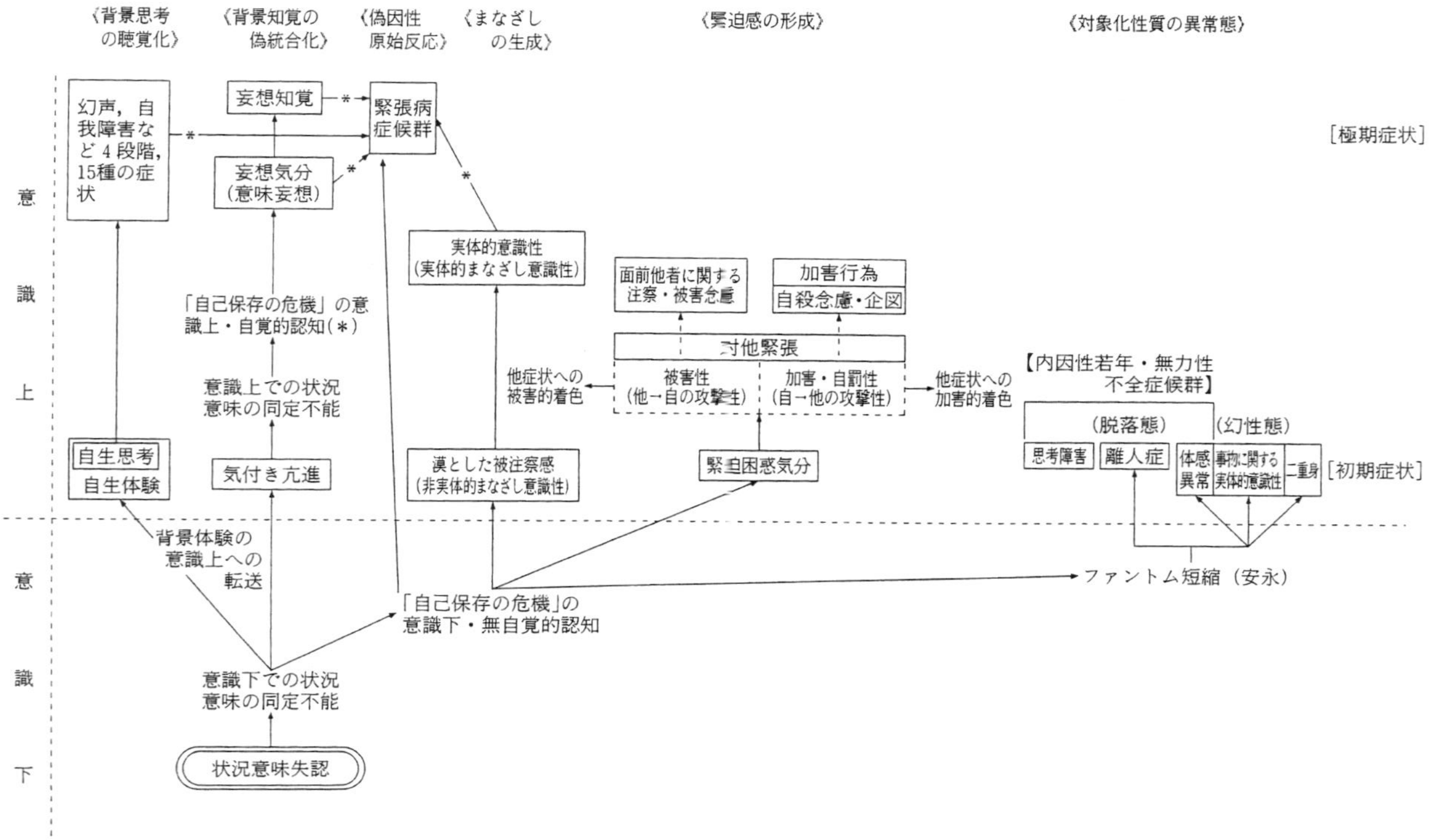

図2　状況意味失認―内因反応仮説に基づく分裂病症状系統樹（1998）
図中，点線の矢印は対人状況下において発動し，各々矢印の終点の症状が形成される。

5　おわりに

いまだ印象にすぎないが、内因性若年―無力性不全症候群を前景とした初期分裂病症例は全般に、またことに内因性若年―無力性不全症候群を構成する諸症状は治療抵抗性である。これはたぶん、先に述べたように内因性若年―無力性不全症候群というものが自己の実存的存立を震撼とさせるような緊迫困惑気分からの〝めくらまし作用〟をもっており、顕在発症への防波堤となる、対処行動ならぬ対処症状 coping symptom であるからであろう（それが消失すれば、患者は例えば緊迫困惑気分のような、直接的でいわば〝むきだし〟の初期分裂病症状に直面せざるをえなくなる）。本症例は初診後一年が経過し、その間患者は一貫して体感異常を主訴として訴えつづけ、それは sulpiride（最高：七五〇mg／日）、fluphenazine（最高：一mg／日）の処方ではまったく変わらなかったが、最近になって paroxetine 二〇mg／日の処方でやや軽快を示し（ただし、それ以上増量しても完治はせず）、アルバイトを始められるほどになってきている。これは患者はもちろん、治療者である筆者としても喜ばしいことであるが、上記に推論した内因性若年―無力性不全症候群というものの形成「目的」を考えるならば、下手をすると顕在発症させてしまうかもしれないと危惧されるものでもあり、治療は今やターニング・ポイントを迎えているものと思量される。

文　献

(1) Glatzel, J. und Huber, G.: Zur Phnomenologie eines Typs endogener juvenil-asthenischer Versagenssyndrome. Psychiat. clin., 1 : 15-31, 1968.（高橋俊彦、大磯英雄、青木勝ほか訳：内因性若年無力性不全症候群の一型に関する現象学。思春期青年期精神医学、二：一〇三―一一八、一九九二）

(2) Huber, G.: Aktuelle Aspekte der Schizophrenieforschung. In: Huber, G. herg. Schizophrenie und Zyklothymie-Ergebnisse und Probleme. Georg Thieme, Stuttgart, 1969.（保崎秀夫、武正建一、浅井昌弘ほか訳：『精神分裂病と躁うつ病臨床経験と問題点』。医学書院、東京、二〇九―二二八、一九七四）

(3) 熊谷一弥、白石博康、牧豊：離人症、異常体感、思考障害を呈した一例。臨床精神病理、一七：二六九―二八一、一九九六。

(4) 熊谷一弥：内因性若年無力性不全症候群。最新精神医学、三：二六一―二六八、一九九八。

(5) 宮岡佳子、茂田優、濱田秀伯ほか：内因性若年無力性不全症候群―自験例三例を中心とした考察。臨床精神病理、一七：二一一―二二九、一九九六。

(6) 永田俊彦：内因性若年―無力性不全症候群（Glatzel und Huber）をめぐって―寡症状性分裂病の症状理解に向けて。精神科治療学、二：二二五―二三三、一九八七。

(7) 中安信夫：離人症の症候学的位置づけについての一試論―二重身、異常体感、実体的意識性との関連性。精神科治療学、四：一三九三―一四〇四、一九八九。**（前書第一八章）**

(8) 中安信夫：『初期分裂病』。星和書店、東京、一九九〇。

(9) 中安信夫：内因性若年‐無力性不全症候群についての一考察―初期分裂病症状スペクトラムの一症状群として。村上靖彦編：『分裂病の精神病理と治療6　分裂病症状をめぐって』、星和書店、東京、二五九―二八四、一九九四。**（前書第一一章）**

(10) 中安信夫：症例15初期分裂病。木村敏編：『シリーズ精神科症例集1　精神分裂病I―精神病理』、中山書店、東京、二〇九―二三四、一九九四。

(11) 中安信夫、針間博彦：内因性若年‐無力性不全症候群―原典紹介と批判的検討。精神科治療学、一二：三五七―三七〇、一九九七。

(12) 中安信夫：緊迫困惑気分に潜む加害・自罰性―分裂病初期状態における自殺に関連して。中安信夫編：『分裂病の精

神病理と治療8　治療の展開』、星和書店、東京、一八三―二一一、一九九七。(前書第一四章)
(13) 中安信夫：状態像診断。「精神科治療学」編集委員会編：『精神科治療技法ガイドライン』、星和書店、東京、九―一一、一九九八。
(14) 中安信夫、針間博彦、関由賀子：初期症状。松下正明総編集：『臨床精神医学講座第2巻　精神分裂病Ⅰ』、中山書店、東京、三一三―三四八、一九九九。(本書第一一章)
(15) 中安信夫：面前他者に関する注察・被害念慮―初期分裂病に対する誤診の一要因。永田俊彦編：『精神分裂病―臨床と病理2』、人文書院、京都、一三五―一五七、一九九九。(前書第一五章)
(16) 中安信夫：内因性若年―無力性不全症候群。樋口輝彦ほか編：『KEY WORD 精神(第2版)』、先端医学社、東京、九四―九五、二〇〇〇。
(17) 中安信夫：『増補改訂　分裂病症候学―記述現象学的記載から神経心理学的理解へ』。星和書店、東京、二〇〇一。
(18) 中安信夫：「非分裂病性自生思考が単一症候的に出現した1症例」(井上洋一ほか：本誌、四四：一二九―一三六、二〇〇二。)に対する討論―この症状は自生思考ではなく言語性精神運動幻覚(Sglas, J.)ではないのか？　精神医学、四四、七六九―七七一、二〇〇二。(本書第八章)
(19) 高橋俊彦：重症の離人症―内因性若年―無力性不全症候群例と「自然な自明性の喪失」症候例との比較を通して。精神科治療学、四：一五二一―一五二八、一九八九。
(20) 高柳功：自己および身体の分離体験について。臨床精神病理、三：一一七―一二九、一九八三。

(精神科治療学、一七：六八三―六九二、二〇〇二)

第三章　自生記憶想起に対するパニック反応ならびに「自生」悲哀・涕泣

――パニック発作と鑑別すべき初期統合失調症症状――

抄録

統合失調症の観点から「パニック発作の鑑別」を論じるにあたって、筆者らは初期統合失調症の段階におけるパニック発作類似症状として、以下の二種を指摘した。

第一の〈自生記憶想起に対するパニック反応〉とは、①突然に起こるパニック発作様症状（動悸、過呼吸を伴い、時には死ぬのではないか、気が狂うのではないかという精神的不安をも伴う場合がある）であるが、それはあくまでも一次症状である自生記憶想起に対する二次反応である、②自生記憶想起の内容は不快なものであり、とりわけ恐怖を感じた体験である、③そのままで終わる場合もあるが、結果としてもうろう状態に発展する場合もあり、さらにはもうろう状態下において自殺企図に至る場合もある、というものである。

第二の〈「自生」悲哀・涕泣〉とは、①患者には「急に」「いきなり」かつ「わけもなく」「理由もなく」と感じられる、理由の定かではない悲しみないし淋しさの感情であり、多くは泣くという行為を伴う、②詳しく尋ねてみると、悲哀感情の発現はまったく自生的な場合と「何かを思い出している」と自生記憶想起（ただし、内容は特定されず）が先行している場合との二種がある、③持続時間は数分〜一時間であり、発現時間帯は夜もしくは朝が多い、④リストカットあるいは自殺念慮・企図など、何らかの自己損壊行為へと発展する場合がある、⑤経過中に被害念慮〜妄想、二重心・前幻声、自生内言〜幻声などのいまだ定かでない極期症状を一過性に示すことがあり、その点で初期統合失調症の中でも極期への移行段階にある症例に見られるものであるかもしれない、というものである。

1　はじめに

統合失調症の観点から「パニック発作の鑑別」を論じるにあたって、筆者らは初期分裂病改め初期統合失調症[1,2]に限定して、その段階におけるパニック発作類似の症状を取り上げることにした。というのも、パニック発作の鑑別とはつまるところ原疾患がパニック障害なのか、それともそれ以外の疾患なのかの鑑別であって、この点からいうならば統合失調症においては幻覚や妄想、あるいはまた明らかな情意減弱を呈する前の段階、すなわち初期段階におけるパニック発作類似の症状を診分けることが臨床上もっとも要請されることであるからである。この観点から筆者らが注目するのは、自生記憶想起に対するパニック反応、および「自生」悲哀・涕泣の二種の症状であるが、前者は初期統合失調症の一次症状ではなく、それに対する二次反応[1]であることが明らかなものであり、後者はこれまで報告したことはないが、広く自生体験に属する一次症状もしくは想起される記憶内容こそ明瞭ではないがこれまた自生記憶想起[4]に対する二次反応とも考えられるものである。鑑別上は前者の方がより難しく、後者は容易であるが、後者はその存在を知っていなければ時としてパニック発作とも疑われかねないためにあえて取り上げることにしたものである。

以下、自生記憶想起に対するパニック反応、「自生」悲哀・涕泣の各々について、代表的症例を一例ずつ比較的詳しく報告し、併せて各々他の二例の陳述を簡略に紹介し、最後にそれらの症候学的まとめを示したいと思う。

2　自生記憶想起に対するパニック反応

(1)　代表的症例

［症例A－1］　二〇歳、女性、無職

主　訴：あまり意識しなくても昔のことを思い出すと、意識がなくなる。そのうちに薬を大量に飲んでしまう。

家族歴・生活歴：二人同胞の第二子、次女。会社員の父、専業主婦の母、ＯＬの姉との四人暮らしであり、すぐ近くに食事は一緒に摂っているという父方祖母が住んでいる。中学校に入ってより、成績が低下して下位になるとともにいじめにも遭い、不登校となった（出席は半分ぐらいだったという）。高校は不登校はなく、卒業後は専門学校に入学。卒業後はアルバイトをするも仕事上のミスが多く、二ヵ所とも解雇され現在は無職である。性格は、母の言によると「幼い時からおとなしく、いつもお人形遊びや本を読んだりで手のかからない子であり、そのせいか人付き合いがとても不器用であった」とのこと。

現病歴：妖精が好きで、物心ついた頃より「自分が妖精に囲まれている場面が映像として頭の中によく出てくる、ス

トーリーはあったりなかったり」という（自生空想表象）。また中学生の頃より頭の中でクラシック音楽が聞こえることがしょっちゅうであり、必ずしも好きな曲とは限らないが、現在でも一時間ぐらい続いて流れることが一日に三回ぐらいはある（自生音楽表象／音楽性幻聴）。また同時期より、些細な音にも敏感でびっくりしたり（聴覚性気付き亢進）、「視界のはじっこに見えたものに反応する。例えば、目立つ色の服を着ていた人がいたら、相手との話を中断して見てしまう」というようなこと（視覚性気付き亢進）が始まった。父方祖母は元教師で元来ヒステリックな人であり、患者が中学校を卒業するまでは礼儀作法から成績に至るまで細々としたことで毎晩のごとく患者を怒り、時には殴る、蹴るの暴力まで働いたとのこと（母によっても「怖い人です」とのこと）、また父も普段はおとなしい人であるが、「キレたら怖い人で殺されるのではないかと思った」こともしばしばであったとのこと。そうした怖い思い出が高校生になって以後、たびたび急によみがえってきて（自生記憶想起：後に詳述）、パニックになってしまう。この半年あまりのうちに三回ほど大量服薬（一年半前より精神科クリニックに抑うつ状態／発達障害の診断で通院・服薬）や上腕部に噛みつくこと（噛み跡が残っている）をしたが、いずれもそうした記憶がよみがえった時に行うとのこと。

初診後経過：前医で処方されていたperphenazine 一二mg、amitriptyline 三〇mg、cloxazolam 三mg（以上、一日量：以下も同様）を中止とし、sulpiride 一〇〇mg、biperiden 二mgで治療を開始し、以後漸増するとともにfluphenazineを付加し、sulpirideが三〇〇mg、fluphenazineが二・二五mgに達した二ヵ月後には物心ついて以来の自生空想表象を除く、自生記憶想起をはじめとする一切の症状が消失し、アルバイトも可能となった。

自生記憶想起に対するパニック反応の陳述：

「〈過去の祖母や父に叱られた場面が〉勝手に頭の中に入ってくる。映像みたい。鮮明で色彩も動きもある。その時の声もはっきりと聞こえて、映画を観ているみたい。怖い。そうなると、ちょっと頭の中がごちゃごちゃとしてきて、最初はパニックになる。何を考えていいのか、何をすればいいのか、わからなくなり、部屋の中を歩き回る」

〈その時動悸は？〉「……」

〈息苦しいのは？〉「呼吸がおかしくなるのはよくある。息が吸いにくくてゼイゼイする。それから動悸が出てくる」

〈冷汗は？〉「汗は感じない」

〈死ぬんじゃないかとかは？〉「気が狂ってしまう心配はある。その後はやけに冷静になる。〈浮かんでいる過去の場面の中の〉自分が考えていることややっていることなど、そうした情景を見ているのが他の人を見ている感じになる。その後の記憶は曖昧で、気がつくと大量の薬を飲んでしまっている」

(2)　他の症例にみられた自生記憶想起に対するパニック反応

以下に、同様に自生記憶想起に対するパニック反応を示した二症例の陳述を掲げる。

【症例A-2】　一四歳、女性、中学二年生(3)

主訴：情緒不安定で、うわ言のように喋り続ける。

自生記憶想起に対するパニック反応の陳述：〈本人が嫌がるのを無理矢理登校させたところ、教師が他の生徒を殴っているのを目撃したのを機に、そわそわして落ち着かなくなったエピソードに関する後日の陳述〉「過呼吸になった時は、先生が生徒を殴っているのを見たのをきっかけに、昔のことを突然思い出した。その時、頭の中に浮かんでいた内容は、小学校の時に、お父さんとお母さんが大きな声で喧嘩をしていてとても怖かったこと、中学一年生の時に、自分はそういうつもりは全然なかったのに、先生に〝ふざけている〟と言われて殴られたことなど、昔のいやだった思い出で、とても怖くて泣いてしまった」

〔診察時、隣で診察していた患者の大声に反応し、突然顔面を紅潮させ、涙を流したエピソードに関する後日の陳述〕「大声を聞いて、おばあちゃんがお母さんに怒鳴っていたことを思い出して急に怖くなってしまった」

随伴する初期統合失調症症状：実体的意識性、音楽性幻聴、聴覚の強度増大と質的変容、即時理解ないし即時判断の障害、即時記憶の障害

この症例は、上記したように数多くの初期統合失調症症状を随伴しており、明らかに初期統合失調症と診断される例であった。

【症例A−3】二九歳、男性、会社員

主訴：動悸がしてだんだん貧血気味となり、めまいがする。

自生記憶想起に対するパニック反応の陳述：

「テレビを見ていたら急に動悸がしてきて、フラフラとしてきて……一つのことしか考えられなくなって……だんだんもう体が思うように動かなくなった」

〈息苦しい？〉「息苦しさは……呼吸が速くなるのはわかる」

〈一つのこととは？〉「昔のいやな思い出が出てくる」

〈映像として見える？〉「かなり具体的に」

〈鮮明？〉「はい」

〈色彩はある？〉「はい」

（動きは？）「はい」

（目で見た光景？）「はい」

（会話の内容がわかる？）「はい」

（声は？）「それはないです」

（蘇ってくる記憶は？）「いくつもあるが、中学や高校の頃のいやな思い出ばかり。その場の状況とは関係がない内容。普通の時は制御できるが、調子が悪い時は歯止めがきかない。最大で二〜三時間、一つの映像が出ている。そのことで後悔したり、後悔している時の気持ちをずっとひきずっている。落ち込んだりする。で、常に情緒不安定である」

随伴する初期統合失調症症状：なし。


この症例は自生記憶想起とそれに引き続いて起こるパニック発作様の症状が唯一の症状であって、ともするとパニック障害との診断が付されてしまう例であったが、筆者らはパニック発作様の症状の背後にあった自生記憶想起に注目して、本症例を初期統合失調症と診断した。

(3)　自生記憶想起に対するパニック反応の症候学的まとめ

以上、三症例を例示したが、自生記憶想起に対するパニック反応の症候学的まとめをすると、次のようになる。

①突然に起こるパニック発作様症状（動悸、過呼吸等を伴い、時には死ぬのではないか、気が狂うのではないかという精神的不安をも伴う場合がある）であるが、それはあくまでも一次症状である自生記憶想起に対する二次反応である。

②自生記憶想起の内容は不快なものであり、とりわけ恐怖を感じた体験である。
③そのままで終わる場合もあるが、結果としてもうろう状態に発展する場合もあり、さらにはもうろう状態下において自殺企図に至る場合もある。

3 「自生」悲哀・涕泣

(1) 代表的症例

【症例B–1】 一五歳、女性、高校一年生

主訴：高校一年生の二学期に入ってから学校を休みがち。カウンセリングを受けたい。

家族歴・生活歴：二人同胞の第二子、次女。心理カウンセラーの父、老人ホーム勤務の母、専門学校生の三歳違いの姉、父方祖父との五人暮らしであり、出生地にて生育。幼い頃よりおとなしく友人は少なかったが、勉強好きで成績は優秀であり、進学高校に入学した。

前医によって初診時に聴取された現病歴：X年末（中学三年生の冬）から、朝起きた際にこれといったわけもなく急に悲しくなって涙が出るようになり、その折にリストカットをするようになった（受診時までに数十回）。患者本人は「どうして切るのか、わからない。ただ、切ると少しスッキリする」と述べる。

X＋一年四月、上記の高校に入学し、一学期はほぼ休みなく登校していたが、二学期に入って体育祭に向けての苦手なダンス練習が始まってから休みがちとなり、体育祭が終わった後も週に二～三日休むようになった。休む理由として

は「集団（教室）の中で緊張してしまい、疲れてしまうから」であり、これは一学期の末頃から始まったとのこと。クラス内に親しい友人はいないが、クラブ（美術部）には五人ほど友人はいる。しかし、話ができる人が欲しいのでカウンセリングを受けたいという。なお、中学二年生までは将来は画家や考古学者になりたいという夢があり、また自然保護にも関心を抱いていたが、現在はそうした希望もなく、勉強をやらなければと思いながらもその気が起きてこないという。X＋一年一〇月精神科クリニックを初診し、抑うつ状態の暫定診断のもと fluvoxamine が投与されるとともに、心理カウンセラーによる精神療法を受けることとなった。

初診後経過：初診後間もなくして完全不登校となるとともに、以下の諸症状が聴取され、診断は「初期統合失調症」と確定され、sulpiride に処方変更された。

（1）自生記憶想起、自生思考

「考えが浮かんでくることがないと答えたが、父は考えようと思ったことしか考えないという。私は浮かんできたことを考えることがある。過去の思い出―痴漢に遭ったときのこと、読んだ本の一節、美術館で見た絵、将来どうするかなど」

（2）聴覚強度の増大

「授業中など、クラスメートの私語がわりあい大きく聞こえ、いつまでも覚えていることがある」

（3）聴覚性気付き亢進

「夏頃、虫の音もうるさく感じたことがあった。たまに廊下を歩く音、車の音に聞き耳を立てることがある」

「昨日はあまり眠れなかった。物音が気になった。廊下を歩く音、人の声」

（物音に敏感？）「そうでもないですけど、まわりの話し声が入ってくる。教室の中でクラスメートの話し声」

（4）悪夢

「よく見る夢は、誰かに追いかけられる夢。それが誰かに殺される夢、さらに誰かを殺す夢と変わっていく」

「今日見た夢は、ある母親に赤ん坊が抱かれている夢。母親が誰かに追いかけられている。つまずいて赤ん坊が腕から離れて、誰かが赤ん坊の腹に何かして、赤ん坊の腹がえぐれて吹っ飛んだ。中がお椀のようになり、骨が見えた。母親は髪が長くて、やさしそうだった。赤ん坊は一歳ぐらい。覚えていないが、小学生の男の子のような言葉をしゃべった」

初診後三ヵ月目に立て続けに起きた大量服薬による二回の自殺企図（各々、残薬一二〇錠および市販薬三〇錠あまり）を契機にX＋二年一月筆者へと紹介された。以後現在まで三年弱の期間、筆者が主治医としてその治療を担当してきたが、X＋二年五月に再び二回の大量服薬による自殺企図が生じるとともに「自宅にいても盗聴されたり盗撮されているような気がする」との被害念慮～妄想が発現してきたために約二ヵ月の入院治療を行った。またこの入院を契機に高校は二年で中退し、翌X＋三年四月からは通信制の高校へ再入学した。この間、薬物療法的にはsulpiride（一五〇～六〇〇mg）、fluphenazine（〇・七五～四・五mg）、chlorpromazine（七五mg）、olanzapine（五～二〇mg）、quetiapine（五〇～二五〇mg）を種々組み合わせて使用するも病状は一進一退であり、上記の諸症状に加えて自生空想表象、自生内言、自動歌唱、要素性幻聴、音楽性幻聴が断続的に出没するとともに、二週に一～二回の頻度で下記の「自生」悲哀・涕泣とリストカット（必ずしも連動するとは限らない）が持続している。

「自生」悲哀・涕泣の陳述：

「一昨日、急に悲しくなって泣いた」（急に悲しい気持ちが起きてきた？）「はい」（死にたい気持ちが出てきた？）

「少し」

「この間も何回か落ち込むことがあった。いずれも夜になってからで、午後七時のこともあったし、午後一一時頃のことも」（悲しい？）「悲しいです」（淋しい？）「いえ、淋しくはありません」〔母述：急にメソメソと泣き出して、ソファーに突っ伏したり。一〇分の時もあれば三〇分ぐらいの時もある。すっかり元に戻ることもある〕

「先週の木、金、土、日と四日続けて、悲しくなって泣いてしまった。すべて夜、暗くなってからで午後七時とか一一時とか」（発作といえるか？）「最初少し調子が悪くなる。いつまで続くんだろうと考えて、また悲しくなって」（最初から泣くわけではない？）「最初憂うつ。そのうちに涙」（時間は？）「まちまち。数分〜一時間。終わると平気」（リストカットしたくなる？）「前よりも少なくなった。したくなるのはいつもこういう時」

「今週の火曜日の夜、やけにハイであったが、ふとんに入って急に悲しくなって五分ぐらい泣いた」（ただ悲しい感情のみがきた？）「そうですね」（何か思い出していることはない？）「今週のはそういうことはない。思い出すこともある」

「先週の月曜日の夜中に少し悲しくなって泣いた」（思い出してではない？）「はい」（シクシクと？）「はい。長さは一時間はなかった」（死にたい？）「死にたいとは思わないけど、手を切りたくなる。発散したくなって」〔父述：一緒に携帯電話を買いに行って、売り場で留守電機能を付ける、付けないで自分が叱責的に言う。帰途の途中で〝頭がゴチャゴチャになっちゃった〟と言う。そこで泣いた〕

（泣く前はゴチャゴチャとしていないか？）「考えたり、思い出したりすることがごちゃまぜになったような気がして。自分で進んで思い出したりではなく。確かに泣く前には、そうなったりすることが多い」

（上記のうち、———は「自生」悲哀・涕泣が全く自生的に生じたことを示しており、〰〰〰は内容不明ながら何らかの自生記憶想起が先行してあったことを示している。以下の症例B-2でも同様）

(2) 他の症例にみられた「自生」悲哀・涕泣

以下に、同様に「自生」悲哀・涕泣を示した二症例の陳述を掲げる。

[症例B―2] 一五歳、女性、中学三年生

「自生」悲哀・涕泣の陳述：

「学校にいてもどこでも、急に淋しくなる、まわりに人がいても」

「モヤモヤ、ザワザワ、淋しさが突然襲ってくる」（モヤモヤ、ザワザワって？）「心、心臓のあたり」（頭の中？考えではない？）「……」（心のようでもあり、体のようでもある？）「そう」（急に？）「急にの時もあるし、考えている時にそうなることもある」（時間は？）「淋しい時は一人でいる時。大体夜と思う」（淋しいのと、モヤモヤ、ザワザワは同じ？）「モヤモヤ、ザワザワは自分でもわからない。両方とも不安になる」（大声を出したくなる？）「はい。暴れるというよりも走りたくなる。大声を出したりするとスッキリする」

「いきなり騒いだり、いきなり落ち込んだりして」（「いきなり」なの？理由はないの？）「ある時とない時と。ない時は自分でも変だとわかる。騒いでいる自分とそれを眺めている自分とがいる。〝死にたければ死んじゃえばいいよ〟と頭の中で言われるような感じ〈二重心と前幻声〉。背中を押してくるような、自殺したくなる感じ」

「感情が抑えられなくて。叫んだり暗くなったり。いきなり胸が苦しくなる、ギューッと。騒ぐ時はいつも包丁で自分を刺したくなる」

「いきなり不安になる。嫌なことを思い出す。忘れていたせりふや場面。場面は見える感じ。思い出して止まらない」

随伴する初期統合失調症症状：自生記憶想起、面前他者に関する注察・被害念慮、漠とした被注察感および実体的意識性、音楽性幻聴
（経過中、二重心と前幻声が一過性にあり）

［症例B―3］ 二〇歳、女性、大学一年生
「自生」悲哀・涕泣の陳述：
「朝方、理由もなく泣き出す」（どういうこと？）「突然どうしようもなく泣きたくなる」（悲しい気分になる？）「悲しい、重苦しい気分になる。一時間くらい泣いている」（どうしたのと言われても説明できない？）「そうですね」
随伴する初期統合失調症症状：自生空想表象、心的空白体験、音楽性幻聴、対他緊張
（経過中に「夜、床に入って自分が考えているのか、他人に話しかけられているのかよくわからないが、言葉が浮かぶ」という自生内言～幻声が一過性にあり）

(3)　「自生」悲哀・涕泣の症候学的まとめ

以上、三症例を例示したが、「自生」悲哀・涕泣の症候学的まとめをすると、次のようになる。
①患者には「急に」「いきなり」かつ「わけもなく」「理由もなく」と感じられる、突発する、理由の定かではない悲しみないし淋しさの感情であり、多くは泣くという行為を伴う。
②詳しく尋ねてみると、悲哀感情の発現はまったく自生的な場合と、「何かを思い出している」と自生記憶想起（ただし、内容は特定されず）が先行している場合との二種がある。（後者の存在からは、まったく

自生的に感じられる前者についても自生記憶想起が先行している可能性があり、その点で悲哀感情の自生性には疑問が残り、「自生」悲哀・涕泣と表現することが至当である）

③持続時間は数分～一時間であり、発現時間帯は夜もしくは朝が多い。

④リストカットあるいは自殺念慮・企図など、何らかの自己損壊行為へと発展する場合がある。

⑤経過中に被害念慮～妄想、二重心・前幻声、自生内言～幻声などのいまだ定かではない極期症状を一過性に示すことがあり、その点で初期統合失調症の中でも極期への移行段階にある症例に見られるものであるかもしれない。

4　おわりに

以上、自生記憶想起に対するパニック反応、および「自生」悲哀・涕泣という二種の症状に関して、各々代表的症例一例の病歴とその他二例の陳述を掲げ、併せて各々の症候学的まとめを示した。患者の表出や行動がごく表層的に眺められるならば、これらの症状はパニック発作とも見誤られかねないものであるが、その体験が詳しく聴取されるならば、それがパニック発作とは明らかに異なるものであることが了解され得ようかと思う。症例A-3を除いて、他の五例には数多くの既報告の初期統合失調症症状が聴取され、これらの症例が初期統合失調症であると確定診断されたが、それはとりもなおさず上記の二症状もまた初期統合失調症症状であることを証することになろう。これらのうち、前者の自生記憶想起に対するパニック反応については筆者ら(3)は初期統合失調症臨床の早期から気づいていたが、後者の「自生」悲哀・涕泣についてはごく最近になってその存在を知ることになったものである。ここにはわずか三例しか報告しなかったが、そうと知って既存症例の病歴を繙いてみるに、結構この症状の訴えが散見されるのに気づかされる。ともあれ、虚心坦懐に患者の訴えに耳を傾けることが、精神科臨床のアルファであり、オメガであることを痛感する次第である。

本稿は第二三回日本精神科診断学会（二〇〇三年一〇月三〇日〜三一日、宇都宮）シンポジウム「パニック発作の鑑別診断」での発表を元に、若干の追加を行ったものである。

文　献

（1）中安信夫：『初期分裂病』。星和書店、東京、一九九〇。
（2）中安信夫、関由賀子、針間博彦：初期分裂病。最新精神医学、六：一〇一―一一一、二〇〇一。
（3）関由賀子：ヒステリー症状にて急性発症した初期分裂病の一例―診断の経緯と病像形成の要因について。精神科治療学、九：一三八七―一三九四、一九九四。
（4）関由賀子：初期分裂病における自生記憶想起―横断的・縦断的諸相と臨床的意義。精神経誌、一〇五：一〇三一―一〇三三、二〇〇三。

（関由賀子氏との共著。精神科治療学、一九：九七七―九八三、二〇〇四）

第四章　対他緊張
——示説例、形成機序、そして quetiapine の使用経験——

1　はじめに

初期統合失調症、これは初期分裂病を名称変更したものですが、本日は「初期統合失調症の一症状としての対他緊張とひきこもり―その精神病理とクエチアピンの臨床効果」と題しまして発表したいと思います。

この対他緊張、あるいはそれに対する quetiapine の臨床効果ということに関しましては、私はこれまで二つの報告をしております。

一つは、一九九七年に星和書店から刊行されました『分裂病の精神病理と治療8―治療の展開』という本の中の「緊迫困惑気分に潜む加害・自罰性―分裂病初期状態における自殺に関連して」という論文[5]で、表題には「対他緊張」という用語は含まれておりませんが、この論文の中で対他緊張という概念を初めて提唱いたしました。

それからもう一つは、昨年（二〇〇三）四月に福岡で行われました第二六回日本医学会総会で「統合失調症

表1　初期統合失調症に対する薬物療法

第1選択剤（基本薬）　**sulpiride**
初回量：100〜200mg/日
以後、効果が現れるまで漸増し、
最大量：600〜900mg/日

第2選択剤（付加薬）
❶sulpiride 300mg/日を使用しても全く効果が認められない、あるいは極期への進展が危惧される場合
fluphenazine
初回量：0.75mg/日
以後、効果が現れるまで漸増し、
最大量：4.5mg/日
❷対他緊張が著しい場合
quetiapine
初回量：75mg/日
以後、慎重に漸増するが、時に攻撃性（主として家族に対して）が現れる危険性がある

の治療と予後」というシンポジウムが組まれましたが、私はそのシンポジストの一人として「初期統合失調症の治療と予後」という講演をいたしました。その中で、対他緊張に対するquetiapineの臨床効果に少し触れたスライドを出しました。多分、それが藤沢薬品のお目にとまって、今日このようなお招きを受けたのではないかと推測しております。

それはともかくとして、私は前々から対他緊張という概念を再検討しなければいけないと思っておりまして、今日は非常に良い機会を与えられたと思っております。再検討の結果、一部これまで言ってきたものを訂正いたします。

表1は昨年の日本医学会総会での発表で使用したスライドで、初期統合失調症に対する薬物療法のあらましを簡略にまとめたものです。第一選択剤、これは基本薬ですが、従来通りsulpirideです。第二選択剤、これは第二選択剤というよりも

sulpiride に付加する薬ですが、これについては、sulpiride で効果が認められない場合や極期への進展が危惧される場合には fluphenazine が適切です。

そしてもう一つの付加薬として、対他緊張が著しい場合には quetiapine を初回量七五㎎使うと報告いたしました。表1では初回量七五㎎／日と報告したのですが、実際にその後いろいろ使ってみますと、quetiapine の場合、七五㎎程度で著しい眠気あるいはだるさを訴える例がありまして、最近では初回量は五〇㎎もしくは二五㎎で始めております。この場合、「以後、慎重に漸増するが、時に攻撃性（主として家族に対して）が現れる危険性がある」と注釈を入れましたが、いわゆる家庭内暴力に似たような攻撃性が出るので、非常に慎重に使う必要があろうかと思います。今日は、対他緊張とこの quetiapine による攻撃性の話をしたいと思います。

2　示説例

対他緊張とその関連症状に関して、示説例を三例挙げます。

すでに「対他緊張」という用語を使っております。今日はずっと説明した後に最終的に「対他緊張」の概念を改めて説明しようと思っておりますが、一応初めに簡単に触れておきますと、「対他緊張」というのは「他から自へと向かう攻撃性、すなわち被害性と、それに対抗すべく生じてくる、自から他へと向かう攻撃性、すなわち加害性という、いうならば〝やられるか、やるか〟というような自⇅他の双方向性の攻撃性をその内に含んだ、他（他者、他物）に対する緊張感」と言えると思います。

ここで私が「対他」緊張と述べて「対人」緊張としなったのは、「他」というのは必ずしも人ではなくて、すなわち「他者」だけではなくて、「他物」すなわち物に対しても緊張感が生じる場合があるからです。この症状は対人恐怖と誤解されやすいと思います。実際私のところに来た症例の中にも対人恐怖症と診断されていた症例がありますが、対人恐怖とは似て非なるものだということを最初にお話ししておきます。

【症例1】三五歳、女性[5]

初期統合失調症症状の発現は短大を卒業した二〇歳の頃と思われ、以後は自宅近くの書店、クリーニング店に計四年勤めるも、この一〇年来は自宅に閉居していた症例。なお、二八歳時に某大学病院を受診し、対人恐怖症と診断されたという。

随伴する初期統合失調症症状

自生思考、自生記憶想起、自生空想表象、視覚性気付き亢進、二重心

対他緊張とその関連症状

【対他緊張】

・最近では家の中では落ち着いていられるが、外では駄目で緊張する。人に接すると。（どうして緊張する？）意識しちゃう。集中力が全然なくなる。体も硬直する、カチンカチンに。手に汗をにぎる。どうしてか、わからない。集中力をつけるために数をかぞえたりするんだけど、治らない。（人に襲われそうな感じがあるの？）全然わかりません。

〈人がいなければ大丈夫?〉はい。一人でもやってくると意識がいっちゃう。昔は物とかにもあったし、ポスターが貼ってあると、そういうことがあった。

〈物はどんなものでも?〉なんでもかんでも。

〈ポスターは?〉人のポスターも物のポスターも。ちらっと気にすると、ずっと気になる。眼の隅に入ってくると。

〈緊張するのはどうしてなんだろうって思いますかね?〉思いますね。

・緊張すると、まともに人の顔が見られなくなる。

〈どうなるの?〉怒ったような顔になっちゃう。顔を見るのを避けて横を向く、下を向く。

〈気持ちは?〉ドキドキして集中力がなくなる。舞い上がっている。自分の心がポンとどっかへいく。平常心でいられなくなる。

〈きっかけは?〉……。

〈原因は他人がいるということ?〉……両親には慣れてきたから〈筆者注：患者は一時期は両親に対しても対他緊張があった〉。

〈他人が危害を加えるような感じは?〉そういうのは感じないが、とにかく人が来ると、ハッと身構える。「こんにちは」と言われると、ドキッとする。ハッとする。

【面前他者に関する注察・被害念慮】

・家の前を通る人の声が聞こえると、〝自分のことを話しているのではないか〟と身体中が緊張する。一方で〝そんなことはない〟と安心するが……そのくりかえし。

［症例2］ 二二歳、男性(5)

筆者受診前、一年六ヵ月にわたり神経症圏と看なされて、臨床心理士にカウンセリングを受けていたが、初期統合失調症が疑われて紹介されてきた症例。筆者のもとには一年八ヵ月通院し、症状がかなり改善し、また遠方のため近医を紹介。しかし、間もなくその近医への通院ならびに服薬を中断し、二年後、話しかけられる形の幻声を主症状とする幻覚妄想状態にて顕在発症した。

随伴する初期統合失調症症状

自生記憶想起（聴覚表象のみ）、音楽性幻聴、聴覚性気付き亢進、視覚性気付き亢進、離人症、体感異常、即時理解の障害、即時記憶の障害、心的空白体験

対他緊張とその関連症状

【緊迫困惑気分】

・自室に一人でいると、不安、怖い、このままじゃいられない、の三つがないまぜになったような気分になり、落ち込んでくる。普通の人ならば、〝今日は日曜日だからぼおっとしよう〟とかするじゃないですか、それができないんです。

【対他緊張】

〈被害性〉

・一人でいると誰か人が入ってくるんじゃないかと思える。アルコールを飲むと一時的に楽だが、何かが自分を襲ってくるような怖さは常にある。

・ゲームに負けた後、眼に映るすべてのものが襲ってくるような感じになる時がある。物とか看板とか……。文字が

……人もそうですが。

〈眼に映るすべてが？〉見えたものが……。

〈見え方はどう？歪むとか、迫ってくるとか？〉それはかわらない。

〈人が襲ってくるというのはわかるけど、物が襲ってくるというのはよくわからないけど？〉物に意志があるような感じ。みんなが俺に悪い感情を持っているような。

〈どうするの？〉町を歩きながら我慢をする。親とか親戚とか、親しい人と話すと元に戻れる。

・最近ゲームセンターではなく雀荘へ行くことが多いが、勝って帰る時怖くなる。自分が勝って、相手が厭な顔をしたりすると、怖くなる。それでも帰るが、行き交う人達がみな怖くなる。〝襲われる〟という思いがすることがある。頭ではそんなことはないと思って、それでやっとワーッと叫び声をあげるのが避けられている。この感じが薄らいだ時が、〝まわりの人が自分のことを強盗だと思っているんじゃないか〟という気持ちである。

〈加害性〉

・道を歩いていて、前を同じ方向へ歩いていく人がいると、その人から自分が強盗のように思われているのではないかと思ってしまう。それで速足でその人を抜き去る。特別に前の人が自分を見たりしてのことではない。〈筆者注：この陳述は一見被害性を示しているようであるが、「自分が強盗のように」という表現の中に、自から他へと向かう攻撃性、すなわち加害性が示されている。自己の加害性を認めたくない心性が「（自分が強盗のように）思われている」という反転した表現を取らせたのではなかろうか〉。

〈自罰性〉

・〔患者持参のメモ〕

いつも〝こんなことはしていられない〟という考えが頭にわりこんでくる。何もしていないと特に。だから電車に乗るのは苦手なんだと思う。あと眠れないのもこのせいだと思う。

・〔上記メモについての質疑応答〕

（〝こんなことはしていられない〟とは焦る感じなの？）いや、焦るというんではなくて、そこに居るのがいけないような……。ひどい時はそう感じるんだけど、軽い時はこのままじゃいけない、何かしなければいけないような。なんとなく〝そこに居ちゃいけない〟。たえずそんな感じ。

（このままじゃ自分が駄目になる？）たぶんそんな気持ちがあるんだろうけど、ただなんとなく〝いけない〟。

（自分を責めるような感じがある？）そうですね。〝今のお前はいけない〟という漠然としたもの。

（他の人で似たようなことを聞いたことがあるんだけれども。その人は〝食べてはいけない。寝てはいけない〟とか言っていたけど？）そんな具体的なものではない。ただ漠然としたもの。

（〝頭にわりこんでくる〟とは？）考えが出てくる。

（言葉ではない？）そう。

（考えようとしているのではない？）そう、自然に。ゲームに熱中したり、食事をしている時は出てこない。寝る前とか一人で電車に乗っている時などに自然に出てくる。

・床に入っても、何かし忘れたような、もっと何かをしなければいけないような気がして安心できない。安心してぼおっとしておられない。許されていないような。

（何かが怖くて安心できないというのではない？）違う。

【漠とした被注察感／実体的意識性】

・（表記を問う質問に対して）ああ、なんない時はなんないけれども、起こる時はよく起こる。一人になった時に見られていると思う。何かがいるかもしれないと思う。

【面前他者に関する注察・被害念慮】

・何をしていても、他人から自分が見える位置にいると、例えば本屋で本を見ていて、他人が自分を見ているように思う。

・（待合室で待っている時、まわりに人がいるけど、どんな気持ちなの？）イライラする。

（イライラするのはどうして？）人が出す音に対して。突然に出す音。ドキッとして、それからイライラする。自分一人の時は壁を叩いたりする。人が音で攻撃しているような感じ。

【加害念慮】

・（最近つらいことは？）怒りやすい、それに落ち込みやすい。ゲームセンターでゲームをしている相手が毎度同じことをしてくると腹が立つ。機械をドーンと叩いた。その怒りは一瞬のものながら、相手を殺してしまいたいほどのもの。

（どうしてそこまで思うの？）自分が責められているような感じがした。ゲームをしている時に、ゲーム上のことではなくて、現実に自分が責められているような。

【症例3】二七歳、男性

「会社へ行くと腹にガスがたまる」を主訴として他医を受診したが、初期統合失調症を疑われて、筆者に紹介された症例。以後、筆者が継続的に治療したが、病状は一進一退で、三年後、後述する自罰念慮から自殺を敢行したと思われる症例である（本症例によって筆者は、対他緊張とその関連症状とが織りなす全体像を把握しえたのである）[5]。

随伴する初期統合失調症症状

自生記憶想起、自生視覚表象、自生空想表象、実体的意識性、即時理解の障害、アンヘドニア

対他緊張とその関連症状

【緊迫困惑気分】

・わけがわからないけど、不安や恐怖心とかで、気が変になりそうな時がある。

（不安や恐怖心とは具体的に言うと？）……。

（自分が死ぬんじゃないかとか？）そういうんじゃない。絶体絶命というか、逃げ場がどこにもないというか。

（逃げ場と言われたけれど、何から逃げるのか、わかりますか？）まわりから……例えば、あの、お先真っ暗というか。なんの望みも持てなくなってしまう。

（緊張感とか緊迫感とか言っていい？）はい。

（まわりから見られているとか？）……そういえば、変な話ですけれども、何かに追いつめられているという感じはあります。

（その何かを周囲に感じることはない？）……。

（はっきりとは感じない？）ええ。

【対他緊張】

〈被害性〉

・テレビで相撲番組を見ていて、観客席が映ると、観客が僕のことを「あいつは悪い奴だ」と思っているような気が

します。

（実際は君のことはわからないよね？）はい。

・昨日までは良かったが、今朝になって急に気が狂いそうになった。

（もっと具体的に話してみて？）会社の人に冷たいまなざしを受けているような。会社の人皆に嫌われているということを肌で感じた。会社の人から、それが直に伝わってきた。会社に行くのが針のむしろのような気がした。

・道を歩いていても、遠くを歩いている人の殺気とか気配が身近に感じられる。

（殺気って？）殴られそうな、蹴飛ばされそうな。

〈加害性〉

・この二週間はうつで……心がまわりの闇に呑み込まれたような。

（具体的には？）……気力が出なくなった。

（憂うつな感じ？）あります。仕事をしている時はあまり意識していないけど。自分じゃない自分というか……意志に反して自分がとんでもないことをするんじゃないかと。

（例えば？）他人を殴ってしまうんじゃないか。自分の心の片隅にいて……自分の意志に反して、いきなりそれがやっちゃうんじゃないかと。対向車線に車を突っ込むんじゃないかと。

【自罰念慮】

・食事をすること、寝ること、好きな音楽を聴くことなどに罪悪感がある。昔、大学受験でうまくいかない時に両親に親不孝なことをして……それが引っ掛かっているのか。三〜四年前には呼吸することにもあった。少し前には歩くことにも罪悪感があって立ち止まることもあった。

・（他の面では？）罪悪感というものが……家で寝ること、家で風呂に入ること、洗濯してもらうこととか、そういうものに罪悪感を感じてしまう。どういうんでしょうか。

（自分ではどう思う？）……自分でもよくわからないけど、両親と喧嘩ばかりした過去があるんで。

（今は両親と喧嘩はしない？）しないですね。あの、体がすくんじゃうんですよね。寝たり、風呂に入ったりすると、足がすくんじゃうんです。寝ていても落ち着かないです。

（すくむのと罪悪感とではどっちが先？）罪悪感が先です。生きていること自体に良心の呵責を感じているのかもしれません。

（どうして、そうなの？）……わかりません。

・生きていちゃいけないみたいな。

（どうして？）よくわからないんです。良心が責めてくるような気がするんです。入浴や食事にすら罪悪感を感じてしまいます。

【他症状への加害的着色】

・すごく変なんですけど、他人と話していると、その人の首が飛ぶような映像が見えてしまう。

（どこに見えるの？）頭の中で。

（刀で切られるとか？）そういう感じ。

（リアル？）そんなでもない。なんとなくぼやけている。想像してしまう自分が怖い。

（血しぶきは？）それはない。自分がその人に反感を持っているのかもしれない。

（自分で思い浮かべるの？それとも勝手に？）どうしても出てくる。

〈勝手に出てくる?〉はい。想像が出てきそうだなと、出てくる前にふっと感じる。映像が見える時はその人が何か自分に言っている時。

〈後日の面接で〉

〈以前話してくれた〝首が飛ぶ〟件だけど?〉仕事中とか雑談中とか、同僚と話している時。イメージで浮かんじゃう。車を運転している時、町全体を背景にして、でっかく……何か忘れたけどイメージしちゃったことがある。

〈首が飛ぶとか?〉似たような感じ。肉眼で見ている感じではなく、二重写しになる感じ。視覚では町全体を見ていて、頭の中ではイメージがあって、それが二重に。

〈相手が自分に話しかけている時も二重写し?〉そうです。相手によるんです。それで、自分の中に押し殺しているものがあると思うんですよね。

〈嫌いな人?〉嫌いな人ではなくて、いわゆる〝険のある人〟。

〈穏やかな人には?〉そういう人には浮かばない。人が大勢いるところで、そこにいる人の首がいっせいに飛ぶところをイメージしちゃったことがある。

〈そういうのは勝手に出てくるの?〉抑えたいんですけど出てくるんです。

・映像が浮かんでくる。自分が他人を蹴飛ばしたりしている場面。

〔以上、形式的には自生空想表象〕

・「馬鹿野郎」「死ね」などの言葉が仕事中頭に浮かんでくる。自分で抑えようと思っても抑えられない。〔形式的には自生内言〕

3　形成機序

(1)　旧稿呈示

私は一九九〇年に初期統合失調症の概念を提唱しましたが[4]、私の言っている初期症状がはたして統合失調症性のものかどうかということを検証するためにも、それからもう一つは症状から統合失調症の病態生理に迫れないだろうか、より具体的には精神病理学的な症状概念を神経心理学的な概念に翻訳することによって病態生理に少しでも近づこうと思いまして、私は統合失調症の症状形成過程をずっと研究してまいりました[7]。

図1は一九九八年段階で到達したもので、〈緊迫感の形成〉と題した症状系列の中ですでに対他緊張という用語を用いておりまして、その発展として面前他者に関する注察・被害念慮ならびに自殺念慮・企図、加害行為が発現してくるとしています。

そして、本日の講演で訂正しようと思っておりますが、漠とした被注察感は当時はこの流れとは別の〈まなざしの生成〉という症状系列の中に位置づけておりました。図2は図1のうちの、今述べました〈緊迫感の形成〉と〈まなざしの生成〉の部分のみを取り出したものですが、まずは状況意味失認があって、それが意識下での状況意味の同定不能へとつながり、さらには「自己保存の危機」の意識下・無自覚的認知へとなってくる。そして、ここで二手に分かれて、一つは漠とした被注察感を生じ、もう一つは緊迫困惑気分を生じ、対他緊張は二手に分かれた一方の緊迫困惑気分の先に出てくるのだと理解していたわけです。これが本日訂正を行

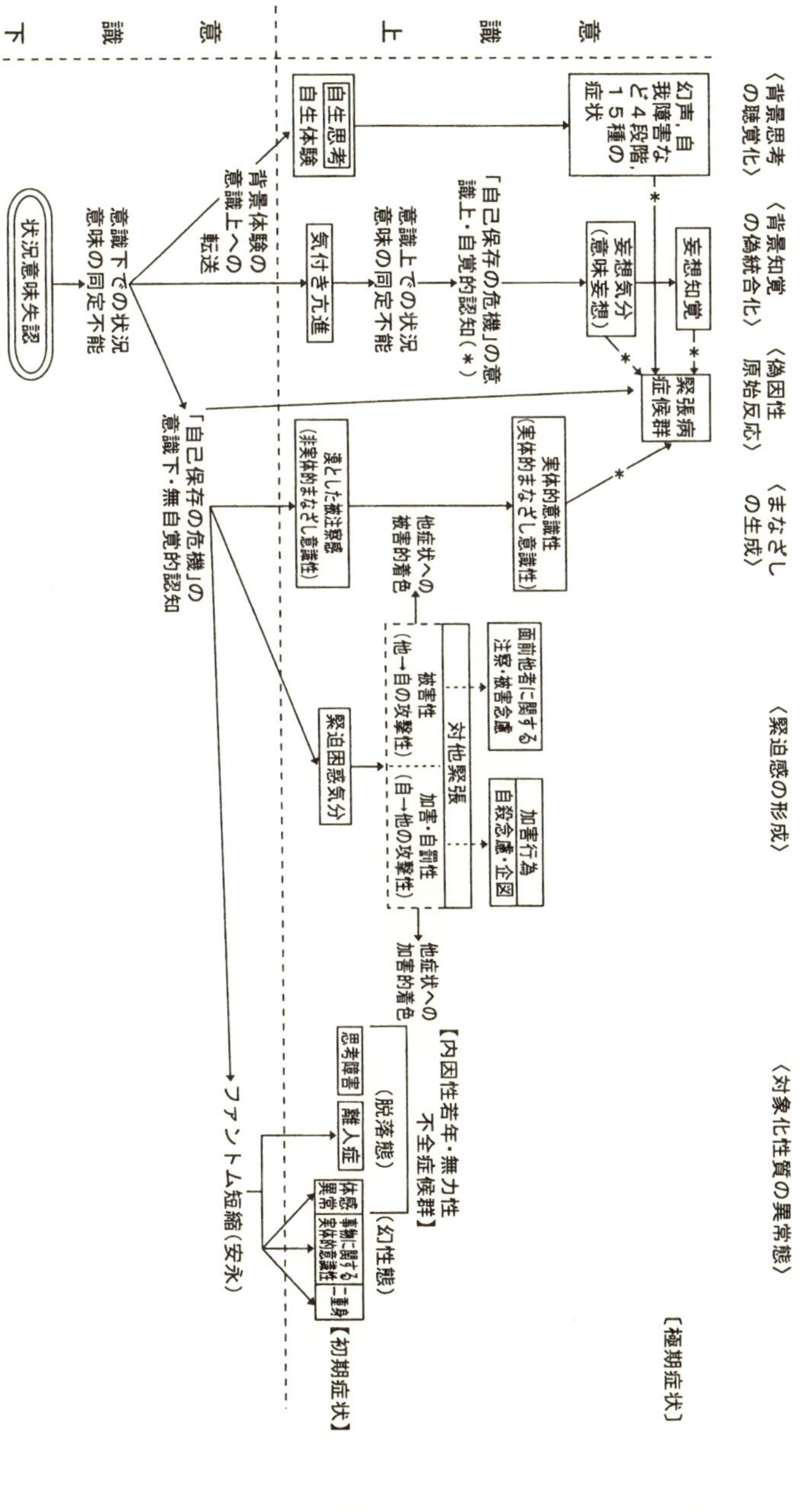

図中，点線の矢印は対人状況下において発動し，各々矢印の終点の症状が形成される

図1　状況意味失認—内因反応仮説に基づく統合失調症症状系統樹（1998）

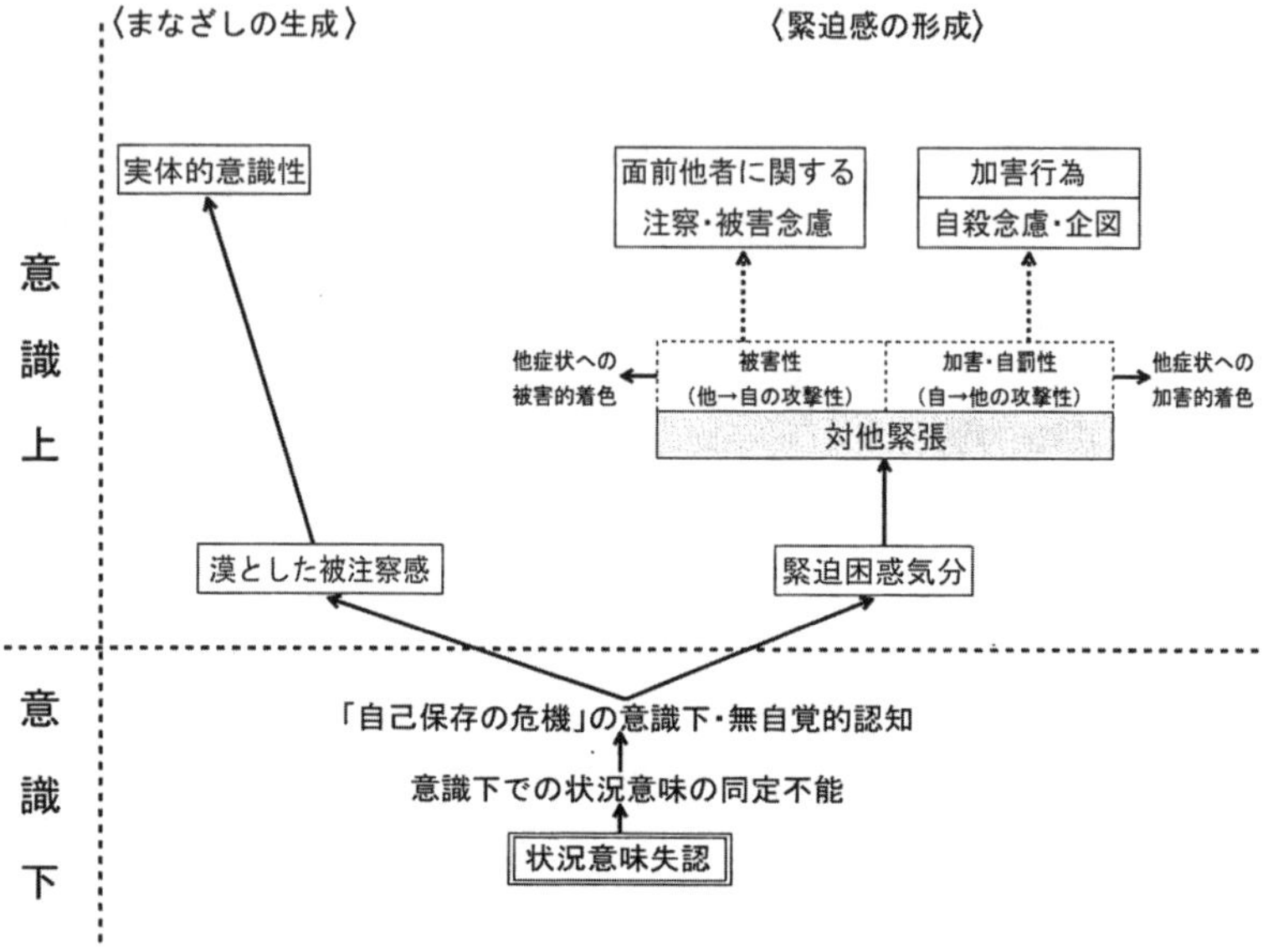

（図中，点線の矢印は対人状況下において発動し，各々矢印の終点の症状が形成される）

図2　対他緊張の形成機序とその関連症状（1998）

おうとしている一九九八年の旧稿（論文[6]の刊行は一九九九年）です。

(2)「状況意味失認―内因反応」仮説の概略

改めて、この対他緊張とその関連症状をどういうふうに理解するかですが、そのためには議論の前提として、統合失調症の症状形成機序としての「状況意味失認―内因反応」仮説の概略をお話ししておく必要があります。その仮説の原点となった、気付き亢進から妄想知覚／被害妄想への症状発展の過程を述べます。

図3は「統合失調症の病理発生と症状形成にアプローチするにあたって筆者が採用したストラテジー[7]」ですが、左の列には症状名が、右の列には病態名が書いてあります。左の列の下段に記してある自生体験、気付き亢進、漠とした被注察感、それと緊迫困惑気分が、私がかつて「初期分裂病の特異的四主徴[4]」として報告した

ものです。これらが初期症状だと理解しているわけです。それから上段には極期症状として幻声、妄想知覚、自我障害、緊張病症候群の四種を挙げております。はたして自生体験なり気付き亢進なりが本当に統合失調症の初期症状かということについていえば、経過を追うことによって、こういう症状を持っていた人たちが幻覚妄想状態なり緊張病状態なりになれば、当然それらが初期症状であったと実証できるわけですが、それはひとまず脇に置いて、私は症状から病態生理に迫りたいとも考えておりましたので、精神病理学的に論証しようと考えました。

その論証の方法ですが、下向きの矢印のごとく初期症状からどういう病態生理が考えられるかというように、まず遡ります。そしてここで想定された病態生理は当然のことながら初期症状の形成を説明します。というのは、ここのところは循環論法ですので当然説明するのですが、上向きの矢印を初期症状の形成に辿り着いたところで切ることなく、そのまま伸ばしているのは、その延長上として幻声や妄想知覚などの極期症状が出現することが続いて証明できるならば、この元となった症状は統合失調症性のものであり、また想定された病態生理も統合失調症性のものと理解してよいのではなかろうかと考えたからです。

ここで病態生理と考えたのが状況意味失認 situational meaning agnosia で、これ自体は意識下のものであって、なんら症状を形成しません。そして、この状況意味失認に対して内因反応 endogenous reaction が生じて症状が形成されるのだと考えられます。図3にはこれまでに判明した内因反応を個々に1から6まで挙げております。なお、これも旧稿で4の「まなざしの生成」と5の「緊迫感の形成」は、本日の訂正を経て新たな「緊迫感の形成」へと一本化されることになります。

後で内因反応にふれる機会がありませんから、ここで簡単に説明しておきます。反応というと一般には心因

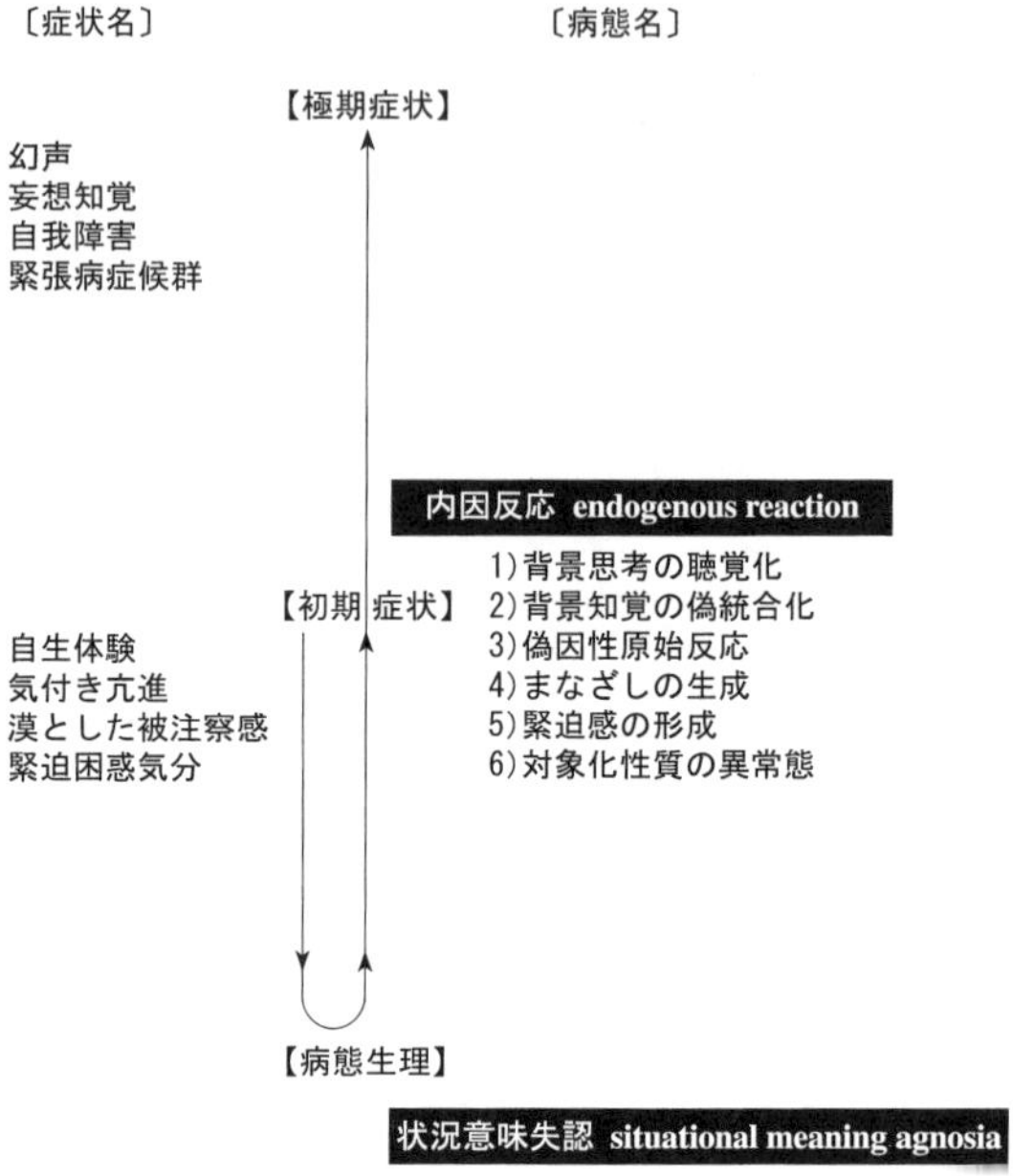

図3　統合失調症の病理発生と症状形成にアプローチするにあたって筆者が採用したストラテジー

反応 psychogenic reaction と考えられがちですが、ここで私の言う内因反応とは Bonhoeffer, K.[1] の言う外因反応 exogenous reaction を模したものです。Bonhoeffer の外因反応というのは外因に対する脳の応答で、例えばせん妄が生じるとか、あるいは痴呆が出てくるとかという話ですが、ここでいう内因反応はその外因反応を模したものであって、内因に対する、心の応答にあらずして脳の応答という意味です。精神力動 psychodynamics を模して脳力動 cerebrodynamics という言葉を使ったりもしております。そして、ここで内因と考えられているものが状況意味失認、正確に言うと状況意味失認の起こし易さ、ないし状況意味認知を担っている脳機構の失調のし易さと理解されています。

　このストラテジーで重要なことは、まず

は初期症状から病態生理を考えるのですが、少なくとも図3に挙げてある四つの初期症状のすべてを説明するような病態生理仮説を持ってこなければ駄目なのです。例えば、気付き亢進を説明するものとして、従来これを不随意的注意の亢進とか随意的注意の減退とかの注意障害としてみる考えがありますが、この注意障害という見方では自生体験とか漠とした被注察感が出てくることは説明できません。少なくともこの四つの初期症状全部の形成を説明しうる病態生理仮説を持ってこなければ駄目だということです。

(3)　気付き亢進〜妄想知覚／被害妄想の形成機序(3)

それで私がまず最初に取り掛かったのが、聴覚性あるいは視覚性の気付き亢進をどう理解するかという問題でした。以下、次々と疑問を投げかける形で私の思考経路を追ってみたいと思います。

①　注意はフィルターで理解できるのか？

図4はBroadbent, D.E.(2)による注意のフィルター仮説を極めて簡略化して書いたものです。我々の意識野の前にはフィルターがある、これが注意だというわけですね。我々が注意を向けている知覚入力、すなわちシグナルはこの注意というフィルターを通り抜けてきますが、それ以外の知覚入力、すなわちノイズはこのフィルターで遮られるという考えです。

この仮説は日常的に非常にわかりやすいものですね。いわゆるカクテルパーティー効果、現在の立食パーティー効果がそうでして、あれだけガヤガヤした場所でも我々は話している当の人の声は聞き取ることができる。ところが、前もってそこにテープレコーダーを置いていて後で聞き取ろうとしても、テープレコーダーは相手の声以外の音声を、ここではノイズですが、すべて拾ってきますので、シグナルである相手の声を聞き分

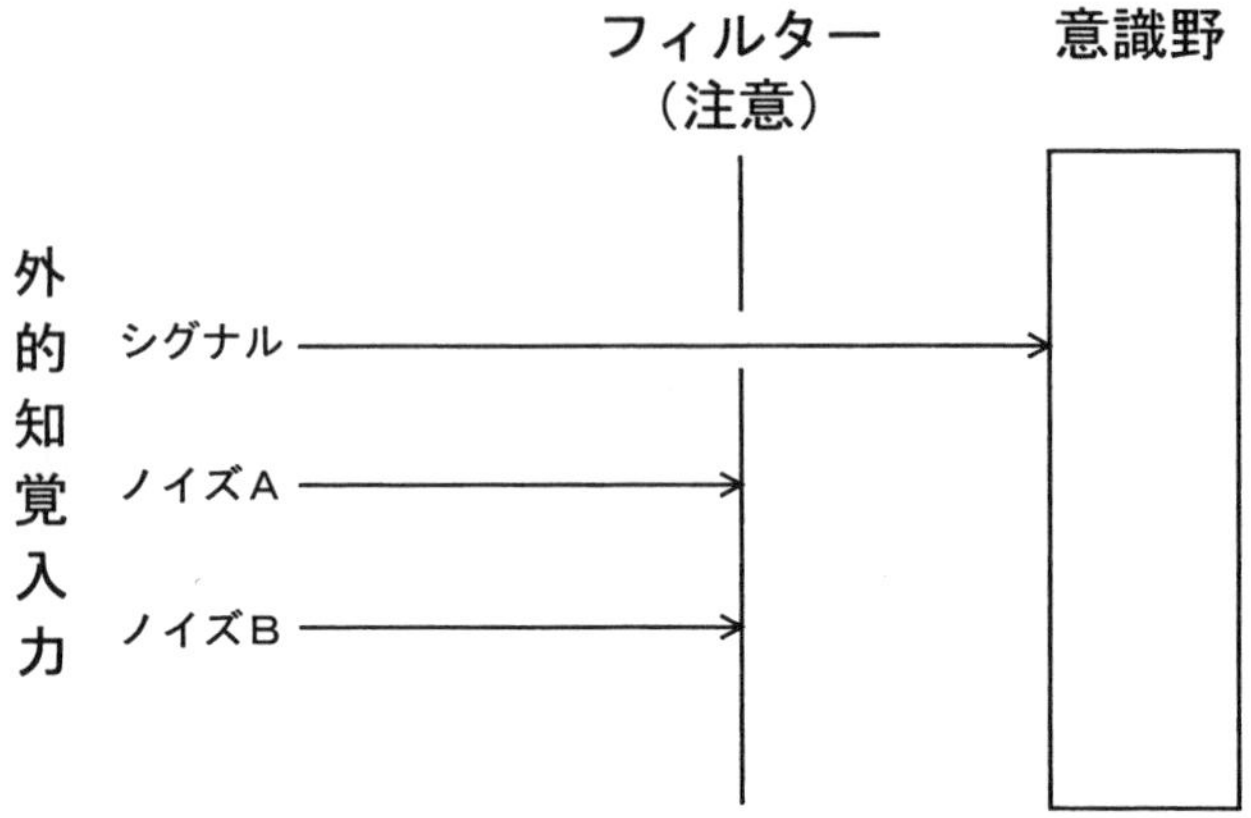

図４　Broadbent, D. E. による注意のフィルター仮説

けることができません。ですから、私はシグナルだけを選択的に通過させるフィルターがあるというのは確かだろうと思うんです。ただし、はたして注意というものをこのフィルターだけで理解していいのかと疑問も持ちます。なぜかといいますと、それまではノイズでしかなかったものによって我々の注意がパッと切り替わることがあるからです。例えば、今このような席にいて、誰かが鉛筆を落としたとか咳き込んだとしても我々はたぶんノイズとして意識野に上げてきませんけれども、一声悲鳴が上がると我々はすぐにそれに気がつく。すなわち、注意というフィルターの穴がそれまではノイズであった悲鳴に切り替わる。そこで何が穴を切り替えているのかという問題が出てきますが、このフィルターという概念だけではこの説明ができません。

そこで私が考えましたものは、このフィルターというもの自体がじつは一つの認知機構なのだという考えです。図5を御覧いただきたいのですが、考えましたものは我々の意識下で自動的に作動している認知機構、すなわち意識下・自動的認知機構で、通常、意識野と言っているのはそれとは別の意識上・随意的認知機構なのだと。そして、フィルターには穴が開いていると申しまし

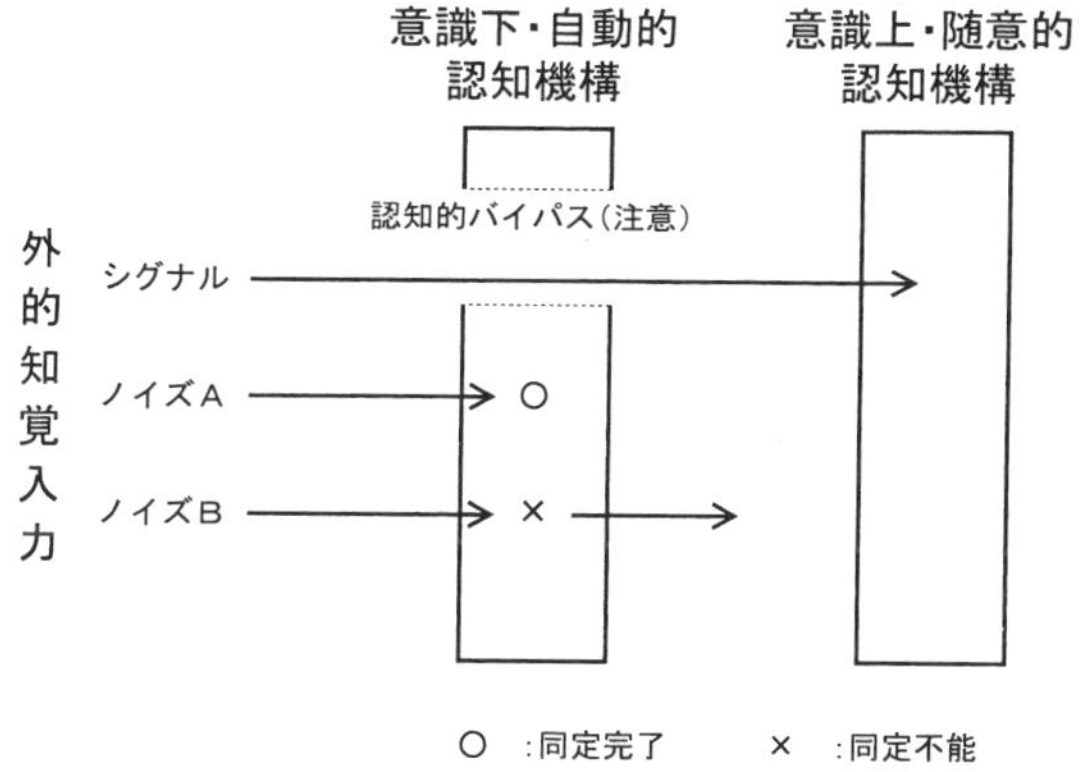

1）注意の原初的機能は自己保存にあり、その実体は情報の迅速処理システムの一環としての意識下・自動的認知機構に開いた‘穴’、すなわち認知的バイパスである（シグナル）。

2）意識下・自動的認知機構は二重の意味で自己保存的である。

❶内に対するもので、意識野が環界からの絶え間ないノイズに撹乱されるのを防ぐことであり、それなくば獲物を追い求めることは不可能となる（ノイズA）。

❷外に対するもので、意識的関与なく外界の変化（シグナルとなるべきノイズ）をキャッチすることであり、それなくば自らがすぐに獲物になり果ててしまう（ノイズB）。

図5　筆者の提唱する二段階認知機構仮説

たが、それと同じように意識下・自動的認知機構には認知的バイパス cognitive bypass という穴が開いていて、シグナルはそれを通り抜けて、その当初から意識上・随意的認知機構でその処理が行われる。他方、ノイズはまずは意識下・自動的認知機構で処理を受けて、例えばノイズAは同定が完了するとそこで情報処理はストップする。先ほど言った悲鳴のような、その状況からは想定外の同定されないもの、図5ではノイズBとしてありますが、それは意識上・随意的認知機構へ上がってきて、その機構へ到達した途端に、認知的バイパスはノイズBに切り替えられるのだと私は考えました。

ここで注意の原初的機能とは何かということについて、少し考えたいと思います。

②　注意の原初的機能とは何か？

我々人間は今、種々の面において「注意」という言葉を用います。しかし、私は人間は人間である前にまずはホモ・サピエンスHomo sapiensという動物なのだと考えます。そうすると、動物が注意するのはどういう時だろうかと考えてみますと、外敵に対峙した際に最も注意という機能が必要だろうと思います。そうした場合、外敵の動静を逸速くキャッチすることが必要で、戦うにしろ逃げるにしろ、その動静を即座に、迅速かつ的確に把握する必要があるわけで、そういう時に注意というのは一番働くだろうと。このことから言うと、私は注意とはつまるところ迅速情報処理システムなのだと考えたわけです。ですから、意識下・自動的認知機構に開いている穴、すなわち認知的バイパスこそが注意で、「注意する」とは意識下でいったん処理して、それから意識上にあげるような、まどろっこしいことはやらないで、いきなり意識上・随意的認知機構という的確な情報処理ができるところに情報を上げてくるのだというように考えました。

今、「注意」という機能の原初は外敵に対峙した際に作動する迅速情報処理であると述べましたが、つまるところそれは自己保存にかかわるということになります。その「注意」という機能が二つの認知機構を有機的に連結させているわけですが、そうすると認知機構自体も自己保存にかかわるのではなかろうかと推察されます。そして意識下・自動的認知機構は二重の意味で自己保存的であることに私は気付きました。一つは内に対するもので、意識野が外界からの絶え間ないノイズ、例えば図5のノイズAに攪乱されるのを防ぐことであり、たぶんそれなくしては動物は獲物を追い求めることは、要するに注意を持続的にあるものに固定しつづけることはできないだろうと思います。それからもう一つは外に対するもので、自己の意識的な関与なく外界の変化、この場合はノイズBで後にシグナルとなるべきノイズですが、それをキャッチすることであって、そういうことができなければ自らがすぐに獲物に成り果てるだろうと思います。何らかの肉食動物、例えばチーターが草原でシマウマを追いかけているとして、その時に周囲の何でもない事象の一々が意識されるとなると、シマウマを見逃してしまうかもわからない。しかしながら、周囲の事象の中に自分の方が獲物にされかねない、自分より強力なライオンが出てきた場合には、それを逸速くキャッチしてシマウマを追うのを止めて、ライオンから逃げ出さなければならない。そういうことですね。ですから二重の意味で自己保存的だと考えました。

③　気付き亢進の時には何が起きているのか？

それでは、気付き亢進の時には何が起きているのだという議論に入ります。考えるヒントになったのは、気付き亢進のある患者が「どうしてこんなことが気になるのか、わからない」とよく口にすることでした。「一々気になるのだけど、どうしてこんな、どうでもいいことが気になるのだろう」と言います。つまり意識野に上がってきた情報自体に特別な意味はないということです。ということから、正常状態であれば外的知覚入力の側に問題があって意識上へと転送されるのですが、統合失調症においては、図6に示しましたように、外的知覚入力には問題はなくても、それを処理する意識下・自動的認知機構の側に障害（網掛けで示す）が生じているのだろうと私は考えました。意識下・自動的認知機構が失調を起こすと、その機構が無傷ならば同定されるはずの外的知覚入力もすべて同定不能に陥る。その結果、それらがすべて意識上・随意的認知機構へと転送される。これが気付き亢進の本態だという理解をしました。意識下・自動的認知機構は一つの中枢性の認知機構

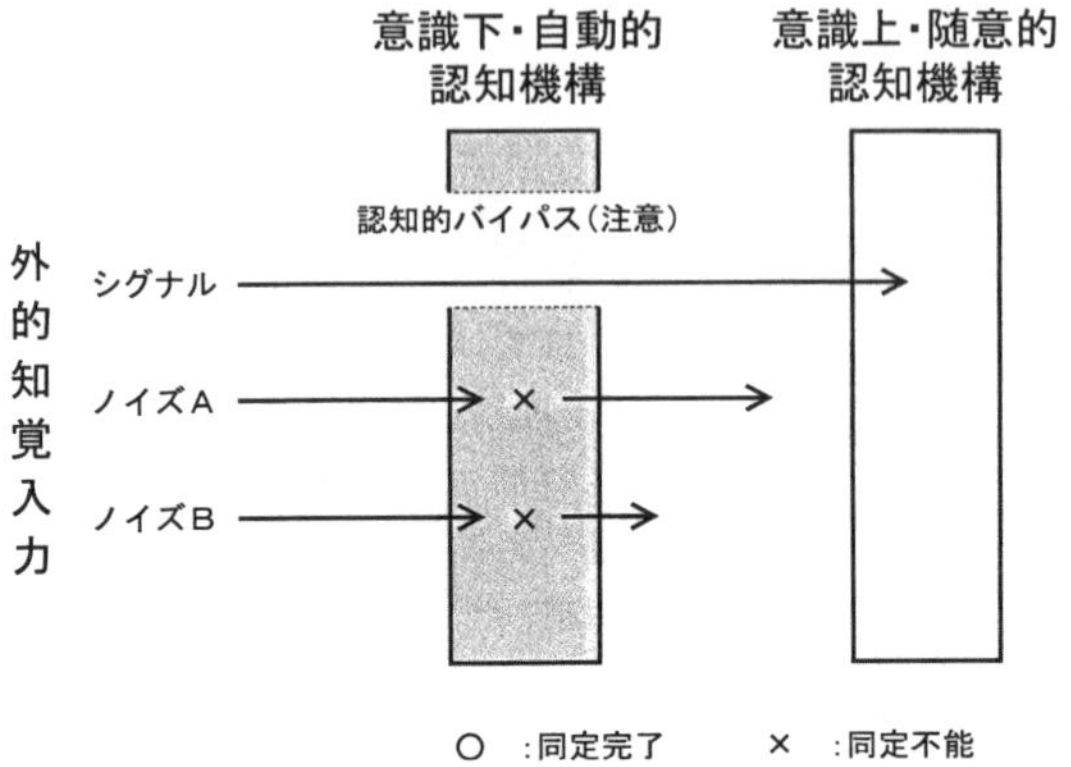

1）意識下・自動的認知機構が「失調」を起こすと（失認 agnosia）、その機構が無傷ならば同定されるはずの外的知覚入力（ノイズA）も同定不能に陥り、結果として意識上・随意的認知機構へ転送されることになる。これが気付き亢進という症状を形成することになる。
2）意識上・随意的認知機構へ転送された外的知覚入力は、その不特定・多岐・非脈絡性のために、意識上・随意的認知機構は無傷でありながらも統合不能に陥る。
（妄想気分→妄想知覚／被害妄想）
3）二重の意味で自己保存的に機能していた意識下・自動的認知機構の「失調」は、即「自己保存の危機」という‘誤った’意識下・無自覚的認知を生じる。その認知の直接的現れが緊迫困惑気分であり、発展して対他緊張を生じる。

図6　意識下・自動的認知機構が「失調」した際の外的知覚入力の転送（気付き亢進）

で、それが失調したということですので失認agnosiaという概念を使ってもいいだろうと私は思いました。ただし、これまでの失認概念はほとんどが障害概念であると同時に症状用語ですね。しかし、この場合の失認はあくまでも意識下ののですから、障害概念としての失認であって、それが即、症状となるものではありません。

④　何が失認されるのか？

今、私は「失認」と言いましたが、次に何が失認されるのかという議論に入ります。改まって認知の対象

表2　即物意味と状況意味

	即物意味	状況意味
定義	その対象は何であるか	その対象はその状況の中で何を意味するか
認知原理	決定性 明らかに，○○である	蓋然性 多分，△△であろう
	単体的認知 その対象のみで可能	統合的認知 他の対象群との相互関係のもとに可能
具体例	道路にある特定の物Xがある	
	Xは財布である	Xは誰かがうっかりして落としたのだろう

は何なのかと考えた時、つまるところそれは主体にとっての意味の認知なのだろうと私は思いました。そして、それには大きく即物意味の認知と状況意味の認知があると思いました。表2はそれを示していますが、即物意味とは文字通り、物に即しての意味であって、物そのものの意味です。状況意味というのは、誤解されやすいのですが、状況全体の意味というのではなくて、その物がその状況の中で示す意味です。ですから、即物意味の認知とはその対象が何であるかということであり、状況意味の認知とはその対象がその状況の中で何を意味するかというものです。

各々の認知原理についてですが、即物意味には一定量以上の情報が与えられますと「明らかに、○○である」という決定性がある。ところが状況意味には「多分、△△であろう」という蓋然性 probability があるにすぎません。もう一つの認知原理は、即物意味は単体的にその対象のみで可能ですが、状況意味は統合的認知 integrative cognition であって、他の対象群との相互関係のもとに初めて可能になる認知です。

以上述べましたことを具体例をあげて解説しますと，道路に特定のものXがあるとして，「Xは財布である」というのが即物意味。そして，我々はその財布を見た時に，即物意味の認知に引き続いて，すぐに「X（財布）は誰かがうっかりして落としたのだろう」というような認知をいたしますが，これが状況意味です。この場合，道路にあるとか，周囲に人が誰もいないとかの，他の対象群との相互関係からして，我々は「誰かがうっかりして落としたのだろう」と判断するわけです。ただし，この判断は決定的かというと，そうではなく蓋然的です。あくまでも「多分，△△であろう」ということに留まります。状況意味の認知原理が蓋然性であるということに関してよく話す話ですが，私が小さい頃は子供たちにとって五円玉はまだ貴重でしたが，悪い遊びがはやったことがあります。五円玉の穴にちょっと見では見えない細い釣り糸を結びつけて廊下にポンと投げ出しておいて，その釣り糸の一方の端を持って物陰に隠れているんです。通りかかったクラスメートが五円玉を見つけて，拾う時というのは人はみなその現場を見られたくないものですから，いったん足で押さえて，辺りを見回して誰もいないのを確認して，やおら何気ない振りをして屈み込んで拾おうとするのですが，その瞬間に釣り糸をさっと引っ張って五円玉をたぐり寄せて，「おまえ，今ネコババしようとしただろう」とからかう意地悪な遊びが一時期はやりました。その遊びと同じで，要するにその財布を拾った人がどうするのか，道徳心を試そうと思って道路に財布が投げ出されているという可能性もあるわけですね。警察が時にやる囮捜査がそうですね。囮捜査であるとはまずは考えられない，すなわちその蓋然性は極めて少ない状況を設定して，その設定で犯人を引っ掛けるわけです。以上述べましたように，意味の認知にはこの二つがあるのだと考えました。

⑤　失認は即物意味の認知で生じるのか、それとも状況意味の認知で生じるのか？

すでに述べておりますように、私は状況意味失認という概念を提唱しているわけですが、今述べました、認知の対象は何かという一般論からさらに議論を進めます。

まず、「失認は即物意味の認知で生じるのか、それとも状況意味の認知で生じるのか？」という問題です。この問題の解決の端緒となったものは、先に述べました気付き亢進という症状の発展形態は妄想知覚であろうという考えです。この考えはもう、私の心のうちに生じた着想としか言いようがありません。「私はそう思った」としか言いようがありません。

Schneider, K.[8]によれば、妄想知覚とは「実際の知覚に、悟性的（合理的）または感情的（情緒的）に了解可能な原因なしに、異常な意味―多くは自分と関係のあるような―が与えられる」と定義されています。これを先ほど来の即物意味／状況意味論で言い換えるならば、即物意味の認知は正しいが、状況意味の認知は誤っている、すなわち状況意味誤認だと言えるわけです。例をあげますと、「自分のそばを二人の人がフフッと笑いながら通り過ぎていった。あれは俺に当てつけたんだ」という妄想知覚を取り上げてみますと、ここでフフッと笑ったという即物意味は正しく認知されているわけです。ですけれども状況意味はというと、我々は一々その意味など考えもしませんが、もしも考えたとしても、自分がすれ違った時にたまたま二人の間で楽しい話が出たのだろうというような判断しかしませんが、この場合は自分に当てつけたと見ているわけですね。ですから状況意味の誤認が生じている。蓋然性の非常に低い判断を高い判断としている、言葉を換えれば蓋然度の逆転が起きているわけです。以上のことから、後に状況意味誤認へと発展する原基となる失認は、状況意味の認知において生じる、すなわち状況意味失認であろうと考えたわけです。

⑥　気付き亢進に続いて何が起こるのか？

続いて、「気付き亢進に続いて何が起こるのか？」という問題ですが、気付き亢進とは不特定で多岐にわたる、非脈絡な外的知覚入力群の意識上・随意的認知機構への流入の自覚ですが、この意識上・随意的認知機構は無傷であるとしても、流入してくる知覚入力群の不特定・多岐・非脈絡性のゆえに統合的認知を認知原理とする状況意味の認知は不能に陥ってしまいます。状況意味認知の不能はもうすでに意識下・自動的認知機構で生じているのですが、新たに意識上・随意的認知機構で生じることによって〈「自己保存の危機」の意識上・自覚的認知〉（自己保存の危機という用語にカギ括弧を付けたのは、それが実際にはないことを示していますす）を生み出し、今度は意識化されているだけにその危機意識が状況意味認知の統合化機制を促進することになるのです。状況意味認知の認知原理の一つは統合的認知ですが、ここで生じた危機意識がそもそも統合などできない知覚入力群をなんとか統合しようとする、例えれば統合化に向けてアクセルを踏むことになるのです。

一方で、状況意味認知のもう一つの認知原理である蓋然性というのはあらゆる意味付けを許容している。これは蓋然性の低い判断、例えば先ほどの例でいうと、道路上の財布を見て俺の道徳心を試しているのではなかろうかというような意味付けですが、こうした蓋然性の低い判断をも許しているわけです。ですから誤った統合にもブレーキをかけない。一方はアクセルを踏むし、他方はブレーキをかけないというので、統合化機制はますます進展して、最終的には偽統合 pseudointegration が起こってくる。そして、この偽統合こそが妄想知覚にほかならないということです。

⑦　偽統合された状況意味は何ゆえに被害性を帯び、何ゆえに妄想化するのか？

では、最後に「偽統合された状況意味は何ゆえに被害性を帯び、何ゆえに妄想化するのか？」ということですが、被害性の因ってきたるところはいつに〈「自己保存の危機」の意識上・自覚的認知〉がある、つまり自分が危機に陥っている、それも自己保存が危機に瀕しているという認識が生じて、それが周囲の何でもない他者を自分を攻撃する存在へと転化させることになる。そういう、いわば心理発展が起こるゆえに被害性が生じる。加えて、被害性が生じるだけでなく、確実にそうだと強い確信に変わる、つまり妄想化するのはなぜかというと、一つは状況意味認知の蓋然性ゆえにいろんな意味付けが許されているということと、もう一つは、ここが重要だと私は思っているのですが、不特定・多岐・非脈絡な知覚入力群の流入によって形成された患者の外的知覚界の相貌は、状況意味失認のない、いわゆる正常者のそれとは異なってくるはずなのです。つまり、我々は通常見え、聞こえている世界は皆共通であると思っている。これは個人の志向性の問題だとか、その時々の気分によって若干違うかもしれませんが、けれども大略変わりはない。しかし、状況意味失認が起こると本来意識上に上がってこないものが上がってきますから、まるっきり外界の相貌は違ってくるはずです。我々が自らに見え、聞こえてくるものに何ら疑いを抱かないように、患者も、というよりも状況意味失認のある人もまた、それに疑いを抱かない。これはもう当然だろうと思います。これが病識欠如を生み出すのであろうと思っています。

以上述べました、気付き亢進に始まり、妄想知覚／被害妄想に終わる症状形成過程を表3にシェーマ化して示します。

表3　状況意味失認と偽統合反応：妄想知覚／被害妄想の形成のシェーマ

臨床症状		気付き亢進 ——→	【外的知覚入力群に対する被害的自己関係づけ】 （特定の意味づけ：−）（特定の意味づけ：+） 妄想気分 ——→ 妄想知覚／被害妄想
病態機序	状況意味失認	不特定・多岐・非脈絡な外的知覚入力群の流入	偽統合反応
関与する神経機構	意識下・自動的認知機構	意識上・随意的認知機構	

(4) 対他緊張の形成機序：再考

以上、長々と「状況意味失認―内因反応」仮説の概略と、その仮説の原点となった気付き亢進～妄想知覚／被害妄想の形成機序を述べましたが、それはこれから行う対他緊張の形成機序の再考のためには欠くことができない前提となることだからです。以下にお話しすること（図7）はこれまで述べてきたことと重複するところもありますが、

第一に、意識下・自動的認知機構に生じた状況意味認知の失調、これを状況意味失認と言っているのですが、自己保存がその機構の原初的機能であるがゆえに、即「自己保存の危機」という、事実とは異なる誤った認識が生じてきます。ただし、その機構が意識下のものであるだけに、その認知は主体にとって自覚し得ないもので、すなわち〈「自己保存の危機」の意識下・無自覚的認知〉がここで生じます。

次いで第二に、「自己保存の危機」という認知は主体に緊迫感を生じさせしめる、つまり自分が危機に瀕しているという緊迫感を生じさせしめますが、それが意識下のものであるだけに主体にはその理由が思い当たらず困惑が生じてきます。ここに

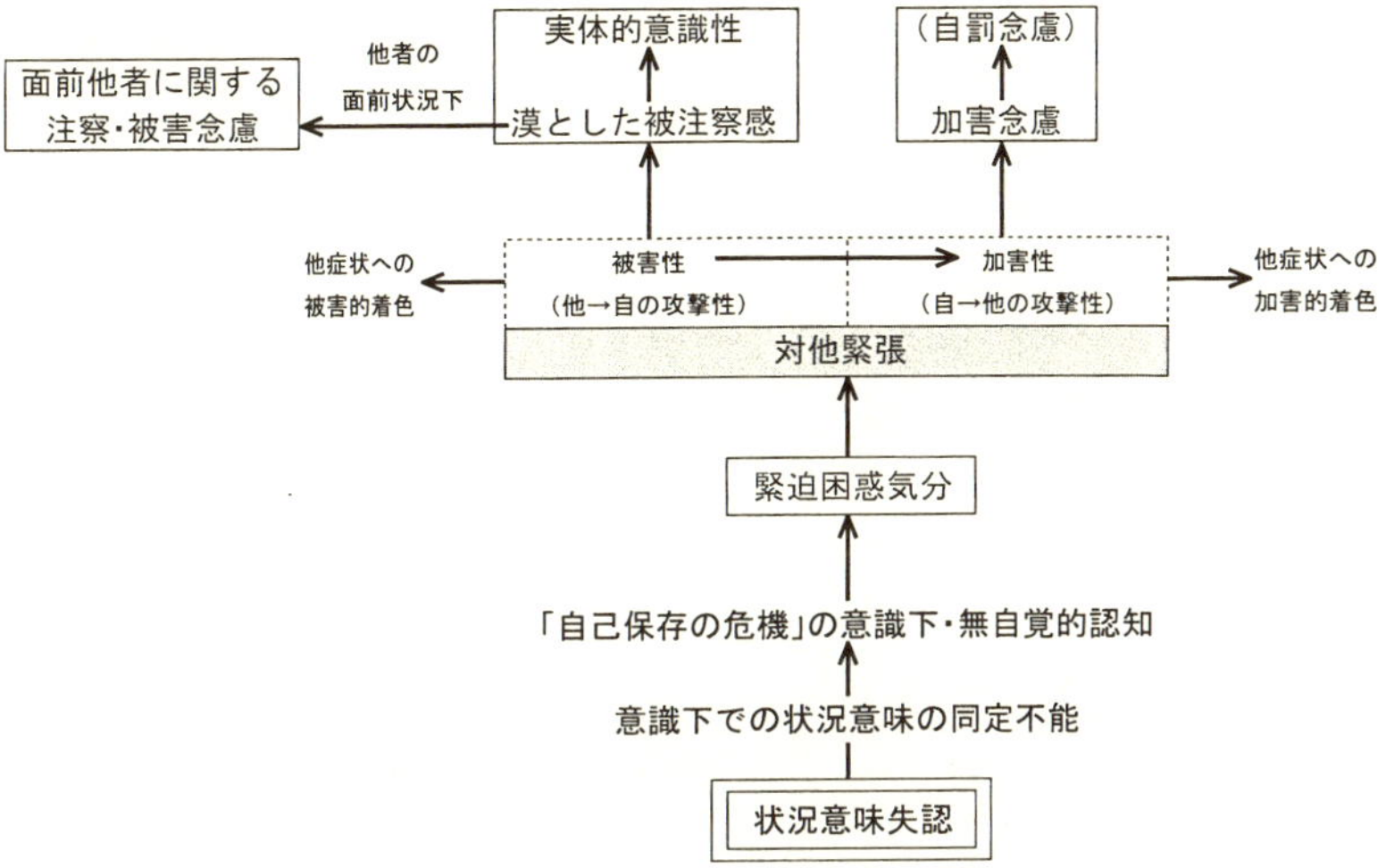

図7　対他緊張の形成機序とその関連症状（新たな〈緊迫感の形成〉）（2004）

緊迫困惑気分、つまり緊迫感の自生とそれに対する困惑からなる気分が生じてきます。なお、最初にお示しいたしました旧稿では〈「自己保存の危機」の意識下・無自覚的認知〉から矢印が二手に分かれていて、この緊迫困惑気分とともに漠とした被注察感が生じてくるとしていたのですが、この旧稿をこのたび訂正したいと思います。それというのも、漠とした被注察感とは実際には存在しない他性（人に限らず、霊的なものもあり）のまなざしの感知であって、この〈「自己保存の危機」の意識下・無自覚的認知〉にも、またそこから生じてくる緊迫困惑気分にもいまだ他性は現れておらず、したがって漠とした被注察感はいまだこの段階では生じてこないものと思われるからです。

第三に、緊迫困惑気分の背後には〈「自己保存の危機」の意識下・無自覚的認知〉が潜在していて、またそれに駆動されて、他者、あるいは人だけでなく物にも出ますが、他一般（他者や他物）が自分を脅かす存在へと転化していきます。これは主体に被害性、すなわち他から自への攻撃性を感知させることになりますが、併せてそれへの対抗として加害性、すなわち自から他への攻撃性をも生じさせしめます。こういうものが対他緊張なのだということです。先の緊迫困惑気分と合わせて、広く緊迫困惑気分／対他緊張とまとめていいかもしれません。

第四は、被害性、すなわち他から自への攻撃性は「まなざされる→自己保存の危機」という認識を反転する形で「自己保存の危機→まなざされる」という認識を招来し、ここに自己へと向けられる他者のまなざしを顕現させます。先にその出現の段階を訂正した漠とした被注察感はこの段階で初めて出てくることになります。

ただ、この部分には少し説明が必要でしょう。まず「まなざされる→自己保存の危機」という認識があることについては、かつての論文で私は例として眼状紋とか邪視とか卑近な日常体験とかをあげて説明いたしました。眼状紋というのは、蛾とか昆虫が羽の裏や臀部に隠し持っている、脊椎動物の眼に模した、眼のように見える二つの円です。実際に鳥のような捕食動物が近づくと、羽をパッと広げるとかお尻を持ち上げるかして眼状紋を見せます。そうすると襲いかかろうとしていた鳥が慌てふためいて逃げていく。このことからは、眼の存在、すなわちまなざされることは即、自己保存の危機になるのだろうと思います。よく穂の実った稲田に大きな目玉模様の風船がゆらゆらとしていて光景を秋に見かけますよね。あれは稲穂をついばみにくる鳥に対する眼状紋の撃退効果を利用したものですが、それが二つ並んで眼のように見えるということが重要なのです。また邪視の思想というのは、邪眼の持ち主が人を見つめると、見つめられた人が病気になるとか死んでしまうとか、あるいは家を見ると火事になってしまうというものです。ですから、道祖神なんかで男女の裸体を模した彫像が置いてあるのは、邪眼の持ち主にそういう性的なものに眼を向けさせて人や家をみさせないようにするという意味があるとのことです。また護符に入り組んだ線のある非常に複雑な絵が描いてあるのは、目をくらませるのだということのようです。卑近な日常体験でいうならば、我々も誰かにじっと凝視されると怖いと感じますよね。

以上のように、「まなざされる→自己保存の危機」という認識が我々ヒトも含めて動物にはあると思いますが、逆に自己保存の危機的状況に置かれるならば、それを反転する形で「自己保存の危機→まなざされる」という認識が招来されて、ここに自己へと向けられる他性のまなざしが顕現してくるのだと理解されます。「自己保存の危機→まなざされる」という認識連鎖があることの一つの傍証は「幽霊の正体見たり枯れ尾花」という川柳ですが、この場合は、人間は視覚的動物、というよりも聴覚と嗅覚が退化して外界の探索においてほぼ視覚のみに頼っている動物ですので、暗闇によって即物意味の認知が不能になると危機意識が生じ、それが幽霊という人知を超えた脅威を化現させるのだと思います。

話を戻しますが、この場合において症状としては、他者が現前しない場合には漠とした被注察感が生じます。これは見られる側に焦点化した体験ですが、主体の意識が見る側に焦点化されると実体的意識性になります。それから他者が現前すると、容易にそのまなざしは現実の他者へと定位されて、面前他者に関する注察・被害念慮となります。

さらなる症状発展ですが、第五に被害性（他→自の攻撃性）に対抗すべく生じてくる加害性（自→他の攻撃性）は自己が他者を衝動的に加害するという恐れとなり、また時には加害の現実的理由がないだけに自罰の意識を生じさせしめます。これが加害念慮、また時に生じる自罰念慮の発現機制です。

それから最後、第六に被害性と加害性は各々、他の形式の症状内容にそれぞれ被害性と加害性を帯びさせて、被害的ないし加害的着色をいたします。

以上が対他緊張とその関連症状の形成機序、新たな〈緊迫感の形成〉についての訂正稿です。

4　対他緊張に対するquetiapineの適用：効果と副作用

対他緊張に対するquetiapineによる治療例ということで症例4と症例5を挙げます。いずれも対他緊張が強い、ないしそれが前景化した初期統合失調症と思われる症例ですが、症例4は治療成功例で対他緊張のために自宅閉居、ひきこもりが長く続いていたのですが、quetiapineの投与によって著しく改善し、外出が可能になり、遅ればせの青春を謳歌することが可能になりました。症例5は治療失敗例で、quetiapineは確かに対他緊張に有効で外出も可能となったのですが、のちに家庭内暴力にも似た著しい攻撃性の亢進を示して、結局入院させざるを得なくなった症例です。この家庭内暴力にも似た攻撃性の亢進はquetiapineの副作用と思われますが、その点で慎重な投与が要求されると思います。

〔症例4〕 二四歳、女性

主　訴：人がいるところへ行くと、おなかが痛くなり、吐き気がし、ドキドキしたりする。また体も重くなる。そのため、家の外へ出られない。

現病歴：九歳（小三）の頃から「人の視線や話し声がやけに気になる」「人がこちらを見ているような気がして落ち着かなくなる」（面前他者に関する注察・被害念慮）、「テレビの音とか他の音もやけにはっきりと大きく聞こえる」（聴覚強度の増大）ことを自覚し、登下校や外出に困難を感じるようになった。また、外出すると緊張して、例えば「店員に〞これ、ください〟というだけでもドキドキし、冷や汗をかいた。理由はないけど、自分が悪いイメージ、印象を抱かれているような気がしたり」（対他緊張）、腹痛や吐き気、倦怠感を自覚するようになった。これらの症状は学校内とそれ以外の場所とで変わることはなかったという。中学校へ進学すると上記症状は一層ひどくなり、「やけに耳に人の話し声が飛び込んでくる」「家に帰ってもテレビの音が気になったり、隣の家の人の話し声が気になる」（聴覚性気付き亢進）、「テストの最中でも雑念が浮かんでくる」（自生思考）ことを自覚。これらの症状のために、友達といても早く家に帰りたかったが、必死になって学校へは通ったという。一八歳高卒後、音楽大学に入学したが、クラブやサークルにも入らず、友人もほとんどいなかった。この頃からは「本当に聞こえているんじゃないかと思うほどに音楽が聞こえる」（自生音楽表象）、「日本語のはずなのに意味がわからず、何度も聞き返す」「楽譜を見ても、それが頭に入ってこない」（即時理解の障害）、「直前のことも忘れてしまって、若いのになんでなんだろうと思うほど」（即時記憶の障害）のようなことも始まり、またそれ以前からの症状も強まった。音大卒業後、美術専門学校への進学を希望して予備校へ入学するも、上記症状のために二〜三ヶ月で退学せざるをえなくなった。翌二三歳時に美術専門学校へ入学したが、登校も学校内での適応も困難であり、研修旅行があった後に「〝もう厭だー、死にたい〟といって暴れる」（母）というエピソード（患者はよく覚えていない）が発現したため、同校を中退し、以後は自宅での閉居という生活となった。翌二四歳時にも上記と同様のエピソードや「息苦しくなる」「苦しくなる時はイライラして、自分が自分じゃなくなるような気がする」発作（ただし、死の恐怖はない）があり、近医にかかり、tandospirone 三〇mg／日を処方されて上記発作はなくなったが、他の症状は治まらず、精神科受診を勧められて来院した。

治療経過：上記より、過敏性腸症候群・動悸などの身体化症状ともうろう状態などの二次的反応を伴った初期統合失調症と診断し、sulpiride 一〇〇mg／日、biperiden 二mg／日で治療を開始した。Sulpiride 三〇〇mg／日、fluphenazine

〇・七五mg／日、diazepam 六mg／日、trihexyphenidyl 六mg／日まで増量した段階で「だいぶ落ち着いてきた」「外出しても胸がバクバクしなくなった。おなかが動き、おならは出るが下痢はしなくなった」と改善を述べるが、「でもまだ歯医者へ予約の電話をかけるだけのことでも不安になって、汗が吹き出て首もとがカーッと熱くなる」と効果が十分でないことを述べ、閉居がちであることには変わりがなかった。以後、sulpiride 四五〇mg／日あるいは fluphenazine 一・五mg／日への増量をはかるも、いずれも眠気や倦怠感を訴えて減量するしかなく、治療は頭打ちの段階となったが、ここで初めて quetiapine を使用した（五〇mg／日）。数日でめまいを訴えたため中止せざるをえなかったが、患者は「薬を飲んで初めて良くなったように思う」との感想を述べた。その後もくりかえし sulpiride や fluphenazine の増量を試みるも、眠気と倦怠感のために減量せざるをえず、そうすると「同じ場所に長時間おられない」「頭の中がゴチャゴチャになる」などの症状が増悪し、希死念慮を訴えだすなど、治療は一進一退となった。上記のことから初診後五ヶ月で入院治療へと切り替えることとなった。入院日に、sulpiride 四五〇mg／日、fluphenazine 〇・七五mg／日を主とする前処方に quetiapine 二五〇mg／日が付加されたが、その翌朝、患者は良眠を述べるとともに周囲の物音が気になることや緊張することが薄くなったことを述べた。以後、quetiapine は三五〇mg／日へと増量されたが、めまいの訴えもなく、症状はほとんど見られなくなった。何日かの試験外泊を試みても病状は安定しており、二ヶ月で退院となり、以後一年間の経過を有するが（quetiapine は四〇〇mg／日で維持）、対他緊張をはじめとする症状はほとんどなく、好きなディズニーランドをたびたび訪れたり、新しく友人をつくるなど、患者、家族ともども「夢のよう」と述べる改善が続いている。

【症例5】 一六歳、男性

受診動機：ひきこもり、不登校（母）

現病歴：高校に入ってより勉強と部活に励んでいた（母から見て「少し休んだら」と思うほど）が、高一の二学期になって学校でいじめを受けていることを母に打ち明け、家にいても暴走族（級友が入っている）のバイク音が聞こえると「俺の家を捜しにきた」といって脅えたり、「学校へ行く時、自分が咳払いをしただけで、人が変な眼で見る」「マンションの管理人が変な眼で見る」（注察念慮）などと言い出して、三学期よりは不登校となって自宅に閉居している。

〈患者との面接で〉

【対他緊張】

・（つらいことは？）人がまわりにいると、緊張してつらい。

（危害を加えられる感じは？）少しある。待合室で待っていても。車で来たが、前と後ろに車がいると緊張する。

（追跡されるとか？）それは感じない。

【聴覚性気付き亢進】

・高校に入ってから、音にビクッとする。心に突き刺さってくる。

【自生体験】

・（詳細は語り得なかったが、自生思考も自生記憶想起も自生空想表象も）今はないが、前はあった。

症状の中心は上記の対他緊張であって、自宅（マンション）にあってはテレビを見たりゲームで遊んだりして起きてはいるが、玄関から外に出るのは、深夜母に頼まれて外階段を使って一階にゴミを捨てにいくだけであり、またクリニックへ来ても呼ばれるまで外の車で待っているという状態であり、たまに待合室で短時間待つような状況では身を硬くして，手掌にグッショリと汗をかくほどであった。人の咳払いなどが聞こえるとビックリすると同時に，何かやられそうな気がするといい，これは自宅で父が咳払いしてもそうたといい，「咳をされるのが厭なんです。〝むかつく〟，〝厭な〟とか，いろんな感情が出てくるんです」と述べた。

治療経過：約三年半にわたって症状の軽減を求めて，各々最高でsulpiride 三〇〇mg／日，fluphenazine 七・五mg／日，chlorpromazine 三〇〇mg／日，bromperidol 一七mg／日，haloperidol 一・二五mg／日，perphenazine 二四mg／日，risperidone 五mg／日，diazepam 一五mg／日，fluvoxamine 一〇〇mg／日を種々組み合わせて使用するも，対他緊張は若干弱まる程度（待合室で緊張しながらも待てる，近くのコンビニならば行ける）であった。ある時点でbromperidol 一八mg／日，sulpiride 一五〇mg／日，fluvoxamine 一二五mg／日，risperidone 四mg／日に初めてquetiapine 七五mg／日を付加したところ，二週間後には「楽ですよ。あの薬，効いていないように見えても楽ですね。母と久しぶりにデパートにも行きました」と嬉しげに報告した（ただ，この時点で母は「一時期，怒りっぽくなった」と報告していた）。しかし，quetiapine 開始後二ヶ月の時点から，些細なことで母と口喧嘩をして，机を足蹴にする，弟と殴り合いの喧嘩（もっぱら患者の側でカーッとなって）などの易怒性の亢進，昔のことを持ち出してねちねちと母にからむようなエピソードが時折起こり始め（この間，quetiapine は一五〇～二〇〇mg／日で維持していた），一年後，弟との間で双方血を流すほどの激しい殴り合いが生じて，これを機に入院となった。

くりかえしになりますが，quetiapine は対他緊張のすべてに効くわけではありません。有効例があるということです。ただし，有効例の中にも症例5のように，家庭内暴力にも似た，家族に向いた攻撃性が出てきて，治療を中断せざるを得ない例もあるということで，quetiapine を，ことに初期統合失調症に使う時には非常に慎重に使う必要があるということを強調しておきたいと思います。

5　おわりに

いわゆる対人恐怖とは似て非なる対他緊張という症状を、示説例をあげて示し、またその形成機序を旧稿を訂正して説明しました。そして最後に、対他緊張に対するquetiapineの使用経験を述べました。ご参考になれば幸いです。

文　献

（1）Bonhoeffer, K.: Zur Frage der ExogenenPsychosen. Zentralbl. f. Nervenheilk. Psychiat. 32 : 499-505, 1909.（小俣和一郎訳：外因性精神病の問題について。精神医学、二六：一一二九―一一三一、一九八四）
（2）Broadbent, D.E.: Perception and Communication. Pergamon Press, New York, 1958.
（3）中安信夫：背景知覚の偽統合化―妄想知覚の形成をめぐって。高橋俊彦編：『分裂病の精神病理15』、東京大学出版会、東京、一九七―二三一、一九八七。**（前書第二章）**
（4）中安信夫：『初期分裂病』。星和書店、東京、一九九〇。
（5）中安信夫：緊迫困惑気分に潜む加害・自罰性―分裂病初期状態における自殺に関連して。中安信夫編：『分裂病の精神病理と治療8　治療の展開』、星和書店、東京、一八三―二一一、一九九七。**（前書第一四章）**
（6）中安信夫：面前他者に関する注察・被害念慮―初期分裂病に対する誤診の一要因。永田俊彦編：『精神分裂病―臨床

と病理2』、人文書院、京都、一三五—一五七、一九九九。**（前書第一五章）**
（7）中安信夫：『増補改訂　分裂病症候学—記述現象学的記載から神経心理学的理解へ』。星和書店、東京、二〇〇一。
（8）Schneider, K.: Klinische Psychopathokogie.（6 Aufl）Thieme, Stuttgart, 1962.（平井静也、鹿子木敏範訳：『臨床精神病理学』。文光堂、東京、一九六八）

（『クエチアピン研究会報告集』、診療新社、大阪、四一—八六、二〇〇四から抜粋・改題）

第五章　加害性を内容とする自我親和的・妄想様反復観念（略称：加害性反復観念）

――統合失調症と強迫神経症の境界領域をめぐって――

1　はじめに

筆者が初期統合失調症と診断した症例の中に、往々前医によって強迫神経症もしくは強迫性障害と診断されている症例が散見される。検討してみるに、そうした誤診は初期統合失調症の代表的症状である自生体験（自生思考、自生視覚表象、自生記憶想起、自生内言、自生空想表象、自生音楽表象）が強迫症状とみなされたがゆえであることに気付いて、筆者はかつて論文「自生と強迫―体験様式の差異とその臨床的意義」[6]ならびに「強迫性の鑑別症候学―制縛性ならびに自生性との比較を通して」[8]を著し、「…を考えず（せず）にはおられない」という強迫性 compulsion と「…が勝手に出てくる」という自生性 autochthony との二種の体験様式を五項目[6]（のちに六項目[8]）にわたって比較検討し、疾患の鑑別診断上、峻別すべきものと主張した（表1）。体験様式における自生性が誤って強迫性と看做される原因は、一つには筆者が各種の自生体験を報告する以前に

表1　強迫性と自生性の体験特性の比較
（文献8より一部改変して引用）

		強迫性	自生性
1	体験の感じられ方	自我違和的	自我違和的
		…を考えず（せず）にはおられない（強迫的能動性）	…が勝手に出てくる（自生性）
	［営為に対する自己能動感］	あり	なし
2	重症化の方向性	強迫的能動性 →自己能動性（強迫病）	自生性 →第二自己能動性 →自己被動性 →他者能動性
3	体験による主体の苦痛	体験内容の不合理・無意味性	体験形式の自生性
4	体験に対する主体の構え	不合理・無意味な体験内容に対して抗争する	自生的な体験形式を抑圧しようとするか、もしくは受身的に翻弄される
5	体験の対象	単一・特定のテーマ性（但し、変遷あり）	多岐・不特定の事象
6	出現の時間的様相	断続的に再現	断続的に新現

は自生性という体験様式は自生思考でしか知られておらず、かつそれが必ずしも統合失調症と関連があるものとは看做されていなかったことにあるが、他の一つとしてはDSM-Ⅲ[1]の登場以来、強迫性の体験様式が「侵入的 intrusive」とされてしまったことにもあると思われる。筆者の理解によれば、「侵入的 intrusive」は「自生的 autochthorous」に通じるものであって、こうした強迫性の定義では自生体験はすべて強迫症状と誤認されてしまうことになる。

さて、上記したように筆者は強迫性と自生性を別種の体験様式として画然と区別したのであるが、実際の症例の中にはこれら両者の体験様式が混在し、そのいずれとも判別しがたい症状があるのも事実である。そうした症状特徴の反映として、それらの症例の疾患診断は強迫神経症とも言えず、さりとて統合失調症とも断じえないものであって、筆者はこれらがかつて強迫病 Zwangskrankheit[12]と呼ばれたものではないかと考えるに至った。こうした症例の有する、上記したような強迫性と自生性がないまぜになったような体験を、筆者[8]はかつて「妄想様・自我親和的・奇異な反復観念 wahnähnliche, ichnahe und bizarre Wiederholungsidee」と呼んだが、内容を表す「奇異な」の曖昧さを排して、本稿ではこれをより具体的に「加害性」と改め、「加害性を内容とする自我親和的・妄想様反復観念（略称：加害性反復観念）」と名付け、自験二症例をあげてこの体験の症候学的検討を行い、併せてそれらの症例の疾患論的位置づけを検討してみようと思う。

なお、本稿においては強迫神経症という用語を用いて強迫性障害 obsessive-compulsive disorder：OCDは用いないが、それは先にも述べたようにOCDにおける強迫性の定義は「侵入的 intrusive」であって、それがそもそも誤りであるからばかりでなく、自生性とないまぜになった強迫性という体験を論じる上でそれは適切な定義ではないからである（「自生的」と「侵入的」ならばほぼ同等であって、それらの「ないまぜ」の議論なぞ存在しえないからである）。

2　症　例

【症例1】　初診時一八歳、男性

主　訴：頭（脳）が思うように動かせない。実感がわかない。

家族歴：同胞二名中第一子長男であり、父、母、妹との四人暮らしである。父方伯・叔父二名が躁うつ病（一名は自殺）であり、母はベーチェット病に罹患している。

既往歴：特記すべきことなし

生活歴：地方小都市にて出生・生育。小学校では学業成績もよく，リーダシップを取るなど活発な子供だったが，中学一年次の発病（下記）以来，学業成績は低下し，性格も次第に内向的になっていったという。ただし，学校にはほとんど休まずに登校していた。X－一年，デザイン関係の大学に入学し，現在一年に在学している。

現病歴：X－七年，中学一年の夏頃より学校に提出物を出す際に，「先生の悪口を書いていないか」と馬鹿馬鹿しいと思いつつも何度も見直すようになった。X－四年，高校牛になると「教科書にタバコが挟まっていないか」，「制服のポケットにタバコが入っているのではないか」と何回も確認しないと気がすまないようになり，登校準備に二時間くらいかかるようになった。また，「学校の自分のロッカーや机の上にタバコの灰が落ちているのではないか」と気になったり，タバコを吸っている父のそばに行くと「タバコがポケットに入るかもしれない」と考えてしまい，近づけなくなった。さらに，「白い粉を見ると，それが麻薬ではないか」と思えたり，「『早く』，『さやか（妹の名前）』など自分の発した言葉が『麻薬』と言っているように相手に聞こえたのではないか」と不安感に襲われるようになったり，「駅のホームに立つと，飛び込んでしまうのではないか」と不安になったりした。患者は，自分は規則を守る性格であり，また周囲からもそう思われているのでそのイメージを壊してはいけないと思っているのに，どうしてこういう馬鹿馬鹿しいことを考えてしまうんだろうと落ち込み，毎日が辛くて死にたいと思うこともあった。またこの頃，勉強をしている時にまわりにある筆箱とかに自然に目がいってしまい肝腎の教科書に目がいかなかったり，物音に過敏になったり，頭の中にテレビのＣＭソングが流れてくることが数ヶ月にわたって出没したりした。

X－二年，高校三年の修学旅行を契機に「こんなにいろいろなことを一々確認していたら変人と思われる」と考え，自分自身を制御しようとし始めた。すると逆に，「いままで回転しすぎていた頭がうまく回転しなくなり」，「テレビニユースを見ても本を読んでも、内容が理解できなかったり、理解できても覚えられない。また、覚えていても文を論理的に組み立てられず、他人にうまく説明できない」、「言葉がすぐ出てこない」、「相手の言ったことが即座に理解できない」、「物が覚えられない」「話そうとしたこととまったく関係のない単語が口から出てくる」と感じるようになった。「以前は脳が勝手に動いていた感じだったのに、最近は頭の中に石があるような、頭が別のもののように感じる時がある」、「自分の目の前に薄い膜があるようで世界が生き生きと感じられなくもなってきて、可愛がっていた飼い猫が死んでも悲しみの感情が湧いてこなかった」、「脳がピタッと止まって、何かを感じとろうと立ち止まった時に、もう一人の自分というか…もう一人の自分の存在というものに考えを向けることがある。頭の中にもう一人の自分がいるように感じることがある」という。

以上のことから、X－一年七月近医精神科クリニックを初診。強迫性障害との診断の下、fluvoxamine, alprazolamを処方されるも改善せず、X年一月、自ら希望して東大病院精神科へ転院した。

〔初診時診断ならびに所見〕

診断：初期統合失調症

(1)　表　出

単身で来院。少し少年の趣を残している、ちょっと可愛げな印象のある青年。身だしなみや礼容は整っている。体はやや斜めに向けているが、顔は挙げており、当方へ向けている。面接中、終始微笑を浮かべている。質問自体の理解は悪くはないと思われるが、応答までに少し時間を要することがあり、流暢とはいいがたい。しかし、話のまとまりがないわけではない。声量は中であり、緩急抑揚はあり。

(2) 体験・行動症状

思考不全感（即時理解の障害、即時記憶の障害、思路構成の障害、錯語）、現実感喪失、体感異常、二重心、視覚性気付き亢進*、聴覚性気付き亢進*、音楽性幻聴*、強迫観念**

①診断的考察

思考不全感が持続的に存在し、それが現在の患者の苦悩の中心を占めている。その他に現実感喪失、体感異常も時折存在しており、内因性若年―無力性不全症候群のトリアスがほぼ揃っているか。加えて時折の二重心もある。*の陽性初期統合失調症症状は現在はないが一～二年前にはあり、また**の強迫観念も現在はないが中学生の頃より高校三年までの期間はかなり強くあったもよう。強迫症状で始まり、次いで陽性初期統合失調症症状を示し、さらにその消褪とともに内因性若年―無力性不全症候群が前景化してきた初期統合失調症であると診断する。

②当面の治療方針

現処方（fluvoxamine 一〇〇mg／日、alprazolam 一・六mg／日）にsulpiride 一〇〇mg／日の付加で治療を開始する。

〔その後の経過〕

初診以後、各種の抗精神病薬（sulpiride 二〇〇～六〇〇mg／日、fluphenazine 〇・五～二・〇mg／日、olanzapine 二・五～五・〇mg／日、quetiapine 七五～六〇〇mg／日、chlorpromazine 三七・五～七五mg／日）、抗うつ薬（fluvoxamine 五〇～一〇〇mg／日、paroxetine 一〇～四〇mg／日）、抗不安薬（alprazolam 〇・八～一・六mg／日）（そのほかは抗パーキンソン薬と睡眠導入薬）を併用しつつ用いたが、X＋二年八月までは基本的に病像は変わらず、思考不全感が持続的に訴え続けられた（ただし、経過中quetiapineによると判断された、母親に対する、暴力こそみないが激しい暴言等の攻撃性が認められ、あるいはまた「通りすがりの若い女性が患者に好意を抱き、それが患者と同世代の男性の嫉妬を呼び、中傷してくる」という、たぶんに誇大〈被愛〉的色彩のある被害妄想をごく短期間呈したことがある)。

ところが、X＋二年八月以後、本稿で主題としている、加害性を内容とする自我親和的・妄想様反復観念（略称：加害性反復観念）がこれという思い当たる原因なく急に訴えられ始め、思考不全感は少なくとも病像の前景からは消褪してしまった。上記の加害性反復観念の内容は、同一のものが数日から一～二週間程度訴えられ、それが次々と変転していくというものであった。以下にいくつかの例を掲げる。

・駅のホームを歩くと、自分が他人を線路に突き落としはしなかったかと気になる。それでホームの中央を歩くようにしているが、あとで駅員に電話して事故はなかったかと尋ねることも頻繁である。

・昨夜、高校の教師と同級生一〇人との飲み会があった。ある女の子が酔い潰れて教師と二人して介抱したが、その際に上着が胸までずり上がってしまった。そのことで、わざとそうしたのではないかと女の子に受け取られたのではないか、はっきりとは覚えていないが、自分が「脱がして」と言ったようで、それを聞いた友人がそう誤解したのではないか。

・自分が何気なくいった言葉がまわりの人に「死ね」って聞こえたのではないか。それで、その人が死んでしまうのではないか。

・自転車で外出した折など、物陰や堀があると人が倒れているのではないかと気になって、そのつど一五分ぐらい自転車を降りて確認する。自分が見過ごしたためにその人が死んでしまったら、自分の責任になる。

・自分は自宅のパソコンを一五分でスクリーンセービングとなるように設定しているが、先日三〇分以上も席を離れていたのにそうなっていなかった。誰かが窓から入ってきて、自分のパソコンをいじり、メールを送ったのに違いない。それで知り合い一〇〇名ぐらいに「自分からメールがいっても、それは自分が送ったのではないから」というメールを送った。以来、トイレ等でパソコンから席を離れる時は、必ず母にパソコンのそばにいてくれるよう頼んでいる。

・数日前に思い出したことであるが、大学一年の時に同学年に〇〇さんという三〇歳過ぎの変わった人がいて、ある日離れた所で友人とその〇〇さんのことを話して笑った。その後、〇〇さんは退学して、いまはどうしているか消息不明だが、自分が笑ったのが聞こえていて、それを苦にして自殺したのではないか。

・一年くらい前のことだが、大学の休み時間に三階の外階段で友人と話していて、その時に自分が手に持っていた小石を放り投げたが、それがだいぶ離れてはいたが道路を歩いていた人に当たって、その人が死んだのではないか。

・（実際にあった銃乱射の事件の後で）銃乱射の夢を昨夜見たが、あの事件は自分が超能力で指示を出したために起きたのではないか。

以上の例（おおよそ、奇異さが増していく順に配列）に見られるように、内容的には自分の発した言葉や行為によって他人が「死んだ」、「自殺した」というものであって加害性であり、また十分には表現されえてはいないが形式的にはそうした観念の生起に対して「…を考えずにはおられない」という強迫性も「…が勝手に出てくる」という自生性もなく、すなわち自我違和的ではなく、あくまでも「…と自分が考える」という自己能動性があり、すなわち自我親和的 ichnah, ego-syntonic であって、また実際にそういうことがあり得るはずもないという不合理性の認識は乏しく、いったんその観念に取り憑かれるや苦悩は強く、自らだけでは否定しえず家族や主治医に執拗にその可能性はないかと尋ねてくるなど、ほとんど妄想の域に達している、すなわち妄想様 wahnähnlich, delusion-like といえるものであった。

なお、この加害性反復観念を呈して以降、その薬物治療としては筆者はその妄想様という性質に注目して比較的大量の抗精神病薬を使用し（同時期ではないが chlorpromazine 最大八〇〇mg／日、sulpiride 最大九〇〇mg／日、pimozide 最大九mg／日、haloperidol 最大四・五mg／日、fluphenazine 最大一・五mg／日、perospirone 最大二四mg／日）、また強迫性は否定しえたものの、それとの類似性を考慮して clomipramine 最大二一〇mg／日、bromazepam 最大一二mg／日（時期・病像こそ異なるが、それ以前に用いたＳＳＲＩは無効であった）を付加し、また入院治療のもとＥＣＴを行ったが、いずれもまったく効果は得られなかった。しかし、ごく最近のＸ＋六年一一月以後 aripiprazole を使用して劇的とも思える軽快を得るに至った。初回量九mg／日を前薬（chlorpromazine 二〇〇mg／日、haloperidol 四・五mg／日、perospirone 一二mg／日、clomipramine 三〇mg／日、carbamazepine 八〇〇mg／日、そのほかは抗パーキンソン薬と睡眠導入薬）に付加したところ、二週間後には「深く悩み込むことが少なくなって、すぐに消える。前ならば、何日間も悩んでいたが、悩んでも五〜一〇分。親に相談することも減った。楽ですね」と、以前の苦渋に満ちた表情が取れて晴れ晴れとした表情で述べた。Aripiprazole の使用後いまだ二ヶ月余りであるが（現在一二mg／日）、この軽快が続いている。

［症例２］ 初診時一七歳、女性

主　訴：自分が何か変なことを言ったのではないか、変なことをするのではないかと気になり、不安になる。

家族歴：地方小都市にて同胞二人中第二子長女として出生し、東京にて生育した。父、母、兄と同居している。精神疾患の遺伝負因はない。

既往歴：特記すべきことなし。

生活歴：公立小学校時の学業成績は中の上。素直、真面目、臆病な性格であったとのことで、友人も数人いたがいじめられることが多く、いじめが原因で小学五年時に転校したが、そこでもいじめを受けたという。中学校は私学へ進んだが、X－四年八月、一三歳、中学二年次に発病し（下記参照）、以後は登校できなかったが、X－二年通信制の高校に入学した。現在三年次に在学しているが、X年四月より不登校となっている。

現病歴：〈後述の〔初診時診断ならびに所見：表出〕にあるように、初診時の病歴はもっぱら母によるものであって、患者の内的体験は当方の質問に対する、首振りによるYes—Noに基づくものであって正確ではない〉

X－四年八月（一三歳時）より疲労感を訴えて不登校となり、昼過ぎまで寝て過ごすことが多くなった。九月に二学期が始まると疲労感や過眠傾向は一層強くなり、集中力も低下し、勉強も頭に入っていかなくなった。近医小児科医院を受診したが、身体的異常は指摘されず精神科受診を勧められ、一〇月某児童精神科専門病院を受診し、「うつ病」と診断され、外来通院にて薬物治療を受けた。しかし不安焦燥感が出現し、些細なことで興奮し母親と口論したり、度を過ぎた倹約や高所恐怖が顕著となり、また「まわりから責められている感じがする」という言動も現れ、X－三年一月からは希死念慮が出現し、「殺せ、助けて」と大声で叫ぶ、マフラーで首を絞めようとする、自宅二階から飛び降りようとする等の行為が認められ、四～七月上記病院に入院した。この時点で診断は「統合失調症の初期」と変更され、以後haloperidol 一八mg／日、sulpiride 一二〇〇mg／日、bromazepam 六mg／日（そのほか抗パーキンソン薬と睡眠導入薬）が継続的に処方されることとなった。上記に加えて、X年七月から「自分が何か変なことを言ったのではないか、変なことをするのではないか」と気になり始め、また「まわりから責められる映像が頭に流れてきて」不安感が増大し、まったく外出できなくなった。上記病院から再度の入院治療を勧められるも、両親の希望にてX年一〇月東大病院精神科へ転院した。なお、「頭の中に映像が流れてくるか？」、「頭の中に音楽が流れてくるか？」との質問に対してはっきりと肯定の意を首振りにて示し、併せて後者の質問に関連して「言葉も」にも肯定した。

〔初診時診断ならびに所見〕

診断：保留

(1)　表　出

両親とともに、おずおずとした感じで入室する。父が前面に座り、患者は母と並んで少し距離の離れた背後に着席する。肩が開いたブラウスを着ているが、その肩にはブラジャーの紐が覗いており、また髪も十分には梳られておらず、身だしなみにかまっている様子はない。表情はボワッとした感じであり、一見すると精神遅滞もしくは統合失調症の欠陥状態を思わせるもの。やや背を丸めた前屈姿勢であり、下から見上げる形で三白眼。質問に関してはもっぱら母が患者に問い合わせる形で答えるが、母の話しはきわめて冗長。質問されると患者は母の方を向いて相槌を打ったりする。途中で患者に向けて質問すると、二、三度きわめてはっきりとした口調で一語一語を確かめるように話す。声量は中～大。この印象は入室時の表情の印象とは異なる。仕草でＹｅｓ―Ｎｏの答えを求めた際には首振りは明瞭。母と見合って笑う笑顔は自然そのもの。

(2)　体験・行動症状

加害性を内容とする観念の強迫的？生起（いわゆる〝加害恐怖〟）、自生記憶想起？ないし自生空想表象？、音楽性幻聴？、幻声？（？の体験は確かに存在しているようであるが、詳細は不明）、希死念慮・自殺企図、自宅閉居

①診断的考察

状態像の前景は加害的観念の強迫的?・生起（〝加害恐怖〟）、そのため閉居し、通常の日常生活がほとんど送れなくなっている。統合失調症の初期（ただし、初期統合失調症とは異なる）もしくは特異な強迫病か？　保留とする。

②当面の治療方針

これまで強迫に対しての薬物療法は行われていないもよう。現処方（haloperidol 一八mg／日、sulpiride 一二〇〇mg／日、bromazepam 六mg／日、そのほか抗パーキンソン薬と睡眠導入薬）を軽減しつつ、clomipramine やＳＳＲＩを加えてみる。

〔その後の経過〕

初診以後、三回の入院治療を含めてＸ＋六年二月現在まで治療を継続してきているが、第三回目入院（Ｘ＋四年七〜八月）を契機にいくぶんの改善を認めるまでは、若干の一進一退を認めるものの病状は恒常的なものであった。初診時点では詳細が不明であった病的体験は以下のようなものであった。

【加害性反復観念】

・一番の悩みは手紙なんですけど。手紙の中にトラベル用のちっちゃな化粧品ボトルを入れて、それに漂白剤を入れて送ったんじゃないか、ヨーグルト味とかなんか書いてしまったんじゃないか、それを飲んだ人が死んで。そう思ってビクビクとして少年院に行かされるんじゃないかと思ってしまう。電話やチャイムが鳴ると、警察が来たんじゃないかと思っちゃう。「自首しろ」「少年院」とかの言葉が流れてくる。〔聞こえるのではない？〕自分でもよくわからない。〔声として聞こえる？〕よくわからない。心の中に不安の泉があるので…考えないようにしても、言葉が流れてくる。「何もしていない。何もしていない」と言い聞かせているけど、そうすると余計に流れてくる。

・手紙に針を入れて送ったんじゃないか。手紙から針が出て、子供がそれを飲んだらどうなるか。飲み物に針や画鋲、カッターナイフの刃を入れて、それを人が飲んで死んだら、私はどうなるのか。言葉が流れてくる、断定的な言い方で。「人殺しじゃないか」、「刺したんじゃないか」、「とうとう」、「ついに」。思ったのか、流れてきたのか。
・自動車の窓から外へ毒とか何か投げなかったか。後部座席に座っていたが、どうかしなかったか。
・（母と二人でスーパーマーケットへ行き、駐車場で警備員の人と出くわしたが）私、毒入りのお菓子を警備員の人に渡さなかったか。
・道行く人の食べ物に毒を入れたのではないか。トイレに一人で行ったが、そこにあったジュースや食べ物に毒を入れたのでないか。
・（助手席の患者の手がちょっとハンドルに触り、たまたまタイヤに赤いペンキが付いていたが）人をはねたのではないか。
・手を石鹸で洗ったが、その手でペットボトルを触った。そのペットボトルをリサイクルに出すので、そのペットボトルを触った人が死ぬのではないか。
・（部屋の壁にあった赤い斑点を見て）血ではないか、自分が誰か人を殺したのではないか。
・毒とか薬とか封筒に入れて、外に置いたり、人に渡したり、送ったのではないか。何ヶ月か数年後に人が見つけて口に入れて、そうすると私は刑務所に行かなければならない。
・オロナインを付けて外出したら、それが毒になって他人に危害を与えるのではないか。

上記した陳述は、加害性を内容とする自我親和的で不合理性の認識に乏しい観念の反復、すなわち加害性反復観念がアプリオリないし何らかの知覚（壁の赤い斑点を見ること）や行為（警備員と出くわすこと）をきっかけに一次性に現れたものであるが（時にその観念に関連して、患者を批判する、音声性は定かではないが他者から話しかけられるという無音幻声[5]が随伴する）、以下に掲げる陳述は明瞭な視覚・聴覚表象像を伴う自生空想表象が先行し、それに基づいて二次性に加害性反復観念が生じたと思われる例である。

・本屋で毒や針を本の中に入れている映像が見えるようになった。それでその本を手に取った人が死ぬのではないか。

・昨日、調子を乱して。兄が友人から借りた服に針を入れたんじゃないか。映像がクリアーにある。「殺す、殺す」という言葉が出たりしたので。

・デパートでホッカイロが配られたが、開ける映像が出てきて、その粉を他人の荷物に入れる映像が出てきた。それでホッカイロが使えなくなった。

・犯罪的な内容のことがリアルに流れてくる。テレビのようにリアルに流れてくる。私は逮捕されたり刑務所に入れられるんじゃないかと実際に思った。

・警察の人に囲まれた映像が流れてきた。私は大きな過ちをしていないですよね。

また、以下のような体験があるのも判明した。

【自生記憶想起（音楽性幻聴もあり）】

・ある日、突然に古いことが断片的に浮かんでくる。（頭の中に見える?）見えたり、聞こえたりする。

・過去記憶想起がある。汚い映像が流れてきた。クリアーである、テレビを見ているように。勝手に流れてくる。本当に厭な映像で、音楽も勝手に流れている。夢か現実かわからず、すごく苦しい。

・おちこんだのは、小学生の頃（色黒なので）「インド人、インド人」とからかわれたが、その過去の厭なことが思い出されたから。クラスで皆に言われて、その時教師が「笑った人は手を挙げなさい」と言ったことが思い出された。

【自生空想表象】
・寝床の中で祖父より貰ったお守りを見ていたら、祖父が出てきて「強情を張らずに父、母の言うことを聞いて、薬を飲みなさい」と言ってくれた。
・怖い目が一杯見えた。頭の中に狐のような、この世に存在しないような動物の目、私を責めるような、追いつめるような目でじっと見る。
・言葉が流れてくる。また祖母等の姿が見えてはっきりとした声も聞こえる。
・自分の手や衣服が血だらけの映像。まわりの赤を見ると血に見える。父母が死ぬ映像。声も聞こえる。私の中にもう一人、人がいるみたい。
・自分を傷つける映像が流れてくる。

【幻声】
・声で責められるのが増えた。「お前は死ね」「お前は親不孝だ」「お前は人を殺した。刺した」。浮かんでくる場合と声が聞こえる時と、自分でも定かではない。
・赤いものを見て、無視しようかと思うけど、「これは血ではないか？お前が殺したのではないか？」と言ってくる。
・不安事は二、三個程度であった。「毒」、「薬」、「粉」。声はすぐに浮かんでくるが、嘘のことだと否定できる。別の声で「あの人は死ぬ、死んだ」との声も浮かんできた。（声？）声ですね。聞こえてきます。
・「毒を混入した」と聞こえてきて不安になった。

【不潔恐怖／洗浄強迫】
・脱げた靴を手を使って履いたが、近くに嘔吐物があって、汚いと思って手を洗ったり、その時に買った洋服は着れないでいる。

・最近になって、また手を洗うのが増えた。お気に入りの写真を見る前にとか。

他者に危害を加えたのではないかという患者の不安（それは倫理的な罪悪感と同時に、警察に逮捕され、少年院や刑務所に入れられてしまうという現実的なものであった）は著しく、片時も母の下を離れず、そのつど不安を解消すべく繰り返し母に否定してもらうが、母の答え方が気に入らないと大声で非難することが日常茶飯に認められた。また受診時には主治医に、例えば「生まれてからこの方、自分は人を殺していませんよね？保証できますか？」と尋ね、「保証します」という言葉を求めることが何回も繰り返された。なお、この間に用いた薬剤であるが、加害性反復観念の内容と関連したものながら明らかに幻声があることから抗精神病薬を主体とし、haloperidol 一三・五〜一六・七五mg／日、chlorpromazine 二五〜二二五mg／日、levomepromazine 三〇mg／日、pimozide 一〜九mg／日、sulpiride 一二〇〇mg／日、fluphenazine 〇・七五〜三・〇mg／日、quetiapine 二五〜七五mg／日、olanzapine 二・五〜三〇mg／日、risperidone 二mg／日、zotepine 二五〜一五〇mg／日を常時三〜四剤併用し、そのほかには clomipramine 七五〜一五〇mg／日、paroxetine 一〇〜三〇mg／日、trazodone 二五〜一五〇mg／日、bromazepam 六mg／日、etizolam 三mg／日、cloxazolam 三〜六mg／日、carbamazepine 一〇〇〜八〇〇mg／日（その他は抗パーキンソン薬と睡眠導入薬）を用いたが、いずれの薬剤も有効といえるものではなかった（経過中繰り返し自殺念慮をもらし、また数回の自殺企図もみられ、その苦悩は著しいものであったので、一〜二週ごとの通院のたびに薬剤の変更を行わざるを得なかったが、少なくとも抗精神病薬に関しては増薬によって悪化、減薬によって軽快という傾向が認められた。個々の薬剤の投与量は決して多くはなく、多剤併用となったのはそのゆえである）。

X＋四年七月に大量服薬による自殺企図が生じて三回目の入院となったが、患者同意の下に行った前二回の入院と異なり、「過量服薬しても入院はさせない」という約束を破ったと言って患者は両親と面会することを拒否するようになり、家庭にあっては母との間で行っていた一々の加害性反復観念の打ち消しを病棟担当医との間で行うようになった。この作業はそのつどの不安を患者がノートに記し、それを一日の終わりに担当医がやはり記すことによって否定するという格好で行われたが、この作業はそれまでの母による即座の否定と違って、患者に一定時間不安を保持する姿勢を持たせ、また新たな観念の生起に対しても以前に記したノートの記載を再見して不安を解消するという自己コントロールを可能なものにしたようであった。入院期間はわずか一ヶ月あまりであったが、不安に対する自己コントロールの方策を見出したがゆえか（患者は常にノートを携帯し、そのつどの不安を書き記し、後に母に否定してもらうようにしていた）、患者は自宅では自室で一人で過ごす、近所ならば一人で外出する等の、それまでの母との密着した生活からの離脱が徐々に行えるようになり、X＋五年一月には休学していた通信制高校に五年ぶりに復学をはたした（X＋六年三月には卒業予定）。なお、X＋四年七〜八月の第三回目入院以後、現在までの一年六ヶ月間の薬物療法は、通院のたびごとに処方変更を要したそれ以前と違って、haloperidol 一八〜二八mg／日、zotepine 五〇〜一〇〇mg／日、carbamazepine 四〇〇mg／日、cloxazolam 四〜六mg／日（ほかは抗パーキンソン薬と睡眠導入薬）とほぼ固定的に推移してきたが、これは上記した加害性反復観念を初めとする症状は決して軽減したといえるものではないものの、不安の自己コントロールがある程度可能になり、患者の苦悩が軽減されたためである。なお、この一ヶ月間 aripiprazole 三〜六mg／日を上記処方に追加しているが、少なくとも悪化はきたしていない。

3　考　察

(1)　加害性反復観念の症候学的検討

例示した症例1および症例2の主要な体験である「加害性を内容とする自我親和的・妄想様反復観念（略称：加害性反復観念）」（症例2の、自生空想表象に基づく加害性反復観念は別として）は、その名称にあるように体験形式的には自我親和性、妄想様、反復性を特徴としている。「はじめに」で述べたように本体験への筆者の注目は、それ以前に筆者が画然と区別した強迫性と自生性という体験形式のいずれにも本体験が属さず、それらがないまぜになったものではないかという点にあったが、本項では改めてその点を検討してみたい。

ここで本体験を解析するに際して準拠枠としたのは、強迫性と自生性との比較対照に用いた六項目の体験特性（表1）[8]である。以下、これらの体験特性ごとに本体験を解析してみることにする。

①体験の感じられ方

「…を考えず（せず）にはおられない」という強迫性（強迫的能動性）と「…が勝手に出てくる」という自生性との間には、類型的に示した患者表現ならびにそれらの概念化に見られるような違いはあるものの、両者ともに患者には自我違和的な例外的体験と感じられていることは共通している。しかし、加害性反復観念にあっては、後述するようにその内容によって患者は著しく苦悩するとしても、その生起に関しては「…と自分が考える」という自己能動性であり、すなわち自我親和的な体験である。

②重症化の方向性

先の論稿[6]にて筆者は、強迫性（強迫的能動性）が重症化すると「強いられ、迫られる」という文字通りの強迫性が失われ、通常の自己能動性へと変遷していくのではないか、それが強迫病の成立機転ではないかと示唆しておいた。上記の二症例においても、症例一においては「タバコ」「麻薬」に関する通常よく見られる強迫観念があり、また症例二では不潔恐怖／洗浄強迫があり、したがってそこに見られる強迫的能動性が通常の自己能動性へと変遷して加害性反復観念へと至ったと推定することも一応は可能である。しかし、観念の内容は強迫的能動性の前者と自己能動性の後者ではまったく異なっており、したがって先の推定はいささか無理があり、両者の間には連続性はなく、加害性反復観念はその成立機転はいざ知らず、強迫観念とは独立した体験と看做すことが妥当であろうと結論されることになる。

さて、次に問題となるのはこの加害性反復観念の重症化の方向性であって、筆者には症例二の自生空想表象に基づく加害性反復観念がその重症化の形態と思われるが、そこではそれまでは自己能動的に生起していた観念が自生的な空想表象像として立ち現れるようになってきている。さらなる重症化の方向は「赤いものを見て、無視しようかと思うけど、『これは血ではないか? お前が殺したのではないか?』と言ってくる」、「『毒を混入した』と聞こえてきて不安になった」という幻声であって、ここには明らかに他者能動性が認められる。以上のごとく、重症化の方向性は自己能動性→自生性→他者能動性であって、少なくとも後二者の移行は〈背景思考の聴覚化〉論[4]に基づいて推測した自生性→第二自己能動性→自己被動性→他者能動性という自生性の重症化の方向[5]と軌を一にしているのである。

③体験による主体の苦痛

先の論稿(6)に記したように、強迫性も自生性もともに患者はそれらの体験によって苦痛を感じるが、強迫性が体験内容の不合理性や無意味性に苦しむのとは違って、自生性は体験形式の自生性に苦しむのである。一方、この加害性反復観念においては、患者は自分の発言や行為によって「他人が死ぬ（死んだ）」、「他人を殺す（殺した）」という、不合理性の認識に乏しい、すなわち妄想様の加害的な体験内容そのものに苦しむのである（症例1と症例2では若干の違いがあり、症例1は〝自分の発言や行為が他人を死に追いやった〟という倫理性に苦しんでいるのに対し、症例2ではその倫理性と同時に〝自分が警察に逮捕され、少年院や刑務所にいかなければならない〟という現実的な不安も併存していた）。

④体験に対する主体の構え

これは③の「体験による主体の苦痛」と対応するものであり、強迫性では患者は不合理・無意味な体験内容に対して抗争するが、自生性では患者は自生的な体験形式を抑圧しようとするか、もしくは受身的に翻弄される。一方、この加害性反復観念ではそれに対する病識、すなわち観念の不合理性の認識は乏しく（妄想様）、ために自殺企図に至るまでに苦悩しつづけるか、あるいはまたその苦悩からの解放を求めて繰り返し家族あるいは主治医にその否定を求め続ける。

⑤体験の対象

自生性では多岐にわたる不特定の事象が意想外に浮かんでくるのであるが、強迫性ではその時期その時期で違いはある（すなわち変遷する）が、各々の時期に限るならば単一で特定のテーマ性が認められる。加害性反復観念もまた強迫性と同一で、一～二週間にわたって同一のテーマが持続するのである。

⑥出現の時間的様相

自生性では断続的に新たな対象（思考、観念、記憶、表象など）が現れる〈新現〉するのであるが、強迫性では同一の対象が断続的に繰り返し現れてくる〈再現〉。加害性反復観念も「反復」とあるように同一の対象が繰り返し現れてくるのであって、この点でそれは強迫性と同一である。

以上、六項目にわたって加害性反復観念の体験特性を見てきたが（表2）、「体験の感じられ方」、「体験による主体の苦痛」、「体験に対する主体の構え」の三項目においてそれは強迫性とも自生性とも異なるものであり、「重症化の方向性」という一項目においてそれは自生性と類似しており、「体験の対象」、「出現の時間的様相」の二項目においてそれは強迫性と同一であった。「はじめに」で筆者は、この加害性反復観念を「強迫性と自生性がないまぜになったような体験」と述べておいたが、解析してみれば以上のようになるのであって、確かに部分的には「ないまぜ」ではあったものの、「体験の感じられ方」、「体験による主体の苦痛」、「体験に対する主体の構え」の三項目では明らかに強迫性とも自生性とも異なっており、必ずしもそれら両者の中間的な体験とも呼び得ないものであった。結論づけるならば、加害性反復観念は強迫神経症のメルクマールである強迫性とも、また初期統合失調症のメルクマールである自生性とも異なり、その両者と部分的には重なるもののそれらの中間形態ともいえない独立した症状であることが明らかになったのである。

(2)　二症例の疾患論的位置づけ

前項の結論を受けて本項で考察するのは、そうした加害性反復観念を主要な症状とする上記二症例の疾患論的検討を、その他の症状の解析ならびに経過という点から行うことである。まずは症例ごとに検討してみるこ

表２　強迫性ならびに自生性との比較から見た加害性反復観念の体験特性

		強迫性	加害性反復観念	自生性
1	体験の感じられ方	自我違和的 …を考えず（せず）にはおられない （強迫的能動性）	自我親和的 …と自分が考える （自己能動性）	自我違和的 …が勝手に出てくる （自生性）
	［営為に対する自己能動感］	あり	あり	なし
2	重症化の方向性	強迫的能動性 →自己能動性（強迫病？）	自己能動性→自生性→他者能動性	自生性→第二自己能動性→自己被動性→他者能動性
3	体験による主体の苦痛	体験内容の不合理・無意味性	体験内容そのもの	体験形式の自生性
4	体験に対する主体の構え	不合理・無意味な体験内容に対して抗争する	苦しみ続けるか、周囲に否定を求め続ける	自生的な体験形式を抑圧しようとするか、もしくは受身的に翻弄される
5	体験の対象	単一・特定のテーマ性（但し、変遷あり）	単一・特定のテーマ性（但し、変遷あり）	多岐・不特定の事象
6	出現の時間的様相	断続的に再現	断続的に再現	断続的に新現

とにする。

症例1はまずは「タバコ」「麻薬」等をテーマとする強迫観念で発症しているが、この時点では「…を考えず（せず）にはおられない」という強迫的能動性があり、観念の不合理性に対する認識も明らかにあり、この時点では強迫神経症と診断することに異論はなかろう。しかし、次いで（その時点での症状聴取ができていないので不分明であるが）視覚性気付き亢進、聴覚性気付き亢進、音楽性幻聴（自生音楽表象）が一時期認められており、初期統合失調症[10]が疑われることになる。次いで思考不全感を主とし、若干の現実感喪失（離人症）と体感異常が認められる時期へと至っているが、この三者は内因性若年―無力性不全症候群[2,7,9] endogene juvenil-asthenische Versagenssyndrome（Glatzel, J. und Huber, G.：原記載[2]では上記三者は各々思考障害、疎隔体験、身体感情障害と記載されている）のトリアスである。Huberによれば、この内因性若年―無力性不全症候群は「統合失調症なき統合失調症 schizophrenia sine schizophrenia」とも呼びうる、統合失調症の初期段階か不全型と考えられる特有の神経衰弱状態であるが、筆者ら[7,9]が明らかにしたところによれば上記の思考障害（患者は思考不全感として訴える）は陰性初期統合失調症症状 negative symptoms of early schizophrenia と考えられる即時記憶の障害、即時理解ないし即時判断の障害、および思路構成の障害から構成されており、また Glatzel らの原典[2]も含め、この症候群には必ずや他の初期統合失調症症状が併存しており、よって筆者らはこの内因性若年―無力性不全症候群は初期統合失調症症状スペクトラムの一症状群であって、それを主として訴える症例は初期統合失調症の変異型と考えている。以上のことから、本症例は通常の強迫観念が先行した初期統合失調症（変異型）と診断されることになる。発病以来すでに一四年が経過するが、いわゆる Niveausenkung（人格水準低下）をきたしていないこともこの診断を支持している。

症例２は病初期の状態像は今一つ不分明であるが、少なくとも筆者が観察した期間においては通常の強迫神経症に属する不潔恐怖／洗浄強迫があり、また加害性反復観念とは内容を異にする自生記憶想起、音楽性幻聴（自生音楽表象）、自生空想表象という初期統合失調症症状[10]があるという点で症例１と類似している（内因性若年―無力性不全症候群はない）。ただし、話しかけられる形の幻声 Stimmenhören in der Form von Angeredetwerden が明らかに認められるという点は症例１とは異なっており、この点において本症例は初期段階を超えてすでに極期に入った統合失調症ではないかという疑いがもたれる。しかし、本症例の幻声の内容を検討するに、それはすべて加害性反復観念と同一であって限定されたものであることがわかる。このことを考慮すると、この幻声は加害性反復観念の形成に関与した自生空想表象（機序から考えれば、まずは加害性反復観念があり、その観念が空想表象像を生み出したと考えられる）と同様なものであって、加害性反復観念が幻声の形を帯びたものと理解しうるのである。以上のことを総合すると、本症例は初期統合失調症であるが、ただし幻声の存在からはいささか極期段階に入りかけたもの、すなわち初期統合失調症（極期への移行段階）と診断しうるであろう。なお、本症例も発病以来一一年が経過するがNiveausenkungは認められず、通信制高校への復学を果たしたのちの生活ぶりは生き生きとしたものである。

以上、症例1は変異型、症例2は極期への移行段階という注釈がつくものの、二症例ともに初期統合失調症との診断が与えられることになった。

4　おわりに

すでに論は尽きたが、おわりにあたって二点ほど追補しておきたい。

一つは本二症例の薬物治療に関してで、それは（症例2ではいまだ確かなことはいえないが）症例1ではaripiprazoleが加害性反復観念の軽減に有効であったことである。これはそれまでの四年間に及ぶ各種薬物治療がまったく効を奏さなかったことに比すると「劇的」とも言えるほどの変化であった。筆者がaripiprazoleを処方したのは久住[3]がaripiprazoleの適応症の一つに「強迫症状を有する統合失調症例」をあげていたからであるが、その後の私信によれば久住がそれを記したのは大数研究によるエビデンスに基づくものではなく、自身の数例の臨床経験に基づくものとのことであり、また彼の経験したaripiprazole著効例は本二症例と合致するものではないとのことであった。以下は精神薬理学に門外漢の筆者のまったくの臨床的推測であるが、D_2-receptor blockerである通例の抗精神病薬が無効である（さらに症例2では増薬によって悪化、減薬によって軽快の傾向）ことを考慮すると、aripiprazole の有する partial D_2 agonist という作用が効を奏したのではと考えたくなるが、はたしていかがなものであろうか。ともあれ、長年にわたって苦慮してきた、こうした症例の薬物療法にある程度の目処がついて内心ほっとしているのが筆者の偽らざる思いである。

いま一つは、時に言われる「強迫は統合失調症の防波堤である」という臨床知[11]に関してである。強迫性障害の経過研究からは強迫性障害から統合失調症への進展はまずないというのが定説[11]であるのに、なにゆえに上記の文言が言われてきたのか。以下は筆者の推測にすぎないが、上記の文言が根拠にした症例は本稿で報告したような自我親和的・妄想様反復観念の症例ではなかろうか（ここでは内容の加害性は問わない）。というのは、この自我親和的・妄想様反復観念はその反復的再現、観念の打ち消しを求めての周囲への確認等によって容易に強迫観念と誤認されやすいからである。併せて、筆者は自論に基づいて二症例を統合失調症の初期段階（初期統合失調症）と診断したが、これまで一般にはこれらは前駆期と看做されてきたのであって、となると上記二種の誤認が重なって「強迫は統合失調症の防波堤である」という文言が成立したのではないかと考えられるのである。最後に付け加えるならば、はたして真に「防波堤」なのか、すなわち顕在発症を防止するという意義をこの症状が有しているか否かも疑問である。筆者からすれば「強迫は統合失調症の防波堤である」は間違いであって、正しくは「自我親和的・妄想様反復観念は初期統合失調症の変異型ないし極期への移行段階を示す」と控えめに言い換えられるべきである。

文献

（1）American Psychiatric Association : Diagnostic and Statistical Manual of Mental Disorders. Third edition., APA, Washington, D.C., 1980.

（2）Glatzel, J. und Huber, G. : Zur Phänomenologie eines Typs endogner juvenil-asthenischer Versagenssyndrome. Psychia. clin.1 : 15-31, 1968.（高橋俊彦、大磯英雄、青木勝、渡辺央訳：内因性若年無力性不全症候群の一型に関する現象学。思春期青年期精神医学、二：一〇三―一一八　一九九二）

（3）久住一郎：［総論］定型から非定型へ―これからの薬物治療（統合失調症における薬物治療―その新たな可能性を探るNo.1）。日精協誌、二七（一一）、二〇〇八。

（4）中安信夫：背景思考の聴覚化―幻声とその周辺症状をめぐって。内沼幸雄編：『分裂病の精神病理14』、東京大学出版会、東京、一九九―二三五、一九八五。**（前書第一章）**

（5）中安信夫：内なる「非自我」と外なる「外敵」―分裂病症状に見られる「他者」の起源について。湯浅修一編：『分裂病の精神病理と治療2』、星和書店、東京、一六一―一八九、一九八九。**（前書第六章）**

（6）中安信夫：自生と強迫―体験様式の差異とその臨床的意義。永田俊彦編：『分裂病の精神病理と治療5』、星和書店、東京、一―二五、一九九三。**（前書第九章）**

（7）中安信夫：内因性若年―無力性不全症候群についての一考察―初期分裂病症状スペクトラムの一症状群として。村上靖彦編：『分裂病の精神病理と治療6　分裂病症状をめぐって』、星和書店、東京、二五九―二八四、一九九四。**（前書第一一章）**

（8）中安信夫：強迫性の鑑別症候学―制縛性ならびに自生性との比較を通して。思春期青年期精神医学、九：一四五―一五六、一九九九。**（前書第二二章）**

（9）中安信夫、針間博彦：内因性若年―無力性不全症候群。中安信夫編：『稀で特異な精神症候群ないし状態像』、星和書店、東京、二〇五―二二四、二〇〇四。**（本書第一章）**

（10）中安信夫、村上靖彦編：『初期分裂病―分裂病の顕在発症予防をめざして（思春期青年期ケース研究10）』。岩崎学術出版社、東京、二〇〇四。（第I部が**本書第九章**）

（11）成田善弘：『強迫性障害』。医学書院、東京、二〇〇二。

（12）下坂幸三：強迫病。加藤正明、保崎秀夫、笠原嘉、宮本忠雄、小此木啓吾編：『新版精神医学事典』、弘文堂、東京、

一六九、一九九三。

（最新精神医学、一四：二三一―二四三、二〇〇九）

第六章　殺人欲動／情性欠如を呈し、顕在発症後にそれが消失した初期統合失調症の一例

159

抄録

犯行には至らなかったものの、殺人欲動／情性欠如を呈した一六歳、男性の一症例を報告し、類似した文献例との比較検討を行った。結論は、⑴診断は初期統合失調症であった。⑵患者はその後において顕在発症したが、殺人欲動／情性欠如は初期段階でのみ認められた。⑶初期段階での患者の内的世界は、リアルさを欠いた現実認知の恒常的存在（いわば知覚の表象化、および感情欠如感）とリアルな視覚・聴覚表象像の恒常的存在（いわば表象の知覚化）とまとめられたが、殺人欲動／情性欠如はそうした基本心性のもとに現れた症状であった。⑷本症例において殺害行為の動因となりえた殺人欲動はアプリオリに自生した欲動であり、動因に抗する抑止力の低下をもたらしえた情性欠如は、直接的は感情欠如感が、間接的には上記⑶で述べた基本心性によってもたらされた、いわば夢とも現ともいえないような、無機質な主観的世界が関与していると判断された。⑸文献例との比較においては、統合失調症の初期段階であるという点で幼女連続誘拐殺害事件の犯人M、Wilmanns,K. の報告例、中谷の報告例と大略同一であり、殺人欲動という点ではWilmanns の殺人心迫、中田の殺人衝動と類似はしていたが、微妙な差異が認められた。

1　はじめに

精神鑑定人の一人として筆者が経験した幼女連続誘拐殺害事件（一九八八―一九八九）の犯人Mに認められた、犯行様態における計画性と残虐性、犯行心理における著しい攻撃性と情性欠如という特徴は、新聞報道等によるところ、その後の神戸連続児童殺傷事件（一九九七）から近年の会津若松母親殺害事件（二〇〇七）に至るまでの数々の犯人にも共通して認められるものと判断されるが、このことを通して筆者は、上記した特徴は主として青少年による死体損壊を伴う殺害事件において一つのパターンをなすものではなかろうかという問題意識をいだくに至った。

さて、筆者は比較的近年になって、殺人欲動／情性欠如（殺人欲動と情性欠如を／で繋いだのは、犯罪行為とは行為の動因と動因に抗する抑止力の低下とが相俟って初めて成立するものであり、ここに／の前の殺人欲動は動因となり、／の後ろの情性欠如は抑止力低下をもたらすものであって、犯罪行為の成立という観点からは両者を一塊のものとして取り扱うことが重要と考えられたからである）を呈したものの犯行に至ることはなく、またいったん寛解に達したものの服薬中断によって顕在発症に至り、その後は殺人欲動／情性欠如が消失した初期統合失調症の一症例を経験したが、この症例は上記した著しい攻撃性と情性欠如という犯行心理とその疾患論的位置づけの議論について一石を投じるものと考えられ、その精神病理をつぶさに論じることは司法精神医学的にも有用と思われた。

2　症　例

(1)　本症例の概要

症　例：初診時一六歳、男性

家族歴：一人っ子。出生時に両親はすでに離婚しており、母の実家にて母方祖父母、母との四人暮らし。精神疾患の遺伝負因は否定。

生活歴：地方小都市にて出生。出生地で育ち、地元公立高校一年生に在学。

主　訴：感情がない気がする。現実と妄想の区別がつけられていない気がする。

現病歴：（ケースワーカーによる予診時に患者が自発的に話した病歴）

中学生の頃より「他の人とは違うな」と思い始め、高校生になって「本当に違うんだ」と確信した。その違いというのは、感情に関して皆と同じように喜怒哀楽が感じられないということであり、そのため、今まで感情を皆と合わせて演技してきたが、最近はそれが難しく思えるようになり、他人と話すのが厭になってきた。また過去のことを振り返る時に、それが事実だったのか、自分が作り上げたイメージ（患者はこれを「妄想」と呼ぶ）だったのかがわからなくなってしまうこともある。以上のことがつらくて、自ら希望して受診した。

本症例は、予診を踏まえての初診医による面接にて初期統合失調症が疑われ、再診以後筆者が主治医として担当することになったが、診断的考察は後述するとして、その後の治療経過の概要を先に示しておく。

【経過概要（図1）】

筆者が経過を知り得ているのはX年からX＋六年までの七年間であり、X年六月の初診日からsulpiride, fluphenazineの治療で漸次軽快したが（症状の詳細は後述）、患者は五ヵ月後に通院・服薬を中断した。次に来院したのは一〇ヵ月後のX＋一年一〇月で、この時点では亜昏迷状態を呈していた。これ以後はbromperidol, chlorpromazine, olanzapine等を用いて外来にて継続的に治療し、患者は寛解状態を維持したままX＋四年、一年遅れで高校を卒業し、専門学校に入学した。しかし、遠距離通学もあってか、次第に通院間隔が延びて服薬コンプライアンスも悪くなり、秋頃には通院・服薬を再び中断した。そして、X＋四年一二月に緊張病性興奮状態となり、警察に保護されて緊急入院となった。七ヵ月の入院を経て退院したが、この時点では中等度の欠陥状態に陥り、専門学校も中退し、入院した病院のデイケアへ通所する日々となった。

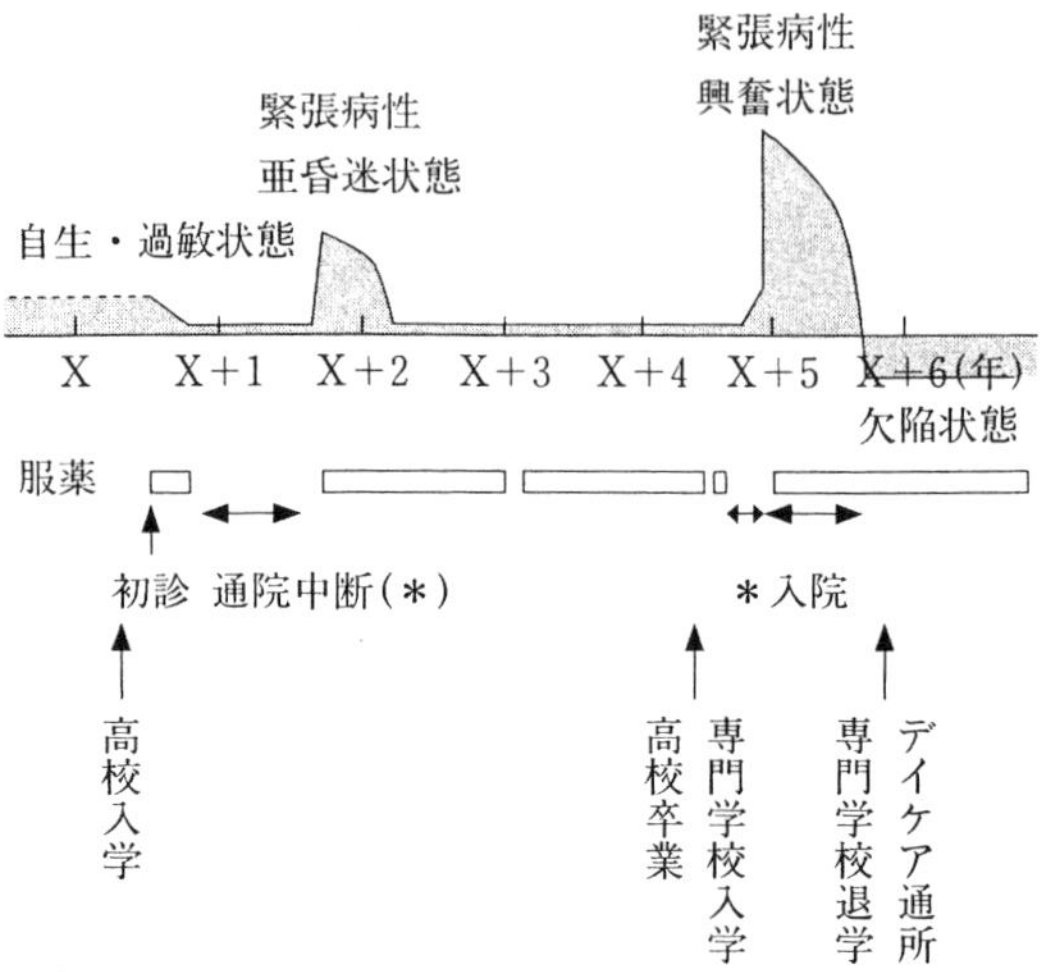

図1　経過概要

なお、経過中、血液生化学所見、脳波、CTに異常は認められず、症状性ないし器質性疾患は否定されている。

(2) 本症例の精神内界の描出ならびに診断的考察

すでに示した縦断的経過にあるように、本症例は後に亜昏迷状態、さらに緊張病性興奮状態を呈して欠陥状態を後遺し、したがって本稿の主題である殺人欲動／情性欠如が訴えられた最初のX年六月〜一一月までの五ヵ月間（顕在発症と判断されたX＋一年一〇月の亜昏迷状態以後は自ら訴えることもなく、また尋ねても「ない」とのことであった）が統合失調症の初期段階であったろうというのは容易に推定できることである。しかしながら、改めてX年六〜一一月の時期における体験をつぶさに検討し、表面に認められた殺人欲動／情性欠如の背後あるいは基盤にどのような精神内界があったのかを描出し、併せてその時期の診断的検討を行うことにする。ここで筆者が提出する資料は患者との面接の質疑応答記録であり（粗密があるが、密な九／一九、一〇／三、一〇／一七の質疑応答は患者の了承を得て行ったテープ録音をおこしたものである）（図2）、その呈示は初診時における主訴とそれに関連する陳述に沿って行うが、これには次の二種のものがあった（なお、殺人欲動／情性欠如に関する陳述は次節にて行うこととする）。

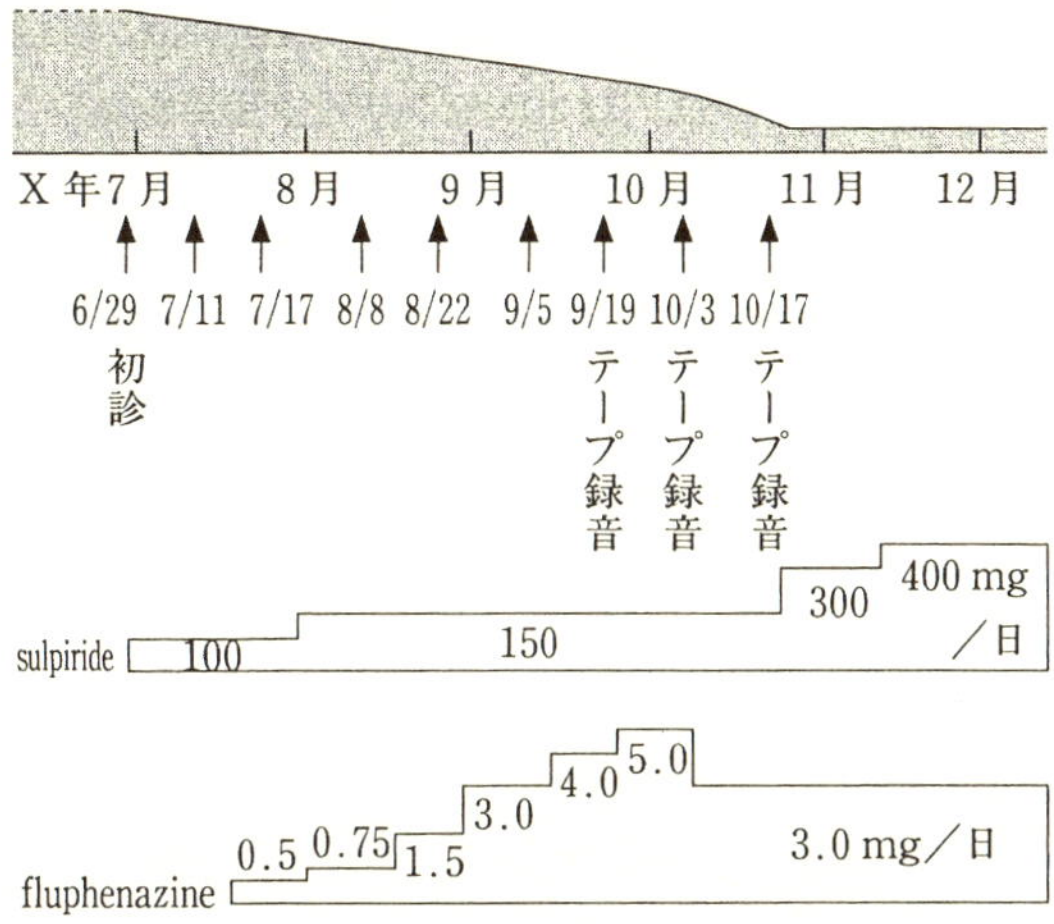

図2　自生・過敏状態（初期段階）の治療
（↑は本文中に記した質疑応答記録の面接日を示す）

（1）第一の主訴「感情がない気がする」について

初診時における主訴の第一は「感情がない気がする」というものであり、患者はこれを「感情に関して皆と同じように喜怒哀楽が感じられないということであり、そのため、今までは感情を皆に合わせて演技してきたが、最近はそれが難しく思えるようになり、人と話すのが厭になってきた」と説明している。面接記録から抜粋して、こうした陳述が成立した原体験が何であったのかを検討してみたい。なお、抜粋に際しては、理解の便を図るために筆者が同定した症状ごとに行うこととする。

〔離人症（自己精神離人症）、現実感喪失（外界精神・身体精神離人症）〕

六／二九

・自分の喋っている言葉が頭の中にいる他人が喋っているように感じる。自分で考えて喋っている実感がない。

・人が物みたいに感じる。ただ平然と動いている。ロボットみたい。

・自分と周りの世間が隔てられているように、テレビを見ているような感じ。

七／一一

（外を見て、テレビでも見ているような感じ？）はい。

（現実感がないような？）そうですね。

（この場は？）現実感がない。

（私も、おじいさんも？）はい。

（テレビから話しかけられるような感じ？）それに近い。

九／一九

（直前の記憶を忘れることってありますか？）直前…ありました。あのー、先生と話していて、「あれっ」て何か現実っていうかに戻って、「あれ、何話してたんだろう」って思ったことがあります。

（現実に戻って？）はい。

（そうすると、それまでは頭はどこか別のところに行ってたっていうこと？）何か近くなんですけど、こう見てる。ここにこうあって、ここを見てるって感じです。こっちから覗いてるっていう。

（ああ、前言ってたね。そうすると、現実に今こうやって同じ空間に場所を占めて、向かい合って話してるっていうんじゃなくて、外からその場面を見てるような感じ？）はい。だから自分が存在感がないっていう、自分に何されても大丈夫だっていう感覚があるんです。

（その際にさ、こう覗いているんだけど、覗いている中に自分の姿はあるんだっけ？それとも見えているのは僕だけ？）ああ、後者の方です。

（僕だけね。今僕は喋っているでしょう、それはどうなの？）遠くからマイクで喋っている。

（ああ、今もそういう感じですか？）今もそういう感じです。

（僕に限らず、こうやって向かい合って答えてくる人の声はどういう感じで聞こえるの？）テレビで聞こえているような。

（外から覗いているっていうのは、何かを通して覗いている感じなの？）うーん、枠ですかね。

（枠？）テレビから見ているような。

（例えば覗き部屋というのがあってさ、中に人がいて、外から覗く窓があって、それで中を見るっていうのがあるんだけど、そういう感じかな?・）はい、そんな感じです。

（自分の手足を見て、どう思いますか?・）テレビでやっぱ覗いてって感じです。自分の手足っていうか、ここにテレビがあって、テレビでこうやって、これを映してとか。

（テレビ画面に映っている手足みたいだと?・）はい。

（もう一回聞くけど、存在感ってあるの?・君自身の存在感は?・）最近少しはあるかもしれないですけど、前は全然なかったです。ただ、映像を見てて、自分は幽霊か何かじゃないかなと、そう思ってました。

（うーん、自分が幽霊か?・）幽霊の方が気持ちも感情もないし、ただなにか昔の映像も未来の映像も見えるし、幽霊の方が説明しやすかった、自分が。

（自分のことを?・）人と考えるより。


〔感情欠如感（Gefühl der Gefühllosigkeit）〕

七／一一
（自分としては変だなと思う点、困っている点は?・）無気力、無感動……これからを考えてみると、すごくちゃんと現実的に考えても、すごく変な考え方……ドラマの中にいるような感じがする。
（無感動って?・感情がないっていうこと?・）おもしろいのか、興味があるのかないのか。服とか、好きなのか、そうでないのか。
（楽しいことがないという感じなの?・）自分にとっておもしろいとか。それが他人によっておもしろいという感覚と違う。

（では、他人に合わせて演技をするの？）なんでこんなことがおもしろいんだろう。

九／一九

あの、感情とかなんですけど…感情がないように思えるんですよ。

（感情といってもね、例えば通常は喜怒哀楽というふうに、喜びと怒りと哀しみと楽しさをいうけど、どうですか？）特に自分のことを馬鹿にされても何とも思わない。まあ、何とも思わないって、少しは思うかもしれないけれども。

（腹が立つってことはある？）はい。一応腹が立っているのかと思いますけど。

（ああ、腹が立っているのかなと。喜びとか楽しさとか、こういう感情はどうですか？）一応快楽っていうかありますけど、楽しいとは思わないです。友達が「楽しい」って言えば楽しかったし、「つまらない」って言ったらつまらなかった。自分はどうなんだろうと考えると、ちょっとわからない。

（じゃあ、自分で楽しいとか、そういう感情は実感していないね？）実感してないです。

（それも小さい時からですか？）小さい時からです。

（もう嬉しくて嬉しくて有頂点になったとか、つらくてつらくてとか、あんまりそういう感じはない？）はい。ただ映像を見ているような。

一〇／一七

趣味とかはないんですけど、人には何か細かい趣味があるじゃないですか。例えば車の色だったら、ピンクがいいとか青がいいとか。自分の場合になると、何かそれは…。

（ピンクが好きだと言った場合に、本当に自分がピンクが好きなのか、それとも人に言われて、その言葉に従っているだけなのか、そうしたことがわからない？）わからないです。

（食べ物はどうですか？ こういう食べ物が好きだとかあるでしょう？）それもみんな何とかが好きだっていうけど、自分の場合になってみると、好きだって…好きってどういう感じだろうって。

（女の子を好きになったこと、ある？）初恋っぽいような。何と言うのか、よくわからないです。

（その時の好きっていうのは、もっとわかるんじゃない？）そんなに、食べ物が好きというのと変わらないんですよ。ちょっといいかなと思っても、人間として見ていないというか。物みたい。

（物みたい。ああ、女の子といっても、結局食べ物と同じ物みたいだと。それも今ひとつはっきりしない？）はい、はっきりしないです。

（あまり人に…人に限らず、好きという感情がわからないんですね？）はい。

以上、面接記録を同定された症状ごとに示したが、「感情がない気がする」という主訴を生ぜしめた患者の内的体験は、症状学的には離人症、現実感喪失、感情欠如感から構成されており、それらは総じて患者の精神内界を「リアルさを欠いた現実認知の恒常的存在」と化していた。

（2）第二の主訴「現実と妄想の区別がつけられていない気がする」について

初診時における主訴の第二は「現実と妄想の区別がつけられていない気がする」というものであり、初診時には患者はこれを「過去のことを振り返った時に、それが事実だったのか、自分が作り上げたイメージ（患者はこれを「妄想」と呼ぶ）だったのかがわからなくなってしまうこともある」と説明している。これまた面接記録を同定された症状ごとに抜粋して引用する。

〔自生記憶想起〕

六／二九

昔の風景が頭の中に浮かぶ。

七／一七

（過去のことが自然に思い出されることは？）幼稚園の頃とか中学校の頃とか、いろいろ出てくる。

（内容は？）……

（感情があることなの、それともないことなの？）どっちかといえば、気に入っていること。狭いような、暗いような、空想的なこと。

（過去の記憶かい？）それとテレビみたいな情報が混じっている。一歳、二歳の記憶もある。ただ、それが空想したことなのか、実際にあったことなのかがわからない。

九／一九

（君にとって快楽って感じられることって、いま何かある？）寝ることと、あとテレビを見ることと、友達と話したりする。

（友達と話すことも快楽？）友達と話す…けっこう限定されるんですよ。

（限定された友達という意味？）幼児の頃から会っていた友達とかは、何か落ち着くんですけど。何か幼児の頃の、その友達の映像とかも見えてきて、こうなったのかなって。

（幼児の時のその友達の映像とかも見えてくるわけだね。それがいまこうなっていると？）はい。

（そうすると、例えば高校から初めて知ったとか、幼児の頃を知らない人とはあまり楽しくないの？）ちょっと自分より大人っていうか、そんな感じがするんです。

（いろんな過去のことが頭の中に見えるのが高校入学まではあったって言っていたよね。高校入学後もあったの？）高校入学してからは…ないですね。いまも見るのは中学までの映像をよく見ています。だから「自分の人生はここで終わりなんじゃないか」とか、ちょっと思っちゃう時があるんですけど。

（君はいま○○高校の一年生だよね。で、中学までが出てくるわけだ？）はい。よく出てきますね。中学の時の授業の様子とか、友達と遊んでいた様子とか、よく出てきます。

（その中に自分の姿は出てくるの？）いや、出てこないです。

一〇／一七

（浮かぶことが減ったと言ったよね？）減っていると思いますね。前は一つの言葉を書いておくと、ほかにも言葉がいろいろと思い出してくるんですね。だから一言書いておけば、いっぱい思い出してきたんですけど、いま見ると、ただこれはきっかけというかなんかで、これだけ見ても何もわからないやっていうか。

（前は一つ書くでしょう。そうすると思い出してきて、それをまた次々と書き付けていた？）はい。何か思い出して、それをしゃべるんですよ。そしてしゃべったことをちょっと書いておくと、「ああ、あの時しゃべったことだなって」って言って。…小さい頃の思い出とか、いつもすごく出てきたりしていたんですけど、いまはたまにボーッとしていると浮かんでくるというか。

（さっき、それは君にとって物悲しい気分と言っていたよね？寂しくもある？）寂しい感じですね。でも最近はどうにか漫画本や本とか見て、空想の代わりとかしていますけど。なにか、いきなり何もなくなるというと、ちょっと悲しいんで。

〔直観像（視覚・聴覚表象を伴う随意記憶想起）〕

八／二二

映像を一つ一つ覚えて……一つの物事をする。言葉で言われるとわからない。言葉で言われても、映像のイメージが付いていかないと困る。人のを見ていないと、電車に乗るのにも苦労する。最近はちょっとできるようになった。小学校、中学校までは記憶、記憶でやっていたけど、高校では記憶だけではできず、成績ががた落ちした。

九／一九

あの、記憶する時、マニュアルを使ったんですよ。声っていうか聞こえてくるから、それで記憶したものって思って、それでその時の場所っていうかを思い浮かべて、そこで先生とかがしゃべっている声が聞こえてきて。

（そうすると？）それで、「ああ、これだ。この単語だな」とか。

（例えばこういうことがありますか？例えば期末テストとか、学校で教えられたことから出題される試験があるよね。その場合、授業のことを思い浮かべようとすると、先生の声が聞こえてくるの？）はい。場面も見えます。

（じゃあ先生が黒板に書いているような場面も見える？）はい。はっきり見えます。

（はっきりね。色は？）色も付いています。

（動きは？）動いています。

（動いていますか？）さっき言った映像っていうんですか、それもそういう動きをしています。

〔自生空想表象〕

六／二九
将来どんな風に生活していくのかと考えると、ドラマのように思えたりする。頭の中で現実と過去、未来の区別がつかなくなる。

七／一一
あと何もしなくとも、自分が空想の中で、自分が一番えらい。

（よく空想する？）はい。なんか……想像しているような、でも現実のような。自分がなんかのドラマのキャラクターにはめてやらないと……キャラクターに成りきって……。一部一部で変えて……そうしないと、何もないよう。テレビのドラマやアニメ、他の人から見て明らかに非現実的なことだろうけど、自分としては皆がどうしてこう演じないのだろうと思っていた。

（君は○○という人だよね？）一応、名前と体はあるけど……過去、未来、現在が行き来できる感じ。いろんな場所にも行ける感じ。

（行けるの？）行っているのかもしれない。想像すれば行けるのに、なんでみな旅行に行くのだろう。すごい景色だなあと言っているけど、想像すればいい。

八／二二
そのあと、頭の中の映像と現実の映像が混じっている感じ。ピントが合わせられる感じ。
（頭の中の映像って？）自分が何かしているもの。
（それは空想ですか？）はい。いつもそれを頼りにいろんなことをする。イメージと音も聞こえる。それを頼りに何かする。

〈最近出てきたこと？〉最近じゃない。映像なのかイメージ。最初から出ているので、病気なのかどうか、わからない。妄想が見える時、いつも気持ちがいいんですよ。ポワーンとした感じ。薬飲んで、それが少なくなった。

九／一九

昔までは何でか知らないけど、高校までが人生だと思ってたんで。高校に入るまでが。〈入るまでが？〉はい。何かそれしかなかったんですけど。で、いま高校に入っちゃったら、何したらいいかわかんないんです。

〈何で高校入学までが人生と思っていたのかね？〉映像がそこまでしかなかったっていうか。自分も見ているような感覚だから、何かドラマとかアニメみたいに終わるのかなあみたいな感じがあったんです。

〈映像がそこまでしかないというのは、高校入学までの映像しか頭に出てこなかったというわけ？〉はい。

〈もっと、自分が大人になっている時の映像とかはなかったんだね？〉なかったです。

〈でも、それはだんだん延びていくんじゃないの？小学校の時は中学くらいまでの映像で、中学校になったら高校の映像が出てくるとか？〉ああ、違います。

〈そうすると、小さい時からもう高校までの映像があったの？〉はい。小さい頃から、何かいつも初めて見たっていう感覚よりも、「あっ、前に見たな」っていう感じの方が多かったように思います〈既視感も関係しているか？：筆者注〉。

〈そうすると、現実は君がいままでに見たことがくり返されているという感じ？〉はい、そんな感じです。

〈現実を見る時、テレビの画面を見ているようなもんかな？声もテレビから聞こえてくる感じなんでしょう？現実を見た時のその感覚と、頭の中に過去の映像が浮かんだり、未来の映像が浮かんだりするのは同じ感じですか？〉はい、同じ感じです。

（同じ感じ。でも一方は頭の中に見えるし、もう一方は目で外に見えるんだけども、その違いはわかる?）一応違いはわかるんですけど、たまに混乱する時があります。

（君が現実と考えたことが混ざって混乱すると言うのは、そういうこと?感覚が似ているからかな?）感覚が似ている…めったに混ざる時はないんですけど、たまに「同じ場所だな」って思う時があります。なにか夜なんですけど、夜とか自分が最後に寝るんで、真っ暗にしていると、後ろに何かいるような感じがしたりとか〈この節は実体的意識性：筆者注〉。夜だと何かここにいつも映像があるんですりど。自分が殺される映像がよく見えるんですよ。後ろから斧でこうザクッとやられるのが見えるんですよ。

（それが目の前に見えるの?）頭の中か、目の前か、どっちかですね〈「目の前」であれば、非実在と判断される幻視となる：筆者注〉。

（斧でザクッと背中をやられる?）はい、後ろから。

（いつも同じ場面?斧で?）はい。いつも同じような。

（これは誰がやっているの?）誰だかわかりませんけど。

（そういう時は斧が見える。背中がザクッていうんだから、その背中に斧が突き立っているところもわかるわけだ。血も出る?）血は…。

（わからない?）わからない。

（そういうの、怖いでしょう?そういう場面が映像ででりゃあ?）いや、でもなにか怖くない。

（怖くない?）はい、現実感がないですから。

〔非実在と判断される会話幻聴、考想化声もしくは幻声〕

七／一一

（頭の中で誰かと誰かが会話している。それが聞こえるというのは？）あります。

（どんな内容？）何気ないですかね。悪魔というか、人なんですけど殺し屋みたいな会話をしている。「おい、あいつでも殺すか」、「そうするか」と気軽に話している。

（現実のことではない？）ええ。〈この節は全体として非実在と判断される会話幻聴：筆者注〉

八／八

覚える時、喋ってくる。覚えたということなのか、そいつが喋ってくる。たまにそれが止まる時、今何していたのかなあ、とわからなくなる。薬飲んでより、いきなり止まる。

八／二二

幻聴というか……というよりも、頭の中で喋っている感じも減ってきた。

一〇／一七

あと何か、頭の中で一応、まだ少しするんですけど、その声の指示にしか従っていないです。

（頭の中で声がする？）声が、たぶんですけど、よくわからないな。

（声って言われるとわからないけど、指示が出る？）指示はあります。

（それはああしろ、こうしろと命令調なの？）はい。

（誰が命令するの？指示するの？）変な男の声ですかね、たぶん。

（変な男の声？）自分で考えて、それを言葉で頭の中に聞こえるようにして言っているのか〈考想化声：筆者注〉、それとも自然に聞こえてくるのか〈幻声：筆者注〉、よくわからないんですけど、自分がイメージしてやっている感じ。（例えば、具体的にどういう行動を取る時？）「食事を取りなさい」とか「そろそろお風呂に入りなさい」とか、日常的な生活の会話です。

（そうすると、「そろそろお風呂に入りなさい」という指示があると、じゃあ、お風呂に入ろうかとするわけ？）はい。なにか自分の気分に近いんですよね。

〔自生音楽表象〕

六／二九

友達は色々な趣味があるけど、自分の頭には勝手に音楽が流れてくるし、ギターを弾くふりをすれば、それが現実に感じるので十分だと思う。

七／一一

（頭の中に音楽が流れることは？）あります。ロックみたいな感じ。コマーシャルソングも。

（急に聞こえてくる？スイッチが入るよう、それとも気がつくと流れている？）気がついたら。

（どれぐらいの時間、続く？）曲とかは最初から最後までいかない。よく覚えているところだけが飛び飛びに。

（いつ頃から？）よく覚えていないけど、前からあった。

九／一九

（あっ、こういうことってありますか？音楽が聞こえるっていうのはあるんだっけ？音楽が頭の中に流れるっていうの？）はい、ありますね。あ、でもみんなとかも音楽とか、何か音楽とか聞こえてくるとかいう人はいますよ。だからそういうのと同じかなとか思ってるんですけど。

〔君はどんな音楽が聞こえる?〕 いや、いろいろ。全部。

〔いろいろ全部?〕 はい。

〔例えば、人によっては、今まで聞いたことことのある曲全部っていう人がいたけど、何が聞こえてくるかわからないって。例えばコマーシャルソングだとか、学校で習った歌とか、歌謡曲とかありますか?〕 はい。あと三チャンネルの音楽とか。ああいう子どもの見るような音楽とか。

〔それが? いつもいつも鳴っているわけではない?〕 いや、いつも流れているような感じですか。

〔いつも流れてるような感じ。それも小さいときからありますか?〕 はい。

〔漠とした被注察感ないし実体的意識性〈関連して、非実在と判断される複雑幻視、辺縁幻視もあり〉〕
六／二九
他からの視線、あるかもしれない。タンスに顔みたいのがあって〈この節は非実在と判断される複雑幻視：筆者注〉、それが気持ちわるくなった。夜パッと見ると、幽霊がいるんじゃないかと。
七／一一
〔まわりに誰もいないのに見られている感じは?〕 あります。
〔視線を感じる?〕 ……全体から見られている。
九／一九
〔見ている存在はわかる?〕 タンス、家具、壁。そこにあるマイクも。人間と同じような気分になる。

あの、前からなんですけど、何か幽霊っていうか…感じるっていうか。

〔幽霊を感じる？〕すぐ後ろにいるように感じたり。

〔例えば、どういう場所に行った時にそう感じるの？〕いや、何かよくそう言われているような所へ行ったりすると感じるし、普通の所でも感じる時は感じる。

〔その姿は見たことがありますか？〕あの、寝床で一回見たことがあるんですけど〈この節は非実在と判断される幻視：筆者注〉、あとは特に見たっていう感じはないです。でも、たまーにそこらへんにちらっと見えると、パッといたように感じますけど〈この節は辺縁幻視：筆者注〉。

〔それは、いたような感じというのは、何か影が、パッと姿がちらっと見えたようなとか、そういうこと？〕はい。

〔それからね、姿は見えなくとも、君、後ろの方にって言ったよね。それは、背後に何かいるって感覚があるの？見えやしないけど感覚があるの？〕はい。ある時はあります。

〔それは幽霊ですか？幽霊以外の何かとは？〕とは思わないです。

〔怖い？そういう時って？〕ちょっと怖いです。

〔面前他者に関する注察・被害念慮〕

七／一一
人が話していたりすると、自分の話をしているような。いま笑っていたのは自分のことを笑っていたのではないかと思って、意味もなく腹が立つ。人に笑われながら話しかけられると、腹が立つ。馬鹿にしているような。
〔営業スマイルとかは？〕なんで笑っているんだろう、人を見下しているような。機械のような。自分がそういう人を見下している。

（見られていると思う?）あります。

（事実だと思う?）そういうのが、友達はそんなことはないといいますから……自分ではわからない感覚なので……友達が正しいと言っただけで自分は正しいとは思っている。

八／二二

疲れてくると、皆が別のところを見ていても、こっちの方を見ている気がする。

〔体外離脱体験〕

七／一一

（体から心が離れるというのは?）あるような気がする。なんか、どこかから見ているよう。人と話している時はいつもだけど……。頭の中で考えているのか、声が聞こえるのかわからないけど、……頭の中でできてから話す。自分を後ろから見ている感じがする。外から見ている。

（後ろ姿が見えたりはしない?）はっきり見えるんですが……そうかもしれない。

〔体感異常?〕

一〇／一七

（全然話が違うけど、こういうことってないですか。頭の中に何かが詰まっているようだとか、何かこう逆に何も詰まっていない、中空というか、中が空っぽのものが何かあるようだとか、そういう感じはしない?体の中に違和感というか、変な感じがあるということはない？〉あるかもしれないですね。何か目がここら辺にある感じですね〈と、こめかみの上部を指す〉。ここら辺から、ここの頭の中の空洞みたいなものを通って。

〈ええっ、目がない？今、君が指したのはこめかみの少し上だよ？〉中というか。

〈ああ、頭のその中？〉イメージで、中。ここら辺から。

〈後ろ、後ろだね？〉何かそれで脳味噌が空だっていう気が。

〈その空の中をぬけて、見ているわけ。この目で見ているわけではなくて？〉はい、何かそんな感じがするときもあります。

〈するときもある。今は？〉今は、イメージしてないときは普通かな。よくわからないです。

以上、面接記録を同定された症状ごとに示したが、「現実と妄想の区別がつけられていない気がする」という主訴へと結実した患者の内的体験は、症状学的には自生記憶想起、直観像、自生空想表象、非実在と判断される会話幻聴、考想化声もしくは幻声、自生音楽表象、漠とした被注察感ないし実体的意識性（関連して、非実在と判断される複雑幻視、辺縁幻視もあり）、面前他者に関する注察・被害念慮、体外離脱体験、体感異常？から構成されており、それらは総じて患者の精神内界を「リアルな視覚・聴覚表象像の恒常的存在」と化していた。

（3）精神内界のまとめと診断

以上、二種の主訴に沿って本症例の精神内界を見てきたが、まとめると本症例の精神内界は、一方にリアルさを欠いた現実認知の恒常的存在（いわば知覚の表象化、および感情欠如感）があり、他方にリアルな視覚・聴覚表象像の恒常的存在（いわば表象の知覚化）があって、表象化した知覚と知覚化した表象は時にはその差異が失われるほどに混在し、患者はいわば夢とも現ともいえないような、無機質な主観的世界の中にいるとでも言えようかと思われるものであった。

次いで本症例の診断についてであるが、X年六～一一月の時期に認められた症状は、先にまとめを与えたように離人症、現実感喪失、感情欠如感、自生記憶想起、直観像、自生空想表象、非実在と判断される会話幻聴、考想化声もしくは幻声、自生音楽表象、漠とした被注察感ないし実体的意識性（関連して、非実在と判断される複雑幻視、辺縁幻視もあり）、面前他者に関する注察・被害念慮、体外離脱体験、体感異常？であり、これらのうち感情欠如感、直観像、幻声、辺縁幻視をのぞく一一種の症状は筆者らが同定してきた三〇種の初期統合失調症症状（表1）に含まれるものであり（それらのうち、高頻度に認められる症状を筆者らは「診断に有用な高頻度初期統合失調症症状」〈表2〉と称しているが、上記一一種のうち五種がこれに属する）、よって本症例はこの時期には初期統合失調症の段階にあったと診断されることとなる（先の体験陳述にあるように、本症例における初期統合失調症症状は幼少期より存在しており、初期統合失調症症例の中でも二〇％に認められる「物心症例」である）。なお、考想化声もしくは幻声と同定された症状もあり、疑わしくはあるが幻声があるという点で本症例はこの時点で既に極期段階に入っていたのではないかという議論もあろう。しかし、その幻声は食事や入浴などの日常的行動に関する思いが第三者からの指示という形をおびたものであって、考想化声をほんの僅かに進めただけのものである（「自分がイメージしてやっている感じ」、「なにか自分の気分に近いんです」との表現）。このことに加えて、その幻声は症状全体のほんの一部を占めているにすぎ

表 1　初期統合失調症症状（30 種）（下線は本症例に認められた症状を示す）（文献 8 より引用）

No. 1	自生思考	No.16	要素幻視
No. 2	自生視覚表象	No.17	非実在と判断される複雑幻視ないし会話幻聴
No. 3	自生記憶想起	No.18	味覚・嗅覚の変化
No. 4	自生内言ないし考想化声	No.19	皮膚異常感覚
No. 5	自生空想表象	No.20	身体動揺・浮遊感
No. 6	聴覚性気付き亢進	No.21	体感異常
No. 7	視覚性気付き亢進	No.22	二重心ないし二重身
No. 8	固有感覚性気付き亢進	No.23	体外離脱体験
No. 9	漠とした被注察感ないし実体的意識性	No.24	離人症
No.10	緊迫困惑気分／対他緊張	No.25	現実感喪失
No.11	聴覚の強度増大ないし質的変容	No.26	即時理解ないし即時判断の障害
No.12	要素幻聴	No.27	即時記憶の障害
No.13	呼名幻声	No.28	心的空白体験
No.14	自生音楽表象（音楽性幻聴）	No.29	アンヘドニア
No.15	視覚の強度増大ないし質的変容	No.30	面前他者に関する注察・被害念慮

表 2　診断に有用な高頻度初期統合失調症症状（10 種）（文献 8 より引用）（下線は本症例に認められた症状を示す）

1. 自生体験
   - 自生思考
   - 自生記憶想起
   - 自生空想表象
   - 自生音楽表象（音楽性幻聴）
2. 気付き亢進
   - 聴覚性気付き亢進
3. 緊迫困惑気分／対他緊張とその関連症状
   - 緊迫困惑気分／対他緊張
   - 漠とした被注察感ないし実体的意識性
   - 面前他者に関する注察・被害念慮
4. 即時的認知の障害
   - 即時理解ないし即時判断の障害
   - 即時記憶の障害

ないものであって、以上の点からは極期に近いものの、いまだ初期段階にあったと考えられた。

3　本症例で認められた殺人欲動／情性欠如

本症例で認められた殺人欲動／情性欠如の議論に入ることにする。これは前節の「2　症例」において核心的部分をなすものであるが、節を改めて取り上げるのはこの殺人欲動／情性欠如が本稿の主題であり、またそれをいかように理解するかにおいて、他の症状によって構成されている精神内界の理解とそれに基づく診断的考察を前もって行っておく必要があったからである。なお、殺人欲動ならびに情性欠如という用語の定義ならびに使用法については、後の「4　考察」の節にて詳述する。

⑴　殺人欲動／情性欠如についての陳述

前節と同様に、まずは面接記録から殺人欲動／情性欠如に関する陳述を抜粋して引用する。

六／二九
以前、自分だったら人が殺せると考えたことがあって、できそうだと思った。

七／一一
（人も物のように見えるの？）物と人との区別がそこまでないので。
（人が動いているのを見て、どう思うの？）動いているなあって。

（人が殺せるって言っていたけど？）物のように感じられる。刺しても変わらないんじゃないかって。物を壊すのと変わりはない。
（最近、一七歳の少年が人を殺すのが続いたけれど？）共感する。格好いいと思う。
（犬や猫を殺したことは？）ありません。

八／八
ちっちゃい子どもを「可愛い」と思ったりするのはわからない。「家族に親しみを持て」と言われてもわからない。
（昔から？）昔からです。

八／二二
感情がわからない。人と話すと、訳もなくムッと腹が立つ。
（訳もなくって？）訳をつけるとすれば……犯罪者にやはり共感してしまう。
（かわらない？）かわってきたかもしれない。まだ人を殺せるかもしれない。やらないですけど、気持ち的にはできるかもしれない。

九／五
感情、ニュース、死者が出ても、かわいそうでなく、おもしろいと感じる。身のまわりで起きても楽しい。人が死ぬのに好奇心がある。そういうニュースを見て、皆がかわいそうと思うのがわからない。このまま大人になると思うと絶望的。

九／一九
（そのほかに考えてきたことを話してくれる？）あと何か反社会的行動っていうか、働いているんです。やりたいっていう。

（やりたい？）何でかわかんないですけど。

（具体的にはどういうこと？）暴走行為と飲酒と、何ていいますか人を困らせたいような。

（君、いつか人を殺すことを言っていたね？）たまに出てきちゃう時ありますね。

（その時、何て思うの、具体的には？）物を壊すみたいな。あの、うーん、すごいイライラっていうか、目立ちたいみたいな、そういうものが出てくる。

（目立ちたいで、それは物を壊す感覚と同じ？）はい。

（物を壊したいっていうのと、人を殺すというのが同じような感じですか？）はい。

（だけど、人を殺すということについてはどう思います？良いこととか悪いこととか？）何かよくわからないですけど。

（え！人を殺すことは悪いことだっていう感覚は、感情はどうなの？）一応そう教わってきましたけど、自分では、悪いには悪いかもしれないけど、そこまで悪いとは思えないんです。

（うん。例えばさ、逆にね、周りの人が君と同じ考えで、人を殺すことを物を壊すのと同じ感覚で、もし君が殺される立場に立つとすれば嫌じゃないの？）そんなに嫌でもない。

（嫌でもない？）はい。あ、でもその考え方は前よりも変わってきて、少しはいけないと思います。

（今、新聞紙上でさ、「一七歳の犯罪」とか言われているけど、いろんな少年達が「殺してみたかった」と言っているでしょう。新聞記事で読むでしょう？）はい。一応考え方の意味っていうか、なにかわかるような気がするんですよ。共感っていうかな。

（その、人を殺すのが物を壊すのと同じ感覚だというのは昔からですか？）昔からある。悪いことだとは思えない。

（うん、悪いことだとは思えない？）思えないです。

（じゃあ、物を壊すことは悪いことですか？）物を壊すことは一応悪いこと…です。

（物を壊すというのは一応悪いことで、その一応悪いことと同じくらいの感覚だということね？人を殺すことがね？）はい。

（それは急に出てくるの？それとも何かきっかけがあって、腹が立ってとか？）ああ、それはありますね。何か、人っていうのは自分とは別の存在に感じるんです。性格の違いっていうのじゃないような気がするんです。

（ああ、別の存在っていうのは、性格とか人柄が違うとかじゃなくて？）それだけじゃ説明がつかないっていう。

（どういうもの？動物のようなもの？犬とか猫っていうのは確かに人間じゃないけど？）そこまでは違わないと思うんですけど、どうも考え方だけが自分だけ違う。

（自分だけが違う？自分の方が変わっていると思います？）はい。

（ああそう。何なんだろうと思います、自分は？）わからないです。

（君は犬や猫は殺したりしないよね？）しないです。あ、でも前は殺せたんですよ。

（殺せた？）やらなかったけど、来る前は殺す気になれば殺せましたね。

（殺してもたぶん何とも思わない？）はい。

（ドラマなんか見てどうですか？ドラマ見るとね、人が怒ったり悲しんだり泣いたりしてるけど？）何で泣いたりするのかなあって、わからない時があります。

（ニュースで人が殺されたとかを見ても？）他人事みたいな

（まあ、それは他人事なんだよね、確かに？）かわいそうとかは別に思えないです。

（かわいそうとは思えない？）それよりも犯人の方が「ああ、俺と同じような考え方の奴は、このままいくとああなるのか」と思って、ちょっと関心っていうか。

（あのね、このあいだ、愛知で一七歳の男の子が近所のおばあさんを殺したよね。そういうの聞いて「ひでえ奴だ」とか思わない？）思わない。

（思わない？）はい。テレビで刺されたみたいな感じですね。ドラマで人が刺されたみたいな。どうせ現実じゃないっていう。現実でも思わないです。

(2) 殺人欲動／情性欠如の成立機転

前節でまとめた、この時期における患者の精神内界を背景において、以上の面接記録を考察するに、本症例で認められた殺人欲動／情性欠如の成立機転は次のようにまとめることが可能かと思われる（ここでは犯罪行為に成立においては表裏一体のものと思われる殺人欲動と情性欠如を各々別個に記載する）。

まず殺人欲動についてであるが、

①物心ついた頃より治療によって初期段階がほぼ消失するまでの期間にのみ、他の初期統合失調症症状と同期して出現していたもので、その点で統合失調症性であり、かつその初期症状と看做される。ただし、二〇〇例以上の初期統合失調症の自験例では、こうした殺人欲動はより不全的な症例が他に二例あるのみであり、きわめて特殊な初期症状と看做される。

②「目立ちたいみたいな」「人を困らせたいような」にあるように一部には自己顕示欲求が関与しているが、

「働いている」「何でかわからないですけど」「出てくる」とあるようにアプリオリに自生した欲求、すなわち欲動 Trieb である。ただし、その欲動は「反社会的行動」全般に向いたものであり、殺人欲動はその最たるものとしてあげられたものである。

次いで情性欠如についてであるが、

①直接的には、「(自分が殺される立場に立つことが) そんなに嫌でもない」との陳述にあるように、患者自身のこととしてある感情欠如感が他者の心性を情的に思いやることを妨げているのではないか。

②間接的には、「(実際の殺人事件も) ドラマで刺されたみたいな」としか感じられない知覚の表象化と、その逆の表象の知覚化という表裏一体の体験のあり方によってもたらされた、患者がいわば夢とも現ともいえないような、無機質な主観的世界にいるという事態が、他者の心性を迫真性をもって察することを妨げているのではないか。

以上のように推測された。

4　考　察

縷々述べきたってきたように本症例には殺人欲動／情性欠如が認められたが、しかし、治療下に置かれたがゆえか、それとも欲動がさほど強いものではなかったのか、本症例は実際の犯行に至ることはなかった。この点で、実際に犯行が行われた症例と比較するのには一定の留保が必要であるが、以下に筆者は類似した心性に基づいて実際に殺人が行われた症例と本症例とを比較検討してみようと思う。

(1)　幼女連続誘拐殺害事件の犯人M

「1　はじめに」で述べたごとく、筆者の問題意識の発端となったのは筆者が鑑定人の一人として行った幼女連続誘拐殺害事件（一九八八—一九八九）の犯人Mに対する精神鑑定であった。周知のごとく、東京地方裁判所における第一審において二度にわたって精神鑑定が行われ、互いに異なる三通の精神鑑定書が得られたが、東京高等裁判所における控訴審、最高裁判所における上告審に至るまで一貫して採用されたのは保崎秀夫ほか五名による「極端な性格的偏り（人格障害）」とする鑑定結果（いわゆる保崎鑑定）であり、犯人Mは二〇〇六年一月一七日に死刑が確定し、二〇〇八年六月一七日にはそれが執行されたのはいまだ耳新しいことである。

さて、裁判においては採用されることはなかったが、今もってその結論に疑いを抱いていない筆者自身の鑑定結果（いわゆる中安鑑定）(7)を、本症例の理解にあたってのまずもっての比較考察の資料としたいと思う。

犯人Mに対する筆者の精神鑑定の要約を、鑑定主文の一部を抜粋引用して示したい。

本件各犯行時には被告人はすでに精神分裂病（破瓜型）に罹患していたと考えられるが、当時存在していた分裂病症状の本件各犯行への関与は、易怒性ないし攻撃性の亢進が動因のごく一部として、また情性欠如が抑止力を低下させたものとして認められたにすぎない。動因のほとんどを占める上記の性的欲求と収集欲求は分裂病に関連するものでも、また他のいかなる精神疾患に関連するものでもなく、それ自体は正常の心性に属するものであると判断された。

簡略に記された上記の鑑定主文にある診断ならびにそれの犯行への関与について、以下資料を補充して、より詳細に示したいと思う。

図3は「犯人Mの供述に対する信頼性の検討を経た後の精神的現在症の発現経過」であるが、筆者の鑑定時における犯人Mの精神的現在症を構成した諸症状の発現経過を、（a）筆者鑑定時における犯人Mの供述に基づくもの（■）と、（b）第三者から得られた供述、ならびに簡易鑑定・保崎鑑定での犯人Mの供述との照合の結果得られた事実認定（▩）とに分けて記してある。両者の間には発現時期の大幅なずれが認められるが、筆者が採用したのはもちろん信頼性の検討を経た後の（b）である。この（b）をよりわかりやすく表示したものが表3「筆者鑑定時における犯人Mの精神的現在症」であるが、Mが示した症状群は大きくは四つ、すなわち1の欠損性、2の産出性（迫害性）、3の亢進性、4の産出性（現実否認・願望充足性）に分けられた。想定される疾患としては欠損性の症状群は統合失調症の陰性症状、産出性（迫害性）の症状群は統合失調症の陽性症状と考えられ、亢進性の症状群の一部は統合失調症？によるもので、他の一部は収集癖という生来性の性癖によるもの、そして産出性（現実否認・願望充足性）の症状群は拘禁反応によるものと理解されたが、ここで重要なことは、▒で示した症状は犯行時以前から認められたものであって、したがってそれらは犯行に関与した可能性があるということで、この中に本稿の主題に関連する易怒性ないし攻撃性の亢進ならびに情性欠如という症状が認められたことである。そして、表4「犯人Mにおいて各犯行を成立させた動因／抑止力低下」は、Mにおいて誘拐、殺害、死体損壊という各犯行を成立させた動因／抑止力低下をまとめたものであるが、本稿の主題であり、犯行に関与した可能性があると先に指摘した二つの症状、すなわち易怒性・攻撃

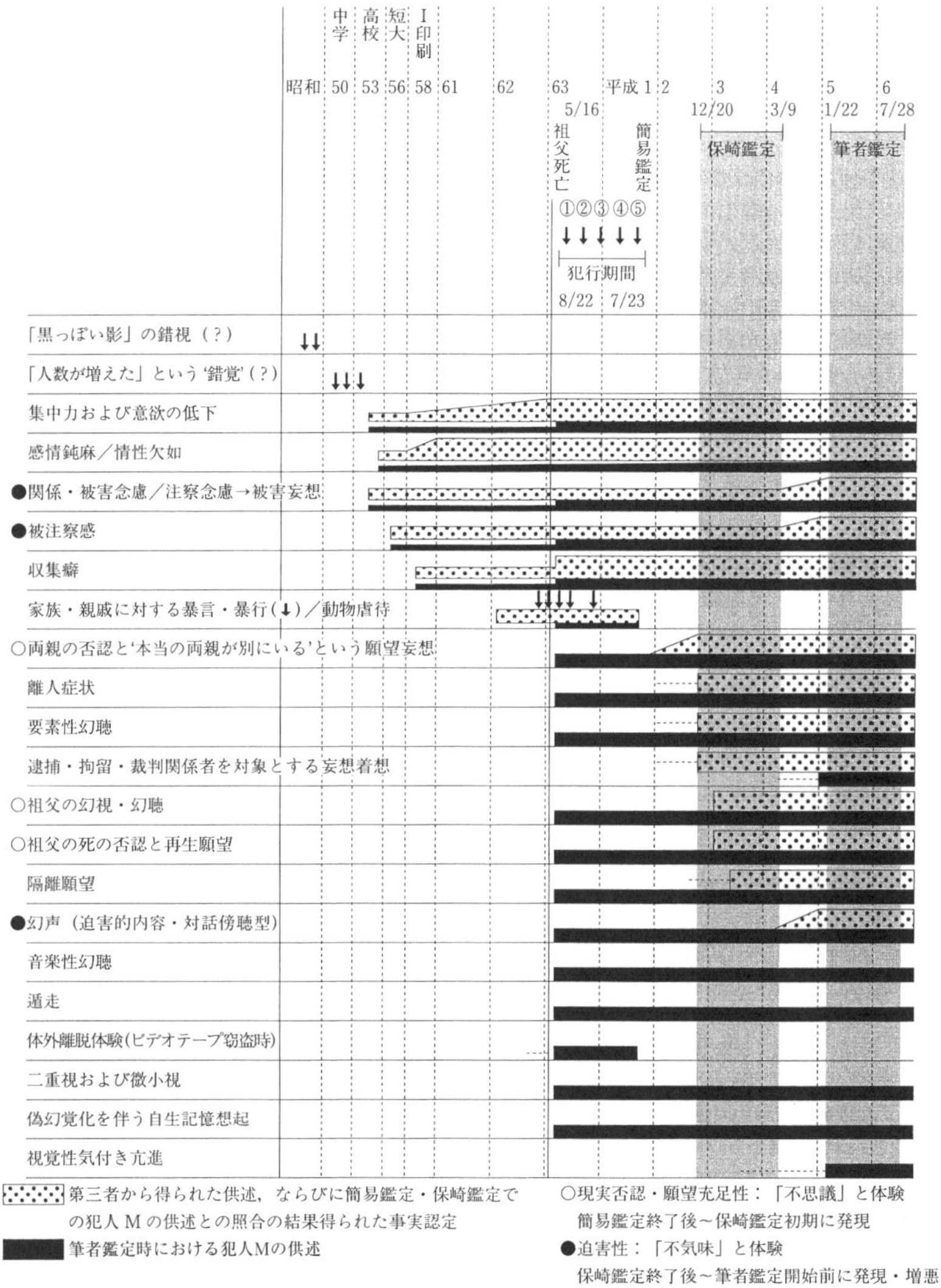

図3　犯人Mの供述に対する信頼性の検討を経た後の精神的現在症の発現経過（文献7より引用）
（犯人Mの供述に基づく精神的現在症の発現経過に重ね書き）

表3　筆者鑑定時における犯人Mの精神的現在症（犯罪行為に関する陳述はのぞく）（文献7より引用）

	症状群の特徴	症状名	発現時期	想定される疾患
1	欠損性	●集中力および意欲の低下 ●感情鈍麻ないし情性欠如	高校時代（どんなに遅く見積もっても昭和61年3月のＩ印刷退職以前）	統合失調症 （陰性症状）
2	産出性 （迫害性）	〈増悪以前〉 ●注察念慮 ●関係・被害念慮 ●被注察感	高校時代～短大時代	統合失調症 （陽性症状）
		〈増悪以後〉 ●家族ならびに不明の他者に対する被害妄想（家族に対するものは妄想追想として） ●被注察感（様相が変化し，持続的） ●幻声（迫害的内容・対話傍聴型）	前鑑定終了後～本鑑定開始前（平成4年3月9日～平成5年1月22日）	
3	亢進性	●易怒性ないし攻撃性の亢進（家族／親戚に対する暴言／暴行あるいは動物虐待となって顕現）	祖父死亡（昭和63年5月16日）の1年前（昭和62年8月）	統合失調症？
		●収集癖	祖父死亡の数年前（死亡後は増悪）	性癖（収集癖）
4	産出性 （現実否認・願望充足性）	●両親の否認と「本当の両親が別にいる」という願望妄想 ●祖父の幻視・幻聴 ●祖父の死の否認と再生願望 ●祖父再生に関連した異常行動（の訴え）	簡易鑑定終了後～前鑑定初期（平成1年8月24日～平成3年2月13日）	拘禁反応

（網掛け）は犯行時以前に認められた症状

表4　犯人Mにおいて各犯行を成立させた動因／抑止力低下（文献7より引用）

			被害者A		被害者B		被害者C		被害者D		
			誘拐	殺害	誘拐	殺害	誘拐	殺害	誘拐	殺害	死体損壊
動因	女性性器の観察（疑似性交行為を含む）		●		●	●	●	●	●	●	
動因	易怒性・攻撃性の亢進			■							?
動因	収集癖	死体性器ビデオ撮影		■	○ 死体遺棄場所不明	○	○ 脱輪	○	●	●	
動因	収集癖	死体損壊ビデオ撮影					○ 脱輪	○	●	●	●
抑止力低下	情性欠如		●	●	●	●	●	●	●	●	●

●当初より
■途中より（易怒性・攻撃性の亢進：突発的，死体性器ビデオ撮影：殺害後）
○当初より：ただし，上記アクシデントにより実行はされなかった

性の亢進ならびに情性欠如は確かに犯行に関与したと推定され、殺害行為に限って論じるが、易怒性ないし攻撃性の亢進は被害者Aの殺害の動因として（第二、三、四事件の被害者B、C、Dの殺害は、殺害することによって女性性器の観察という性的欲求を容易かつ十分に行うという動因によるものと判断された）、そして情性欠如は被害者A、B、C、Dの殺害において、動因に抗すべき抑止力を低下させたものとして推定されたのであった。

以上、幼女連続誘拐殺害事件の犯人Mにおける殺害行為に、易怒性ないし攻撃性の亢進が動因として、情性欠如が抑止力低下として関与したことを示したが、それは本症例において（犯行に至ることはなかったものの）動因として殺人欲動があった点においては類似しており、それに抗すべき抑止力としての情性を欠いた心性（情性欠如）があった点においては同一である。よって以下筆者は、動因である犯人Mにおける「易怒性ないし攻撃性の亢進」と本症例における「殺

人欲動」を比較検討するとともに、抑止力低下をもたらした、ないしもたらしえた可能性があった、両名に共通である情性欠如について若干の論考を行うことにする。

まず前者の動因に関してであるが、本症例のそれがアプリオリに自生した欲求、すなわち欲動であり、それが殺人に関するものである以上、「殺人欲動」と呼ぶべきものであることは「3　本症例で認められた殺人欲動／情性欠如」の節にて述べた通りである。他方、犯人Mのそれについていえば、被害者Aの殺害はAが泣き出したことに対して「あやすのも限界と思った」と供述されており、泣き出したがゆえに殺害に及んだものと推定されたが、ここには原因と結果との間に大きな乖離が認められるのであって、これに対して筆者は被害者Aの殺害に先行して家族・親戚に対する暴言・暴行（父に慢性硬膜下血腫を生ぜしめたほどのもの）ならびに鳥や猫に対する虐殺があったことに注目し、「易怒性ないし攻撃性の亢進」が動因として作用したと断じたのであった。ここにおいて、本症例は人間へと特定化した「殺人欲動」、犯人Mはより広範囲な対象に向けた「易怒性ないし攻撃性の亢進」という違いが明らかとなった（ただし本症例は「（犬や猫も）やらなかったけど、…殺す気になれば殺せましたね」と述べており、他方犯人Mは猫を数匹虐殺しているのであって、人間の殺害欲求はただ供述しなかっただけかもしれず、さほどの違いはないのかもしれない）。

次いで後者の抑止力低下をもたらした、ないしもたらしえた可能性があった、犯人Mと本症例とで等しく認められた情性欠如に関しての若干の論考を述べることにする。一般に「情性欠如」という用語が指し示すものは、その用語を精神病質パーソナリティの一類型としての情性欠如性精神病質 gemütlose Psychopathen ないし情性欠如者 Gemütlose として用いた Schneider, K.[9] にしたがって生来性のパーソナリティとみなすものであり、Schneider によれば、それは「同情、羞恥、名誉感情、後悔、良心がまったくあるいはほとんどない人である。〈中略〉根本的に改善不能・矯正不能である」とされており、とりわけ上記のうちの同情、後悔、良心のなさによって容易に犯罪行為へと結びつくものである。しかし、筆者がここで用いている「情性欠如」とはその内容は Schneider の定義と同じものながら（ことに上記の「同情、後悔、良心のなさ」）、それを症状、すなわち疾患により惹起されたものと看做すものであって、ドイツ語で表現するならば gemütloses Symptom ないし Gemütlosigkeit とでもいえようか。疾患によってもこうした心性が出現しうるのはすでに指摘があり、例えば情性欠如者 Gemütlose を解説した福島[2]の記載にも「本来の情性欠如性は、遺伝的要因、分裂病質的な気質、早幼児期の生育史的な要因によって規定される人格障害であるが、時に脳炎後遺症、精神分裂病などの結果として同様の状態が生じることもあるので、後者を情性荒廃（Gemütsverödung）と呼んで区別する」とある。筆者が犯人Mならびに本症例の情性欠如を症状としての情性欠如と看做したのは、犯人Mにおいては、妹たちの証言によればMがまだ高校ないし短大在学時には妹たちの勉強を見てくれるなど優しい兄であった、すなわちMの情性欠如は統合失調症の発病とともに始まったと看做せるからであり（新聞報道等によれば、犯行二〇年後の処刑に至るまで、遂に悔悟・謝罪の弁はなかったとのことであり、いかほどの治療がなされたかには疑問が残るものの、上記の固定的病像を思わせる情性荒廃に陥っていたと判断される）、一方本症例においては、その情性欠如は「（その、人を殺すのが物を壊すのと同じ感覚だというのは昔からですか？）昔からある。悪いことだとは思えない」とあるように、一見生来性のパーソナリティを思わすものながら（ただし、本症例は初期統合失調症の物心症例であり、彼が述べる「昔」にすでに初期統合失調症が発病していたのであり、したがってパーソナリティとは断言できない）、治療によって初期症状の消失とともに情性欠如もまた同期して消失したからである。以上が、筆者が本稿で用いた「情性欠如」の解説である。

両者の比較として今ひとつ挙げるべきは、ここで問題としている動因／抑止力低下を呈した時期の診断の問題である。本症例は初期統合失調症（注：妄想型や緊張型の初期）であり、犯人Mは統合失調症（破瓜型）（注：上記の鑑定主文からは明瞭な言辞が抜けているが、その初期である）であり、臨床亜型分類こそ違え、統合失調症の初期段階であるという点では両者は共通している。

以上、種々の考察を通して、筆者は本症例に認められた殺人欲動／情性欠如のうち、犯行の動因に抗すべき抑止力の低下をもたらしえた可能性のあった情性欠如は、幼女連続誘拐殺害事件の犯人Mに認められたものと同一、すなわち統合失調症の一症状としてのそれであるが、動因については本症例のそれはまさに「殺人欲動」とでも呼ぶべき自生的に生じた欲求、すなわち欲動であるのに対し、Mの動因はより一般的な「易怒性ないし攻撃性の亢進」というものであったという違いが指摘できるかと思う。なお、基底にある疾患ならびに病期については、亜型分類こそ違えるものとはいえ、両者ともに統合失調症であり、その初期段階であるという共通点を有していた。

(2)　Wilmanns, K. の報告例

この領域の論文として最も有名なものはWilmanns[10]による「統合失調症前駆期における殺人について」という論文である。この論文で彼は、彼が統合失調症の前駆期にあると診断した殺人犯三症例の、殺害行為に至った心性を詳しく解析し、それが殺人への強迫衝動 Zwangsantrieb zum Mord（簡略化して殺人衝動 Mordantrieb）によるものであると主張したが、第一に統合失調症の前駆期（Wilmanns の報告例）あるいは初期（本症例）との診断、第二に殺害行為は殺人衝動（Wilmanns の報告例）あるいは殺人欲動（本症例）に基づき、

悔悟の念が一切ないという情性欠如性を示したという二点の類似性において、彼の報告例は本症例の考察において参照しなければならない必須の症例であると思われる。

（1）　統合失調症の前駆期との診断について

まず第一の診断に関してであるが、ここには統合失調症という疾患診断と前駆期という病期判定との二つの問題が含まれている。筆者の理解するところ、統合失調症の前駆期という Wilmanns の診断は、一つには統合失調症性本性変化（人格変化）が殺害行為のはるか前から始まっていたこと（この記述は事例1と事例3で個々に詳しく紹介されているが、それを一般的に論じた箇所では「患者の大半は種々の不調感、頭痛、めまい、耳鳴や癲癇様発作や心気症的恐怖心や強迫思考のために医師のもとに訪れて来る」、「専門医の目には疑いのない特徴がはっきりと映る。これはその感情の冷たさや鈍麻、平板で曖昧な不調感の単調な訴え、放心や集中力不能、しばしば認められる奇妙な表情や動作、こわばったその顔貌、独特の笑い、額の筋肉の突然の攣縮やその他の症状である」と解説されている）であり、他の一つは顕在発症を示したのは裁判の後であること（これは事例1と事例2の診断根拠―事例3は一貫して前駆期で終始した症例とされている―の一つであるが、記載は具体性に乏しく、「激しい統合失調症に罹患し、彼の人格は完全に消滅してしまった」、「統合失調症によって彼の人格は完全に崩壊してしまった」としか記されていない）の二つを論拠にしたものである。この論文を翻訳紹介した影山[10]の解説によれば、Wilmanns の説に厳しい批判を展開したのは Bürger-Prinz, H.[1] であり、統合失調症との疾患診断に関しては Wilmanns の統合失調症概念は広すぎて前思春期ないし思春期の異常性格発展の可能性を考慮に入れていないこと、および発病開始年齢が一六歳以前と若すぎると批判し、また前駆期という病期判定に関してもこれまた Wilmanns の前駆期は広すぎるとし、本性変化それ自体がすでに明白な統合失調症症状であると批判した。

さて、本症例との比較検討に入る前に、このWilmannsの説とそれに対するBürger-Prinzの批判に対する筆者の見解を述べておこう。まずは統合失調症との診断に関してであるが、三〇年以上にもわたって前駆期に留まったとされる事例3の診断は後述するとして、事例1ならびに事例2は後に顕在発症を示した点でWilmannsがこの二症例を統合失調症と診断したのは妥当と思える。次いで病期判定であるが、ここでは筆者は前駆期とするWilmannsになかば肩入れし、「本性変化それ自体がすでに明白な統合失調症症状である」としたBürger-Prinzになかば肩入れしたいと思う。というのは、本性変化それ自体はすでに発病した後の統合失調症症状であると思えるが、それは決して「明白な」ものではなく、潜在的なものであって、ここにそれは統合失調症の前駆期症状Prodromalerscheinungen（Wilmanns）ではなく、初期症状であると判断するのが妥当と思えるからである（前駆期ならびに前駆期症状に関する筆者の一般的見解を述べるならば、発病に先立つ、時期としての前駆期はありうるが、症状としての前駆期症状はありえない。なんとなれば、症状とは疾患の現れであって、したがって何らかの症状が認められるとすれば、それは即、発病を明示しているからである。この点で「前駆期症状」とはそもそも語彙矛盾である）。追記するが、筆者がWilmannsが本性変化とした時期を初期と考えたのには今一つ理由があり、それはこの時期には「患者には全く無縁な考えが突然に患者に押し付けるようにして湧き上がってくる」とWilmannsが記しているからである。というのは、この記載はとりもなおさずそれが自生思考ないし自生観念であることを表しており、それは筆者の提唱する初期統合失調症の代表的な症状であるからである。診断的検討の最後に残していた事例3であるが、この症例は早発性痴呆との診断の下に無罪とされ、三〇年以上にわたって精神病院に収容され観察されたが、「三十年以上たっても、彼の状態は本質的に変化していない。即ち感情の冷たい、無口な変人であり、犯行時と同じである」と記されている。これをもって Wilmanns は前駆期に留まったと診断したのであるが、上述したように Wilmanns の言う前駆期を初期と言い直すならば、これは十分にありうることである。というのは、筆者ら(8)の初期統合失調症研究を引き合いに出すならば、顕在発症例においても発病（初期段階の発現）から顕在発症（幻覚妄想状態や緊張病状態などの極期段階の発現）までの期間は平均で八・九年であり、当然のことながら顕在発症せずにそれ以上の期間にわたって初期段階に留まる症例が多く認められるからである。最後に一つ、発病が一六歳以前であって早すぎるとの Bürger-Prinz の批判であるが、これもまた初期統合失調症（非物心症例）の発病年齢が平均で一五・〇±三・九歳であることを考慮すると、批判に値することではなく、むしろ診断を支持するものであると思われる。

本項の最後に、上記の Wilmanns の症例と筆者の症例との診断を比較検討しておこう。上述したように Wilmanns のいう前駆期は初期であると判断し、また本症例が殺人欲動／情性欠如を訴えた時期は初期統合失調症であったことは「Ⅱ　症例」の節にて縷々記したことであって、従って両者はともに統合失調症の初期であるとの診断においては一致している。しかし、その「初期」との判断は Wilmanns においては統合失調症性本性変化に基づくものであり、筆者のそれは統合失調症の初期に特異的 specific ないし疾病特徴的 pathognomonic と考えられる症状に基づくものであって（Wilmanns の述べる本性変化の記述の中に、筆者のいう特異的初期症状の一つである自生思考ないし自生観念があることは先に指摘したところである）、同じく「統合失調症の初期」と診断しつつも、その診断根拠を異にしている（付記するならば、筆者が破瓜型統合失調症の初期と鑑定したMの「初期」とは Wilmanns のいう本性変化の時期であった）。

（2）　殺人衝動について

Wilmanns の殺人衝動、詳しくは殺人への強迫衝動を、その用語にとらわれることなく原記載（影山の翻訳からの引用。下線部は Wilmanns による原論文では斜字体で記されている）[10]に立ち戻って見てみよう。また併せて情性欠如に触れた記載も一部ながら引用しておく。ここでは比較的詳しく報告されている事例1と事例3を取り上げる。

〔事例1〕

・Eはすでに何年にもわたって「耐え難い内的緊張の状態」にあった。〈中略〉最近になってからは「何か反応を起こしたい」という衝動を感じるようになっていた。それは火の中に飛び込むとか、自分の目を撃ち抜くとか、殺人つまりは何か犯罪を実行したいという心迫で、「もう後戻りのできようもないもの」であった。

・「耐え難い緊張と不安状態からどうにかして抜け出したい」という注目すべき衝動が突然に再び湧き起こってきた時、人を殺そうという考えが新たに彼を襲った。彼は「彼の心の自由を再び取り戻すために、衝動（Impuls）に身をまかしてしまおう」と今や心に決め、「生命の危機と殺人の不安の中に啓示の力を見つけ出そう」とした。

・しかし今や彼はいかなる悔悟の念をも示さず、彼自身にも理解し難い犯罪についていろいろと彼自身で考えをめぐらしていた。

〔事例3〕

・既に数ヵ月前から奇妙な内的緊張と不穏とに時おり襲われるようになり、これらに彼は強制的に行動に駆りたてられ、彼にはこの行動は自分には異質で、彼自身の自我から出ているものではないように感じられていた。

・「内的不穏から逃れようとする暴力的衝動の中で、何か途方もないことをしようという想いが起こった」。「僕自身に抗し難い狂暴さ、何か途方もないこと――それは重大犯罪をするということだが――をしようとする、僕を突然襲った心迫の中で、父親殺しの思いが僕の心を捕らえてしまった」。〈中略〉「いわば、もはや他に手の打ちようがなくて、途方にくれたためであった…。その考えが突然に僕の心をとらえた時、僕にはもはやそれを撤回するだけの力はありませんでした。考えが起こり、実行するように絶えず迫り続けた。僕の力ではなくして、いわば外からその考えは僕を圧倒していた」

・犯行後 Racke は氷のような冷たい落ち着いた態度を示し、いささかの悔悟の念を表さなかった。「良心は自分にはなんの罪もないと叫んでいる」のであって、彼は「自分の意志の主人ではなかった」かのような状態にあったのだし、「いわば自分の意志がなくて行ったことに対し、人は後悔するなんてできない」。

ここに認められるのは、まずは「耐え難い内的緊張と不安状態」（事例1）、「奇妙な内的緊張と不穏」（事例3）であり、それから「どうにかして抜け出したい」（事例1）、「逃れよう」（事例3）として「何か反応を起こしたい」（事例1）、「何か途方もないことをしよう」（事例3）という欲求が生じ、最終的に行き着いたものが殺人という行為であったことがわかる。

さて、ここでは Wilmanns のいう殺人衝動に関して三つのまとめを与えておこう。

その一は、Wilmanns のいうそれは、上記したように「耐え難い内的緊張と不安状態」、「奇妙な内的緊張と不穏」からの逃避を目的とした、いわば緊張解消型の反応の一つであるということである。後に紹介する中田[3]

がWilmannsのこの二事例を取り上げて「これら二つの事例では、殺人衝動が起こる背景となる不穏・緊張状態の無方向性がかなり明瞭である」「殺人は可能な行為の一つにすぎないようである。それゆえ、不穏・緊張状態が殺人という対象を発見するといっても差し支えがない」「不穏・緊張状態から二次的に殺人衝動が派生する」と論評したのは、けだし正解である。

その2は、今や緊張解消型の反応であって二次的なものと理解された殺人衝動の基をなした「耐え難い内的緊張と不安状態」、「奇妙な内的緊張と不穏」とは何かという問題である。先に疾患診断と病期判定を考察して、筆者はWilmannsの症例は統合失調症の初期と判断したが、となるとここで問題とされる上記の気分状態は、筆者が初期統合失調症症状の主たるものの一つに数え上げた緊迫困惑気分tense and perplexed mood(5、6、8)ではなかろうかと推測されるのである。この緊迫困惑気分とは「何かが差し迫っているようで緊張を要するもの、何故そんな気持ちになるのかわからなくて戸惑っているというような、緊迫感の自生とそれに対する困惑からなる気分である」と定義されるものであり、これがいささか進展すると「他（他人、他物）→自の攻撃性〈被害性〉とともに、それに対抗すべく生じた自→他の攻撃性〈加害性〉という、双方向性の攻撃を内に含んだ著しい緊張感」である対他緊張tension against people and thingsに至るものであって（図4）、初期統合失調症患者にとって最大の苦衷となる体験である。上記した患者の表現にあるように「緊張」に「内的」という形容詞が付けられているのは、その緊張感が内部から自生したものを表現しているように思え、また「奇妙な」という形容詞はそれに対する戸惑いを、また「耐え難い」という形容詞はそのことによる著しい苦衷を表現しているようであって、まさにこの緊迫困惑気分を言い表していると筆者には思えるのである。併せて、この気分性から二次的に殺人への欲求が派生してくるのも、緊迫困惑気分に続発する対他緊張の中にある自→他

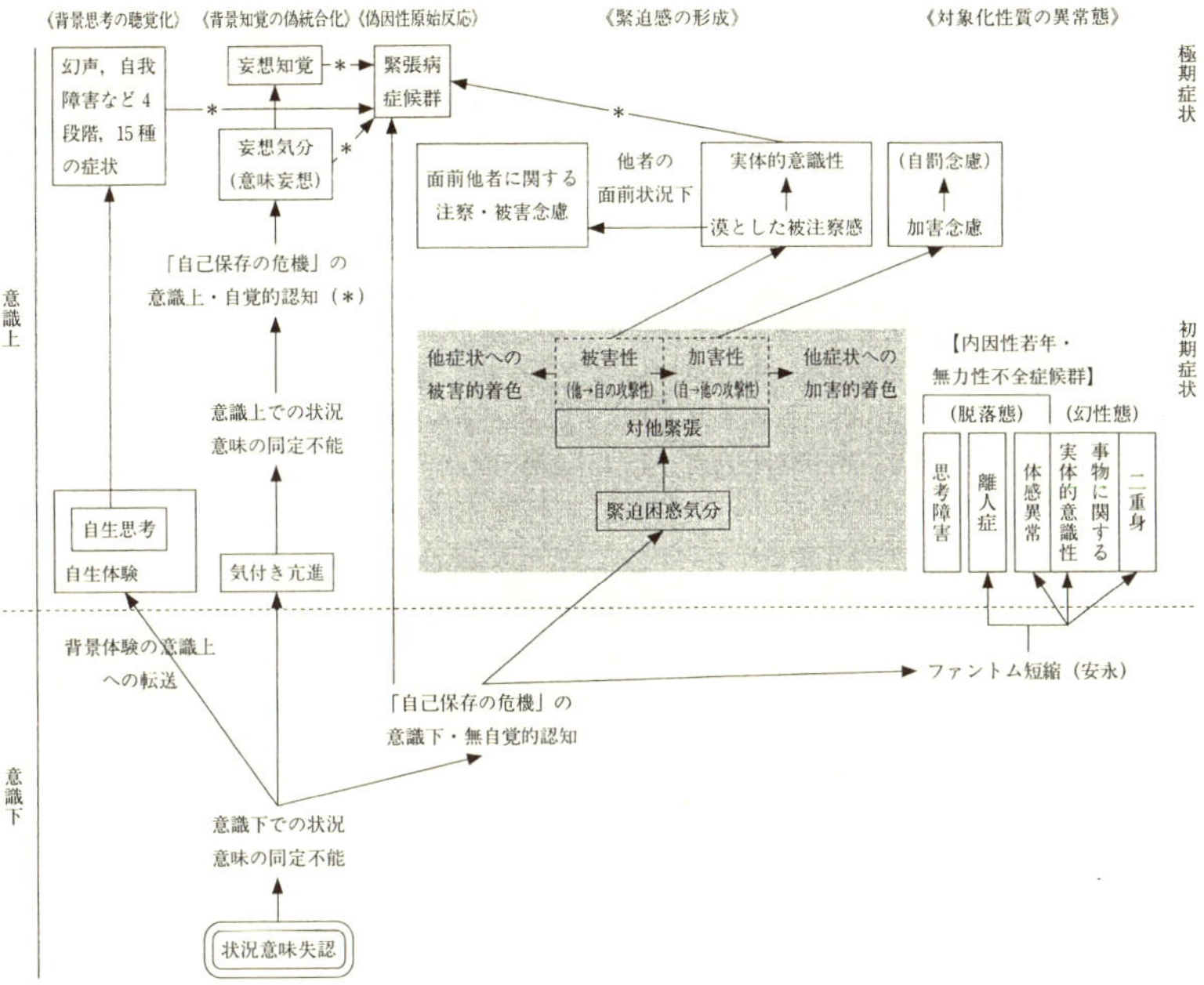

図4　状況意味失認―内因反応仮説に基づく統合失調症症状系統樹（2004）（文献8より引用）
緊迫困惑気分から対他緊張へと症状が進展する部分に▒▒▒を施す。

の攻撃性、すなわち加害性と符合するのである。

その3は、Wilmanns のいう殺人衝動とは強制される感があるとはいえ主体の抵抗はないに等しい（ここでの傍線は筆者による）ものであって、したがって Zwangsantrieb というように強迫 Zwang という体験形式の範疇で理解されるものではなく、またわが国におけるその訳語：強迫衝動も Antrieb を「衝動」としている点で疑義がある（この点は影山[10]がすでに指摘しているが、そもそも Antrieb なのかという点も Wilmanns の発表当時にも議論があり、これには中田[3]、影山[10]の解説がある）。筆者には上記したような、本体験に対する事例1ならびに事例3の陳述からは、これを上記下線部のごとくに理解したが、これに精神病理学的用語を与えるならば、いみじくも事例3が「僕を突然襲った心迫の中で in einem plötzlich über ihn gekommenen Drange」（上記引用文中）と述べたように心迫 Drang がもっとも適切なものと思われる。

本項の最後に、上記した Wilmanns の症例の「殺人衝動」（すでに「衝動」を否定した以上、括弧を付けて表現する）と筆者の症例の殺人欲動とを比較しておきたい。同じく殺人という欲求がありながらも、その欲求のあり方（体験形式）に違いがあり、前者は緊迫困惑気分を解消すべく生じてきた二次的な心迫 Drang であって殺人心迫 Morddrang と呼ぶのが相応しく、後者はアプリオリに生じてきた一次的な欲動 Trieb であって殺人欲動 Mordtrieb と呼ぶのが適切である。

(3)　中田の報告例

「殺人衝動（Wilmanns）による殺人の一例」という論文で中田(3)が報告した症例は、沖縄駐留の二五歳の米海兵隊員が、基地内に出入りしている、それまで何の接触もなかった靴磨き中のハウスボーイを射殺した事件の精神鑑定例である。この症例は、事件の二年前に米国ですでに妄想型精神分裂反応と診断されており（中田によれば二〇歳頃に発病した破瓜型精神分裂病）、したがって統合失調症、初期、殺人欲動をキーワードとする筆者の症例と比較検討すべきは、中田の症例の殺人衝動と筆者の症例の殺人欲動が同一のものか否かである。

本殺人の動機について、犯人は検事ならびに鑑定人である中田に日によって供述を違えながら種々語っているが、中田が推定したように、以下の供述がもっとも妥当性が高いものと考えられる。

・（本件犯行のときにはどうだったか）…午後二時ごろ班長（被害者のこと：筆者注）を射ったが、午前一一時ごろに誰かを殺らねばならないと思った。そのころ固執観念（obsession）にとりつかれた。私は強制（compulsion）を感じた。急に班長を殺すのだという気になり、その考えがずっと私を支配した。〈中略〉私自身制御できないものを感じた。

・（前にもそういう考えが浮かんだことがあるか）その前に使役大隊にいたころに、夜眠っている。突然眼がさめる。部屋の隅にねているやつがいる。そいつをなんとかしなければならないという気になり、そばにあった小型のシャベルを手に持って、なぐり殺す衝動に駆られたことがある。しかし、そのときは自分の衝動を抑えるだけの観念が働いた。そういうことのあった後は汗びっしょりになった。そのために精神科医の診察を要請した。

（そういう考えは前にもたびたび浮かんだか）…使役大隊にいたころは数多くあった。その考えは定期的ではなく、ときどき不定期に起こる。大隊には沢山の兵隊がいるが、そのなかの誰でもよいのではなく、特定の人をやっつけなければならない気がする。特定といっても、自分となんの関係もない人である。

（特定の者を選ぶのになにか理由があるか）…なんの理由もない。

殺人の動機としてここで語られたものは、犯人がいかに obsession, compulsion という表現を使おうともアプリオリに自生・突発した殺人への欲求であり、実際に行われた殺人においてはその欲求の発現から行為の実行までたかだか三時間であり、またそれ以前にたびたび生じたという類似の体験においては「突然眼がさめる。部屋の隅にねているやつがいる。そいつをなんとかしなければならないという気になり」と表現されているように突然に、まさに発作のごとく殺人への欲求が生じるのであって、これはまさに殺人衝動 Mordimpuls と呼ぶのが適切と思われる。先に Wilmanns の二事例に対する中田の論評、すなわち「これら二つの事例では、殺人衝動が起こる背景となる不穏・緊張状態の無方向性がかなり明瞭である」「殺人は可能な行為の一つにすぎないようである。それゆえ、不穏・緊張状態が殺人という対象を発見するといっても差し支えがない」「不穏・緊張状態から二次的に殺人衝動が派生する」を紹介したが、この論評に続いて中田はこの、自らの鑑定例における殺人衝動を「Wilmanns の事例のように、不穏・緊張状態から二次的に殺人衝動が派生するといった印象は少なく、不穏・緊張状態即ち殺人衝動といった印象が強い」「本例の殺人衝動はより一次的な衝動の特徴を有し、Wilmanns のそれはより二次的な衝動の特徴を有する」と結論づけている。筆者は、中田のこの結論はおおむね正しいと思うが、両者の違いは厳密には殺人衝動の一次性 vs.二次性ではなく、中田の症例がまさしくアプリオリに自生・突発した殺人衝動 Mordimpuls であるのに対し、Wilmanns の症例は不穏・緊張状態から派生した殺人心迫 Morddrang である点である。

この項の最後に中田の症例の殺人衝動と筆者の症例の殺人欲動を比較検討しておくが、すでに衝動と欲動というように用語を違えたように、その体験形式に若干の違いが見られるが、ともに殺人欲求がアプリオリに自生した点は共通していると思われる。

(4)　中谷の報告例

中谷[4]は「前分裂病者による殺人について」という論文で、殺人罪により長期刑に服するうちに、すなわち殺人という行為の後に、いわば事後的に統合失調症を発した一八例を取り上げて、犯罪行為に統合失調症の素因や準備性がどのように現れているかを検討している。彼はこの一八例を疾病経過と殺人の犯行時期の関係から、第Ⅰ群：犯行前から始まっていた前駆症が拘禁下で明確な統合失調症症状に移行したもの（四例）、第Ⅱ

群：犯行時は一時的な妄想状態にあり、その後拘禁下で統合失調症が発病したもの（二例）、第Ⅲ群：犯行時はまだ特別な精神症状が存在しなかったもの（一二例）の三群に分類して検討しているが、筆者の症例との関連で注目されるのは第Ⅰ群である。というのは、第Ⅰ群の殺人は統合失調症の前駆期に行われたと判断されており、ここにおいて筆者の症例における殺人欲動／情性欠如が初期統合失調症の段階で認められたことと重なる可能性があるからである（余談であるが、この第Ⅰ群の症例群は公判段階ではその統合失調症性が診断・認定されずに刑が確定し、服役中に顕在発症したものであるが、筆者が鑑定した幼女連続誘拐殺害事件の犯人Mは公判段階ですでに顕在発症が明らかになったものであって、したがって筆者はこのMを統合失調症の初期段階を司法精神医学的に認定する好個の症例と考え、鑑定人尋問でもそのことを強く主張したが、その際にこの論文の第Ⅰ群の存在には大いに鼓舞されたものである）。ただし、この第Ⅰ群四例についての「動機による分類」では二例が葛藤殺人に、二例が利欲殺人に分類されており、したがって統合失調症、初期、殺人欲動をキーワードとする筆者の症例と比較検討すべきは、中田の症例とは違って犯行の時期の問題だけということになる。

その犯行時期の問題であるが、第Ⅰ群ではその犯行が前駆期に行われたとされていることは上述した通りである。が、ここでは中谷が何をもって前駆期と判断したかを検討してみるに、それらは以下の如くに記されている。

〔事例13〕一五歳ころから慢性的で体感異常の色彩もある心気症、強迫症状、不安に悩むようになっている。（神経症様状態）

〔事例14〕一七歳ころから神経衰弱徴候を示し始め、これは大学入学と都会生活を契機に悪化し、思考力低下、劣等感、無力感、関係念慮、不眠などのために学業放棄に至っている。（神経症様状態）

〔事例15〕二五、六歳ころに「夢精のために身体が衰弱する」という、性に関連した内容の心気症が出現するようになった。それに、並行して、敏感、興奮性、自己中心性などの元来の性格特徴が尖鋭化し、漠然としてはいるが注察念慮も現れている。（心気症と精神病質的人格像）

〔事例9〕三一歳ころに始まる意欲・気分の低下、それに引き続く感情高揚と活動性亢進、さらに疲労衰弱感、苦悶、不安焦燥感の出現という変遷が見られる。（気分と活動性の交替）

そして、中谷は上記を記した後、「前駆症が裁判では主に性格上の問題と判断され、その結果刑事責任能力も認められていることから容易に想像されるように、これらの症状は少なくともその時点では、分裂病の初期徴候とはみなし難い性質のものであったと考えられる」とそのまとめを与えている。

さて、先にWilmannsの報告例に関連して筆者は、前駆期ならびに前駆期症状に関する筆者の一般的見解を「発病に先立つ、時期としての前駆期はありうるが、症状としての前駆期症状はありえない。なんとなれば、症状とは疾患の現れであって、したがって何らかの症状が認められるとすれば、それは即、発病を明示しているからである。この点で『前駆期症状』とはそもそも語彙矛盾である」と述べておいたが、こうした観点からは中谷のいう前駆期に筆者のいう特異的ないし疾病特徴的な初期統合失調症症状（表1）が現れていないかという疑問を抱いた。そして中谷の症例記載に立ち戻ってそれを検討してみて、事例9をのぞく三例に僅かながらそれを疑う記載を見いだしえたのである。以下、これを記すことにする（下線ならびに括弧内の症状名は筆

表5　疾患診断および病期判定，殺人に関わる心性についての本症例と文献例の比較

	本症例	幼女連続誘拐殺害事件の犯人M	Wilmanns, K.の「前駆期」殺人3症例	中田修の症例	中谷陽二の「前駆期」殺人3症例
疾患診断	統合失調症	統合失調症（破瓜型）	統合失調症	統合失調症（破瓜型）	統合失調症
病期判定	初期（初期統合失調症）	初期	初期（本性変化）	顕在発症例	初期（初期統合失調症？）
殺人に関わる心性	一次的な殺人欲動／情性欠如	易怒性ないし攻撃性の亢進／情性欠如	二次的な殺人心迫／情性欠如	一次的な殺人衝動／情性欠如	葛藤および利欲

者による）。

〔事例13〕

・頭が重苦しく、考えまいとしても無意識に考え（自生思考）、空想がわき（自生空想表象）、緊張してしまう。

・〈以下は刑務所内において、ただし顕在発症前〉物音に過敏で（聴覚性気付き亢進）、不安や緊張感から呼吸や心臓が苦しくなる。夢が多く熟眠できない。体も精神も自分のものとして調節できない。読書しても頭に入らず（即時理解の障害）、話をしてもすぐに忘れてしまう（即時記憶の障害）。やめようと思ってもひとりでに空想して（自生空想表象）、気が狂いそうになる。

〔事例14〕

・本を読んでも頭に入らない（即時理解の障害）ということがあり、

・人が話をしているのが自分のことを言っているように感じ、また自分が行くと友人が逃げて行くように思われ（面前他者に関する注察・被害念慮）、人に会うのがいやになった。

〔事例15〕

・「頭が変だ、頭の整理がつかない」（なんらかの自生体験？）と言って

は仕事を休み、

・「Oが道ばたで吠えた犬に向かって『馬鹿』と言った言葉が頭の中にこびりついた」（自生記憶想起？）、

以上、僅かではあるが四例中三例に初期統合失調症症状が認められるのであり（筆者が後年記載した初期統合失調症症状を知った上で面接するならば、今少しの症状も聞き出せたかもしれないと思う）、よって少なくともこの三例に対しては、筆者は統合失調症の「前駆期」ではなく初期と診断されうるのではないかと思う。以上のことから、中谷による第Ⅰ群の症例と筆者の症例とを比較検討するに、その犯行動機において葛藤ないし利欲と殺人欲動という違いはあるが、背後にある疾患診断ならびに病期同定においてはともに統合失調症の初期という共通点があるものと判断される。

以上、幼女連続誘拐殺害事件の犯人M、Wilmanns、中田、中谷の報告した症例と筆者の症例を①疾患診断ならびに病期判定、②殺人に関わる心性という観点から比較したが（表5）、①に関しては統合失調症の初期という点で、犯人M、Wilmanns、中谷の症例と筆者の症例は大略同一であり（中田の症例は顕在発症例）、②に関してはWilmannsの症例は緊迫困惑気分に発する二次的な殺人心迫、中田の症例は一次的な殺人衝動、筆者の症例は一次的な殺人欲動と、類似したものながら微妙な差異が認められた（犯人Mはより一般的な「易怒性ないし攻撃性の亢進」に基づくものであり、中谷の症例には葛藤ならびに利欲という明確な殺害理由がある）。

5　おわりに

殺人欲動／情性欠如を呈し、顕在発症後にそれが消失した初期統合失調症の一自験例を詳細に報告し、精神鑑定人の一人として筆者自身が経験した幼女連続誘拐殺害事件の犯人M、ならびに類似した殺人事件に関するWilmanns、中田、中谷の報告例と本自験例とを、その疾患診断と病期判定、ならびに殺人に関わる心性に関して比較検討した。疾患診断と病期判定においては同一と判断される症例が認められたが、殺人に関わる心性においては大略類似したものながら微妙な差異が認められ、両者ともにまったく同一という症例は見いだすことができなかった。もちろん、これらの比較検討に先立って述べたように本症例は犯罪行為には至っておらず、その点は留保しなければならないことは当然のことながら、以上のような結果が得られたのである。とまれ、本論稿が今後も生じてくる可能性がある類似事件の犯人に対する精神病理学的理解と司法精神医学的判断にいささかの寄与をなすことができるならば幸いである。

なお、本稿の要旨は日本精神病理・精神療法学会第三〇回大会（二〇〇七年一〇月四、五日、倉敷）にて発表した。

文献

（1）Bürger-Prinz, H.: Schizophrenie und Mord.II. Mitteilung. Mschr. Krim. 32: 149-161, 1941.
（2）福島章：情性欠如者。加藤正明、保崎秀夫、笠原嘉、宮本忠雄、小此木啓吾編：『新版精神医学事典』、弘文堂、東京、三六一、一九九三。
（3）中田修：殺人衝動（Wilmanns）による殺人の一例。犯罪学雑誌、四一：一二四―一三九、一九七五。
（4）中谷陽二：前分裂病者による殺人について。精神経誌、八二：三五三―三七七、一九八〇。
（5）中安信夫：緊迫困惑気分／居住まいを正させる緊迫感―初期分裂病治療の標的について。精神科治療学、八：一一六一―一一六七、一九九三。**（前書第一〇章）**
（6）中安信夫：緊迫困惑気分に潜む加害・自罰性―分裂病初期状態における自殺に関連して。中安信夫編：『分裂病の精神病理と治療8』、星和書店、東京、一八三―二一一、一九九七。**（前書第一四章）**
（7）中安信夫：『宮﨑勤精神鑑定書別冊 中安信夫鑑定人の意見』。星和書店、東京、二〇〇一。
（8）中安信夫、関由賀子、針間博彦：初期分裂病二〇〇四。中安信夫、村上靖彦編：『初期分裂病―分裂病の顕在発症予防をめざして（思春期青年期ケース研究10）』、岩崎学術出版社、東京、一一―五〇、二〇〇四。**（本書第九章）**
（9）Schneider, K.: Klinische Psychopathologie（15 Aufl.）. Thieme, Stuttgart, 2007.（針間博彦訳：『クルト・シュナイダー 新版 臨床精神病理学』。文光堂、東京、二〇〇七）
（10）Wilmanns, K.: Über Morde im Prodromalstadium der Schizophrenie. Z. f. d. g. Neur. u. Psych., 170: 583-662, 1940.（影山仁佐訳：統合失調症と殺人衝動。精神医学、一七：八五三―八六〇、九七一―九七九、一九八五）

（臨床精神病理、三〇：一〇三―一二六、二〇〇九）

第七章 「思考、表象、幻覚―中安理論の批判的考察」に対する討論

（生田孝：臨床精神病理、二二：二五―三五、二〇〇一）

――「背景思考の聴覚化」補遺――

1 はじめに

「臨床精神病理」誌第二二巻第一号（二〇〇一）に生田孝氏による「思考、表象、幻覚―中安理論の批判的考察」と題された論文が掲載された。生田氏はそこで拙著論文「背景思考の聴覚化―幻声とその周辺症状をめぐって[3]」を取り上げ、それを評価してくださったうえで、「第一に、中安が考察した背景思考から幻声へのスペクトラムの他に、むしろそれらをも含めて前景思考から幻声にいたるまでのスペクトラムが考えられるのではないか、もしそうだとすればそれらはどのように位置付けられるべきなのか、そもそもそれらの持っている意味とは一体何なのであろうか。第二に『背景思考の聴覚化』論では、言語性幻覚つまり幻声しか論じられておらず、他の非言語性幻聴、幻視、幻触などのようなそこでは述べられなかった他の幻覚については、どのように考えるべきなのであろうか」と二つの疑義を呈され、その疑義の解決に向けて自ら論を展開されている。

筆者の分裂病症候学研究[8]の皮切りとなった上記の論文はすでに一七年前に執筆したものであるが、いま振り

返ってみてノイエスがあるとするならば、それは以下の三点にまとめられようかと思う（本論文執筆時の筆者の思考の流れを反映すべく配列しておいた）。

第一は種々の分裂病体験（併せて思考や聴覚という正常体験も）を記述するにあたって、旧来の要素心理学的分類を取り払って①営為に対する自己能動感、②内容の自己所属感、③言語的明瞭性、④感覚性（のちに音声性と改名）、⑤営為の場の定位、の五属性の有無という基準で体験間の差異を明瞭に区分し、かつそれらを相互移行的なものとしてとらえたことである。付け加えるならば、後者の「相互移行的」という考えの裏には、病的体験、少なくとも当該の諸種の分裂病体験は同一の原基を有するものであっても疾患の進行（増悪）・軽快につれてその表面的な形を変えるというテーゼが隠されている。

第二はそれら相互移行的と考えられた諸症状の原基に関してで、オカルトでも信じないかぎりは分裂病体験の原基を患者自身の〝なんらかの心的営為〟に求めるのは何人も首肯されるところであろうが、その〝なんらかの心的営為〟として筆者が措定したものが、フランス精神医学でいう内的思考 pensée intérieure[1]：主体の意識下にあって、不随意的、非論理的にうごめく思考（筆者は西丸の[9]「背景体験」という用語を借りて新たに「背景思考」と名付けた）であったことである。

第三は諸種の分裂病体験は相互移行的で、かつその原基は背景思考であるという考えから「背景思考の聴覚化」論が仮説されたが、その仮説の証明にあたって筆者が採用したのが旧来の精神症候学のごとく臨床的事実を個々に丹念に積み上げていくという帰納的方法ではなく、先の五属性を用いて有り得べき体験の現象形態を推定し、それに合致する体験が分裂病症状として実際に存在するか否かを検証するという演繹的方法（のちに筆者はこの方法を〈仮説—検証的記述〉[6]と名付けた）であったことである。

以上のように整理してみると、生田氏の疑義の第一は筆者のノイエスの第二に向けられたものであり、疑義の第二は筆者のノイエスに対する疑義ではなく、それを認めた上で他の病的体験への応用を目指されたものであることがわかる。ノイエスの第一と第三に関しては、生田氏自身が自らの論文の中で「このような手法は、中安の『二番煎じ』であり、まったく独創性のないものである」と記されているように、認められたものと考えられる。

よって、以下の筆者の討論はもっぱら、種々の分裂病体験の起源を前景思考に求められた、生田氏の疑義の第一とその解決に向けられた彼の論に対するものとなろう（「背景思考の聴覚化」の応用編である第二の疑義に関する彼の論にも最後に若干の批判を述べることにする）。

＊　＊　＊

生田氏は、「背景思考の聴覚化」を含める形で「前景思考の聴覚化」仮説を呈示され、その検証結果を示されている。ここでは、仮説呈示に対する討論と検証結果に対する討論とに分けて議論する（初見の読者のために記しておくが、前景思考と背景思考は上記五属性のうち、①の〈営為に対する自己能動感〉の有無でのみ異なるのであって、②～⑤の属性は同じである）。

2　仮説呈示に対する討論

生田氏が、上記の五属性において聴覚あるいは幻声（明瞭─外界型）と対極の位置を占めるのは背景思考ではなく前景思考であるという事実を踏まえて、「中安が考察した背景思考から幻声へのスペクトラムの他に、むしろそれらをも含めて前景思考から幻声にいたるまでのスペクトラムが考えられるのではないか」と疑義を提出されたのは、ある意味においてはもっともなことである。上記の拙著論文ではその経緯を記していないが、実際のところ筆者が当初考えたのも生田氏と同様に「（前景）思考の聴覚化」であったのである。しかしながら、筆者はなにゆえにこの論を捨てたのか。二つの理由があるが、それを述べてみよう。

第一の理由であるが、先に筆者はノイエスの第三に「背景思考の聴覚化」論の証明に際して演繹的ないし仮説─検証的方法を採用した旨を述べたが、上記のテーゼはまったくの無から天啓のごとく閃いたというものでなく、やはり先行して帰納的方法があったのであり、背景思考を措定したことにかぎってそれを具体的にいうならば、「背景思考の聴覚化」論を構想する以前、上記の五属性によっていくつかの代表的な分裂病症状を個別に定義づけていく過程において、そのすべての症状が〔営為に対する自己能動感〕がないものであることに筆者が気づいていたからである。これにはさらに、この領域において帰納的方法でなされた最高峰の業績と思われる島崎敏樹「精神分裂病における人格の自律性の意識の障害」論文[11]において、予定体験 Prädestiniert-Erlebnis（自律─即─他律体験）を唯一の例外として他律体験および無律体験（いずれも〔営為に対する自己能動感」はない）が分裂病症状の大半であることが指摘されていたことも与かっていよう。

第二の理由としては、もしも前景思考が聴覚化をうけるものとするならば、聴覚化をうける前景思考とそれを体験する前景思考というふうに、前景思考を二分して考えなければならなくなり、何によって二分されるのかという新たな問題が浮上してくるからである。今少し説明するが、別の趣旨で後日書いた「『自我意識の異常』は自我の障害か―ダブルメッセージ性に着目して」[4]の一節がこうした事情をよく著していよう。

分裂病性「自我意識異常」の特異性とはただ一点、分裂病患者が「自我意識の異常」を語りうるということである。例えば、作為体験において患者は「……させられる」とのべる。これまでの分裂病論、少なくとも記述現象学派のそれは、この「……させられる」という陳述そのものをそもそもの議論の出発点とし、そこに「自我の能動性の喪失、自我の被動化」をみたのであるが、筆者がここで問題にしようとしているのは、患者が「……させられる」とのべうることと、すなわち陳述が可能であることとである。このことはとりもなおさず、患者が「……させられる」と表現する心的事象が生起する、まさにその時点において、すなわち同（共）時的に、その心的事象を体験として成立させうる基盤が存立していることを示している（筆者のこうした論に対しては、「……させられる」という陳述はあくまでも事後的ではないかという反論が予想される。確かに陳述自体は事後的であるが、しかし「させられ体験」をのべる際の分裂病患者の確信に満ちた陳述ぶりは、それがたんなる追想的推論ではなく、陳述の内容たる精神現象と、それを体験として定着させる精神機能の共時性を保証していると考えられる）。〈中略〉筆者にはこの体験成立の基盤とは能動的な自我と思われるが、そうであるとするならば、「……させられる」という患者の陳述は、その陳述の内容において、いいかえるならば自我意識のレベルにおいて「被動化した自我」の存在をわれわれに伝えると同時に、そうした陳述が可能であるという点で能動的な自我の存立をも示すという、一見するに互いに相反する内容を内に含むダブルメッセージなのである。

ここで述べたダブルメッセージ性をあくまでも自我の障害という枠内で考えるとするならば、直接的に導かれるものは《自我の分裂》ということであり、いったん確立した自我が二つに分裂し、一方が被動化し、他方は能動的なままに残存して被動化した自我を観察するという構図を考えざるをえなくなるが、「前景思考の聴覚化」論に立つならば、これとまったく同じことを、すなわち前景思考の一部が背景化し、残余の前景思考がいまや背景化した（さらに聴覚化した）前景思考を観察するという構図を考えざるをえなくなるのである。上記引用した自我障害論において、種々の考察をへて筆者は《自我の分裂》を否定し、いわゆる「自我意識の異常」は旧来そうと理解されてきたような自我の障害ではなく（それは仮象にすぎず、自我は自我として健常である）、《（自我ならざる）非自我の意識化》であるという結論に達したのであるが、これと同じことが「前景思考の聴覚化」論でもあてはまるのである。すなわち、前景思考が分裂するのではなく、前景思考ならざる何か（それを背景思考と措定）を健常な前景思考が観察するのであると。

以上の二つの理由によって、筆者は種々の分裂病症状において〔営為に対する自己能動感〕がないのは、諸症状の原基となったものからそれが失われたのではなく、その原基にそれがそもそも備わっていない、つまり原基は前景思考ではなく、背景思考であると結論したのであった。

3　検証結果に対する討論

演繹的ないし仮説―検証的方法はそのテーゼないし仮説の突飛さによって否定されるものではない。むしろ、それが常識にとらわれないものほど生産的となりうる場合があることはこれまでの歴史が教えるところである。上記2において筆者は、仮説呈示において聴覚化の原基としては前景思考よりも背景思考を考える方がより妥当性が高いということを述べてきた。しかし、生田氏が構想された「前景思考の聴覚化」論も仮説の妥当性からのみ否定されるものではなく、検証結果の次第ではより大きな地平を分裂病症候学に開く可能性があるものと思われる（逆にいうならば、結果次第によっては生田氏の言われるとおり「机上の空論」に堕す場合もある）。よって、本節では生田氏の検証結果に対する討論を行おうと思う。

生田氏は「前景思考の聴覚化」というテーゼを論証するに際して、詳細は省くがいくつかの理由によって筆者の五属性のうちから言語的明瞭性をのぞき、他の四種の属性から有りうべき現象形態として一六種を仮定されている。それらのうちの八種は〔営為に対する自己能動感〕が有り（＋）から無し（－）に転じたものとされ、これらはすでに筆者の「背景思考の聴覚化」論において臨床的対応物があるとされている。ただし、これは「前景思考の聴覚化」論を証明するものでもあるとはいえ、すでに筆者が考察したように「背景思考の聴覚化」論にもあてはまるものであって、よって生田氏の「前景思考の聴覚化」論の成否を決定づけるためには、〔営為に対する自己能動感〕がいまだ有り（＋）とされている残りの八種の現象形態（A、B-2、B-3、B

−4、C−2、C−3、C−6、D−2）に臨床的対応物があるか否かが厳密に検討されなければならない。生田氏は各々に臨床的対応物があるとして、この「前景思考の聴覚化」論が証明されたとされているのであるが、以下に筆者は異論を呈したいと思う。議論の都合上、現象形態の個々にではなく、生田氏の与えた症状名（一部は筆者追加）を用いて四群（①能動的考想化声群、②能動的思考〈内界型〉群、③能動的思考〈外界型〉群、④操作的幻声群）に区分けして議論を行う。なお、以下の各々の現象形態の記載において、［　］内は順次、営為に対する自己能動感、内容の自己所属感、感覚性の有無、および営為の場の定位〈精神内界か外界か〉を表している。

(1)　能動的考想化声群

B−3［＋＋＋内］：能動的考想化声（内界型）

C−3［＋＋＋外］：能動的考想化声（外界型）

この二種は〔営為の場の定位〕が内界か外界かで区別されるものであって、前三者の属性に関しては両者は共通している。生田氏はこれらの現象形態に合致する体験を具体的には「『何かについて考えると、それが声になって心の中に聞こえる』というものである」（B−3）、「何かを随意に思考するとその外界つまり外部空間に聴覚体験が実際に生じるように感じられる」（C−3）と述べられ、またそれらに能動的考想化声という名称を与えられている。

「何かについて考えると、それが声になって聞こえる」というのが両者に共通するものとされているのであるが、はたしてこの現象形態に合致する体験の具体例はこういうものであろうか。筆者は否と答えたい。推測するに、生田氏は「何かについて考えると」をもって〔営為に対する自己能動感〕はあると考えられたのであろうが、上記の体験の異常性は「声になって聞こえる」の方にあるのであって、「声になって」と表現される部分は明らかに〔営為に対する自己能動感〕を欠いたものである。よって上記の具体例に合致する現象形態は［−＋＋内（もしくは外）］であって、生田氏の分類名でいうならばC−5、D−3に該当するものである。もしもB−3、C−3の現象形態に合致する具体例をあげるとするならば、「自分の考えを自分の意志で声にする（当然のことながら、それは自分に聞こえるものになる）」というものであって、〔発声器官の動きを伴うものならばこれは通常の発語となるが〕いまここで問題にしているのが発声器官の動きのない病的なものとするならば、筆者は該当する分裂病症状を知らない。

この現象形態に合致する体験が生田氏のいわれるような「何かについて考えると、それが声になって聞こえる」でなく、したがって能動的考想化声と名付けられる体験でもないことは上述したところであるが、生田氏が誤解されたように、考想化声というものが一般に「自分自身の考えが声もしくは響きとして聞こえてくる」と表現されるものであるだけに、その原基が背景思考ではなく前景思考ではないかという疑問はもっともなことである（ただし、背景思考にあっても〔内容の自己所属感〕は保たれており、よって「自分自身の考えが」と表現されるものであっても、それが背景思考を否定するものでもないことは確かである。思い付きや閃き、これらは背景思考の不随意的意識化と思われるが、それらはあくまでも自分の考えと感じられるものであって、すなわち〔内容の自己所属感〕が保たれていることはその証左である）。原論文においてこの問題に筆者が触れていないことも、生田氏の疑義を生み出した一つの要因であろう。よって、この場を借りてこの問題に一言しておこう。この問題を考えるにあたっては、前景思考と背景思考の関係について考察しておくことが前提となる。この問題も原論文では触れることはなかったが、「背景思考の聴覚化」論をより高次で包括的な分裂病症候論である「状況意味失認―内因反応仮説」[5]に包摂するにあたって、筆者はかつて以下のような文章を記したことがある。

一五巻では認知仮説および状況意味失認の概念を知覚に引き寄せて論じたが、改めてのべるならば、それは外的対象に対する状況意味失認（外的状況意味失認）と呼びうるものであり、以下にのべる《背景思考の聴覚化》の病態機序は、同様の観点からは思考という内的対象に対する状況意味失認（内的状況意味失認）と言いうるものであろう。筆者がこう論じるのは、繰り返してのべたように、思考にも意識下で自動的に作動する背景思考が存在するということが措定されているからである。簡単な例をあげよう。例えば、われわれがリンゴを眼にして「うまそうだなあ」と思うとか、あるいはかつて旅先で見たリンゴ畑を思い起こしたとしよう。その際、これらの思いや記憶は初めから意図されて生じたものであろうか。筆者は否と考える。リンゴを眼にして、実は意識下では「果実」、「赤い」、「球形」、「甘酸っぱい」など、リンゴの一般的属性やリンゴにまつわる種々の個人的エピソードが自動的に喚起されたに違いない。そして、それらは渾然一体をなして、その折の背景思考を成しているものと思われる。そして、意識されているといないとにかかわらず、主体がその際何を志向しているかという内的状況（例えば、先の例では「空腹で何か食べたい」と思っていたとか、感傷的になって過ぎ去った日々を思い出すような心境にあったとか）に合致する一つの意味が、これまた自動的に選択されて意識化されるのだと思われる。先に、筆者の認知仮説は殆どそのまま《背景思考の聴覚化》の病態機序の理解にも適用できるとのべたが、重要な違いが一点ある。それは、知覚の場合は外的状況意味の認知が不能の際に、その情報が意識下・自動的認知機構から意識上・随意的認知機構へ転送される（意識化される）のであるが、思考の場合には内的状況に合致する、すなわち内的状況意味の認知が成立した情報のみが意識化されるのである。

ここに記したように、背景思考と前景思考とは互いに独立したものではなく、前景思考とは背景思考（の一つ）が上述の機序をへて意識化されたものであると考えられるが、このことを考慮すると、考想化声において「自分自身の考えが」、あるいは生田氏が記されたようにより端的に「何かについて考えると」ではあっても、それは病的体験の原基が前景思考であると証していることではなく、背景思考が一方において病的な聴覚化をうけるとともに、他方では上記の機序によって、すなわちいわば正常の意識化をうけて前景思考となり、それらが複合して「何かについて考えると、それが声になって聞こえる」という、あたかも前景思考が聴覚化したかのような、主体の体験を形成するのであろうと思われる。

(2) 能動的思考〈内界型〉群

A　［＋＋－内］：能動的思考（自己―内界型）

B-2［＋－－内］：能動的思考（非自己―内界型）

この二種は〔内容の自己所属感〕の有無によって区別されるものの他の三種の属性においては一致しており、共通していえることは自らの意志で精神内界において思考を営むという体験である。Aはそこで営まれた思考が自分自身のものであるという場合であって、これは生田氏が述べるように「何ら病的なものでなく、正常な思考活動において一般的に認められる」ものである。問題となるのは、そこで営まれた思考が自分自身のものではないというB-2であるが、生田氏はこの体験を具体的には「『考えても自分の考えという感じがしない』という離人感を伴う思考から、さらには『他者の思考内容が直接的に判って、それをこちら側で操っている』という他者思考操作体験にいたり、一種の全能体験となる」と述べておられる。

はたしてそうか。現象形態と実際の症状との対応に関する生田氏の考察は、彼が自験例や文献例での実際の陳述をあげていないこともあって説得力が弱く、たぶんに現象形態に引きずられて上述のごとき〈かのごとき具体例〉が案出されたような印象を筆者はうけざるをえない。筆者は自らの「背景思考の聴覚化」論において現象形態と症状との対応を考察した際、現象形態からある症状が想定された場合、いったんはその現象形態を脳裏から去らせて、想定された症状自体の属性を改めて虚心坦懐に検討し、しかるべきのちに新たに対応を考えるようにしていたが、そうした観点に立って生田氏が想定された上述の二つの体験を検討してみよう。生田氏の想定された症状の第一は「『考えても自分の考えという感じがしない』という離人感を伴う思考」であるが、「離人感を伴う思考」、いいかえれば思考における離人症の特徴とは一般的には能動感（筆者の五属性でいうならば〔営為に対する自己能動感〕）の喪失もしくは減退であって、〔内容の自己所属感〕が失われるとしても、それは〔営為に対する自己能動感〕が失われているゆえの二次的結果にすぎないと思われる。〔営為に対する自己能動感〕は保たれているのに〔内容の自己所属感〕はないという離人症を、自験例においてもまた文献例においても筆者は知らない。次に第二の症状としてあげられた「『他者の思考内容が直接的に判って、それをこちら側で操っている』という他者思考操作体験」に関してであるが、この体験を文言どおりに理解するならば、ここには「他者の思考内容が直接的に判って」という第一段階の体験と「それをこちら側で操っている」という第二段階の体験とがあることになる。第一段階の体験は筆者が「背景思考の聴覚化」論においてⅡ−3：考想転移 Gedankenübertragung としたものであり、生田氏の分類によればD−4に入る体験である。このように二段階の病理を想定せざるをえず、加えてその第一段階が「背景思考の聴覚化」論に拠っているとなると、もうそれだけでこの症状が「前景思考の聴覚化」で説明がつくという生田氏の論は瓦解するのであるが、付言するならば第二段階の体験である「それ（他者の思考内容）をこちら側で操っている」という他者思考操作体験、生田氏はこれを「一種の万能体験」とも呼んでおられるが、よしんば患者がそういうことを述べたとしても、筆者はそれは躁的な高揚もしくは誇大感に基づくものであって、一次的な実体験としてそういうことを患者が体験しているわけではないと思う。少なくとも筆者はそうした体験は知らない。

この節の最後に、この現象形態に相当する症状が実際にあるか否かということで筆者が考えた体験の検討結果を述べてみよう。それは島崎[11]が先に紹介した論文で記している予定体験（自律-即-他律体験）であるが、これは「自己の精神活動は自我の活動であるという意味では自律的 autonom であり、一方自我の背後にこれを配慮するものがあって、すべての精神作用があらかじめこれによって定められているという意味において他律的 heteronom である」というものであって、他の他律体験および無律体験と異なって唯一、一部ではあるが〔営為に対する自我能動感〕があるものである。ここにおいて、「自己の精神活動は自我の活動であるという意味では自律的 autonom」という前段が〔営為に対する自己能動感〕があることを表したものであり、「自我の背後にこれを配慮するものがあって、すべての精神作用があらかじめこれによって定められているという意味において他律的 heteronom」という後段が〔内容の自己所属感〕がないことを表していると考えるならば、上記のB-2［+－－内］：能動的思考（非自己―内界型）の現象形態に合致するものとなろう。しかし、この解釈はやや恣意にすぎ、厳密には自律-即-他律体験という名称のごとく、これは〔営為に対する自己能動感〕も〔内容の自己所属感〕もともに自のものでもあり他のものでもある（前者は自他共動性、後者は自他共属性といいえよう）ということであって、現象形態で示すならば［±±－内］と記されるべき体験であって、B－2とは異なるものであると結論づけられよう。

ただし、筆者の「背景思考の聴覚化」論では決して現れることのなかった〔営為に対する自己能動感〕：あり（＋）が、たとえ±ではあっても一部あるということは一考を要しよう。というのは、これをもって聴覚化するのは背景思考ではなく前景思考である（〔営為に対する自己能動感〕が＋→±へと変化）という一証左とも見做されかねないからである。しかし、「背景思考の聴覚化」論で理解するならば、この予定体験、現象形態で示すならば［±±－内］は背景思考が一方では正常の前景化のプロセスをうけ（［＋＋－内］：前景思考）、他方では異常な聴覚化のプロセスをへて（［－－－内］：作為思考）、そして両者が同時的に生じて一体化されて感知されたものと解釈されえよう。

(3)　能動的思考〈外界型〉群

B－4［＋＋－外］：能動的思考（自己─外界型）

C－6［＋－－外］：能動的思考（非自己─外界型）

生田氏はB－4を「自己の思考を相手に吹き込んだり伝えたりすること（自己から他者への考想吹入・伝播）で、他者の思考に侵入し支配することである」、C－6を「例えば『他者の思考内容が直接的に判って、それをあちら（他者の心の中）で操っている』と感じられる他者思考操作体験である」とされ、いずれもそれらが強まると全能体験となるとされている。はたしてそうか。筆者にはこうした理解はやはりあまりにも恣意にすぎるように思える。というのは、上記の現象形態を属性どおりに理解するならば、両者は〔内容の自己所属感〕の有無で区分けされるものの、いずれにおいても自らの意志で外界で思考を営むという体験であって、生田氏の論とは違って、第一にはこの場合の外界とは「自己の精神内界の外」というだけであって一義的に他者の精神内界とされるものではなく（他者の精神内界ももちろん含まれるが、自己の身体の一部でもいいし、中空の一点でもかまわない）、第二には「自己の思考を相手に吹き込んだり伝えたりすること（自己から他者への考想吹入・伝播）」（B-4）、「例えば『他者の思考内容が直接的に判って〈中略〉操っている」（C-6）などと表現されるような、他者の思考（広く一般に自己ならざる「他」）との干渉（B-4では他者の思考に「侵入」、C-6では他者の思考を「操作」）という概念は本現象形態そのものには一切含まれていないからである（上記一の討論に関して追記しておくが、生田氏もB-4に関して「営為の場が外界一般である場合には、人為現象や自然現象を操作する万能感にいたる」と記されており、外界を一義的に他者の精神内界とされているわけではないようであるが、しかし「操作する」と書かれており、討論二で述べた誤りは侵している）。生田氏があげられたような体験を筆者は知らない。

生田氏があげられた体験はB-4、C-6の現象形態に合致するものではなく、また実際上そうした体験を筆者は知らないと結論したが、改めてB-4、C-6の現象形態を素直に解釈して導かれる「自らの意志で外界で思考を営む」という体験が実際上報告されているか否かを以下に検討してみたい。

筆者が上記の現象形態、ことにB-4（内容の自己所属感あり）に合致する症状として検討する価値があると考えたのは唯一、臨死体験でよく見られ、また筆者が稀ながら初期分裂病患者で観察する体外離脱体験 out-of-body experiences である。(7) 筆者は先に生田氏の論を批判して「この場合の外界とは『自己の精神内界の外』というだけであって一義的に他者の精神内界とされるものではなく（他者の精神内界ももちろん含まれるが、自己の身体の一部でもいいし、中空の一点でもかまわない）」と述べておいた。ここにおいて「中空の一点」という指摘が体外離脱体験を思い起こさせたのであるが、体外離脱体験とはその言葉どおり心が体を離れ、いまや体の外にあって中空の一点にある心が体の動きや外界を観察するという体験である。初期分裂病の自験例での体験を以下に例示するが、この例では右肩後方の中空に心が離脱して自らの体を観察しているというものであった。

実際に見下ろしているわけではないが、自分はちょっと離れてみているような。（「どのあたり？」と尋ねると、右後上方をさして）このあたり。自分の体を半分は自分が動かしているような、半分は何かに動かされているような。

さて、「自らの意志で外界で思考を営む」という体験が有りや否や、そしてこの場合の「外界」とは「中空の一点」であってもかまわないということから体外離脱体験が検討に付されたわけであり、例示した上記症例も心すなわち思考する主体の場を右肩後方の中空に定位しているのであるが、はたしてこうした体外離脱体験はB-4に合致するものといえようか。筆者は否と答えざるをえないが、それは体外離脱体験の陳述、それは事後的になされるものであって、事後的には「中空の一点」すなわち外界であるとしても、体外離脱体験が生起している、まさにそのさなかにあっては「中空の一点」は体の外ではあっても、そこにこそ心があるのであり、したがってそこで営まれる思考の場はあくまでも精神内界であると判断されるからである。

こうして、筆者が考えるかぎり唯一可能性があると思われた体外離脱体験もB-4に合致するものではないと否定されるに至ったが、そのほか縷々考えてもB-4、C-6に合致する体験を筆者は見いだすことができない。

(4) 操作的幻声群

C−2［+−+内］：操作的幻声（内界型）

D−2［+−+外］：操作的幻声（外界型）

〔営為に対する自己能動感〕の有無に着目すれば、C−2はD−1［幻声（内界型）］に、D−2はE［幻声（外界型）］に対応するものであって、生田氏がこれらの現象形態に合致する、想定される症状を「幻声」とされたことは一応理解できるものの、「能動性を伴うので幻声を操作することができると感じられる」（C−2）、「能動性を伴うので、操作性を帯びて随意に幻声を操ることができると感じられる体験となる」（D−2）と述べられ、上記の「幻声」に冠するに「操作性」という用語を当てられたのはいささか不適切で誤解を生み出すもととなりかねないと思われる。というのは、この用語では（生田氏は明らかにそうとは記されていないが）いったん形成された幻声に主体が随意に手を加えるというニュアンスが出てしまうからである。この現象形態を理解するに、これは〔内容の自己所属感〕はなく、他方〔感覚性（音声性）〕のあるもの、すなわち幻声の形成に自己が能動的に関与するというものであって、いうならば自己形成性幻声と呼ぶのが適切な体験であるからである。現象形態から想定される体験を名付けるならば、それは自己形成性幻声と呼び得るものであることを述べたが、はたしてこうした体験が旧来の分裂病症候学において報告されているであろうか。寡聞にして筆者はこういう体験があるのは知らない。

さて、生田氏の論に沿って上述の体験がもしあるとすれば、それは自己形成性幻声であると述べたが、その用語を離れ、現象形態に戻って改めてこういう体験が実際にあるか否かを検討してみたい。筆者が「背景思考の聴覚化」を論じた際に、〔感覚性（音声性）〕があるもの、すなわち聞こえるというニュアンスのあるもの（生田氏の表記によれば、C–5、D–1、D–3、E）をすぐに幻声もしくは考想化声としたのは、「背景思考の聴覚化」論においてはそもそも〔営為に対する自己能動感〕がないことが前提とされていたからである。しかるに、前景思考が聴覚化するという生田氏の論では、〔感覚性（音声性）〕があるものは一義的に幻声とされるものではなく、そこに〔営為に対する自己能動感〕があるならば実際の声の形成に自己が能動的に関与している、すなわち通常の発語体験が今一つの体験として考えられるはずである。ただし、ここで検討しているC–2、D–2の現象形態においては〔内容の自己所属感〕はないのであって、勿論のこと通常の発語ではないものである。こういう体験を想定してみるに、〝自分自身の意志で喋ってはいるが、その内容は自分の考えではない〟というものであろう。はたしてこうした体験に合致するものがあるだろうかと自問して、筆者が考え得たものはシャーマニズムにおけるトランス trance 下における語り（トランス・スピーチ）[10]の、それもその一部である。こうした語りの多くは自動的に、すなわち〔営為に対する自己能動感〕なく、いわば口が勝手に動いて、神や霊の言葉が紡ぎ出されるのであるが、一部には発語（声の形成）自体は自分が行っているという自覚があるものが認められるようである（類似した現象である憑依状態においてもありうると思われる）。しかし、これは分裂病症状とは言えず、少なくとも分裂病症候論としては「前景思考の聴覚化」はここでも成り立たないものと思われる。

以上によって、「前景思考の聴覚化」論が成立するためには必須の、〔営為に対する自己能動感〕がいまだある八種の現象形態に合致する症状があるか否かの検討を終えるが、結論は生田氏の主張される症状はすべて〝かのごとき具体例〟、「机上の空論」であって、分裂病症状としては実際の臨床的対応物をもたないと判断される。加えて、生田氏が「中安の演繹的議論は、分裂病論に限定することなく幻覚一般に対しても適用可能な議論である、と筆者は考えている。〈中略〉本論における思考から幻覚にいたる移行系列は、幻覚一般について論じえるものであり分裂病のみを対象としているわけではない」とされている点に触れるならば、生田氏の提出された現象形態に関する筆者の検討からは、唯一操作的幻声群（C－2、D－2）のみがシャーマニズムにおけるトランス・スピーチの一部に対応物を見いだせただけである。これらのことからは、筆者は生田氏の「前景思考の聴覚化」論は分裂病症状論としても、また分裂病症状論を含む幻覚一般の形成論としても否定されるものと思う。

＊　＊　＊

最後に、第二の疑義（「『背景思考の聴覚化』論では、言語性幻覚つまり幻声しか論じられておらず、他の非言語性幻聴、幻視、幻触などのようなそこでは述べられなかった他の幻覚については、どのように考えるべきなのであろうか」）に対する生田氏自身の回答について、若干の批判を行っておこう。

生田氏は、彼の「前景思考の聴覚化」論の妥当性を前提として、前景思考一般に聴覚表象のみならず、視覚表象、嗅覚表象、味覚表象、触覚表象、体感表象をも含ませ、そのいずれもが幻覚化していくプロセスが仮説演繹的に導かれうるとし（ただし、その説明ははなはだ省略されており、納得のいくものではない）、その最終産物として各々幻聴、幻視、幻嗅、幻味、幻触、体感幻覚が形成されるとしている。この論を批判するに、第一は前提とされている「前景思考の聴覚化」論の妥当性が上述したように否定され、よって論の拡張自体が根拠を失っていること、第二は「前景思考」という用語が各々のモダリティーごとの表象を統括する概念として格上げされるとともに幻聴の原基がこれといった説明なく旧の「前景思考」という用語から「聴覚表象」という用語に変更されていることに見られるように、牛田氏の論が要は「(モダリティーごとの)表象の知覚化」論に堕していることである。いま「堕している」と述べたのは、「(モダリティーごとの)表象の知覚化」論はもっとも容易に考え付かれやすい幻覚形成論であるが、Jaspers, K.[2]が知覚と表象の絶対的差異、ひいては幻覚と偽幻覚の精神病理学的差異を論じたように、そう易々とは承認されえないできた論であり、それを主張するにはそれ相当の論述を要すると思えるからである。

上記第二のことに触れて筆者の「背景思考の聴覚化」論のノイエスを今一度言葉を換えて述べておきたい。というのは、牛田氏が筆者も用いた「前景思考」という用語を安易に「聴覚表象」という用語に変更されたことに示されるように、筆者の論に対して大なる誤解があると思えるからである。筆者の「背景思考の聴覚化」論は狭く表象 vs.知覚論のなかで幻聴の形成論を論じようとしたものでもなく、したがって原基とされている背景思考も、また前景思考も聴覚表象を意味したものでもないのである。むしろ、そうした要素心理学的な症状分類の枠内で各種症状の形成論を考えること〈幻覚を知覚の異常とすることはもちろん、知覚と類似した表象の異常と考えることも含めて〉の行き詰まりを打破すべく、そうした要素心理学的な枠にとらわれずに種々の属性の差異によって個々の症状を区分けするところからこの研究は始まったのであり〈ある患者が言った「心の中に言葉が湧いてくる」〈自生内言〉が五種の属性において思考と聴覚の中間形態であるという考察[3]〉、それゆえこそ思考（前景思考）の類縁物と措定された背景思考の属性が個々次々に聴覚の属性へと転じていくという、いわば突飛な考想が抵抗なく思いつかれたのであり、最終的に幻声が形成されるとしてもそのプロセスの途中で旧来は思考障害に分類された自生思考、自我障害に分類された作為思考、考想転移や思考吹入、知覚障害に分類された考想化声が形成されるという、いわば要素心理学的分類を横断し、その分類を反古にするような、たんなる幻覚形成論を超えた分裂病症状論に到達しえたのである。要素心理学的な症状分類を反古にし、よって以後の分裂病症候学の研究において筆者をして要素心理学的分類から自由な立場に立たしめたこと、それこそが「背景思考の聴覚化」論の真髄であった、と今筆者は考えている。

生田論文が本誌に掲載されてから既に一年半が経過した。遅ればせながら生田氏の疑義に応答したが、討論が遅れたことをお詫びする。

文献

（1）Baruk, H.: Psychoses et Nevroses.（"Que sais-je ?" n0221）P. U. F., Paris, 1946.（村上仁、荻野恒一、杉本直人訳：『精神病と神経症』。白水社、東京、一九四五）
（2）Jaspers, K.: Allgemeine Psychopathologie. Sprin-ger-Verlag, Berlin, 1913.（西丸四方訳：『精神病理学原論』。みすず書房、東京、一九七一）
（3）中安信夫：背景思考の聴覚化―幻声とその周辺症状をめぐって。内沼幸雄編：『分裂病の精神病理14』、東京大学出版会、東京、一九九―二三五、一九八五。**（前書第一章）**

(4) 中安信夫：「自我意識の異常」は自我の障害か—ダブルメッセージ性に着目して。土居健郎編：『分裂病の精神病理16』、東京大学出版会、東京、四七—六三、一九八七。(前書第三章)

(5) 中安信夫：状況意味失認—半球間過剰連絡症状群—分裂病症状の神経心理学的理解。土居健郎編：『分裂病の精神病理16』、東京大学出版会、東京、六三—七六、一九八七。(前書第四章)

(6) 中安信夫：精神病理学における「記述」とは何か。臨床精神病理、一四：一五—三一、一九九三。(前書第二六章)

(7) 中安信夫、針間博彦、関由賀子：初期症状。松下正明総編集：『臨床精神医学講座2　精神分裂病』、中山書店、東京、三一三—三七四、一九九九。(本書第一一章)

(8) 中安信夫：『増補改訂　分裂病症候学—記述現象学的記載から神経心理学的理解へ』。星和書店、東京、二〇〇一。

(9) 西丸四方：分裂性体験の研究。精神経誌、六〇：五六七—五七一、一九五八。

(10) 佐々木雄司：我国における巫者（Shaman）の研究。精神経誌、六九：四二九—四三五、一九六七。

(11) 島崎敏樹：精神分裂病における人格の自律性の意識の障害（上・下）。精神経誌、五〇：三三—四〇、一九四九、五一：一—七、一九四九。

(臨床精神病理、二三：二六五—二七四、二〇〇二)

第八章　「非分裂病性自生思考が単一症候的に出現した一症例」（井上洋一ほか：精神医学、四四：一二九―一三六、二〇〇二）に対する討論

――この症状は自生思考ではなく言語性精神運動幻覚（Séglas, J.）ではないのか？――

畏友井上洋一氏ほか二名によって「精神医学」誌に標記の論文が掲載された。貴重な症例報告と思われるが、筆者の見るところ、その貴重さは本症例が示した症状が井上氏らのいう非分裂病性自生思考であるということではないと思われる。

井上氏らの症例を要約すると、患者は初診時四九歳の女性で前年末より「頭の中で自分が言っているような感じの独り言」「頭の中で独り言を言っている。相手は出てこないが会話をしている。内容はわかる」「言葉ではない。イメージ。視覚的イメージではない」「自分が言っている感じ。止めることができない」、「内容は日常のこと。突拍子のないことや、理屈に合わないことは浮かばない。自分では考えていないこと。どうしてこんなことを思ったのか、その時は不思議に思っている」、「頭の中に浮かんでいる時には、それに注意が引き付けられるので、今までしていたことを忘れてしまう」「動いている時は、浮かばない。（中略）用事をしている

時は忘れている」が生じたものであり、患者は上記の症状に病識を有し、また既往にも現在症にも分裂病を疑わせるものはまったくなく、また三年間の治療経過のなかで各種抗精神病薬のうち上記の体験を軽減させたものは一つとしてなく、唯一 sulpiride が精神的に安定させることを通して二次的な治療効果を有したというものである。

井上氏らは種々の検討を通して、上記「頭の中で自分が言っているような感じの独り言」「頭の中で独り言を言っている。相手は出てこないが会話をしている。内容はわかる」という会話的特性を本症例の特徴と指摘しつつも、なおこの体験を自生思考であると結論している。しかし、はたしてそうか。自生思考 autochthones Denken（Wernicke, C.）における「思考」の範疇をどこまで広げるかにもよるが、初期分裂病症例において筆者が観察し、自生思考ならびにそれが進展したと考えられる自生内言と同定した体験はあくまでも〝考え（言葉）が浮かんでくる〟であって、上記のような「言っている」「会話をしている」というような会話的特性は経験したことがない。よって筆者は、よしんば自生思考に分類するとしても上記の体験はよほど特殊な自生思考と考えざるをえないと思うが、しかしそうした考察以前に、この体験は自生思考ではなく、早くも一八九四年に Séglas, J. が報告したもの[9]の近年は顧みられることの少ない言語性精神運動幻覚 hallucination verbale psychomotorice、とりわけその第一段階である言語性運動感覚幻覚 hallucination verbale kinésthétique を表しているのではないかと考えた。筆者がそう考えたのは、井上氏らが会話的特性と呼んだ、上記の「言っている」「会話をしている」は会話的特性と言うだけでは不十分であり、より本質的にはそこに言語運動性を見るべきではないかと思ったからである（先に引用したように、患者は「言葉ではない。イメージ。視覚的イメージではない」と述べているが、この、言葉でもなく視覚像でもない「イメージ」とは、あたかも自分が喋っているというような言語運動のイメージではなかろうか）。この言語性精神運動幻覚[3、9]とは、心的会話 conversation mentale とも呼ばれる、発声器官の動きを伴わない上記の第一段階の言語性運動感覚幻覚をへて、発声器官の動きのみで言葉は発しない完全言語性運動幻覚 hallucination verbale motorice complète である第二段階（近年、subvocal speech として研究の対象となっているのはこの段階であろう）、さらには衝動的な独語 impulsion verbale である第三段階へと進展するというものであるが、実際 Séglas[1] の原論文を見ると、「以前の私は『心で話しをしていた』のですが、今は『口で話す』ようになりました」との患者の陳述があげられており、この陳述の中にある「心で話しをしていた」が井上氏らの症例の陳述と同等であると考えられた。はたして本症例においては発話（独語）、もしくは発話（独語）こそないものの何かをしゃべっているような口唇、舌、喉頭の動きはなかったのであろうか。微かなものであってもそれがあるとするならば、本症例の体験は上記の言語性精神運動幻覚と確定されうるであろう。併せ言うならば、井上氏らはこの症状が本症例の唯一の症状と述べておられるが、現病歴欄には「身体がふらついたり、宙に浮くような感覚があった」とも記されている。この症状は筆者ら[8]が三〇種の初期分裂病症状の一つに数え上げた身体動揺・浮遊感であるが、これは身体運動性の幻覚とも言えるものであって、その点において本症例に認められた二種の症状は広く運動性の幻覚という共通項を有していると言えるかもしれない。

筆者[7]はかつて日本精神病理学会第一六回大会パネルディスカッション「精神分裂病における幻覚vs妄想」の指定討論において、図1を呈示して内的表象入力（背景思考を含む）が意識下・自動的認知機構で状況意味失認されて形成されるものが広く自生体験であり、次いで意識上・随意的認知機構における聴覚化、言語運動化、ないし視覚化という別々の内因反応によって最終的に形成されるものが各々幻声であり（その途中過程も

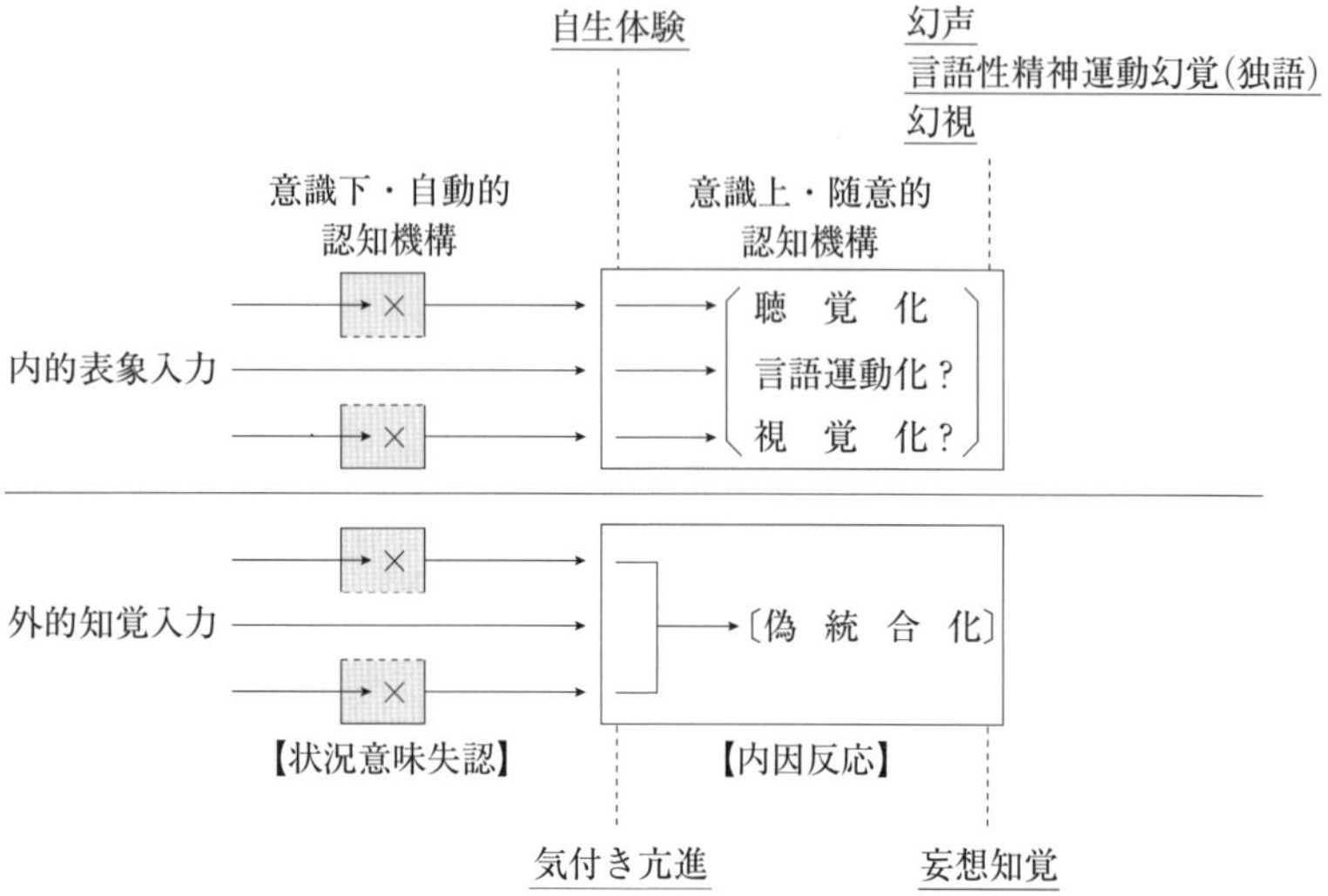

図 1　「状況意味失認―内因反応」仮説による分裂病性の幻覚と妄想の生成機序（文献７より転載）。

内的表象入力も，また外的知覚入力もともに同一の意識下・自動的認知機構に生じた状況意味失認によって影響をこうむるが，図には上段に内的表象入力の処理を，下段に外的知覚入力の処理を示している。筆者の理解によれば，図に示したように初期症状としては自生体験と気付き亢進が，また極期症状としては幻声・言語性精神運動幻覚・幻視と妄想知覚が各々一対の関係をなすものである。

すべて含めたものが「背景思考の聴覚化[5]」論である）、言語性精神運動幻覚であり、幻視である旨を述べておいた。ここにおいては聴覚化、言語運動化、ないし視覚化という内因反応のあり方によって別の症状系列が形成されると推定されていたのであるが、本症例においてはもっぱら言語運動化ないし広く運動化の症状が形成されたものと考えられる。本症例で認められた言語性運動感覚幻覚ないし心的対話は広く自生体験に含まれうるものではあるが、それは「背景思考の言語運動化」の最初の症状であって「背景思考の聴覚化」の最初の症状である自生思考とは違う症状系列であり、ゆえにこそ井上氏らが注意深く経過を追われたにもかかわらず、本症例は幻声も含み筆者の「背景思考の聴覚化」論に含まれる諸症状を示さなかったものと思われる（いま本症例における内因反応が「もっぱら言語運動化ないし広く運動化」に限局されている旨を述べたが、内因反応は必ずしも単一的に生じ、単独の症状系列のみを形成するものではないことは、幻声に伴って幻声の内容と一致する言語運動筋の活動が生じているという subvocal speech の研究から、また考想化声と言語性精神運動幻覚ないし発声器官の筋感幻覚：Cramer, A.[2] の同時体験と考えられる小林聡幸氏[5]の「独語幻覚」の報告例からも示唆されるところである）。

最後に本症例の診断にふれておくが、極めて萌芽的な体験に終始し、また症状数も少なく、かつ定型的な症状はないが、本症例の体験は分裂病性のものであり、よって控えめながら筆者は本症例を初期分裂病と診断してもよいと思う。

なお、本症例は言語性精神運動幻覚の第一段階である言語性運動感覚幻覚ないし心的対話の内的体験を患者が陳述したものとして稀であり、またそれだけに貴重な症例報告と思えるが、第三段階である衝動的な独語にまで至ったものは日常臨床の場で稀ならず観察されうるものである。加藤敏氏[4]の記した「加害性自生発話（思考）」はその一つであろうと思える。

文献

（1）Bick, P.A. & Kinsbourne, M.: Auditory hallucinations and subvocal speech in schizophrenic patients. Am. J. Psychiatry144 : 222-225, 1987.（天谷太郎訳：精神分裂病患者に於ける幻聴とサブヴォーカル・スピーチ。精神科治療学、

九：一二五―一三一、一九九四）
（2）Cramer, A.: Hallucinationen im Muskelsinn des Sprachapparates. In: Die Hallucinationen im Muskelsinn bei Geisteskranken und ihre klinische Bedeutung. Akademische Verlagsbuchhandlung. pp.11-22, J.C.B. Mohr, Freiburg I.B., 1889.（加藤敏、小林聡幸訳：発声器官の筋感幻覚。精神医学、四〇：九三―九九、一九九八）
（3）濱田秀伯：『精神症候学』。弘文堂、東京、一九九四。
（4）加藤敏：加害性自生発話（思考）の臨床―分裂病寛解過程における能動性亢進。精神経誌、九九：三二一―三四〇、一九九七。
（5）小林聡幸、加藤敏：「独語幻覚」の精神病理学的検討―独語を主訴とした分裂病の一例。精神経誌、一〇〇：二二五―二四〇、一九九八。
（6）中安信夫：背景思考の聴覚化―幻声とその周辺症状をめぐって。内沼幸雄編：『分裂病の精神病理14』、東京大学出版会、東京、一九九一―二三五、一九八五。**（前書第一章）**
（7）中安信夫：指定討論（パネルディスカッション「精神分裂病における幻覚vs妄想」）。臨床精神病理、一五：一六三―一六八、一九九四。
（8）中安信夫、針間博彦、関由賀子：初期症状。松下正明総編集：『臨床精神医学講座2　精神分裂病Ⅰ』、中山書店、東京、三一三―三四八、一九九九。**（本書第一一章）**
（9）Séglas, J.: Des hallucinations. In: Leçons cliniques sur les maladies mentales et nerveuses. Asselin et Houzeau, Paris, pp.1-28, 1895.（田中寛郷、濱田秀伯訳：幻覚―その機械・局在論的考察と精神運動幻覚の提唱。精神医学、三六：九九一―九九六、一一〇三―一一一〇、一九九四）

（精神医学、四四：七六九―七七一、二〇〇二）

第Ⅱ部　初期統合失調症論の現在

第Ⅱ部解説

この第Ⅱ部には初期統合失調症に関する一二編の論文を収めたが、その内容はかなり力の入った概説や研究史から、診療のちょっとしたコツや工夫に関する小論に至るまでさまざまであり、またごく最近になって気付くことになったアスペルガー症候群における「初期統合失調症症状」の存在を論じた論考も含ませた。第一二章「精神自動症と初期分裂病」においても述べたことであるが、筆者はこの初期統合失調症論の執筆にあたっては、自らを de Clérambault, G. に擬するところがあった。それは、彼がフランス精神医学でいうところの慢性幻覚精神病 psychose hallucinatoire chronique（わが国では統合失調症に含まれよう）を対象としてなした小精神自動症 petit automatisme mental（一九二〇）が初期統合失調症の嚆矢であることもあるが、なによりも彼がパリ市警視庁特別医務院での一回かぎりの鑑定業務を通して論をなしたことと、筆者が東大精神科の分裂に起因する外来のみという特殊な診療の場を通して論を作り上げていったこととの間に、ある種の因縁、奇縁偶縁を感じ取っていたからに他ならない。de Clérambault を乗り越え得たか否か、それは後世の評価を待つしかないが、少なくとも「de Clérambault の再発見」にはいくぶんかは力を貸し得たのではないかと自己評価している。

第九章「概説：初期分裂病二〇〇四」は、中安信夫、村上靖彦編『初期分裂病―分裂病の顕在発症予防をめざして（思春期青年期ケース研究10）』（岩崎学術出版社、二〇〇四）の「第Ⅰ部 概説」であり、この書の眼目である「第Ⅱ部 症例呈示」にオリエンテーションを与えるべく、出版年であった二〇〇四年段階での初期統合失調症研究の到達点を、共同研究者である関由賀子、針間博彦の両氏とともにまとめたものである。概説の末尾に「初期分裂病症状（三〇種）の定義と陳述例」という付表を掲載したが、五年が経過した現時点においても、筆者らは内容に変更を加えることなく、それを臨床に用いている。

第一〇章「初期統合失調症研究の三〇年―発想の原点を振り返りつつ」は、筆者が主宰した日本精神病理・精神療法学会第二八回大会（二〇〇五年一〇月六―七日、東京）での会長講演であり、臨場感を出すために「です、ます」調もそのままに発表草稿の全文を起こしたものである。この二〇〇五年は、初めて初期統合失調症の概念を提出したモノグラフ『初期分裂病』（星和書店、一九九〇）の発刊以来一五年という節目の年であったが、タイトルをさらにそれを遡ること一五年の三〇年としたのは、筆者が初めて初期統合失調症の症例に出会い、それを東大病院精神科外来での筆者初めての症例検討会で提出したのが、研修医となった年である一九七五年であったからである。研修医の頃に出会った疾患を生涯の研究テーマとされる方も多いと聞くが、結果的には筆者もこの伝にもれない者となった。語りたいことは山ほどあり、しかし発表予定時間は六〇分と限られており、そのため講演内容は初期統合失調症そのものではなく、そこから導かれた統合失調症の病態心理仮説である「状況意味失認―内因反応仮説」に限り、それももの凄い早口で用意していた草稿を読み上げたことが思い出される。第九章が初期統合失調症の臨床そのものを取り扱った、いうならば実践編であるとするならば、本第一〇章は初期統合失調症研究から導かれた病態心理仮説を主題としたものであり、理論編といいえよう。

第一一章「先行研究との比較から見た初期分裂病症状」は、松下正明総編集『臨床精神医学講座2　精神分裂病Ⅰ』（中山書店、一九九九）に、針間、関氏とともに共同執筆した「初期症状」の前半「1．先行研究の概説」（後半の「2．初期分裂病（中安）の症状一覧」は第九章の付表と重複しており、割愛した）を改題したものである。ここで取り上げた先行研究とは、de Clérambault, G.：小精神自動症（一九二〇）、McGhie, A. & Chapman, J.：初期統合失調症（一九六一）、Huber, G. ら：基底症状（一九六六）、および中井久夫：いつわりの静穏期（一九七四）の四研究であるが、各々を詳しく紹介するとともに、第九章末尾の付表で紹介した筆者の初期統合失調症症状（三〇種）との対応関係を一覧表にして示しておいた。

第一二章「精神自動症と初期分裂病」は、針間博彦訳『クレランボー精神自動症』（星和書店、一九九八）の「推薦の辞」として執筆したものである。精神自動症の紹介は、先行して執筆していた第一一章の論文における de Clérambault, G.：小精神自動症（一九二〇）の項の引用であるが、その前後に、針間氏による本書訳出に至るまでの、クレランボーに対する憧れというべき筆者の思いを吐露し、またクレランボーと筆者の論との間の共通と差異を論じておいた。

第一三章「初期統合失調症は近年になって出現してきた新しい病態か？」は、日本イーライリリー社（株）の商業誌「MARTA」に寄せたものであって、疑問形で示したタイトルは、近年の「統合失調症の軽症化」の一つとして初期統合失調症が取り上げられることに対して「否」と答えるために付けたものであって、その「否」の根拠として過去に報告されてきた同一ないし類似の病態を初期統合失調症の観点から整理したものである。取り上げた過去の報告は、第一一章で検討した de Clérambault, G.、McGhie, A. & Chapman, J.、Huber, G.ら、中井久夫など、ほぼ統合失調症の初期に焦点をあてた研究と、それに加えて Wyrsch, J.：内省型単純型統合失調症（一九四〇）、同じく Blankenburg, W.（一九七一）：内省型単純型統合失調症（寡症状性統合失調症）、Hoch, P. & Polatin, P.：偽神経症性統合失調症（一九四九）、Glatzel, J. u. Huber, G.：内因性若年—無力性不全症候群（一九六八）など、原著者によって統合失調症の亜型ないし症候群として報告された類似病態である。その結果は第一一章と同じく、筆者の初期統合失調症症状（三〇種）との対応関係を一覧表にして示したが、新たに付け加えた Wyrsch 以下の四報告は症状名ではなく、患者の陳述そのものを記しておいた（Wyrsch 以下の四報告と初期統合失調症との関連性についての詳細は、関、針間、および筆者によって論文が準備されつつある）。

第一四章「初期分裂病の顕在発症予見」は、日本精神病理学会第二四回大会（二〇〇一年一〇月四—五日、名古屋）におけるシンポジウム「分裂病と分裂病以前」で発表したものである。議論の都合上、初期統合失調症全般について話さざるをえず、その部分は本書第九章と重なるところであるが、本論文において肝腎なのは、筆者ら（中安、関、針間）が初期統合失調症と診断し治療してきた症例群の中で顕在発症を確認しえた九症例のデータを解析した部分である。筆者の提唱した初期統合失調症がはたして本当に統合失調症の初期なのか、筆者はそれを例えば第一〇章の論文に示したごとく精神病理学的論証によって繰り返し主張してきてはいたが、本報告で示した臨床的実証によって初めてその主張が受け入れられたと感じられたのであった。

第一五章「初期統合失調症の自殺既遂例」は、第一〇一回日本精神神経学会総会（二〇〇五年五月一八—二〇日、大宮）におけるシンポジウム「自殺予防の精神医学」にて発表したものである。当初与えられたテーマは「統合失調症の自殺とその予防」というものであったが、臨床経験がほぼ大学病院の外来に限られてきた筆者にとってはそのテーマは手に余るものであって、それゆえに初期統合失調症に限らせていただき、なおかつ筆者と共同研究者の関氏が主治医として関わった自殺例をありのままに呈示することに留めさせていただいた報告である。

第一六章「張りつめ／くすみ—初期分裂病を疑う表出について」は、「精神科治療学」誌において筆者が担当した特集「日常臨床における表出 Ausdruck の診かたとその意義」（第一七巻、第一〇号、二〇〇二）に掲載したものである。筆者がこの特集を編んだ意図は、表出は体験・行動症状と並んで状態像を構成する重要な要素でありながら、もっぱら体験・行動症状のみを問題視し、そもそも状態像という概念を欠いた近年の操作的診断基準で初期教育を受けた若い精神科医においては、総じて表出の観察が不十分であることを憂慮したためである。この特集において筆者が担当したのが初期統合失調症の表出であり、それをタイトルのごとく「張りつめ／くすみ」と表現したのであるが、それは診断の導きの糸となるとともに、その消失が治療効果判定の一助ともなるものであって、初期統合失調症の診療にあたって欠かしてはならない指標と思われるものである。

第一七章「らくになる」は、「精神科治療学」誌において筆者が担当した特集「精神科臨床における話し言葉の具体例」（第一六巻、第九号、二〇〇一）の一編である。この特集案は読者から要望のあったテーマであったが、筆者としてもその必要性に共感するところがあり、練達の臨床家に、患者の苦衷への共感や理解、あるいは治療ないし治療関係の展開と推進など、臨床経験の中で感得された有用な、患者に通じる日常的な話し言葉を各々一つキーワード風にあげていただき、その言葉のもつ臨床的意味を肩肘張らずに語っていただいた企画であった。筆者も上記の一編を寄せたが、この小論を書くきっかけになったのは、尿管結石を患った際の、心と身のぜんぶを覆い尽くすような苦しさがソセゴンの注射で引いていくさまを思わず知らず「らくになりました」と担当医や看護師に言ったという筆者自身のエピソードであるが、それがそれ以前から気付いていた、初期統合失調症の患者が良くなるにつれて語る「らくになりました」という言葉に結び付いたのであった。前章、本章はともに小論ではあるが、まさに臨床の論文として筆者としては気に入っている論文である。

第一八章「『分裂病の病名告知』私感」は「精神科治療学」誌の特集「分裂病の病名告知」（第一四巻、第一二号、一九九九）に寄せた、論文というよりも随想である。小話であり解説を付すほどのものでもないが、ここに記したことは、その後、病名が精神分裂病から統合失調症に変更されようとも、筆者の中ではまったく変わっていない（病名が変わったからといって本態が変わるわけでないからである）。

第一九章「初期統合失調症患者に接する治療的態度―起承転結をなす四つの原則」は、「精神療法」誌の特集「統合失調症の精神療法」（第三一巻、第一号、二〇〇五）に寄せたものである。筆者は特別に精神療法を学んだことはなく、またもちろん精神療法家でもないが、精神科臨床一般において患者に接する態度は（曖昧な表現ながら）常に精神療法的であらねばならないと考えており、またそのように努めてもいる。そうした態度というものは決して一律のものではなく、個々の疾患によって（同じ疾患といえども個々の患者によっても）違いがあるものと思われるが、本論文はそれを初期統合失調症に限って論じたものである。ただ、論じたといっても深い考察があるわけではなく、数多くの初期統合失調症患者の診療を通して有用と感得された実地経験をまとめたものにすぎない。

第二〇章「アスペルガー症候群患者の自叙伝に見られる『初期統合失調症症状』」は、第五〇回日本児童青年精神医学会総会（二〇〇九年九月三〇日―一〇月二日、京都）に招請されて行った「教育症例検討」の前半部分にあたる教育講演である。発表時の原題は「初期統合失調症 vs.アスペルガー症候群―『初期統合失調症症状』に焦点化して」というものであり、初期統合失調症についても概説したのであるが、本書の他章との重複を避けるために、本論文ではその部分は割愛し、またそれに応じてタイトルも変更して掲載した。筆者が上述した専門外の学会に招請されたのには、その前年の二〇〇八年に「精神科治療学」誌にて編集した特集「アスペルガー症候群と統合失調症辺縁群」（第二三巻、第二号、二〇〇八）が上記学会の事務局の目に止まったからであるが、筆者がその特集を編んだのは、アスペルガー症候群を破瓜型ないし単純型統合失調症、あるいは初期統合失調症とした自らの誤診経験を通して、「初期分裂病の特異的四主徴」（細かくは一〇症状）の提唱（一九九〇）においては特異的 specific と、さらに三〇種への初期症状の拡大（一九九七）に伴って疾病特徴的 pathognomonic と呼んできた症状が決してそうではないのではないかと考えはじめていたからであった。結果は、アスペルガー症候群には初期統合失調症に匹敵するほどの「初期統合失調症症状」が見られるという、なかば予測した通りの、そしてなかば「これほどまでに」という予測外のものであった。併せて、というよりも筆者が最も驚かされ、そして重要と思われた知見が一つ得られたが、それは統合失調症の精神病理学に関してわが国の研究者が明らかにしてきた「超越的他者」ないし「他性」の出現がアスペルガー症候群には見られないということであった。これは初期統合失調症とアスペルガー症候群とを鑑別診断するにあたって決定的なメルクマールとなるものであるが、これは欧米にはない、わが国における統合失調症についての精神病理学研究の伝統を踏まえてこそ初めて明らかにしえたものであって、筆者は改めて精神病理学の重要性を、そしてそれへのわが国の先達の貢献を認識したのであった。

なお、前書『増補改訂　分裂病症候学―記述現象学的記載から神経心理学的理解へ』（星和書店、二〇〇一）を編んだ際に、それ以前に刊行していた『分裂病症候学―記述現象学的記載から神経心理学的理解へ』（星和書店、一九九一）ならびに『初期分裂病／補稿』（星和書店、一九九六）には収載していたものの前書には再掲せず、またいささか古びたこともあって今回本書に収載することも断念した初期統合失調症関連の自著論文には以下の八編がある。この領域における筆者の研究史においては、これらの論文はモノグラフ『初期分裂病』（星和書店、一九九〇）とともに本書第Ⅱ部に収載した論文の前史をなすものであるので、参考のために論文名を記しておく。

『分裂病症候学―記述現象学的記載から神経心理学的理解へ』（星和書店、一九九一）

第一章：分裂病性シュープの最初期兆候―見逃されやすい微細な体験症状について。精神科治療学、一：五四五-五五六、一九八六。
第二章：初期分裂病患者への精神療法的対応―診断面接に含まれる治療的意義について。臨床精神病理、一〇：一八一―一九〇、一九八九。

『初期分裂病／補稿』（星和書店、一九九六）

第一章：初期分裂病：いかに診断し、いかに治療するか？　精神科治療学、六：七六一―七七二、一九九一。
第二章：初期分裂病の治療ガイドライン。「精神科治療学」編集委員会編『精神科治療ガイドライン』、星和書店、東京、八八-八九、一九九五。（『新精神科治療ガイドライン』、一一八-一一九、二〇〇五にて改訂）
第三章：症例　初期分裂病。木村敏編『シリーズ精神科症例集　精神分裂病Ⅰ―精神病理』、中山書店、東京、二〇九―二三四、一九九四。
第五章：初期分裂病の陰性症状。精神科治療学、七：一三五三―一三五八、一九九二。（関由賀子氏との共著）
第七章：初期分裂病の表現変異―離人症、発作様不安、攻撃的行動が前景化した三症例。思春期青年期精神医学、五：一四五―一五八、一九九五。
第九章：初期分裂病とスルピリド―治療薬としての有効性と分裂病の病態生理への示唆。Pharma Medica、一三（九）：一二五―一三三、一九九五。

第九章　概説：初期分裂病二〇〇四

中安[7]による「初期分裂病」概念の提唱は一九九〇年のことであったが、この比較的短い概説はその後この研究に加わった関、針間との共同研究の成果をも含めた現時点での最小限のまとめであり、いうならば「初期分裂病二〇〇四」とでも称すべきものである。以下に順次、概念、性比・発病年齢・遺伝負因、臨床像ならびに診断、治療、転帰、顕在発症予見を記すことにする。

1　概　念

初期分裂病とは、「初期―極期―後遺期と進展する特異なシュープを反復する慢性脳疾患」という急性―再発型 acute-recurrent type（従来分類に従えば緊張型や妄想型であり、潜勢性―進行型 insidious-progressive type である破瓜型は除く）[15]の分裂病の定義を前提として「初回シュープの初期」と規定されるものであり（図1）、いうならば一つの病期型であるが、①極期ないし後遺期の症状と初期症状との間には明確な症状学的差

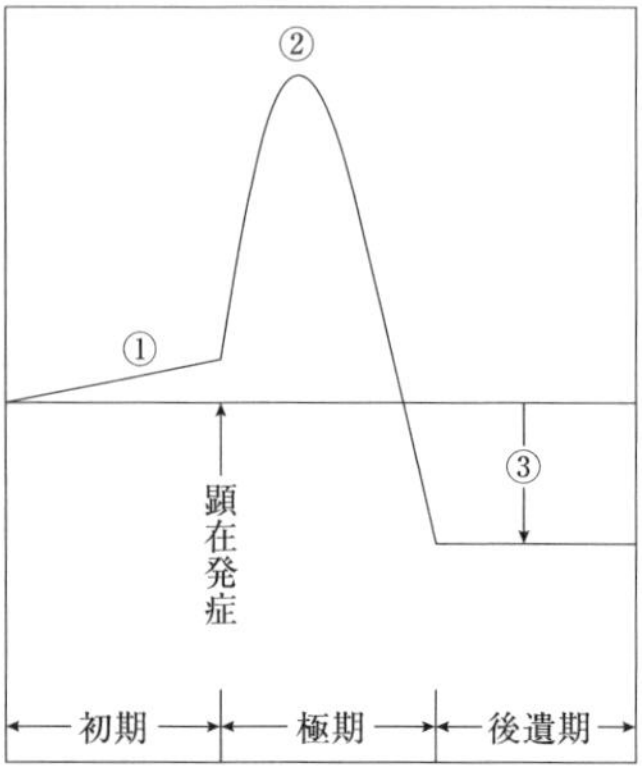

①初期症状	②極期症状	③後遺(期)症状
自生体験 気付き亢進 緊迫困惑気分／対他緊張とその関連症状 即時的認知の障害	幻声 妄想知覚 自我障害 緊張病症候群	感情鈍麻 意欲減退 思考弛緩

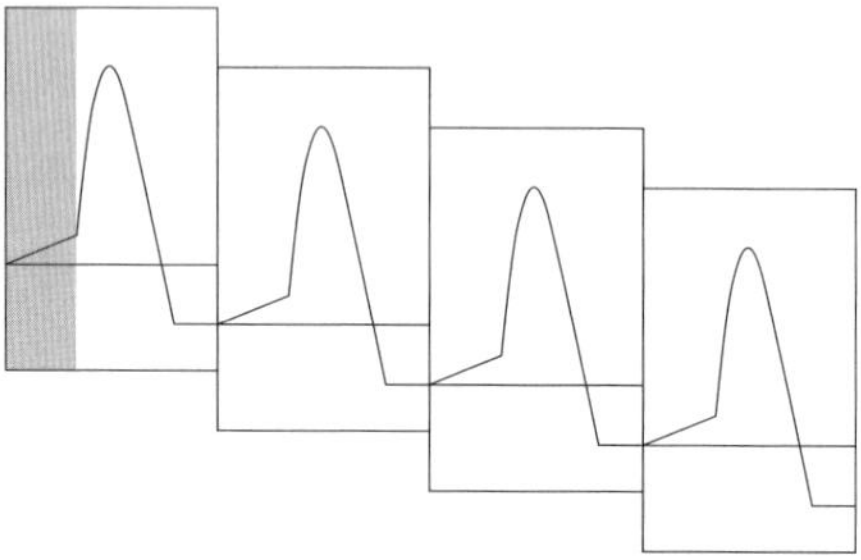

左：水平基準線は個々のシューブ前（初回シューブでは病前）の状態を示す。基準線より上方はいわゆる陽性症状の発現を，また基準線より下方は陰性症状の発現を示す。

右：分裂病の経過は個々のシューブの連続と理解され，シューブを経るごとに基準線は低下していく。シューブごとに初期症状が出現するが、初回シューブの初期（灰色部分）のみを初期分裂病と呼ぶ。

図 1　分裂病シューブおよび経過の模式図と初期分裂病

異がある、②極期には病識は失われるが、初期には病識が保たれている、③極期症状に対しては有効なドーパミン受容体遮断剤、少なくとも chlorpromazine や haloperidol などの代表的な抗精神病薬が初期症状には無効である、④初期から極期への移行には段階的飛躍を要し、両者の間には障壁がある、という四点の臨床的特徴パターンからは一つの臨床単位 clinical entity（疾患単位 disease entity としてはあくまでも

表 1　初期分裂病の特異的四主徴

1. 自生体験
   ①自生思考
   ②自生視覚表象
   ③自生記憶想起
   ④自生内言
   ⑤白昼夢
2. 気付き亢進
   ①聴覚性気付き亢進
   ②視覚性気付き亢進
   ③身体感覚性気付き亢進
3. 漠とした被注察感
4. 緊迫困惑気分

分裂病に属する）として取り扱われるべきものである。[7] 中安が従来一般には発病に先立つ「前駆期」とされてきたこの時期をすでに発病した後の「初期」と考えたのは、なによりも微細なものながら分裂病特異的と考えられる症状（初期分裂病の特異的四主徴：表1）をこの時期に見いだしたことによるが、ただしこの考えはまったく新しいというものではなく、de Clérambault, G.[1] の小精神自動症 petit automatisme mental, McGhie, A. & Chapman, J.[4] の early schizophrenia, Huber, G. ら[2,3]の基底症状 Basissymptome、および中井[5]による「いつわりの静穏期」などの先行研究に通じるものである。

2　性比・発病年齢・遺伝負因

(1)　性比[18,22]

筆者らの自験一〇二症例の検討では性比は通常の分裂病と同じく男：女≒一：一（男性五二例、女性五〇例）であり、男女差を認めなかった。

(2)　発病年齢[18,22]

上記一〇二症例のうち、不明の一二例をのぞいた九〇例での検討では、発病年齢は物心ついた頃と一四〜一五歳前後にピークを有する二峰性の分布を示していた（図2）。これらのうち、四／五の七三例が思春期を中心に分布し（非物心症例）、その平均値は一五・〇±三・九歳であり、また一／五の一七例ではすでに物心つ

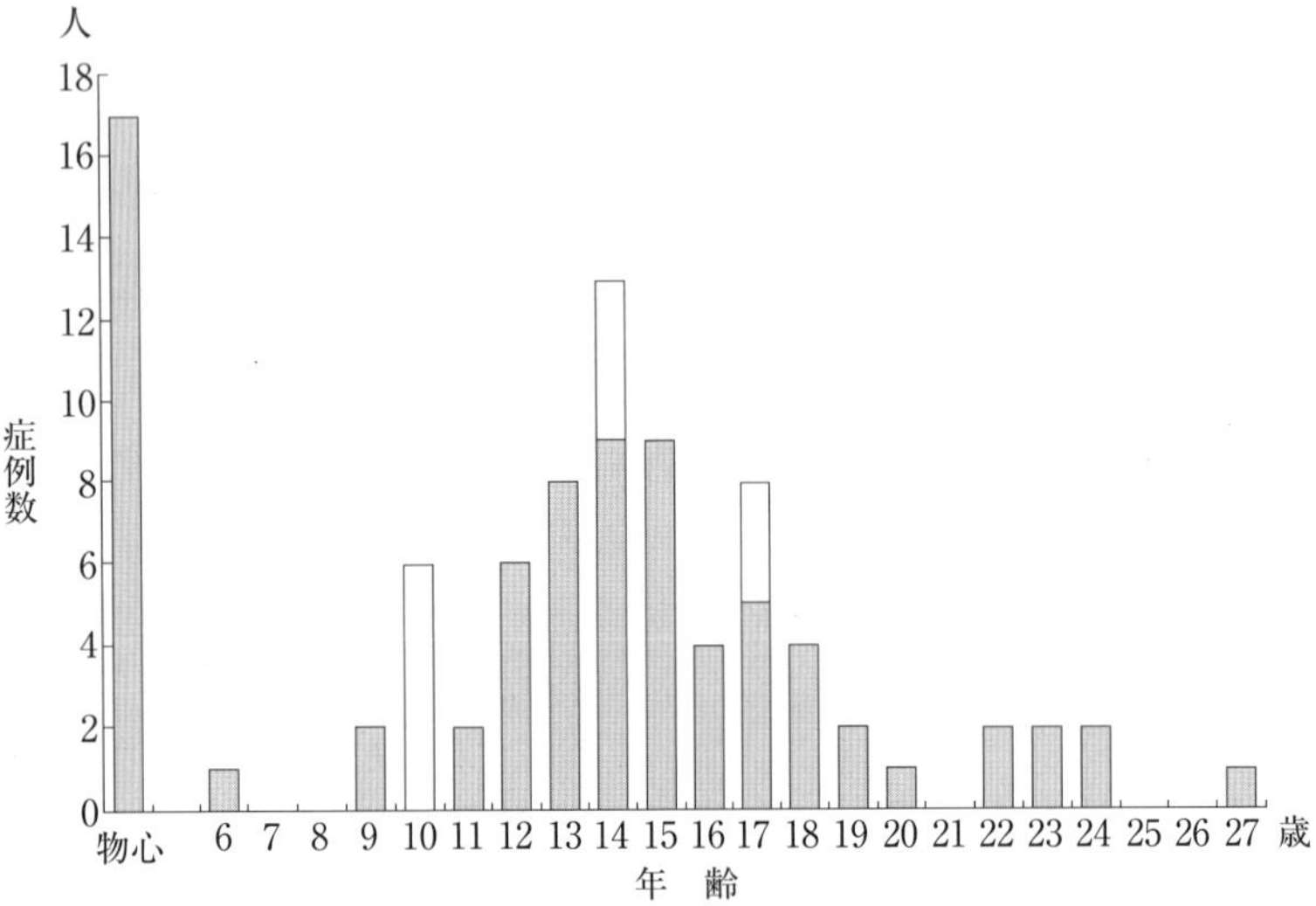

図2　初期分裂病の発病年齢（N = 90）

白の棒は左から順に，おのおの「小学生のころ」「中学生のころ」「高校生のころ」と曖昧に陳述された時期を，各時期の中位数の年齢において示したものである。

いた頃にいくつかの初期分裂病症状が出現していたが（物心症例）、増悪を示したのはやはり思春期であり、こうした症例の増悪時年齢の平均値は一五・六±三・二歳で非物心症例の発病年齢とほぼ同様であった。なお、受診時年齢の平均値は一八・九±四・五歳で、発病（非物心症例）ないし増悪（物心症例）から三～四年を経過してからであったが、これは症状が微細なものであるだけに、患者にも、また家族にもそれが病気によるものだと認められにくいことを示しているかと思われる。

　なお、上記した初期分裂病の発病年齢を分裂病の発病年齢に関する宇野[24]の報告と比較してみたところ（図3：宇野の研究との比較のため、初期分裂病の発病年齢も五歳刻みの百分率で示してある）、初期分裂病の場合に〇―五歳に一つのピークがあるこ

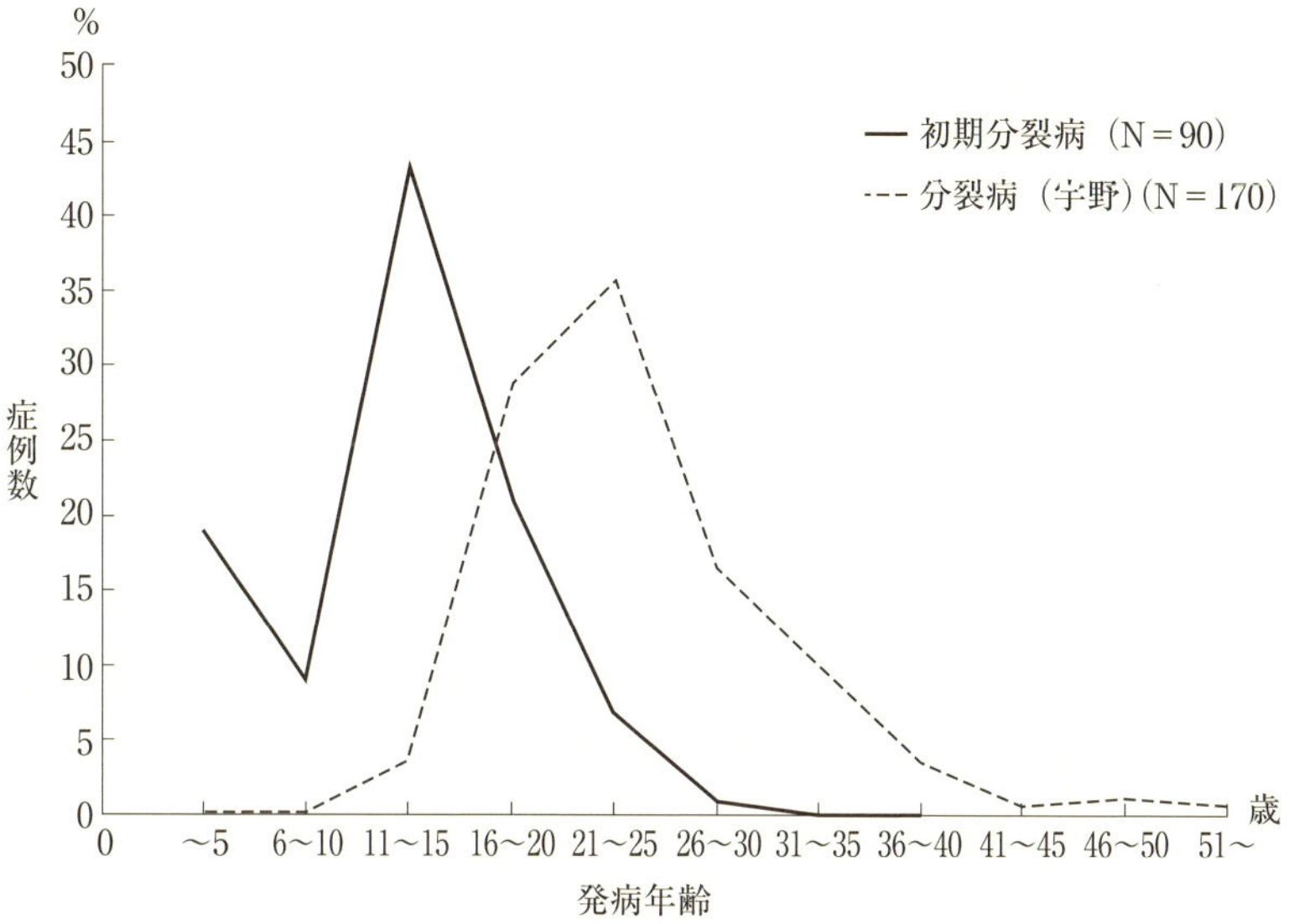

図３　初期分裂病と分裂病（宇野）の発病年齢の比較

とをのぞいては、そのカーブが極めて似通ったものであることが判明した。宇野によれば分裂病の発病年齢は二三・八歳であり、これを初期分裂病（非物心症例）の発病年齢一五・〇±三・九歳と比較すると八・八年の開きが認められたが、この八・八年という数値は、後に述べる自験例の中で顕在発症した症例の顕在発症年齢と発病年齢の差（八・九年）と酷似しており、興味がもたれる。

(3)　遺伝負因(22)

上記九〇症例において、診療録上で確認しえた範囲内で精神疾患の遺伝負因を有する症例は二〇例で、そのうち分裂病の遺伝負因を有するものが一一例、分裂病以外で病名が判明しているものが三例、精神科通院歴を有するものの診断が不明のものが六例であった。分裂病の遺伝負因を有する一一例のうち、一親等に負因のあるものが三例（うち物心症例一例）、二親等が四例、三親等以

表2　遺伝負因

単位：人

	分裂病	分裂病以外の精神疾患	精神科通院歴（診断不明）
一親等	3（1）	1（1）	3
二親等	4	1	0
三親等以上	4	1	3
計	11	3	6

（　）内は左の人数のうちの物心症例の人数

上が四例であった（表2）。

3　臨床像ならびに診断

中安の初期分裂病研究はもともとは分裂病の確実な初期診断を求めてのことであり、したがって当初提出した《初期分裂病の特異的四主徴》（一九九〇）[7]はその名称に示されるように分裂病により特異的な specific ないし疾病特徴的な pathognomonic 初期症状に限定されたものであった。しかし、ともするとそれらのみが初期分裂病症状のすべてであると誤解されるむきもあり、そのために Nakayasu, N.[14]は一九九六年初期分裂病の臨床像の全貌を描き出すべく、それまでの自験六四症例の症候学的検討を行い、《初期分裂病の特異的四主徴》の下位症状一〇種に加えて新たに二〇種の症状、総計三〇種の症状を初期分裂病症状と認定した（表3）。表3のうち、No. 1〜10は《初期分裂病の特異的四主徴》の下位症状であり、それらの分裂病特異性は中安の提唱する分裂病の病理発生仮説[8,20]（状況意味失認—内因反応仮説：図4）によって精神病理学的にほぼ保証されていると考えられ、また新たに追加されたNo. 11〜30は上記No. 1〜10の少なくとも一種が確実に存在し（その大半、九五・三％の症例が二種以上を有する）、かつ他

表3　初期分裂病症状（30種）

No. 1	自生思考
No. 2	自生視覚表象
No. 3	自生記憶想起
No. 4	自生内言ないし考想化声
No. 5	自生空想表象
No. 6	聴覚性気付き亢進
No. 7	視覚性気付き亢進
No. 8	固有感覚性気付き亢進
No. 9	漠とした被注察感ないし実体的意識性
No.10	緊迫困惑気分／対他緊張
No.11	聴覚の強度増大ないし質的変容
No.12	要素幻聴
No.13	呼名幻声
No.14	自生音楽表象（音楽性幻聴）
No.15	視覚の強度増大ないし質的変容
No.16	要素幻視
No.17	非実在と判断される複雑幻視ないし会話幻聴
No.18	味覚・嗅覚の変化
No.19	皮膚異常感覚
No.20	身体動揺・浮遊感
No.21	体感異常
No.22	二重心ないし二重身
No.23	体外離脱体験
No.24	離人症
No.25	現実感喪失
No.26	即時理解ないし即時判断の障害
No.27	即時記憶の障害
No.28	心的空白体験
No.29	アンヘドニア
No.30	面前他者に関する注察・被害念慮

の疾患を疑う根拠が見いだせないということで初期分裂病と診断された六四症例において、No. 1～10すなわち《初期分裂病の特異的四主徴》との併存が頻度高く観察されたものであり、それらの分裂病特異性は十分に保証されたものではなく、また他の疾患にも往々認められるものもあるとはいえ、なお初期分裂病症状である可能性が高いと判断されたものである。

　さて、上記三〇種の初期分裂病症状の認定をふまえて、一九九九年筆者ら[16]は新たに自験一〇二症例（先の

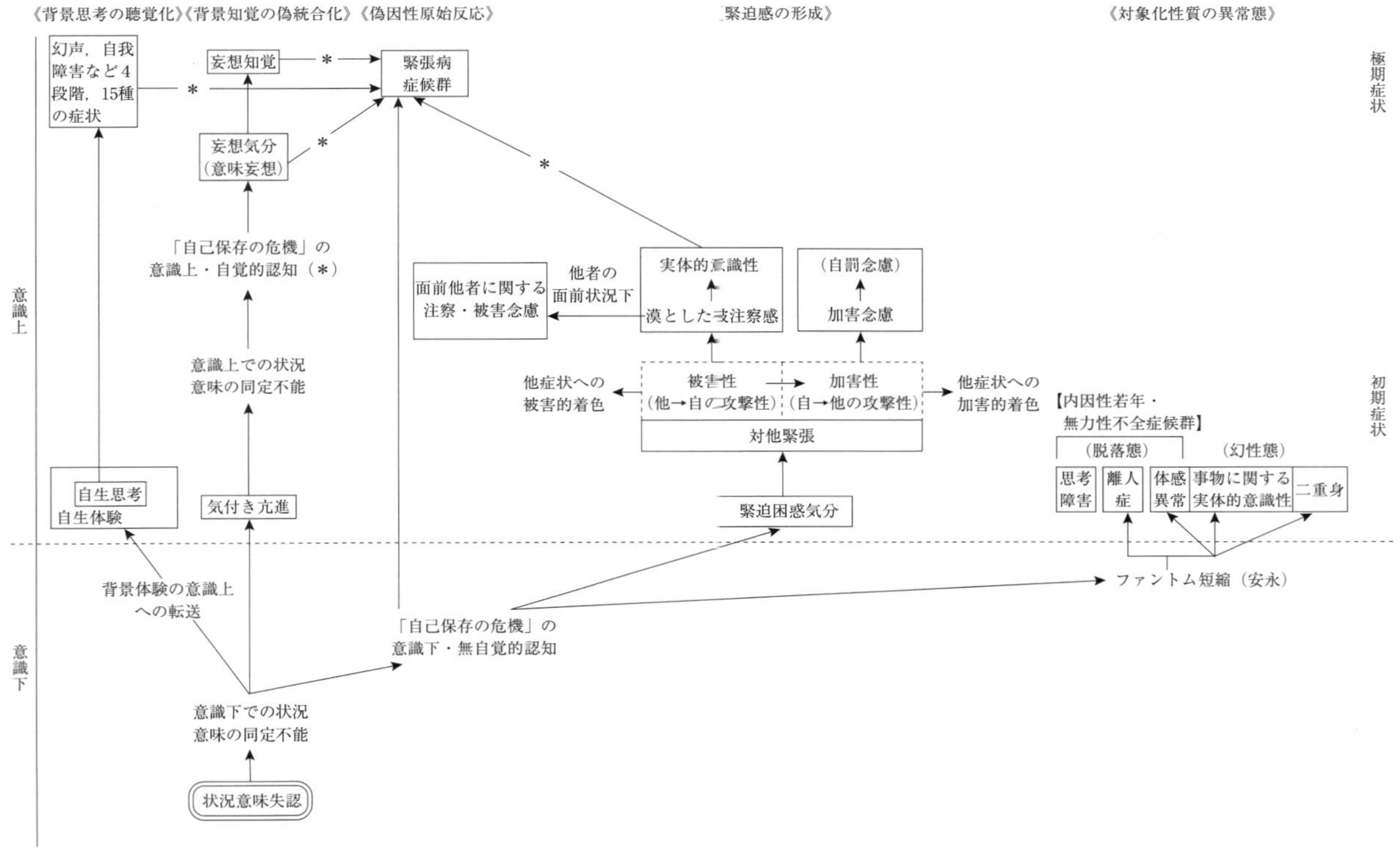
《背景思考の聴覚化》《背景知覚の偽統合化》《偽因性原始反応》
《緊迫感の形成》
《対象化性質の異常態》
極期症状
初期症状
意識上
意識下
幻声，自我障害など4段階，15種の症状
妄想知覚
緊張病症候群
妄想気分（意味妄想）
＊
「自己保存の危機」の意識上・自覚的認知（＊）
意識上での状況意味の同定不能
自生思考
自生体験
気付き亢進
背景体験の意識上への転送
意識下での状況意味の同定不能
状況意味失認
「自己保存の危機」の意識下・無自覚的認知
面前他者に関する注察・被害念慮
他者の面前状況下
実体的意識性
漠とした注察感
（自罰念慮）
加害念慮
被害性（他→自の攻撃性）
加害性（自→他の攻撃性）
他症状への被害的着色
他症状への加害的着色
対他緊張
緊迫困惑気分
【内因性若年・無力性不全症候群】
（脱落態）
（幻性態）
思考障害
離人症
体感異常
事物に関する実体的意識性
二重身
ファントム短縮（安永）

図4　状況意味失認—内因反応仮説に基づく分裂病症状系統樹（2004）

中安の自験六四症例も含む）の症候学的検討を行ったが、その結果得られた「初期分裂病症状（三〇種）の出現頻度」ならびに「初期分裂病症状（三〇種）に関する症状数の人数分布」を図5ならびに図6に示す。初期分裂病の病像の全貌がこれら図5、図6によっておおよそ知れることとなったが、臨床の実際にあってはこれら三〇種の症状の有無を一々チェックすることはほとんど不可能であり、よって筆者らは初期分裂病の診断をより簡便に行うべく、一／三（三三・三％）以上の症例に認められた高頻度症状に注目し、これらを《診断に有用な高頻度初期分裂病症状》（表4）[18,19]として提出した。これらは一〇種あって、また大きくは四種の上位概念にまとめられるものであったが、以下、簡略にこれら一〇種の高頻度初期分裂病症状の説明を行っておきたい（上記三〇種の初期分裂病症状の定義と陳述例の詳細は付表を参照のこと）。

第一は自生思考 autochthonous thinking、すなわち自ずから生じる思考で、これはたとえば「自分で意識して考えていることと無関係な考えが、急に発作的にどんどんと押し寄せてくる」と訴えられるものであって、とりとめもない種々の雑念が連続的に勝手に浮かんでくるものである。

第二は自生記憶想起 autochthonous recollection であり、たとえば「頭の中に昔の場面がよく浮かぶ。友達と遊んでいる情景が多く、実際の場面と変わりがないほど鮮明で色彩もあり、人の動きも場面の変化もある。声は聞こえていないと思うけど、会話はしている感じ」と述べられるように、過去に体験した情景的場面が現在の状況や気分に関係なく、自然によみがえってきて「頭の中に見える、ないしは聞こえる」と体験されるものである。

第三は自生空想表象 autochthonous fantasy images で、ある患者は「好きな人の名前が浮かんでくることもあるが、その時は相手が実際にそこにいるような感じでしゃべってしまう。半分では空想とわかっているが、

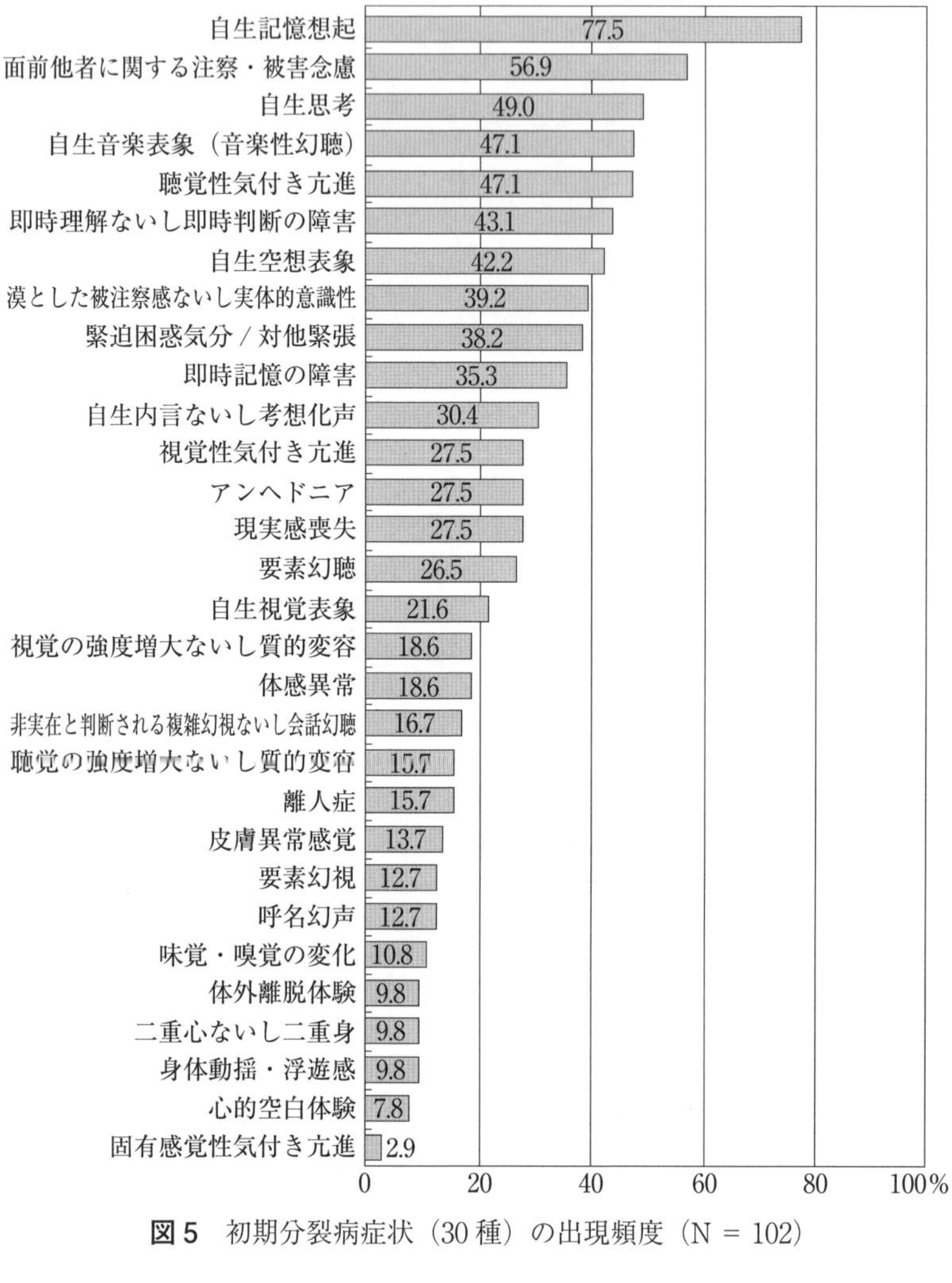

自生記憶想起 77.5
面前他者に関する注察・被害念慮 56.9
自生思考 49.0
自生音楽表象（音楽性幻聴） 47.1
聴覚性気付き亢進 47.1
即時理解ないし即時判断の障害 43.1
自生空想表象 42.2
漠とした被注察感ないし実体的意識性 39.2
緊迫困惑気分／対他緊張 38.2
即時記憶の障害 35.3
自生内言ないし考想化声 30.4
視覚性気付き亢進 27.5
アンヘドニア 27.5
現実感喪失 27.5
要素幻聴 26.5
自生視覚表象 21.6
視覚の強度増大ないし質的変容 18.6
体感異常 18.6
非実在と判断される複雑幻視ないし会話幻聴 16.7
聴覚の強度増大ないし質的変容 15.7
離人症 15.7
皮膚異常感覚 13.7
要素幻視 12.7
呼名幻声 12.7
味覚・嗅覚の変化 10.8
体外離脱体験 9.8
二重心ないし二重身 9.8
身体動揺・浮遊感 9.8
心的空白体験 7.8
固有感覚性気付き亢進 2.9
0
20
40
60
80
100%

図 5　初期分裂病症状（30 種）の出現頻度（N ＝ 102）

表 4　診断に有用な高頻度初期分裂病症状

1. 自生体験
 ・自生思考
 ・自生記憶想起
 ・自生空想表象
 ・自生音楽表象（音楽性幻聴）
2. 気付き亢進
 ・聴覚性気付き亢進
3. 緊迫困惑気分／対他緊張とその関連症状
 ・緊迫困惑気分／対他緊張
 ・漠とした被注察感ないし実体的意識性
 ・面前他者に関する注察・被害念慮
4. 即時的認知の障害
 ・即時理解ないし即時判断の障害
 ・即時記憶の障害

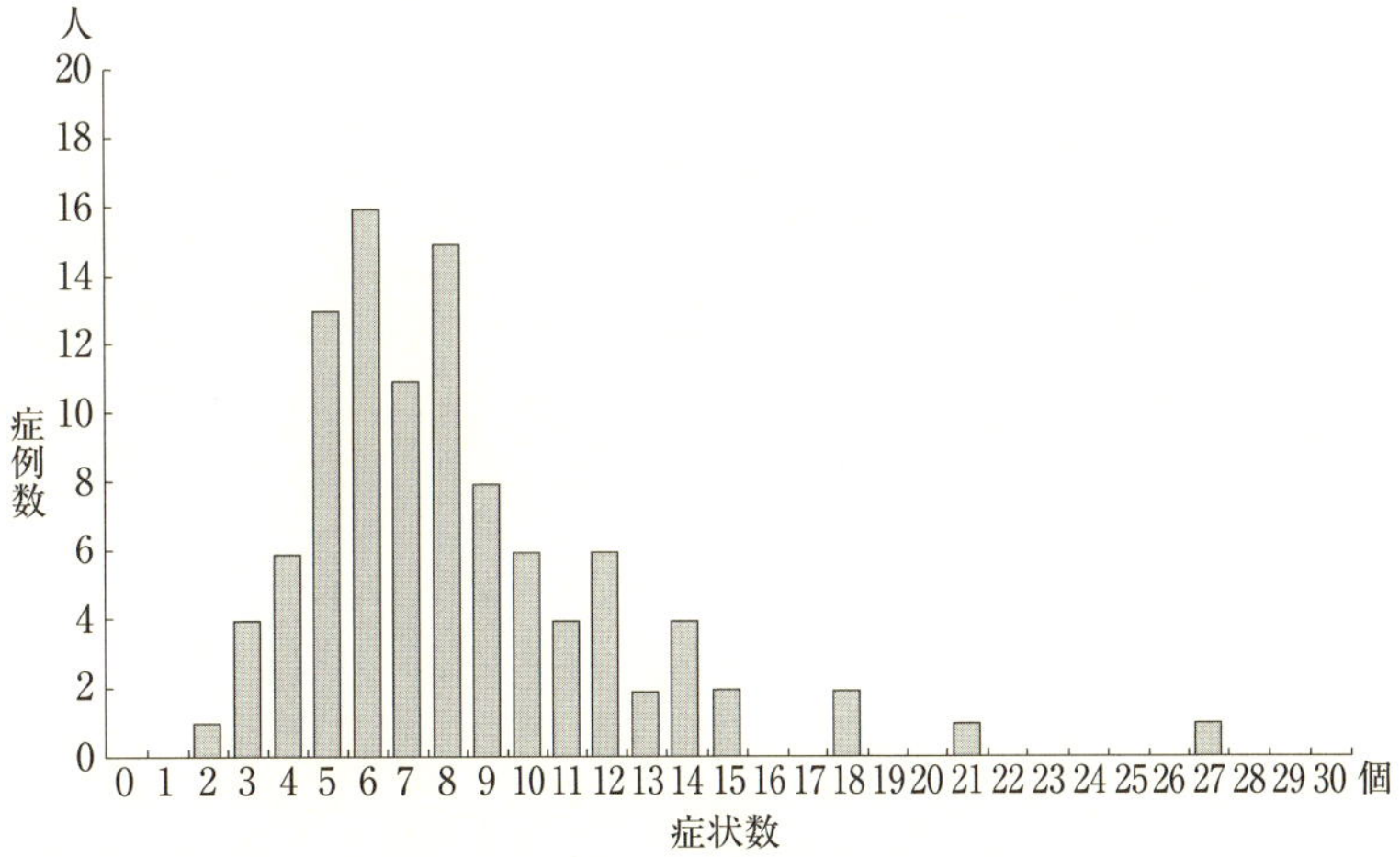

図 6　初期分裂病症状（30 種）に関する症状数の人数分布（N ＝ 102）

半分ではそれに浸り切っている。頭の中にはそういう情景が見えている。ふっと気がつくと机の前に座っている」と述べたが、これは俗に白昼夢と呼ばれるもので、物語性の展開を有する空想的情景の視覚・聴覚的イメージが浮かんでくるものである。

第四は自生音楽表象 autochthonous music images で、たとえば「頭の中でコンサートをやっているみたい。聞きかじったことのあるコマーシャルソングや歌謡曲。持続は短いが、浮かんでは消え、消えては浮かぶ」というものである。自生音楽表象という表現はこれもまた自生体験の一種であることを示すためであるが、別の言い方をするならば音楽性幻聴である。

以上の四種、すなわち自生思考、自生記憶想起、自生空想表象、および自生音楽表象は広く〈自生体験〉という上位概念に含まれるものである。

第五は聴覚性気付き亢進 heightened auditory awareness で、例をあげると「他人の声や不意の音、たとえば戸を開閉する音や近くを走る電車の音などを聞くとビクッとして落ち着かなくなる」というように、予期せずに突発的に周囲で起こる些細な物音や人の声などの聴覚刺激が意図せずに気付かれ、そのことによって容易に注意がそれるというもので、びっくりするという驚愕を伴うことが往々認められる。一／三以上の頻度は示さなかったものの、同じカテゴリーに属する症状に視覚性気付き亢進、固有感覚性気付き亢進というものがあり、したがってこの症状は大きくは〈気付き亢進〉という上位概念に含まれるものである。

第六は緊迫困惑気分／対他緊張 tense and perplexed mood/tension against people and things で、ここに緊迫困惑気分とは、ある患者は「舞台に立つとするでしょう。そうすると、その前に緊張するでしょう。そういう状態がずっと続いていています」と述べたが、何かが差し迫っているようで緊張を要するものの、何故そんな気持ちになるのかわからなくて戸惑っているというような、緊迫の自生とそれに対する困惑からなる気分である。また対他緊張とは先の緊迫困惑気分がいささか進展したものであり、ある患者は「眼に映るすべてのものが襲ってくるような感じになるときがある。物とか看板とか。文字が……人もそうですが」と述べたが、他（他人、他物）→自の攻撃性とともに、それに対抗すべく生じた自→他の攻撃性という双方向性の攻撃を内に含んだ著しい緊張感であり、ために患者は強い疲労感に襲われてしまうことになる。

第七は漠とした被注察感ないし実体的意識性 a vague sense of being watched and/or 'leibhaftige Bewußtheit' であり、これはたとえば「夜、自分の部屋で勉強している時など、背後から霊に見られている感じがする。振り向くけど何もいない。しかし、前を向くと再び見られる感じ」と述べられるように、周囲に誰もいない状況で「何かに見られている」と感じられる体験である。「見られている」という感じは明瞭、確実であるが、しかし患者は「実際に誰かが見ている」とは考えていない。そして、見ている存在に関しては、漠として不明のもの（漠とした被注察感）から、ありありとした気配として明瞭に感知されるもの（実体的意識性）まで様々なものが認められる。

第八は面前他者に関する注察・被害念慮 suspicion of being observed and commented on by the people around で、たとえば「まわりの人が話しているのを見ると、そんなことはないと半分ではわかっているけど、自分のことを見ている、あるいは話しているのではないかと思ってしまう」と述べられるように、周囲に人のいる場所において、人から見られている、あるいは人々が自分のことを悪く言っていると感じられるものであるが、被害妄想とは異なってその確信度は半信半疑であり、またその場では確信されたとしても、場を離れるとそれが否定されるというように（今信次否）、その場限りのものである。

以上の三種、すなわち緊迫困惑気分／対他緊張、漠とした被注察感ないし実体的意識性、および面前他者に関する注察・被害念慮は、広く〈緊迫困惑気分／対他緊張とその関連症状〉という上位概念にまとめることが可能である。

第九は即時理解ないし即時判断の障害 disorders of immediate understanding and judgement で、たとえば「他人の話の内容、テレビの内容などが理解しにくくて、なかなか頭に入らない。頭の中でその内容を立体的に組み立てられない」とか、「判断力がなくて、もどかしく思う。たとえば、箸立てに箸が入っていて……即座にこれとこれが違うってわからない」とかというように、常日頃は即座にわかっていた他人の日常的会話が理解できなくなったり、あるいはそれまでは当たり前のこととしてわかっていたこと、たとえば上記の箸の例のように形や色の違いなどの判断がつかなくなるという体験である。

第一〇は即時記憶の障害 disorders of immediate memory で、遊園地の御土産屋でアルバイトをしていたある患者は「何をしようとしていたのか忘れてしまうんです。いつも忘れてしまうので、頼まれた商品を倉庫に取りに行く時には、その商品を一つ持って行くようにしています」と述べたが、これは直前に自分でしようと思ったことや他人から聞いたこと、あるいは読んだことがまったく思い出せなくなるという体験である。ただし、この即時記憶の障害は痴呆症のように持続的なものではなく、散発的に現れることをその特徴としている。

以上の二種、すなわち即時理解・即時判断の障害と即時記憶の障害は広く〈即時的認知の障害〉という上位概念にまとめることが可能である。

以上記した一〇種が一／三以上の症例に認められた高頻度初期分裂病症状であるが、自験一〇二例での検討

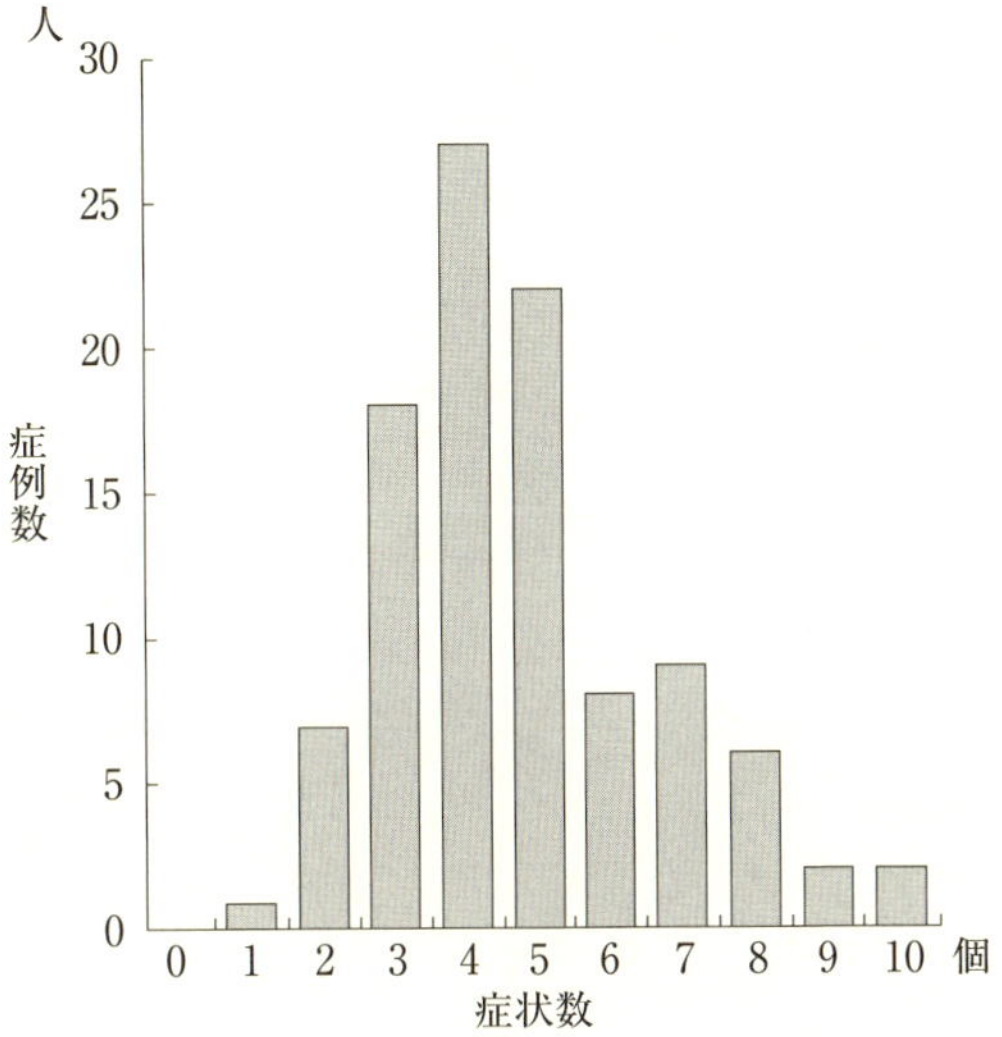

図7　10種の〈診断に有用な高頻度初期分裂病症状〉に関する症状数の人数分布（N = 102）

によれば、平均有症状数は四・七個、つまり各症例はこれら一〇種の症状のおおよそ半数を有していた（図7）[16,18,19]。

4　治療

治療技法を述べる前に、初期分裂病治療の目的に関する筆者らの考え方を簡略に示しておきたい[18]。それは図8に示したモデルのごとくであり、初期治療を施さない場合には破線のごとく、分裂病は初期段階に引き続いて極期段階へ、さらに後遺期段階へと進展し、大なり小なり情意減弱状態を後遺すると思われるが、初期段階で治療を開始するならば、その経過は太実線のごとく、それ自体が時に自殺に至るほどの苦悩をもたらす初期分裂病症状を消失させるとともに、顕在発症を防止し、ひいては患者の社会生活に重大な支障をもた

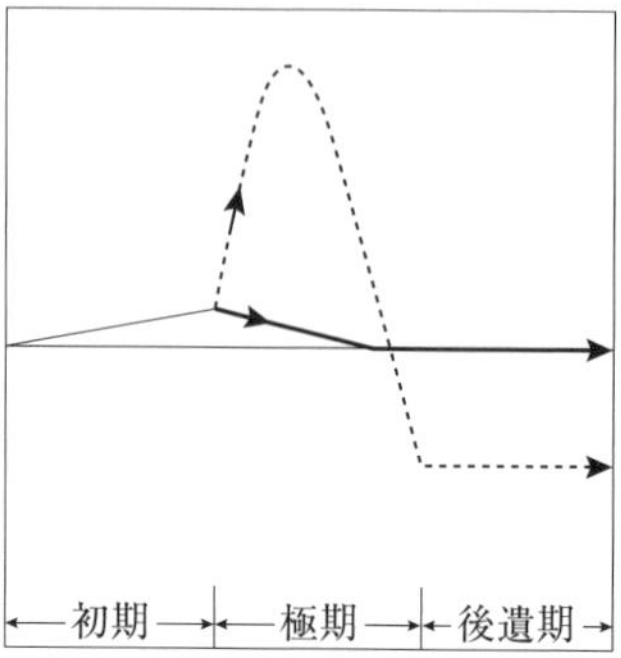

図8　初期治療の有用性

破　線　初期治療（－）
太実線　初期治療（＋）：顕在発症（極期）の防止と後遺症状の非付加

表5　初期分裂病の治療ガイドライン

1	治療態度	緊迫困惑気分に対応すべく，居住まいを正し，粛然たる態度で患者に臨む
2	面接技法	微細な質疑応答によって体験の対象化・言語化を図る
3	薬物療法（初回量）	①初期症状を取り去るためには → sulpiride100 ～ 200mg/ 日 ②極期への進展を防止するためには → fluphenazine0.75 ～ 1.5mg/ 日
4	病名告知	「神経過敏症」という疾患によるものであると伝える

らす後遺症状を付加させないと思われる。

次いで治療技法であるが、筆者らが現在行っているその技法を「初期分裂病の治療ガイドライン」（表5）[12]として示しておく。

第一は治療態度[10]に関してで、患者の有する緊迫困惑気分に対応すべく、治療者も居住まいを正し、粛然たる態度で患者に臨むことがなによりも肝要である。

第二は面接技法[6,9]に関することで、詳細な質疑応答によって症状の対象化・言語化を図ることが重要と思われる。通常の分裂病の場合には幻覚や妄想の内容を事細かに聞くのは禁忌に近いものであるが、初期分裂病の場合は逆で、患者は自分に起きた体験が何なのかわからず、そのことによって一層不安感や緊迫感を募らせているので、事細かに聴いて対象化させ、それを本来の自分の性格とは違う異物として認識させ、いうならば症状に距離を取らせることが治療上有効となる。

第三は薬物療法に関してで[9, 11]、筆者らは第一選択薬としてはsulpirideを初回量として一〇〇〜二〇〇mg／日投与するのを常としている。これのみで約一／二ないし二／三の症例がかなりの改善を示すが、効果が不十分な時には六〇〇mg／日まで増量するか、あるいはfluphenazineの少量、おおよそ〇・七五〜一・五mg／日を付加するのが有効と思われる（錐体外路性副作用を防止するために必ず抗パーキンソン剤を併用のこと）。しかし、こうした治療にまったく反応しない症例もかなりの頻度で見受けられることも確かである。

第四は病名告知に関してであるが[9, 17]、なによりもこれが患者の与かり知らない脳の病気であると認定することが重要である。そのことによって、ホッと安心する患者がほとんどであり、中には「病気ではないと言われたら、この先どうしようかと心配だった」と後に述懐した患者もいたほどである。その病名に関しては、初期とはいえ分裂病という本当の病名を伝えることは現今ではいまだ患者を自殺に追いやりかねないものであり、したがって筆者らは通常「神経過敏症」と、いわば偽りの「病名」告知を行っているが、この「病名」は患者の体験すなわち症状の実際に適っているようで、患者にはすっと受け入れられるように思われる。いずれにしろ、病名の如何ではなく、病気であるという医者の認定が治療上重要と思われる。

表６　経過観察期間（1998 年７月現在）

経過観察期間（年）	人数（人）	継続中（人）	終結（人）	中断（人）	死亡（人）
～ 1	25	2	2	21	
1 ～ 2	20	10	3	6	1*
2 ～ 3	14	6	1	6	1
3 ～ 4	10	4	2	4	
4 ～ 5	1	1			
5 ～ 6	7	4	2	1	
6 ～ 7	7	6	1		
7 ～ 8	3	2			1*
22 ～ 23	1	1			
計	88	36	11	38	3

＊は自殺

5　転　帰

発病年齢の項にて自験九〇症例を対象とした統計的検討の結果を示したが、ここで報告する転帰はそれら九〇例のうち、転帰不明の二例をのぞく八八例に関するものである[18、22]（調査時点は一九九八年七月であり、その時点までの経過観察期間を表６に示す。なお、前節にて示した治療ガイドライン[12]は今現在のものであって、ここで対象となった八八例のすべてがこのガイドラインに沿った治療を受けたわけではない）。

さて、図９は一九九八年七月時点において治療継続中の三六例、治療を終結した一一例、治療が中断となった三八例、死亡した三例の各々の治療転帰を示したものであるが（注：終結の一一例、中断の三八例についてはカルテ調査によって得られた、終結あるいは中断の時点での転帰であって、調査時点での転帰ではない）、軽快以上と不変以下の境界を線で結んで示したように、治療終結群、治療継続中群だけでなく、治療中断群

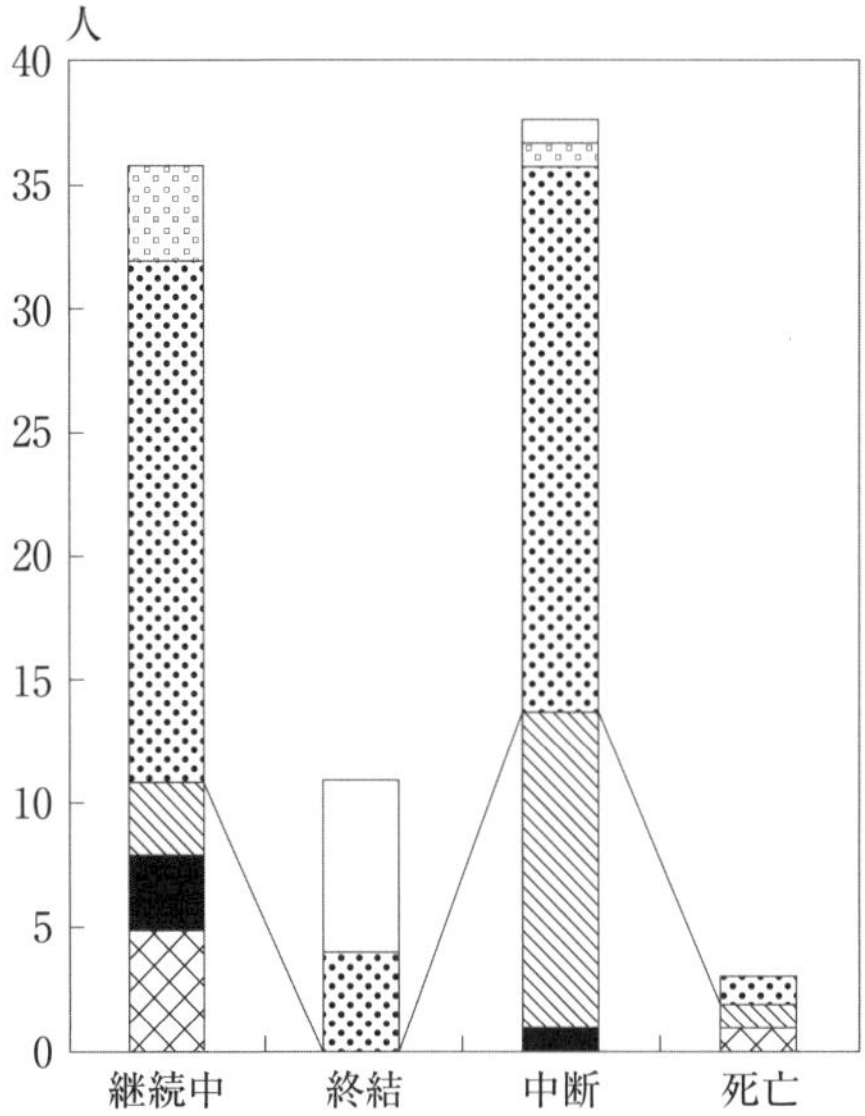

□ 治　癒：服薬により初期症状がすべて消失し，服薬終了後も初期症状の再発現をみず
寛　解：服薬下で初期症状すべてが消失
軽　快：残存している初期症状があるものの，いくつかが消失，あるいは消失はしていないが出現頻度や持続時間が減少
不　変：治療によっても初期症状に変化がみられず
■ 増　悪：新たな初期症状の出現，あるいは出現頻度や持続時間の増強
顕在化：幻声，妄想知覚，緊張病症候群などの明らかな極期症状の出現

図 9　診療経過と治療転帰（N ＝ 88）

においても軽快以上がかなりの比率でみられること、すなわち治療からの脱落drop outの過半が不治ゆえでなく軽快によって生じている旨が判明した。

図10は診療経過を考慮せずに全八八例の治療転帰を示したものであるが、治癒九・一%、寛解五・七%、軽快五五・七%と軽快以上の転帰を示したものは七〇・五%と二／三をこえる一方、顕在化六・八%、増悪四・五%と合わせて一一・三%が悪化の方向を示していた（欄外の●、○は各々自殺既遂例、自殺未遂例を示しているが、顕在化

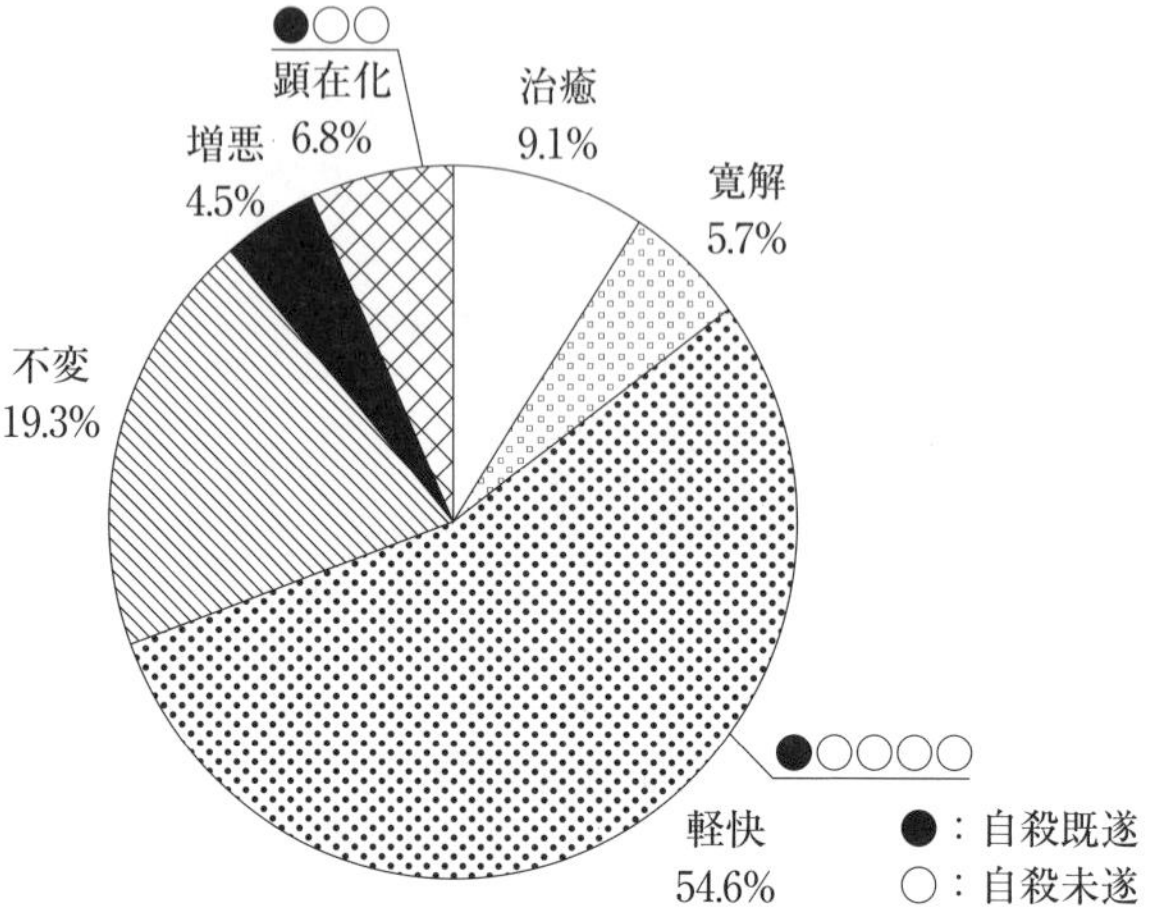

図 10　初期分裂病患者の治療転帰（N ＝ 88）

例に各々一例と二例、軽快例に各々一例と四例が認められた）。この結果からは、一見初期分裂病の治療転帰はさほど悪くないような印象をうけるが、先にも記したように治療終結群ならびに治療中断群の転帰はあくまでもその時点での、すなわち終結ないし中断時の転帰であって、その後の経過は判明していないという点で対象から除外し、逆に死亡群の一例（自殺例）はすでに顕在発症したものであったという点から対象に加えて、最終転帰の判明している治療継続中の三六例に死亡の一例を加えた総計三七例中のうちで顕在化が占める割合を検討すると、顕在化は六例：一六・二％となり、決して良好なものとはいえないものであった（一九九八年七月の調査時点からすでに三年が経過した二〇〇二年七月現在、顕在化症例はさらに三例増加し、計九例となっていた）。

治療転帰の項の最後に、顕在発症した九例の臨床データ（表７）を検討しておきたい。重要な点は二点あるが、それらは第一には初期分裂病の発病から顕在発症までの経過年数は三年から一五年の間に分布し、顕在発症までに平均

表 7　顕在発症例一覧

症例番号	1	2	3	4	5	6	7	8	9
性別	男	男	女	男	女	男	女	女	男
発病年齢	15	16	22	14	15	15	10	14	不明
初診年齢	16	18	22	15	19	18	18	18	21
初期症状（30 種）	26	6	9	12	7	5	5	14	11
初期症状（10 種）	10	4	4	6	4	3	3	4	7
顕在発症年齢	30	27	32	23	21	18	21	20	26
顕在発症時の状態像	緊張病性興奮状態	緊張病状態	幻覚妄想状態	妄想状態 → 幻覚妄想状態	緊張病性興奮状態	前緊張病状態（不安・困惑状態）	緊張病性亜昏迷状態	緊張病性興奮状態	幻覚妄想状態
顕在発症までの経過年数	15	11	10	9	6	3	11	6	＞5
服薬中断から顕在発症までの期間	3ヵ月	1年7ヵ月	2ヵ月	6ヵ月	3ヵ月	服薬中（初診後1ヵ月）	5ヵ月	服薬中	2年
服薬中断前3ヵ月の処方内容（抗精神病薬）	SLP(600) FPZ(9) CPZ(200)	なし	SLP(600) PPZ(12) FPZ(1.5) LPZ(50) HPD(3)	FPZ(2—4) CPZ(50)	FPZ(0.75–3)	SLP(150–300) FPZ(0.75–1.5)	SLP(600) BPD(3)	SLP(300) FPZ(6) CPZ(150)	不明

BPD：bromperidol　　LPZ：levomepromazine
CPZ：chlorpromazine　　PPZ：perphenazine
FPZ：fluphenazine　　SLP：sulpiride
HPD：haloperidol

八・九年（発病年齢不明の症例九をのぞく八例での検討）が経過していたことであり、第二には顕在発症は九例中七例までもが服薬中断後に生じており（平均で八・九カ月）、その七例中五例が二〜六ヵ月の間に生じていたことである。前者の、顕在発症までの経過年数が八・九年であったという事実は、発病年齢を検討した際に初期分裂病の発病年齢と宇野の報告した分裂病の発病年齢との間に八・八年の開きがあったことと符合するもので、きわめて興味深い結果と思われ、また後者の、服薬中断から顕在発症までの期間が八・九カ月であったという事実は、それまでの平均一〇年に及ぶ経過年数を考慮に入れるならば、初期分裂病に対する治療は決して初期分裂病症状を消失させこそしなかったものの、顕在発症は防止しえていたと推測させる結果であった。

6　顕在発症予見

初期分裂病の概念の提唱は、そもそも分裂病を早期に発見し、早期に治療することによって顕在発症を防止せんがためのものであって、したがって初期分裂病と診断すること自体が顕在発症を予見する一助となるのであるが、前節でのべたようにそれでもなお筆者らは九例の顕在発症を許してしまった。そこで、本節では顕在発症九例の臨床データの詳しい解析を通して、初期分裂病の段階において顕在発症が予見しうるか否かの検討結果を示すこととする。[21, 23]この検討のために筆者らが取った方法は、顕在発症九例の臨床データと、そのうちに顕在発症九例を含む初期分裂病全体一〇二例の臨床データを比較するというものである。ここで筆者らが顕在発症例と非顕在発症例を比較するという、顕在発症を予見しうるか否かという当該の課題を解決する上において原理的には最も有効な方法を採用しなかった、しえなかったのは、先にのべたように顕在発症例九例のうち七例が服薬中断後に顕在発症したことを踏まえると、いまのところ非顕在発症例に属するといってもそれらの症例の中には服薬中断さえおこれば顕在発症例へと転化する症例も含まれているわけで、そういう点では現時点における非顕在発症例が必ずしも真の非顕在発症例を表しているとは考えられなかったからである。そういう理由によって、今一つ差異が判然としない可能性があることを考慮しつつも、現時点においてすでに顕在発症した症例をその母集団である一〇二例と比較するという方法をとることにした。

さて、顕在発症予見のメルクマールを得べく初期分裂病一〇二症例と顕在発症九例との間で群間比較したデータは、①発病年齢、②症状数の人数分布（30種の〈初期分裂病症状〉と一〇種の〈診断に有用な高頻度初期分裂病症状〉ごとに）、③三〇種の初期分裂病症状の出現頻度であり、それらにおいて両群に差異があるか否かを検討し、加えて、これは群間比較ではないが、④顕在発症例の症状内容の特徴をカルテをつぶさに見直す中で抽出しようとした。詳細ははぶくが、①発病年齢、②症状数の人数分布においては両群間で差異が認められず、③初期分裂病症状の出現頻度においては両群間に差異が認められ、また④顕在発症例の症状内容に特徴が見いだされた。以下、差異（③）と特徴（④）を認めたものについてのべる。

(1)　症状項目の特異性

図11は初期分裂病一〇二例における症状出現頻度に対する顕在発症九例の症状出現頻度の相対比を百分率で示したものである。原理的にはこの相対比が一〇〇%をこえる症状項目は顕在発症例により特異的で、その値

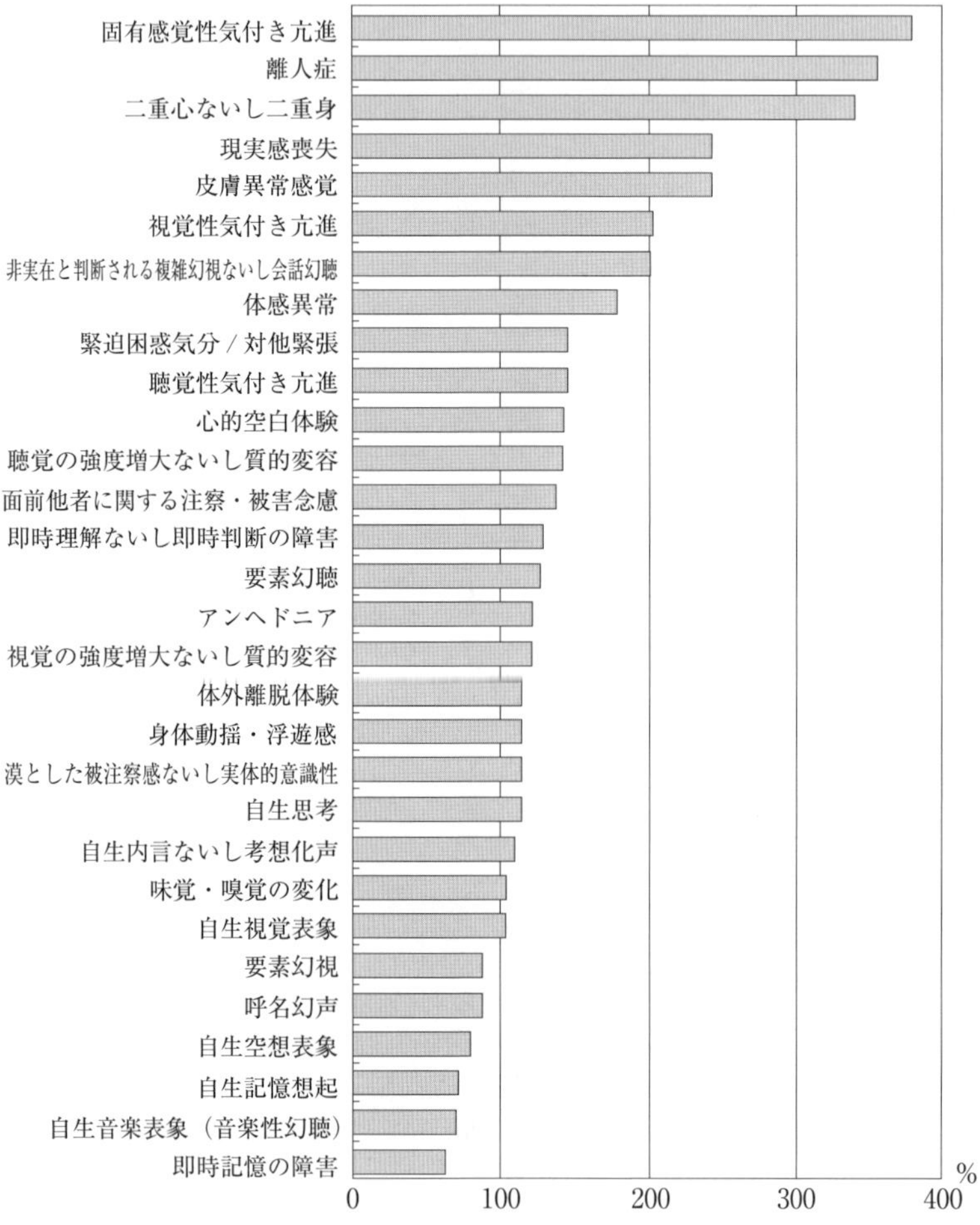

図 11　初期分裂病（102 例）に対する顕在発症例（9 例）の症状出現頻度の相対比

表 8　顕在発症予見のメルクマール (1)：症状項目の特異性

初期分裂病 102 例の症状出現頻度に対する顕在発症 9 例の症状出現頻度の相対比が 1.5 倍以上の症状項目	
(・固有感覚性気付き亢進	3.78 倍)
・離人症	3.54 倍
・二重心ないし二重身	3.40 倍
・現実感喪失	2.43 倍
・皮膚異常感覚	2.43 倍
・視覚性気付き亢進	2.02 倍
・非実在と判断される複雑幻視ないし会話幻聴	2.00 倍
・体感異常	1.79 倍

注：固有感覚性気付き亢進は例数が少なく，信頼性に欠ける。

が高ければ高いほど顕在発症予見のメルクマールになりうると考えられるが、暫定的にカットオフ・ポイントを相対比が一五〇％、すなわち顕在発症例の方が一・五倍以上の頻度で見られるものを取り出してみると、高いものから順に固有感覚性気付き亢進、離人症、二重心ないし二重身、現実感喪失、皮膚異常感覚、視覚性気付き亢進、非実在と判断される複雑幻視ないし会話幻聴、体感異常と並んでくる。これらのうち最上位の固有感覚性気付き亢進のみは母数である一〇二例中の例数も、また顕在発症例の例数も少なく、今一つ信頼性に欠けるように思われるが、残り七種の症状は顕在発症予見のメルクマールになりうる症状として認定することができようかと考えられる（表8）。ここで重要なことは、ここに数え上げた七種の症状はいずれも一／三以上の出現率をもって〈診断に有用な高頻度初期分裂病症状〉としてあげた一〇種の症状には含まれず、したがって初期分裂病の「診断」と「顕在発症予見」とには各々別の基準を要するということである。

表9　顕在発症予見のメルクマール（2）：症状内容の特異性―主として〈診断に有用な高頻度初期分裂病症状〉に関して

1. 他者の言動の意図化
　：面前他者に関する注察・被害念慮
　　聴覚性気付き亢進
2. 体験内容の不吉・グロテスク化
　：自生思考
　　自生空想表象
　　非実在と判断される複雑幻視ないし会話幻聴

(2) 症状内容の特異性

これは対照例をおいた検討ではないが、症状内容に関して顕在発症例に特徴的と思われたものが二種見いだせた。その一つは「他者の言動の意図化」であり、これは面前他者に関する注察・被害念慮および聴覚性気付き亢進において認められたが、ここに「意図化」とは、たとえば面前他者に関する注察・被害念慮という症状において患者がそれまでは「見られている」「言われている」とあくまでも受動態、受け身形で表現し、そこに他者自身の能動的ないし積極的な意思は感知されていなかったものが、「見ている」「言っている」とそこに他者の能動的な意思が感知されてくるように変化してくることをさしたものである（ただし、患者はそのことにいまだ半信半疑であり、またそれは持続的なものではなく、時折そうした陳述が紛れ込むという程度のものである）。いま一つは「体験内容の不吉・グロテスク化」であって、これは自生思考、自生空想表象、非実在と判断される複雑幻視ないし会話幻聴で認められたが、これらはたとえば自生空想表象という症状において、空想的な視覚的イメージの自生において当初はなにげないものであったものが、自分が自殺する、あるいは他人を殺す場面とかのイメージへと変化してくるというものである（表9）

付表：初期分裂病症状（三〇種）の定義と陳述例

No. 1　自生思考 autochthonous thinking

定　義：とりとめもない種々の雑念が連続的に勝手に浮かんでくる、あるいは考えが勝手に次々と延長・分岐して発展すると体験されるもので、何らかの葛藤状況にある人がある特定の観念に関して堂々めぐりのごとく思い悩むのとは異なる。患者は浮かんでくる考えの内容を答えられることもあり、また答えられないこともある。この体験は自然に生じてくる場合のほかに、たとえば何かを見た際とか本を読んでいる際に、それが刺激となって生じる場合もある。これらが常態化した場合には、本来の自己とは異なる「もう一人の自分」を感知することにもなる。

陳述例：①自分で意識して考えていることと無関係な考えが、急に発作的にどんどんと押し寄せてくる。頭の中がごちゃまぜとなってまとまらなくなる。長くて一〇分、短くても二～三分は続く。

②雑念が出てくる。テストの前なんか余計に出てくる。必ずしもテストに関係ない。逆らうみたいに出てくる。（コントロールできない？）全然身勝手に動いている感じ。放っておこうと思えば、悩まなくてもすむけど。

No. 2　自生視覚表象 autochthonous visual images

定　義：明瞭な視覚表象が自然に頭の中に浮かんできて「見える」と体験されるもののうち、その視覚表象が過去に体験した情景的場面（自生記憶想起）や空想による情景的場面（自生空想表象）である場合以外のすべてのものである。したがって、ここに含める視覚表象は単一の人の顔や姿、あるいは単一の場所や物品などに限定されたものである。

注：同様のものが外部客観空間に定位される場合は〔17．非実在と判断される複雑幻視ないし会話幻聴〕とする。

陳述例：①一日に何十回となく特定の級友の顔や姿がふっと頭の中に浮かんでくる。持続は数秒程度であり、像の鮮明度は意識的に思い浮かべたものと変わりはない。像は静止しており、背景もない。その像は最近になってクラブの先輩の顔に変わった。何もしていない時にも浮かぶが、ことに授業中や自宅で勉強中に浮かぶことが多く、妨げとなるためいらいらしてしまう。

②蛍光灯のような輪状の光が頭の中に見える。しだいに小さくなって消えていく。

No. 3　自生記憶想起 autochthonous recollection

定　義：過去に体験した情景的場面が現在の状況や気分に関係なく、自然によみがえってきて「頭の中に見える」と体験されるものである。よみがえってくる情景は、忘れてしまっていたような些細なものであることがもっとも多いが、それに次いで不快な体験が数多くみられる。この症状の同定にあたっては、必ずそれが自分の過去の体験であると患者に認知されることが必要である。「過去の情景が見える」だけでなく、「その場にいる人が何をしゃべっているのかわかる（あるいは声が聞こえる）」とかの聴覚表象を帯びてくる場合や、「臨場感があって、今その場にいるようだ」いうレベルまで様々である。また、その折の気分や情動の再現が随伴する場合もある。

注：同様のものが外部客観空間に定位される場合は〈17．非実在と判断される複雑幻視ないし会話幻聴〉とする。

陳述例：①頭の中に昔の場面がよく浮かぶ。友達と遊んでいる情景が多く、実際の場面と変わりがないほど鮮明で色彩もあり、人の動きも場面の変化もある。見ているというよりも、なんとなくその場にいるような感じで、ハッと気がつくと一時間もたっていることもある。声は聞こえていないと思うけど、会話はしている感じ。

②頭の中に昔のことがよく浮かぶ。二～三歳の頃のことまで。記憶にあることだし、目線の位置が低い。たとえば、母親が出てくると腰のところまでしか見えない。いつも人がいる場面。相手や自分の言っていることが、はっきりと聞こえるとはいえないけれど、わかる。

No．4　自生内言ないし考想化声 autochthonous inner speech and/or thought hearing

定義：自生内言とは端的には「言葉が浮かんでくる」と訴えられるものであり、内容はすべて逐一具体的な言語で表現できるものであるが、「聞こえる」という音声性を欠いた体験である。音声性がやや増してくると、言葉が浮かんでくるようでもあり、また声が聞こえてくるようでもあり、そのいずれとも患者には決めがたいという体験（心声未分化）となり、さらには自分の考えが声となって聞こえるという考想化声（ただし、聞こえる声が〝自分の声〟のものに限定）となる。

陳述例：①心の中に言葉が出てくる。たとえばテレビで男優を見ると、自分では結婚など考えてもいないのに「結婚できるかしら」とか、女ばかりの同胞の長女なので両親の面倒をみていかなければならないと思っているのに「親の面倒はみない」とか、中華料理店の前を通りかかると「帰りにギョーザを食べて帰ろうか」などの言葉が心の中に自然と出てくる。それらの言葉の内容はまったく考えてもいないものであったり、常日頃考えていることの逆であったりする。こうした言葉はすぐに紙に書き写せるほど言語的に明瞭であるが、聞こえるとか見えるとかの感じはまったくない。あくまでも心に涌いてくる感じ。また、言葉が涌いてくるスピードは普通にしゃべっているのと変わりはない。

②テレビを見ていても「次はトイレに行こう」と考え、それが声になってしまう。だから、その声とテレビの音声とが一緒になって、頭が混乱してしまう。

No. 5　自生空想表象 autochthonous fantasy images

定　義：俗に白昼夢と呼ばれるもので、物語性の展開を有する空想的情景表象である。表象像は主として視覚性であり、広く「頭の中に見える」という体験の一部をなしている。加えて聴覚性や触覚性の成分を伴うこともある。典型例では患者はそれに没入し、はっと気がつくと三〇分とか一時間とか比較的長い時間がたっていたということになる。

注：同様のものが外部客観空間に定位される場合は〔17．非実在と判断される複雑幻視ないし会話幻聴〕とする。

陳述例：①好きな人の名前が浮かんでくることもあるが、そのときは相手が実際にそこにいるような感じでしゃべってしまう。半分では空想とわかっているが、半分ではそれに浸り切っている。頭の中にはそういう情景が見えている。セックスの場面もある。たとえば、寝物語をしているとか。キスをする感覚があったり、局部に性感を感じるときもある。ふっと気がつくと机の前に座っている。長ければ二〜三時間もそうしているときがある。

②頭の中にイメージで、マンガみたいな顔をした男の人が後ろ手に手錠をされていて、「お前なんかに店は出せない」という。ちょうどその時、イヴ・サンローランの一生をテレビでやっていて、店を出すとか出さないとかの場面をやっていた。似たようなことをあげれば、絵を描いていたら、何かが崩れるような音がして、馬の目が見え、「お母さん」「アンセニーニョ」という声がした。ムー大陸とかアトランティスの話が好きなのが関係あるかも。

No. 6　聴覚性気付き亢進 heightened auditory awareness

定　義：注意を向けている対象以外の、種々些細な知覚刺激が意図せずに気付かれ、そのことによって容易に注意がそれる（往々、驚愕や恐怖などの情動反応や進行中の行為の中断を伴う）というものの内、気付きの対象が予期せず突発的に周囲で起こる些細な物音や人声など、聴覚性のものである場合をさす。往々それらの雑音が大きく聞こえるという聴覚強度の増大を伴いやすい。患者は「音がすると気が散って、一つのことに注意の集中ができない」、「音がするとビクッと驚いてしまう」、「その時にしていたことが中断される」などと訴える。

陳述例：①他人の声や不意の音、たとえば戸を開閉する音や近くを走る電車の音などを聞くとビクッとして落ち着かなくなる。ラジオ、テレビ、ステレオは不意の音を消すためにわざと聞いているのであるが、それらの音に対してはそういうことはない。最近はそれほどでもないが、大学を中退した頃が最もひどく、音を出している人に憎しみさえ抱いた。講義中、まわりの学生が雑談していると耐え切れなくなって外へ出た。何かをしようとすると、決まって音声が耳に入ってきて注意が集中できなかった。

②些細ではあっても不意の物音に過敏になった。たとえば、授業中に誰かが鉛筆を落とすとか、家庭ではハンガーが落ちたり、戸が閉まるとかすると、びっくりして「キャー」などの声をあげてしまう。そのために、クラスでは物笑いの種になるし、家族からは訝しがられた。

No. 7　視覚性気付き亢進 heightened visual awareness

定　義：注意を向けている対象以外の、種々些細な知覚刺激が意図せずに気付かれ、そのことによって容易に注意がそれる（往々、驚愕や恐怖などの情動反応や進行中の行為の中断を伴う）というものの内、気付きの対象が自然と目に映ずるなにげない物品・人物・風景、あるいはそれらの動きなど、視覚性のものである場合をさす。患者は「何かを見ようとしても、まわりの余計な物が目に入ってくる」などと訴えるほか、場合によっては「部分部分がばらばらに入ってくる」など、統一した視覚像が得られないという訴えとなることもある。

陳述例：①他人が動いていても、普通の人であれば何かしら考え続けているでしょう。自分は他人が動くと、考えていたことを考え続けることができない。たとえば、昨日のテレビのストーリーを来週はどうなるのかなと考えていても、他人が動くと考えを続けることができなくなる。

②ものを見る時、焦点が定まらない感じがする。周囲のものも同時に入ってきて（気になって）しまう。たとえば、鏡で自分を映す時、その全体像がつかめない。個々（部分部分）がばらばらに目に入って全体の一つの像にまとまりにくい。また、テーブルの上にいろいろなものがあって、それを片づけようとするとき、（気が散って）何から始めたらよいのかわからなくなる。ものが見にくい。

No. 8　固有感覚性気付き亢進 heightened proprioceptive awareness

定　義：不随意的な気付きの対象が手足の位置やその動きなど深部固有感覚に由来するものであり、身体の存在そのものが意識化される場合や、その動きが意識化される場合もある。後者の場合、動きの一々が意識化される結果として、何げない行為（例えば歩行）がぎごちなくなったり、さらには途中で停止してしまうことも生じうる。その場合、患者は行為を行う前にその行為に含まれる一々の動作をあらかじめ考えてから始めるということで対処しようとする。

陳述例：①頭や手など、自分の肉体の存在感を意識してしまいます。注意力がそういうところへ行ってしまうというか。

②自分のすることに、知らず知らずのうちに意識的になる。無意識にできない。ただ手を前に出すこ

と、自分の声を出すことなどに。

No. 9　漠とした被注察感ないし実体的意識性 a vague sense of being watched and/or 'leibhaftige Bewußtheit'

定　義：周囲に誰もいない状況で「誰（何）かに見られている」と感じられる体験である。「見られている」という感じは明瞭、確実であるが、患者は「実際に誰かが見ている」とは考えていない。見ている存在に関しては、その方向や距離も十分に定めきれず、またそれが人間であるか否かもわからないもの（漠とした被注察感）から、その存在が実体的に明瞭に感知されるもの（実体的意識性）まで様々である。通常、背後から見られるという体験が多いが、それに限られるものでもない。

陳述例：①夜、自分の部屋で勉強しているときなど、背後から霊に見られている感じがする。振り向くけど何もいない。しかし、前を向くと再び見られる感じ。怖いので勉強を止めて寝てしまう。このことがあって霊の存在を信じるようになった。

②自分の背後五ｍくらいから、誰かに見られている感じがする。時には、それが自分と同じぐらいの年齢の人（男だったり、女だったり）とわかる。

No. 10　緊迫困惑気分／対他緊張 tense and perplexed mood/tension against people and things

定　義：緊迫困惑気分とは、何かが差し迫っているようで緊張を要するものの、何故そんな気持ちになるのかわからなくて戸惑っているというような、緊迫感の自生とそれに対する困惑からなる気分である。対他緊張とは、上記の緊迫困惑気分がいささか進展したものであり、他（他人、他物）→自の攻撃性とともに、それに対抗すべく生じた自↓他の攻撃性という、双方向性の攻撃を内に含んだ著しい緊張感である。

陳述例：①いつも何かに追われているような圧迫感があります。（追われるって何に？）時間とか……。（怖いって感じはあるの？）怖いです。（自然に緊張してくるの？）いつも面接の前のような緊張感が、朝も昼も晩もあるんです。

②眼に映るすべてのものが襲ってくるような感じになるときがある。物とか看板とか、文字が……人もそうですが。

No. 11　聴覚の強度増大ないし質的変容 heightened vividness and sensory distortion of auditory stimuli

定　義：聴覚の強度増大とは以前よりも音が大きく聞こえるようになることである。聴覚の質的変容はより多様で、音質の変容（音の聞こえ方が以前より鋭くなった、滑らかになった、高音〈低音〉が耳に触る、音が薄っぺらになった、重厚になった）、音の分離感の変容（鮮明になった、細かなディテールまで聞き取れるようになった、一つひとつの音が手に取れるように明瞭になった、以前よりのっぺりとしてしまった、音が団子状になってしまった）、音源の定位の障害（音のする方向や音までの距離がわからなくなってしまった）などが含まれる。

陳述例：①たとえばコーラを飲むとするでしょう。そうすると炭酸のはじけるシュワーという音が耳の奥から頭の中まで聞こえる。その音がすごく大きくてうるさい。また、賑やかなところへ行くと、「うるせー」と怒鳴りたくなる。小さな音が大きく聞こえるので。

②ジューサーや洗濯機の音が体に響くというか、刺さってくる感じで、痛くないのに痛いような感じ。

No. 12　要素幻聴 elementary auditory hallucinations

定　義：一般には非言語性の単純な音の幻聴であるが、ここでは「キャー」とか「ウー」とかの叫び声、唸り声などの単音性の人声をも含むものとする。単純な音の幻聴の場合、いわゆる「耳鳴り」、「頭鳴り」として訴えられることもある。

陳述例：①オーンとかトーンとか、テレビの時報の最後の音のようなものが、五～一〇秒間聞こえる。ある時は五～一〇分続くこともある、その時は他の音はいっさい聞こえなくなる。昼間や時折は夜、いつもちゃんと起きて何かをやっているとき。カチャと何かを耳に詰められるような感じで音がして、「あれっ」という感じで、何も聞こえなくなる。またカチャとして音が聞こえ始める。

②一人でいると音がする。鳥の鳴く声、ザワザワとした音、足音など。上の方から。

No. 13　呼名幻声 hallucinatory voices of calling one's name

定　義：自分の名前（姓、名、もしくはあだ名）がどこかから呼ばれたような感じで聞こえるものである。ただし、名前が聞こえるとしても、それが他人同士の会話の一節として出てきたものは、この呼名幻声には含まない。

陳述例：①（名前を呼ぶような声が聞こえることは？）たまにあります。（誰の声？）先生とか、お母さんとか、友達の声。（先生は何て？）山田さん。（お母さんは？）優子。（友達は？）あだ名で。
②自分の名前を呼ばれるようなことは一杯あった。二日間くらい、母に「呼んだ？」と聞いていた。下の方から、女の人の声で「みき」と何度も呼ばれた。

No. 14　自生音楽表象 autochthonous music images（音楽性幻聴 musical hallucinations）

定　義：たとえばテレビのコマーシャル・ソングや小学校唱歌のような聞き知っている音楽、まれにはこれまで聞いたこともないようなメロディーが自然に頭の中に聞こえてくるものである。「聞こえる」、「鳴り響く」と体験される場合のみに限定する。

陳述例：①頭の中に急に音楽が鳴り始めることがある。歌の場合もあるし、演奏のときだけのこともある。頭の中にテープが入っている感じ。よく知った曲のほかに、小学校の頃に習ったことがあるなあという曲もある。
②頭の中でコンサートをやっているみたい。聞きかじったことのあるコマーシャルソングや歌謡曲。持続は短いが、浮かんでは消え、消えては浮かぶ。知っているところは鮮明に、記憶にないところはボリュームが下がったり、途切れたりする。歌の場合は知らないところは伴奏のみ、知っている箇所は伴奏に歌がついている。

No. 15　視覚の強度増大ないし質的変容 heightened vividness and sensory distortion of visual stimuli

定　義：対象物の細部が明瞭になったり、輪郭が強調される明瞭視、色彩の鮮やかさが増す鮮明視、物の形が歪んだり直線が曲線に見える変形視、二重に見える二重視、揺れているように見える動揺視、実際よりは小さく遠くにあるように見える微小・遠方視、実際よりは大きく近くに見える巨大・近方視、色彩が変わって見える変色視などが含まれる。

注：単純な強度減少は含まない。

陳述例：①黒板の白い字が白い四角のものになってブラブラに見えた。眼鏡をかけても字が二重に見えた。「あれっ」と思って机の上の教科書を見ると、字も二重で眼が痛くなった。離して見ても二重になる。二～三日続いた。横を見ると、物が斜めに歪み、そしてその端はカーテンが揺れるように、揺れ動いた。

②物が歪んで見える。その場合には見る物見る物が歪む。また、アコーディオンのように広くなったり狭くなったりもする。

No. 16　要素幻視 elementary visual hallucinations

定　義：外部客観空間に定位される幻視のうち、その内容が単純な点や線、あるいは影や幾何学的模様であるものである。

陳述例：①暗い部屋に入ったとき、何かの気配がする。そこに光が当たると、白っぽいものが浮かび上がるのが見える。また影が横切る。暗い所では黒い影が、明るい所では白い影が。また視線を動かすたびに、金色の小さな点が横切ったような気がする。

②目の錯覚みたいなものだと思うんですけど……。黒い影のようなものが縞模様のようになって見え

る。ほかにも、まるいアメーバみたいな、黒い影のようなものの時もある。これは動いていないみたいなんだけど、よく見ると小刻みに動いている。赤い光の線というか、光が線を引いているようなものが見えるときもある。

No.17　非実在と判断される複雑幻視ないし会話幻聴 formed visual hallucinations and/or conversational auditory hallucinations which are judged as being unreal by the patient

定　義：患者がそれは実在のものではないと判断している、複雑な構成を有する幻視もしくは他人同士の会話の幻聴である。複雑幻視と会話幻聴が同時に一体のものとして現れる場合と、その一方のみが現れる場合とがある。複雑幻視は内容的には自生視覚表象、自生記憶想起、自生空想表象と同一であるが、定位される場所は外部客観空間であり、その点で後三者と区別される。会話幻聴の定位は外部客観空間の場合と内部主観空間の場合とがある。

陳述例：①ベッドに横になっていると、男の子どもとその母親の二人がドアから入ってきて、天井のところを通っていく。その影が見えて、話し声が聞こえる。話し声は頭の中に聞こえる。これは小学校四年の頃からあるが、ほとんど同じ内容のよう。ベッドといっても二段ベッドで、天井はすぐ近くにある。

②最近、また声が聞こえる。横になっているとき、声というか、雑音がする。（たとえば？）頭の中で誰かと誰かとが話している。そのつど違うが、二人以上の女の声、たまに知っている男の声。たとえば祖父の声とか。（そういう時、君に話しかけてくることは？）内容はよく覚えていないが、

何かごちゃごちゃと話していて、自分は「ふうん、そうか」と声に出して、ハッと気がつく。よほど疲れているとき。

No. 18　味覚・嗅覚の変化 changes of gustatory or olfactory vividness

定　義：味覚と嗅覚の両方もしくは一方の強度が増大した、あるいは低下したと感じられるものである。

陳述例：①味を濃く感じる。そのままだと味に呑み込まれていく感じがして、吐いてしまう。また、考えが味に消されてしまう。（どういうこと？）味が頭の中に広がって、自分が自分でなくなってしまいそうで怖い。それで、お母さんに頼んで、自分だけ味を薄くしてもらっている。たとえば、うどんの時は醤油の量を少なくしてもらうとか。

②食べ物の味がわからない。全然わからないこともあった。ただ、ゴソゴソ、ゴソゴソしているなあって。臭いも全然わからなかった。

No. 19　皮膚異常感覚 paresthesias

定　義：特に客観的異常は認められないのに訴えられる、皮膚表面の触覚、痛覚、温度覚等の主観的異常感覚である。たとえば、「しびれる」「ピリピリする」「かゆい」などと訴えられる。

陳述例：①手足や前胸部、ときには全身がしびれる。正座したあとのしびれに似ている。また、頭のてっぺんの地肌がヒリヒリしたこともあった。

②頭皮全体が痒い。蚊に刺されたような痒みがあって、夜になるとひどくなる。腕に湿疹ができてい

るが、そこよりもよほど痒い。何カ所かの皮膚科にかかったが、何も出来ていないと言われ、また塗り薬、飲み薬と色々と薬をもらったが全然効かない。

No. 20　身体動揺・浮遊感 a sense of swaying or floating of one's body

定　義：客観的にそうと認められないのに、体全体が左右・上下に揺れたり、地面から浮いていると感じられる体験である。

陳述例：①テレビをじっと見ていると、こういうのを幽体離脱というんじゃないかと感じることがある。〈体外離脱体験の説明をすると〉違いますね。自分を見ている感じではないですね。ふわっふわっとなる。少しずつ落ちていく。（何が？）自分が落ちていく。

②〈患者メモ：整然とせず、いつも自分が一段高い所を歩いているような感じで不自然で困る〉（一段高い所を歩いているって？）視点が高くなったというか……外へ出ると人と違う所を歩いているような、人と違う所を見ているような……自分が浮いていていてこれまでとは違うように見えます。

No. 21　体感異常 cenestopathy

定　義：相応する身体疾患が認められないのにもかかわらず訴えられる、身体内部の実体的異常感覚であり、一般には奇妙で了解しがたいが、患者は確信をもって明確に断言する。

陳述例：①寝返りをうったとき、頭の中に水がある感じなんです。グジュグジュしているような。（流れる感じなの？）そうです。（水みたいなもの？）なんか、ジュブジュブという感じです。（グジュグジュとか、ジュブジュブって聞こえるの?）いえ、感じるんです。

②後頭部の喉の上の部分がある日〝ガンガン〟とし始め、痛みはないが拍動し始めた。それが一～二カ月後には〝ボー〟っとした感じに徐々に変化し、次いで神経が腫れているようになった。

No. 22　二重心ないし二重身 double mind and/or double body

定　義：二重心とは「もう一人の自分の心」が何らの身体の存在を媒介することなく、アプリオリに感知されるものである（ただし、それは身体内の一部に限局して同定されることもある）。また二重身とは「もう一人の自分の体」が幻視として見えたり（自己像幻視）、実体的意識性あるいは体感異常として感知されるものである。

陳述例：①精神が二つに分かれることがある。どれが自分か、わからなくなる。頭の中に、心の中にたくさんの自分があって、ごちゃごちゃしている。一度にたくさんの自分が出てくる。

②何かをしている時に、それを見ている自分がいる。左後方五〇センチぐらい。顔しかない。（あなたの顔?）くっきりではないけど、私だとわかる。顔があるというのがわかる。姿が見えるというのでなく、あるのがわかる。

No. 23　体外離脱体験 out-of-body experiences

定　義：それまで一体のものであった体と心が分離し、今や体の外にある心が、自動的あるいは被動的にも感じられる体の動きとか、外界とかを見ているという体験である。

陳述例：①時々自分を見下ろしているようになる。見下ろしていると言うと言い過ぎかもしれないが、自分はこの辺にいて〈と、肩の後ろをさす〉、体を見ているという感じ。体が自然に動いているようでもあり、半分は何かに動かされているようでもある。
②自分を客観的に眺めている。待ち合い室で本を読みながら待っている自分をテレビのある辺りから眺めている。

No. 24　離人症 depersonalization

定　義：自己の存在感や行為に際しての自己の能動感が失われたものである。
注：離人症という用語には、広義には自己身体を含む外界の現実感の喪失も含まれるが、ここではそれは〔25. 現実感喪失〕として取り扱い、この症状項目には含まないことにする。

陳述例：①〝自分がここにいる気がしない〟という表現がぴったり。（〝自分がない〟というのとは違うの？）違う。（どっかにいるの？）それはない。（自分が存在していない？）存在感が感じられない。（薄れているの、それとも全然ないの？）薄れているのかなあ……はっきりとはわからない。（しゃべったり、何か行為をする時は自分がしている？）それは大丈夫。
②自分がここにいるという実感がない。自分に実感がない。他人みたい。また、自分が動いている感じがしない。物を触っても、触っている感じがしない。

No. 25　現実感喪失 derealization

定　義：周囲の人物や事物、あるいは自己身体が現実のものとは思えないという体験である。これが強烈であると、自分だけ異次元の世界にいるように感じられることもある（異次元体験）。

陳述例：①買い物をしているとき、人がテレビの画面に写っているような。（もっと説明して？）たとえば、商店街の取材のような……。自分はテレビを見ていて、商店街にテレビカメラが入っていく感じ。ぼんやりしている。（人がロボットのような？）無機質なもの。（生きとし生けるものという感じがしない？）生活臭なく、人畜無害という感じ。生け簀の中の魚が泳いでいるのと同じ。

②（そうすると、他人と話していて別のことを考えていることもある？）他人の話をどこか違ったところで聞いているような感じ。他人の顔を見てもぼおっとしているんです。しゃべっている人の顔を見ると、怖くなります。自分だけ違う世界にいるよう。ここでこうして話していても、半分はここにいて、半分は遠いところにいるようです。（自分だけ別の世界にいる？）はい、みんなと別のところにいるよう。

No. 26　即時理解ないし即時判断の障害 disorders of immediate understanding and judgement

定　義：常日頃は即座に理解できていた他人の会話が知らない外国語を聞くようにわからなくなったり、簡単な文章すらも十分な時間をかけなければ理解できなくなったり、あるいはそれまでは自明のことであったこと（たとえば、形や色の違いなど）がわからなくなったりするという体験である。

陳述例：①人の話を聞いていても、別の国の言葉を聞いているよう。何を言っているのか、だいたいわかるけど、意味としてまとまらない。単語がグシャグシャにならんでいるだけで、暫くするとわからなくなる。（書かれたものはどう？）活字を目で追っているだけで、それ以上のものとはならない。

②他人の話の内容、テレビの内容などが理解しにくくて、なかなか頭に入らない。頭の中でその内容を立体的に組み立てられない。集中力がないのか。また、判断力がなくて、もどかしく思う。（判断力って？）たとえば、箸立てに箸が入っていて……即座にこれとこれが違うってわからない。（論理を追っていかないとわからない？）はい、確認しないとわかりません。

No. 27　即時記憶の障害 disorders of immediate memory

定　義：直前に自分でしようと思ったことや他人から聞いたこと、あるいは読んだことがまったく思い出せなくなるという体験である。

陳述例：①何をしようとしていたのか忘れてしまうんです。たとえば冷蔵庫に何かを取りに行くとすると、何を取りに来たのか思い出せないんです。〈遊園地で御土産の販売のアルバイトをしているが〉いつも忘れてしまうので倉庫に商品を取りに行くときには、その商品を一つ持って行くようにしています。

②文章を読むのが辛い。記憶力が悪い。英語の単語や数学の公式の暗記力が悪い。試験の時に四つの選択肢から選ぼうとしても、（a）を読んで次に（b）に進むと、もう（a）を忘れてしまっているので比べられない。

No. 28　心的空白体験 blank experiences
定　義：意識の減損がないにもかかわらず発作様に，自分が誰であるのか，どこにいるのか，ないしは何をしているのかなどの自己に関する見当識が失われ，当惑するというものである。
注：自己に関する見当識の喪失はあくまでも発作の最中において生じる。
陳述例：①（さっき，「自分がわからなくなる」って言われたけど？）自分が誰で，何をしていて，なんでここにいて，それがふっとわからなくなるんです。そういうときはとても恐怖感におそわれて，孤立しているように感じます。ほかのときにもありますけど，鏡を見ているときに起こりやすいみたいです。（ふっと起こるんですね？）はい。（そういう時はまわりの見え方はどうなの？）頭の中が空白になっちゃうような，真っ白というか。まわりは変わっていないんです。自分だけ異次元にいるような。（どれぐらい続くの？）三〇秒ぐらいです。（頻度はどれぐらい？）結構頻繁に起こるみたいです。一日に一回から数回ぐらい。異次元へいっちゃったように感じられます。
②他人と話していても，突然に，今自分がどこにいるのか，何をしているのか，何を考えているのか，全然わからなくなる。少し不安が心から出てくる。

No. 29　アンヘドニア anhedonia
定　義：「楽しい」「嬉しい」「心地よい」などの快感情が希薄化ないし喪失したものである。
陳述例：①喜怒哀楽のうち「怒」だけがある。短気なところがあって，他人からからかわれると怒る。それ以外はない。遠足へ行くとか小遣いをもらって，わくわくすることはあっても，それは表面的なもの。〝心底楽しい〟ということがない。（〝心底楽しい〟というのは味わったことがないわけだから、そういう言葉の意味するものがわからないのでは？）そうです。悲しい、淋しいというのもわからない。楽しさがわからないから、悲しさもわからない。将来について、何をしたいということもない。たぶん今と同じなんだろう。〝希望を持って〟ということもわからない。過去に関しては、記憶はあっても、それは「思い出」とは呼べない。

②小さい頃より何をしていても楽しくなく、「楽しい」という感じをもったことさえなかった。現役で東大に入学したが、まわりが喜んでいるのを見ても不思議であった。人がはしゃいでいるのが不思議でならない。

No.30　面前他者に関する注察・被害念慮 suspicion of being observed and commented on by the people around

定　義：周囲に人のいる場所において、人から見られている、あるいは人々が自分のことを悪く言っていると感じられるものであるが、被害妄想とは異なってその確信度は半信半疑であり、またその場では強く確信されたとしても、場を離れるとそれが否定されるというように（〝今信次否〟）、その場限りのものである。

陳述例：①学校へ行くと、どことなくまわりから見られている感じがして緊張する。通学の途上でも。また学校で友達が笑ったりすると、自分が笑われているんじゃないかと思ってしまう。半分はそう思っていないんだけど、半分はそう感じてしまう。ことに背後から見られているという気がしていて、そうした時に笑い声がすると。

②まわりのことが気になりすぎてしまって、自由に行動できない感じ。自由に行動しているようでもあり、していないようでもある。（まわりのことって？）少しのことでも気になる。友達と話したときのちょっとしたこととか、まわりの人が話しているのとか。（話している場面を見て、どう思うの？）そんなことはないと半分ではわかっているけど、自分のことを話しているのではないかと思ってしまう。（自分のことって悪口とか陰口とか？）はい。（学校の生徒に限られているの？）クラスの人とかに限らず、まわりの人はみんなっていうか。（そうすると、見ず知らずの人にも？）あります。視線が少し気になったり。（見られるという感じなの？）そうではないと頭ではわかってはいるんですけど……。

（以上、旧来にない症状名ならびにその定義は筆者らによるものであり、また陳述例はすべて筆者らが主治医として関わった症例からのものである）

文献

（1）de Clérambault, G. : Automatisme mental. Œuvre psychiatrique, Tome Ⅱ. pp.453–654, PUF, Paris, 1942.（針間博彦訳：『クレランボー精神自動症』。星和書店、東京、一九九八）
（2）Gross, G., Huber, G. und Klosterkötter, J. : BSABS. Bonner Skala für die Beurteilung von Basissymptomen. Spring-

er-Verlag, Berlin, 1987.

（3）Huber, G.: Das Konzept substratnaher Basissymptome und seine Bedeutung für Theorie und Therapie schizophrener Erkrankungen. Nervenarzt 54 : pp.23-32, 1983.（坂元薫訳：基体近接的な基底症状の概念とその精神分裂病の理論と治療に対する意義。精神科治療学、三：六一五―六一九、一九九八）

（4）McGhie, A. and Chapman, J.: Disorders of attention and perception in early schizophrenia. Br. J. Med. Psychol.34 : pp.103-116, 1961.（天谷太郎、飯島幸生、加藤雅人ほか訳：初期分裂病における注意と知覚の障害。思春青年精学、一：九二―一一〇、一九九一）

（5）中井久夫：奇妙な静けさとざわめきとひしめき―臨床的発病に直接先駆する一時期について。中井久夫編：『分裂病の精神病理8』、東京大学出版会、東京、二六一―二九七、一九七九。

（6）中安信夫：初期分裂病患者への精神療法的対応―診断面接に含まれる治療的意義について。臨床精神病理、一〇：一八一―一九〇、一九八九。

（7）中安信夫：『初期分裂病』。星和書店、東京、一九九〇。

（8）中安信夫：状況意味失認と内因反応―症候学からみた分裂病の成因と症状形成機序。臨床精神病理、一一：二〇五―二一九、一九九〇。**（前書第八章）**

（9）中安信夫：初期分裂病：いかに診断し、いかに治療するか？　精神科治療学、六：七九一―七七二、一九九一。

（10）中安信夫：緊迫困惑気分／居住まいを正させる緊迫感―初期分裂病治療の標的について。精神科治療学、八：一一六一―一一六七、一九九三。**（前書第一〇章）**

（11）中安信夫：初期分裂病とスルピリド：治療薬としての有効性と分裂病の病態生理への示唆。Pharma Medica Vol.13, No.9 : 125-133, 1995.

（12）中安信夫：初期分裂病。「精神科治療学」編集委員会編：『精神科治療ガイドライン』、星和書店、東京、八八―八九、一九九五。

（13）中安信夫：『初期分裂病／補稿』。星和書店、東京、一九九六。

（14）Nakayasu, N.: Symptomatology of early schizophrenia in Japan. Proceedings of the Sixth Cultural Psychiatry Symposium in Japan, Korea and Taiwan-Symptomatology of Schizophrenia in East Asia. p.1-23, The East Asian Academy of Cultural Psychiatry, 1996.

（15）中安信夫：精神分裂病。松下正明、広瀬徹也編：『ＴＥＸＴ精神医学』。南山堂、東京、三〇三―三二二、一九九八。

(16) 中安信夫、針間博彦、関由賀子：初期症状。松下正明総編集：『臨床精神医学講座2　精神分裂病Ⅰ』。中山書店、東京、三一三―三四八、一九九九。**(本書第一一章)**

(17) 中安信夫：「分裂病の病名告知」私感。精神科治療学、一四：一三四一―一三四二、一九九九。**(本書第一八章)**

(18) 中安信夫、関由賀子、針間博彦：初期分裂病の発病年齢と症状出現頻度、ならびに治療転帰―分裂病の早期発見・早期治療の指針を求めて。精神経誌、一〇一：八九八―九〇七、一九九九。

(19) 中安信夫：初期分裂病。日本医師会雑誌、一二二：一九九五―二〇〇〇、一九九九。

(20) 中安信夫：要説：分裂病の病理発生と症状形成に関する状況意味失認―内因反応仮説（二〇〇一）。『増補改訂　分裂病症候学―記述現象学的記載から神経心理学的理解へ』。星和書店、東京、四三九―四七三、二〇〇一。**(前書第一六章)**

(21) 中安信夫、関由賀子、針間博彦：初期分裂病の顕在発症予見。臨床精神病理、二三：一一七―一三一、二〇〇二。**(本書第一四章)**

(22) 関由賀子、針間博彦、中安信夫：初期分裂病の発病年齢と転帰。関根義夫編：『精神分裂病―臨床と病理3』、人文書院、京都、一七三―一九三、二〇〇一。

(23) 関由賀子、針間博彦、中安信夫：精神分裂病の早期診断―顕在発症予見のメルクマールを主として。Schizophrenia Frontier 3 : 7-13, 2002.

(24) 宇野昌人：精神分裂病の長期経過に関する研究神経誌、七三：一八三―二二〇、一九七一。

（関由賀子、針間博彦氏との共著。中安信夫、村上靖彦編：『初期分裂病―分裂病の顕在発症予防をめざして（思春期青年期ケース研究10）』、岩崎学術出版社、東京、一一―五〇、二〇〇四）

第一〇章　初期統合失調症研究の三〇年

――発想の原点を振り返りつつ――

1　はじめに

「初期統合失調症研究の三〇年―発想の原点を振り返りつつ―」と題しまして会長講演をさせていただきます。

さて、ここで述べる初期統合失調症 early schizophrenia とは、私が今から一五年前の一九九〇年、星和書店から『初期分裂病[7]』という小さなモノグラフを出版して提唱いたしました一つの病期型ないし臨床単位で、「初期―極期―後遺期と進展する特異なシュープを反復する慢性脳疾患」という、妄想型ないし緊張型の統合失調症の定義を前提として、「初回シュープの初期」と規定されるものであり、スライド1ではこれを灰色で示しています。この初期分裂病改め初期統合失調症研究の現段階での到達点は昨二〇〇四年に岩崎学術出版社から出版いたしました『初期分裂病―分裂病の顕在発症予防をめざして[11]』に示しております。よって本日の講

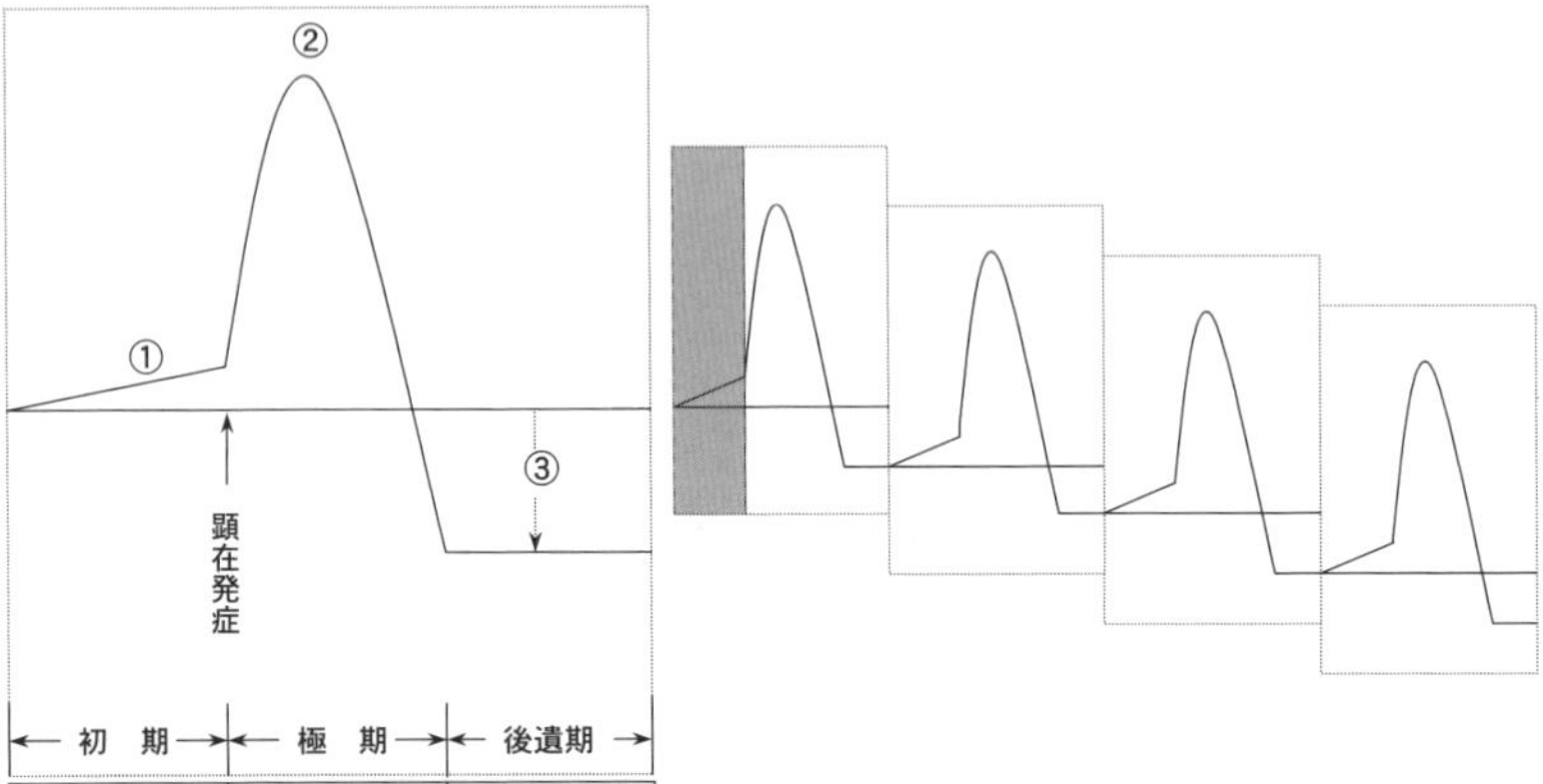

①初期症状	②極期症状	③後遺(期)症状
自生体験 気付き亢進 漠とした被注察感 緊迫困惑気分	幻声 妄想知覚/被害妄想 自我障害 緊張病症候群	感情鈍麻 意欲減退 思考弛緩

左：水平基準線は個々のシュープ前（初回シュープでは病前）の状態を示す．基準線より上方はいわゆる陽性症状の発現を，また基準線より下方は陰性症状の発現を示す．
右：統合失調症の経過は個々のシュープの連続と理解され，シュープを経るごとに基準線は低下していく．シュープごとに初期症状が出現するが，初回シュープの初期（灰色部分）のみを初期統合失調症と呼ぶ．

スライド1　統合失調症シュープおよび経過の模式図と初期統合失調症

演は観点を違えまして、研究の到達点ではなく、私の初期統合失調症の研究史を、それも通史としてこの三〇年を順々に述べるのではなく、その発想の原点、研究のエッセンスとそこから導かれた統合失調症の症候学を理解する上でのテーゼを、エピソードを交えながら振り返ってみたいと思います。

2　初めて行った症例検討会

私は精神科医になって三〇年となりますが、本講演のタイトルをそれと同じく初期統合失調症研究の「三〇年」といたしましたのは、モノグラフ刊行のさらに一五年前、東大病院精神科の研修医となって初めて行った症例検討会（一九七五年一一月一七日）の報告「情意面での機能低下を主症状とし、Schiz-

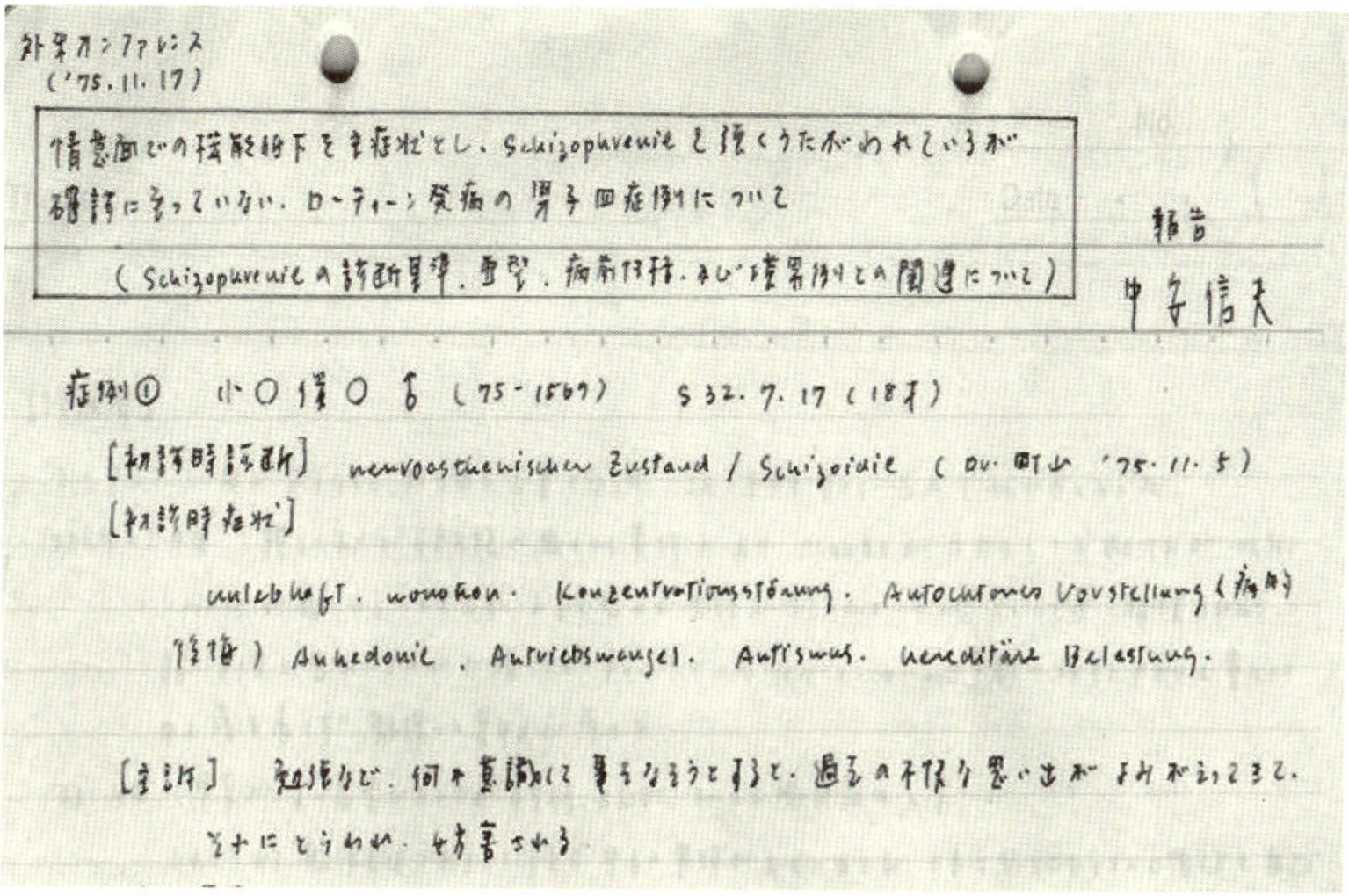

スライド2　研修医として初めて行った症例検討会の報告（1975年11月17日）

ophrenie を強く疑われているが確診に至っていない、ローティーン発病の男子四症例について」のうちの二症例が初期統合失調症であったことがのちに判明したからです。

スライド2はその症例検討会で私が提出いたしましたレポート、B5版一二頁のものの一頁目の一部です。ちまちまとした字で読みにくくて恐縮ですが、ここにあげてある症例①が二例の初期統合失調症のうちの一例で、その主訴は「勉強など、何か意識して事をなそうとすると、過去の不快な思い出がよみがえってきて、それにとらわれ、妨害される」となっています。これは数ある初期統合失調症症状の中でも最も頻度高く報告される自生記憶想起で、この症状については近年同じ研究グループの関由賀子が「初期分裂病における自生記憶想起―横断的・縦断的諸相と臨床的意義[14]」という精神神経学雑誌に寄せた論文で詳しく解析しておりますが、その自生記憶想起が本症例の主訴でした。

3　外来精神科医としての出発

このように、研修医時代から統合失調症の初期段階を診察する機会が多く、その診断に苦慮しましたことが現在に至る研究の出発点となったのですが、私が統合失調症の初期診断、さらにそれを進めた「初期統合失調症」の臨床研究をライフワークにしたことについては、さらにその前段として私の精神科医としての出自をお話ししなければなりません。

いま大仰に「出自」なる言葉を用いましたが、なにも秘密めいたことを喋ろうというわけではありません。ここにお出での方で五〇歳台以上の方は御存知だと思いますが、私が研修し、いままた在籍しております東大病院精神科は昭和四〇年代の大学紛争、精神科紛争の中で、昭和四四年、一九六九年に外来派と病棟派に分裂し、それが平成六年、一九九四年まで二五年間、四半世紀の長きにわたって続きましたが、私が卒業し、精神科に入局しましたのは両派の対立が激しかった昭和五〇年、一九七五年のことでした。当時のそうした状況の中では、東大病院の中で精神科研修を行うには外来に入るか、あるいは病棟に入るか、それとも当時安永浩先生が科長をされていた分院神経科に入るか、そのいずれかを選択しなければなりませんでしたが、私が入局したのは精神科外来でした。その精神科外来での研修は、週五日、毎日一例の新患の予診を取り、上級医の本診に陪席するとともに易しい症例については主治医として治療を担当するというものでしたが、その研修の中で、初期統合失調症を研究テーマとして選ぶに至ったのは次のような臨床経験でした。

一つには、大学病院は精神科クリニックとならんで初期統合失調症の患者が受診するところの多い施設ですが、その当時も東大病院の精神科外来には頻々と初期統合失調症の患者が、もちろん当時はそうした認識はありませんでしたが、受診しておりました。そして私が強く印象づけられたことは、そうした統合失調症の初期段階の診断に際して準拠する確たる診断基準を、上級医が、もっと広く言うと当時の精神医学が持ち合わせていないということでした。研修を始めて間もない私には神経症、とりわけ神経衰弱とか抑うつ神経症、稀には正常としか思えない症例が本診医によって「統合失調症の初期」とされるという経験が往々ありました。そして、その際に診断根拠として本診医によって取り上げられたのが、生活史上の屈曲点 Knick の存在や、表情の硬さとか思路の乱れとかという表出 Ausdruck の異常であって、当時そうした表出を十分に感知しえない、また感知しえたとしてもその重要性を十分に把握できなかった私が食い下がって質問を重ねていきますと、最後には上級医から「君も一〇年もすればわかるようになるよ」と言われて議論をお終いにされることがたびたびでした。そう言われると私も引き下がらざるをえなかったのですが、内心では「個々の精神科医の資質や経験に依拠したそうした診断技術なぞ、なんて胡散臭く、そんなもので統合失調症の診断を下されるのでは患者はたまったものではなかろう」と感じておりました。研修医にも確実に診断できるほどの、根拠ある初期統合失調症症状を見い出そう、この思いはさながら私が大嫌いな現今の操作的診断基準につらなる考え方ですが、そう思いました。

初期統合失調症を研究テーマとして選ぶに至った臨床経験の二つ目としては以下のことがあげられます。主治医として統合失調症患者の外来治療を行っていて、時折急性再燃（シュープ）に遭遇し、しかし外来派と病棟派の抗争の中では東大精神科の病棟に入院させることはできず、やむなく関連の精神科病院に入院治療をお願いするという経験が多々ありましたが、寛解して「再び東大の外来で治療継続を」と再紹介されてきた患者を見て、私はショックを覚えることがたびたびでした。それは、確かに入院適応とした幻覚や妄想、あるいは緊張病症状こそ消失しているものの、感情鈍麻や意欲減退などいわゆる陰性症状が付加されて、すなわちNiveausenkung（人格水準低下）が生じており、稀にはこれが同じ患者かと見まがうばかりの変容を遂げている患者がいることでした。私がこの経験から学んだことは、少なくとも妄想型や緊張型の統合失調症、後年発病形式とその後の経過に則って私が急性―再発型 acute-recurrent type と呼ぶようになった統合失調症においては、Bleuler, E. の見解とは異なり、急性期の幻覚や妄想、あるいは緊張病症状こそ基本症状ないし一次症状であって、慢性期の感情鈍麻や意欲減退、思考弛緩はその後遺症ないし二次症状であるという症状構造論であり、統合失調症の長期予後の改善のためには、急性再燃を予防することによって慢性障害を付加させないことこそ重要という治療戦略でした。

こうした見解は、研修の場がいずれであっても早晩気付くことであったのかもしれませんが、スライド3にありますように私がシュープ前とシュープ後の落差を如実に知り得る外来研修医として精神科を始めたからこそ、そのことに逸早く気付き、またそれも鮮烈に感じたのだろうと思います。私はその後赴任した群馬大学では病棟医長として、また舞い戻ってきた東大においても研修医を指導する機会が多くありましたが、対比として示しましたように、病棟医として研修を始めますと、これが通常の研修ですが、急性期から寛解に至るまでを担当するわけで、Niveausenkung に気付くことは少なかろうと思います。

精神科医としての出自が外来精神科医であったということが私をして、一つには統合失調症の初期段階を確実に診断できる特異的初期症状の発見へと向かわせたこと、二つには Niveausenkung を目の当たりにしたこ

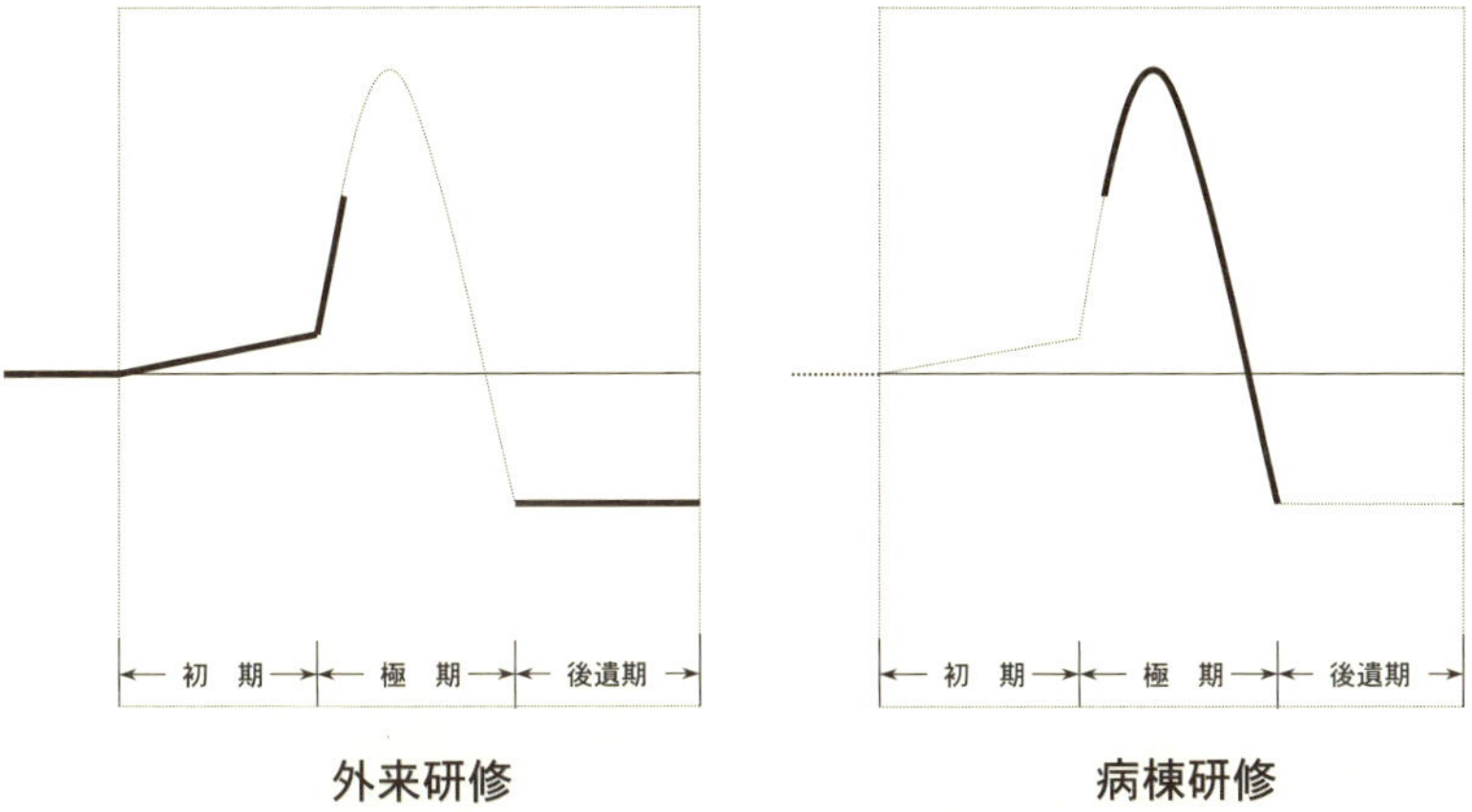

スライド３　研修の場による臨床経験の違い

とによって統合失調症の長期予後改善の戦略としてはなによりもシュープを予防することが重要であり、これは再発に限らず上記の初期段階にも適用されるべきことを文字どおり実感させたこと、これが私が初期統合失調症を研究するに至った臨床経験の原点でした。

4　病態生理仮説を求めて精神病理学へ

原点といえば、もう一つのことを言わなければ片手落ちです。それは私が精神科に入るにあたって志望していたことが統合失調症の生物学的研究であったことです。出自として外来精神科医であったことを先にのべましたが、今一つの出自は生物学的研究者であろうとしたことです。このことについては、精神病理学に転じていまだ日も浅い時期に、依頼されて「日本精神病理学会ニュース・レター」第六号（一九九二年二月一五日付け）、このニュース・レターは現在の「臨床精神病理」誌が学会誌になる前に会員に配付されていたものと思いますが、そのニュース・レターに草した「脳から心への『転向』[9]」という随想によく現れていますので、少し長いですが引用をさせていただきます（スライド4）。

脳から心への「転向」

筆者の研究史を随想風に書くように求められた。「脳から心への『転向』」と題して、分裂病の生物学的研究を志して入局し、今は分裂病の精神病理学を専攻している筆者の軌跡について、一文を草したい。「転向」とは書いたものの括弧をつけて表現したように、筆者は必ずしもそう考えているわけではないが、そのあたりの経緯が描ければと思っている。

〈ある分裂病患者の呪縛〉

脳外科に進んで臨床医になるか、精神科に入って研究者になるか、という二者択一に迷いに迷ったあげく精神科に進んだのは、ある映像を脳裏から振り切ることができなかったからである。それは学生の頃に見学した精神病院で見た一人の分裂病患者の姿である。痩せこけた体に不潔な衣服をまとい、何かに憑かれたような目をギョロギョロとさせるばかりの、筆者と同年の女性であったが、連れてこられるやいなや機関銃のごとく勝手に早口でしゃべりまくりはじめた彼女の言葉は全くの支離滅裂で聞き取ることとさえ出来なかった。その姿は、筆者にこれ以上悲惨な人間の姿があるだろうかという強烈なショックを与えるとともに、これほどまでに人間を破壊するものが脳の病気でなくしてなんであろうかという確信を与えることになった。また、患者が当時進学校の誉れ高かったH高校在学中に発病した、もともとは知能に秀でた人であり、また発病さえしなければさぞかし美しい女性になっていたであろうと推測された整った顔立ちが、筆者に一層深い哀惜の念を呼び起こしたものと思われる。帰りの道すがら「分裂病をやろう。分裂病患者の脳研究

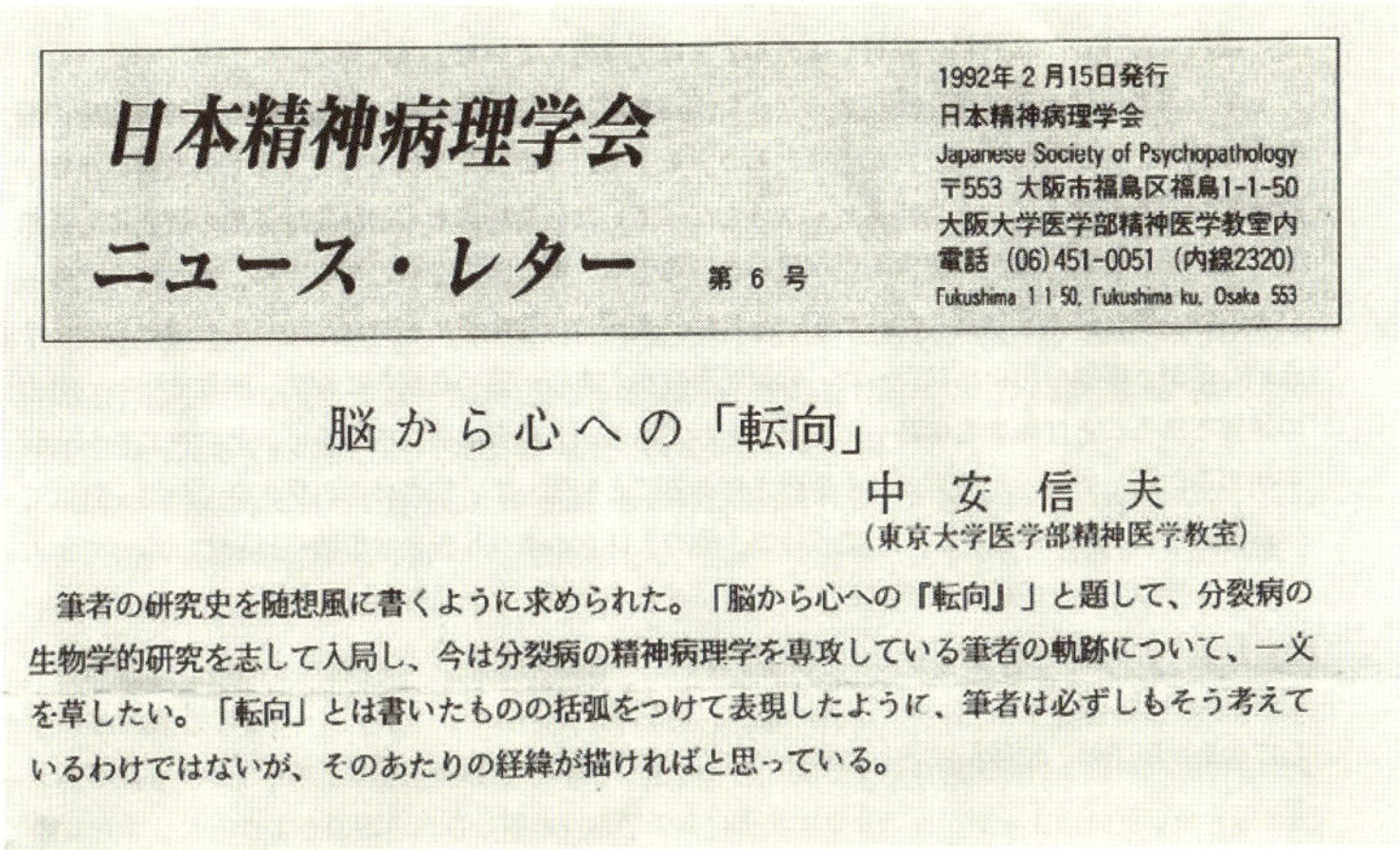
日本精神病理学会
ニュース・レター　第６号

1992年２月15日発行
日本精神病理学会
Japanese Society of Psychopathology
〒553 大阪市福島区福島1-1-50
大阪大学医学部精神医学教室内
電話 (06)451-0051 (内線2320)
Fukushima 1 1 50, Fukushima ku, Osaka 553

脳から心への「転向」

中安信夫
(東京大学医学部精神医学教室)

筆者の研究史を随想風に書くように求められた。「脳から心への『転向』」と題して、分裂病の生物学的研究を志して入局し、今は分裂病の精神病理学を専攻している筆者の軌跡について、一文を草したい。「転向」とは書いたものの括弧をつけて表現したように、筆者は必ずしもそう考えているわけではないが、そのあたりの経緯が描ければと思っている。

スライド４　「脳から心への『転向』」（日本精神病理学会ニュース・レター：第６号）

をやろう！」と繰り返しくりかえし思ったことを今も覚えているが、その後精神科への志望がぐらつくたびに、いつも脳裏に出てきては筆者を精神科へ傾けさせたのは彼女の姿であった。その姿は筆者にとって「見た以上はもう精神科から逃れられない」という呪縛であった。

〈仮説を求めて精神病理学へ〉

精神科の臨床は二年で終えて、その後は分裂病の神経化学をやろうという方針は間もなく挫折してしまった。というのは、当初もくろんでいた東大脳研の神経化学はあまりにも基礎的で分裂病とつながるような勉強は出来そうになく、さりとて筆者の入局した東大精神科は紛争中でいつまでも研究室が使えそうになかったからである。今から考えれば、他大学へ出ていく手もあったろうが、その頃はただ「いつ脳外科へ転科しようか」とばかり考えていたように思う。

しかし筆者は精神科に踏みとどまった。たぶんそれは、主治医として知る実際の精神科臨床の醍醐味に徐々に心ひかれていったからであろう。そして、「神経化学はできなくとも分裂病の生物学的研究ができるならば」と当時トピックスとなっていた分裂病患者の追跡眼球運動の研究にも従事しはじめた。これは確かに異常所見が見られ、筆者も一編の論文をものにしたが、書き終えて残ったものは「確かに論文はできた。だが、それは分裂病の病態生理にどれだけ迫りえたのだろうか？」という懐疑と虚無の思いだけだった。

分裂病研究が〝賽の河原の石積〟に似て、困難で空しい努力の連続であることは筆者も承知しているつもりであるが、自らの研究を顧みて、その空しさが実験を始めるに際して拠った作業仮説の薄弱さにあることを知って、筆者はその研究をそれ以上続けていく気力を失ってしまった。そして「はて、他の人はどのような仮説で実験を行っているのであろうか」と他の生物学的研究を見回してみても、そこで見いだされる仮説は、少なくとも筆者の眼からは有るか無きかのかすかな導きの糸しか見えず、一方精神病理学を見回しても、そこは難解で哲学的とも思える議論が交わされる場であり、とうてい仮説を求めうる場とは思われなかった。そして次第に筆者は、精神科医としての日々の医療実践に自らの生きがいを求めはじめるようになった。

いったん断念した研究者の道に再び戻ったのは、そしてそれを精神病理学に求めたのは、いくつかの理由があろう。きらびやかで近づきがたかった精神病理学を「自分にもやれそうだ」と身近なものに感じさせてくれたのは高柳功先生の「不器用な精神病理学を」（精神医学二三：四二四、一九八一）[17]という一文であり、また島崎敏樹先生の「精神分裂病における人格の自律性の意識の障害」論文（精神経誌五〇：三三、一九四九、五一：一、一九五〇）[16]には精神病理学への目を見開かれ、臺弘先生の「履歴現象と機能的切断症候群」論文（精神医学二一：四五三、一九七九）[18]には脳と心をつなぎたいという気持ちを鼓舞された。また診察室の臨床と研究室の実験とに日々心を引き裂かれることのないことが、あるいは〝紙と鉛筆さえあれば出来る〟というある種の〝すがすがしさ〟が筆者を精神病理学に近寄らせたかもしれない。が、なによりも筆者を精神病理学へ引き寄せたのは、〝葦の髄から天井を覗く〟ことになるが自らのささやかな研究を通して実感した、分裂病の病態生理研究における作業仮説の乏しさ、ことに臨床から出された仮説の乏しさであったろう。「賭けるに値する仮説がなければ、自らそれを捜し出そう」という思いが、筆者を再び研究者の道に舞い戻らせ、脳から心へと「転向」させたのであった。筆者の精神病理学が症候学に限定されたものであり、またそれを神経心理学の言葉で語ろうとするのも、みな分裂病の病態生理追究のための仮説提示という意図があるからである。「いつの日にか再び生物学的研究に回帰しよう」という当初の希みは、分裂病の精神病理の奥深さを感じさせられるとともに打ち砕かれ、たぶんこの先の筆者の研究史も精神病理学の分野にとどまっての仮説探求の旅に終始しそうである。困難な道ではあるが、脳裏から去ることのない「あの患者の姿」が筆者にその道を歩み続けることを鼓舞するのである。

いささか長い引用となりましたが、この随想には私が統合失調症の病態生理追究のための仮説を求めて精神病理学へと転じたこと、および精神病理学の中でも統合失調症症候学の神経心理学的理解をテーマとした経緯が比較的よく描き出されているように思います。そして、こうした目的のために私が選んだ研究対象が統合失調症の特異的初期症状でした。ここで何ゆえに初期症状であったのか。それは私の中に「何事によらず事の本質はその始まりの中に垣間見ることができる」という妄信があるからであり、それゆえに幻覚や妄想、緊張病症状のような、極期の、完成形態の症状の中にではなく、それらの萌芽形態である初期症状の中にこそ統合失調症の本質が見えるはずと考えたからです。

以上述べてきましたように、一方に統合失調症の初期段階を確実に診断したいという臨床医としての願いと、他方に統合失調症の病態生理追究のための仮説を初期症状の中に探ろうという研究者としての狙いがまさに収斂し、結節点を求めたところが統合失調症の特異的初期症状だったのです。そして前者の臨床医としての願いが「初期統合失調症 early schizophrenia」概念の提唱となり、後者の研究者としての狙いが統合失調症の病理発生と症状形成に関する自説である「状況意味失認—内因反応仮説 situational meaning agnosia - endogenous reaction hypothesis」の提唱へと繋がってきたわけです。私はこの三〇年、この二つのテーマを車の両輪として走ってまいりましたが、前者は後者により確かな臨床的素材を与え、逆に後者は前者に理論的支持を与えるという形で、この二つの研究は互いを不可欠のものとして発展してきたのです。

5　「初期統合失調症」研究のエッセンス：措定された初期症状が統合失調症性であることの証明

(1) 精神病理学的論証の選択

さて、残された時間を使って、私の「初期統合失調症」研究のエッセンスとそこから導かれた統合失調症の症候学を理解するためのテーゼをお話ししたいと思います。いま「エッセンス」と述べましたが、それはMcGhie, A. and Chapman, J. の「Disorders of attention and perception in early schizophrenia」（邦訳：初期分裂病における注意と知覚の障害）論文(2)を参照しつつ臨床を行う中で、私が統合失調症の初期症状と措定した症状、後に「初期統合失調症の特異的四主徴」と呼んだ症状、すなわちスライド5にあります自生体験、気付き亢進、漠とした被注察感、緊迫困惑気分が真に統合失調症性のものであることの証明で、私の「初期統合失調症」研究の成否はつまるところその証明の如何にかかわっているからでした。それは、具体的には極期の諸症状、すなわち幻声、妄想知覚／被害妄想、自我障害、緊張病症候群などが措定された初期症状の発展形態として説明しうるか否かの証明でした。いま「証明」と述べましたが、これには二つの方法があると思われました。一つは臨床的実証といいますか、措定された初期症状を有する症例の追跡研究で、そうした症例がのちに幻覚妄想状態や緊張病状態を呈するならば、措定された初期症状は確かに統合失調症性のものであると言えると思われました。今一つは精神病理学的論証で、措定された初期症状と極期の諸症状との関連性を精神病理学的に論証することでした。その具体的な方法としては、スライド5にありますように、まずは措定されたすべての初期症状の形成を説明しうる病態生理を推定し、その病態生理が初期症状の形成のみならず、その発展としてさらに極期症状の形成を説明するのならば、両者には関連性があるといえると思われました。私は当面の方法として後者の精神病理学的論証を選びましたが、それは先に述べましたように統合失調症の病態生理追究のための作業仮説は初期症状の解析から得られるのではないかと予測されていたからであり、初期症状の同定とともに、病態生理追究のための仮説を提出することも私の研究目的としてあったからです。

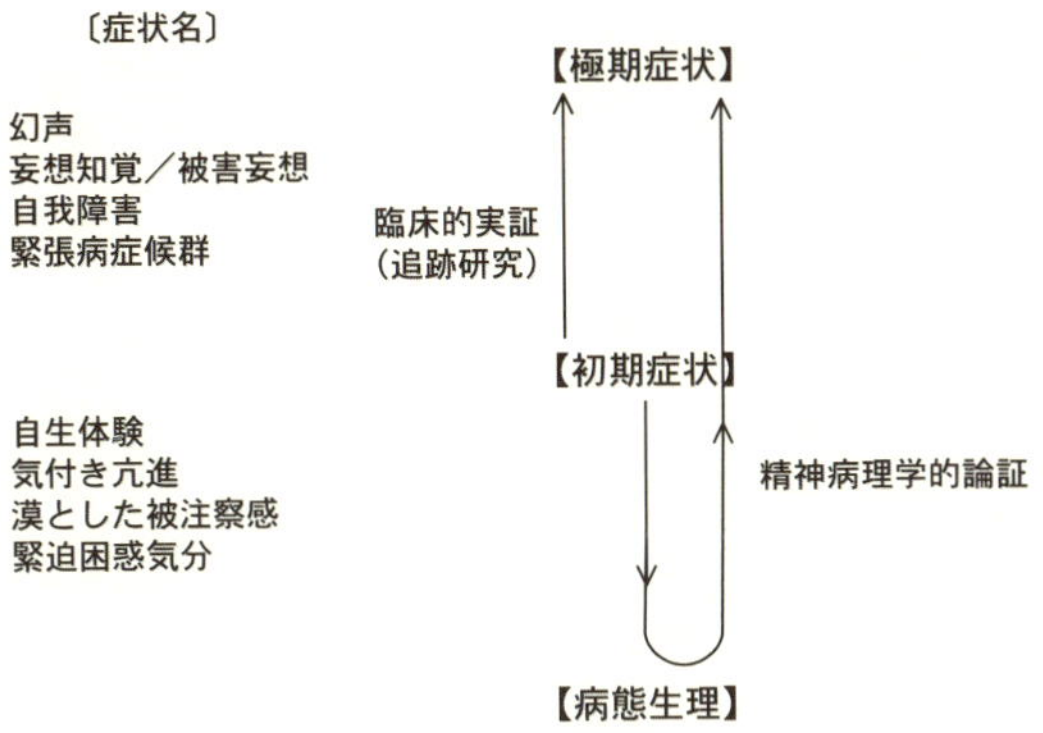

スライド5　初期症状と極期症状との関連性の証明方法

(2)　背景思考の聴覚化：自生思考～自我障害～幻声の形成機序

このことに関しまして私が最初に執筆しましたのは、東京大学出版会刊行の『分裂病の精神病理』シリーズの第14巻に寄せた「背景思考の聴覚化―幻声とその周辺症状をめぐって」[3]という論文でした。

（1）出発点としての自生内言

そのきっかけは、ある統合失調症患者が述べた「心の中に言葉が湧いてくる」という訴えで、具体的にはテレビで素敵な男優を見ると「結婚できるかしら」とか、中華料理店の前を通りかかると「帰りにギョーザを食べて帰ろうか」などという言葉が心の中に出てくるというもので、それらは逐一書き取ることができるほどに言語的に極めて明瞭であるにもかかわらず、「聞こえる」とか「見える」とかという感覚性のニュアンスが全くなく、またその内容も患者の与り知らないものであるということでした。

のちに「自生内言」と名付けましたこの体験の理解にあたって最初に私が気付きましたのは、これは自生思考と幻聴の中間形態であるということでした。すなわち、スライド6に示しましたように、①の「営為に対する自己能動感」は自生思考、自生内言、幻聴ですべて等しく失われているのですが、他の四種の属性に関しては、自生内言は②の「内容の自己所属感」および③の「言語的明瞭性」において幻聴と同じであり、また④の「感覚性」、これはのちに「音声性」と改めましたが、その「感覚性」と⑤の「営為の場の定位」において自生思考と同じであるという発見でした。

これ（スライド7）も古い資料で恐縮ですが、私が群馬大学精神科へ移りましたのが昭和五九年、一九八四年の六月一日ですが、その一〇日後の六月一一日に群大精神科の集談会で「思考と聴覚の現象学的連続性に関する一考察―幻覚の記述精神病理学的位置づけをめぐって」と題した発表を行いました。

これ（スライド8）はその中で結論的に示した表ですが、自生思考と幻聴だけでなく、更にそれぞれの延長上に正常体験である思考と聴覚を置いて、その中に自生内言を位置づけようとしていたことがわかります。鉛筆での書き込みで、思考吹入やさせられ思考、考想化声の位置も示そうとしていますが、これは参加者の一人から「自我障害はどう位置付けられるのか?」と問われて、あとから書き入れたものです。ですが、ここまでは全く静態的 static な理解でした。私はこの時点ですでに翌一九八五年三月に予定されていた「分裂病の精神病理」第一四回ワークショップへの発表を許されておりまして、私はこの発表を持っていこうと考えていましたが、いささか簡素で陳腐な印象も抱いておりまして苦吟しておりました。

(2) 自生内言は中間形態ではなく移行形態である

確か一九八五年の一月か二月か、冬の寒い季節だったと記憶していますが、転機は前橋から当時住んでおりました大宮へ帰る高崎線の各駅電車の中で起きました。夜の一〇時も過ぎた上りの各駅電車ですから車内には数人の乗客だけで、私は上着を取ってネクタイを外し、靴も靴下も脱いで前の座席に脚を投げ出し、駅で買った缶ビールを飲みながら、ゴトンゴトンという単調なレール音を聞きながら、わずかな灯火しか見えない暗い車窓をぼんやりと眺めておりました。そうした感覚遮断的状況とアルコールによる覚醒レベルの低下がそれを促したのだと思いますが、ある瞬間に「自生内言は自生思考と幻聴の、いや思考と聴覚の中間形態ではなく、思考が順次聴覚の属性を帯びていく、ないし思考が聴覚へと切り替わっていく移行形態だ!」という考えが、まさに自生思考的、自生内言的に閃いたのでした。それは自生内言の理解が静態的 static なものから一気に動態的 dynamic なものに変化した瞬間、また広く統合失調症の症候学を考察する私の方法が帰納的に記述することから演繹的に予測する方法へと変化した瞬間でした。持っていた大封筒の裏に、大急ぎで思考の属性を一つ変え、また一つ変えとしていって、大宮駅に着いた段階ではのちに私が「背景思考の聴覚化」論文で示した

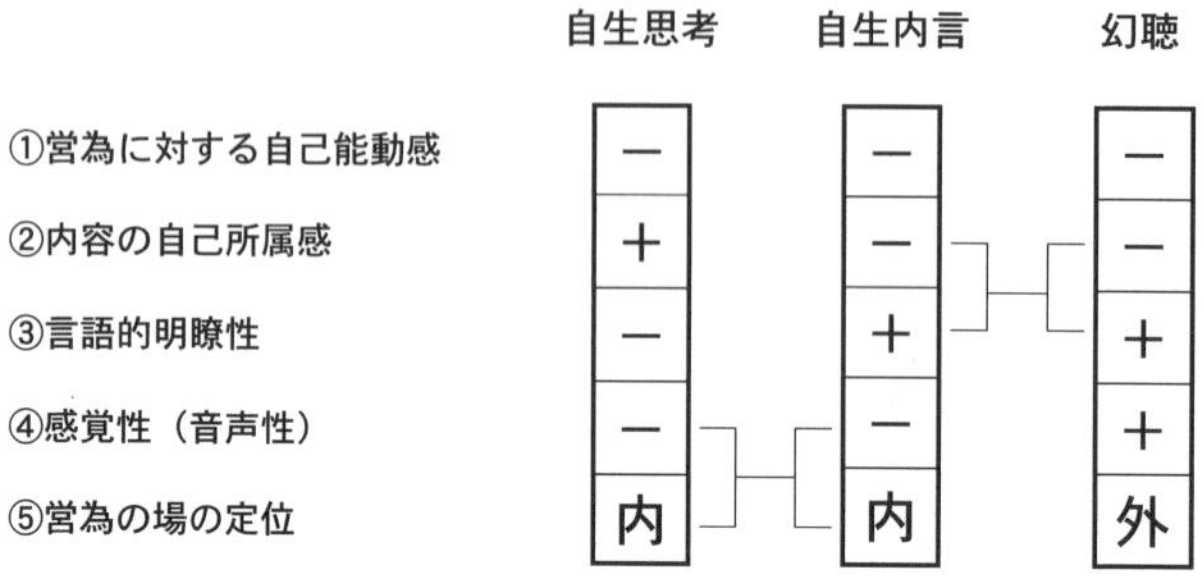

	自生思考	自生内言	幻聴
①営為に対する自己能動感	−	−	−
②内容の自己所属感	＋	−	−
③言語的明瞭性	−	＋	＋
④感覚性（音声性）	−	−	＋
⑤営為の場の定位	内	内	外

スライド 6　＜背景思考の聴覚化＞仮説の原点
—自生内言は自生思考と幻聴の中間形態である—

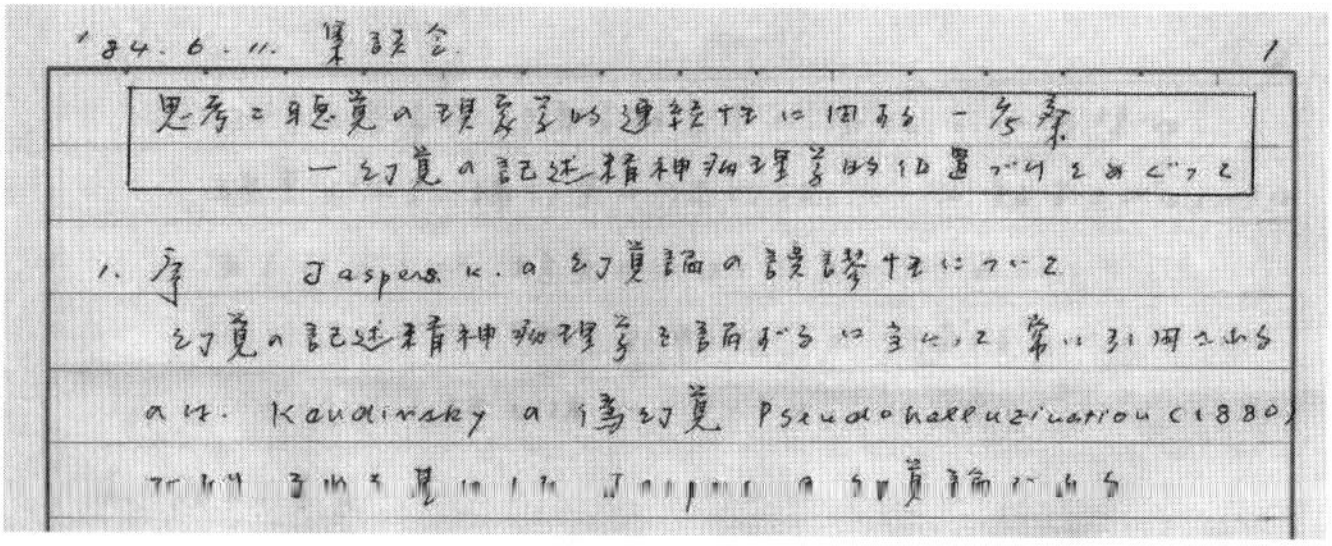

スライド 7　「思考と聴覚の現象学的連続性に関する一考察」（その 1）
（1984 年 6 月 11 日，群馬大学精神科集談会）

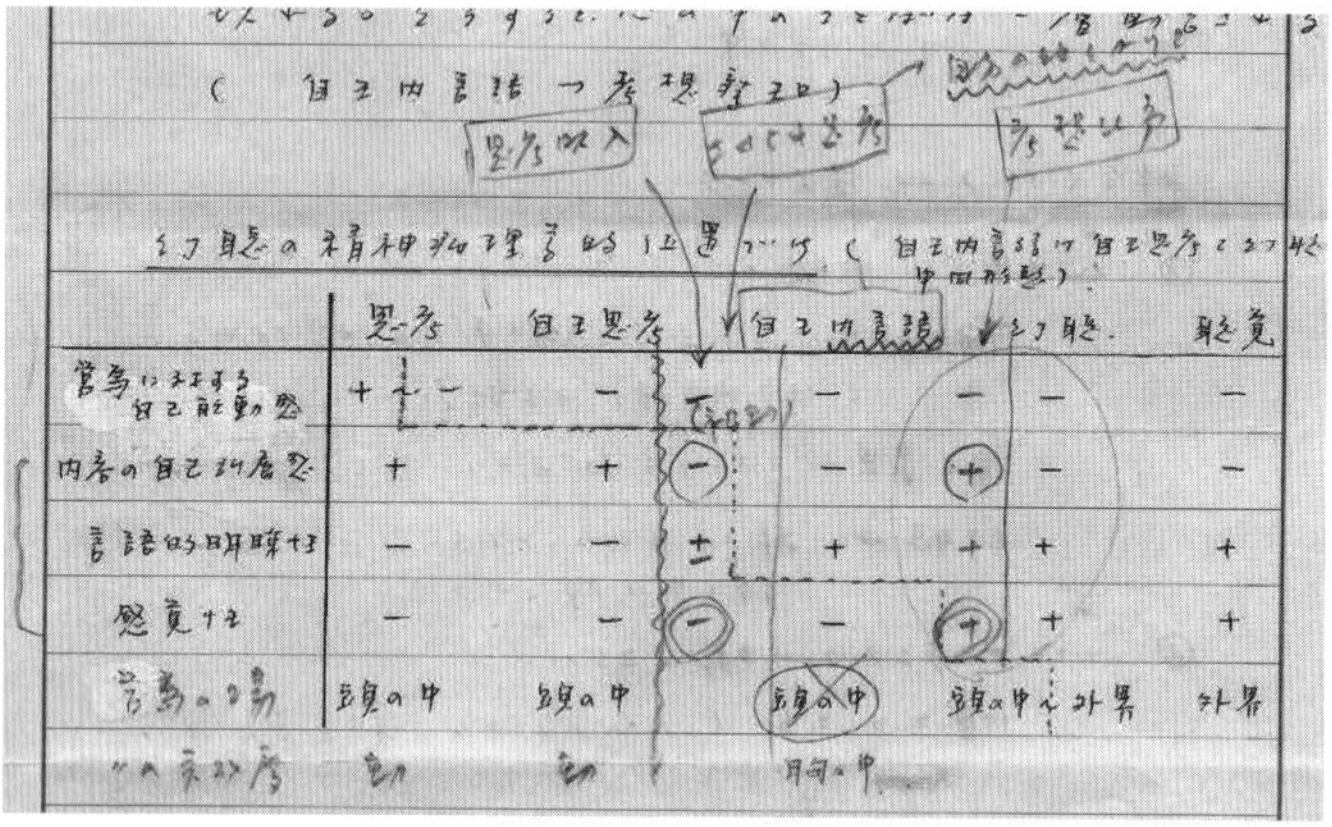

スライド 8　「思考と聴覚の現象学的連続性に関する一考察」（その 2）
（1984 年 6 月 11 日，群馬大学精神科集談会）

図の原図が出来上がっておりました。この原図では聴覚属性を帯びていく原基は営為に対する自己能動感がある思考ないし前景思考であるとしていたのですが、のちにその原基は自己能動感のない背景思考であると改めました。これはフランスで言うところの内的思考であって、西丸四方先生の「背景的体験の前景化」論[12]に教えられたものでした。

（3）誤謬の訂正

このスライド9は一九九九年、「初期から極期への移行を観察しえた初期分裂病の一例—顕在発症予見の観点から[13]」という関・中安論文で提出した「背景思考の聴覚化」論の三訂版で、私は今回の発表に至るまでこの三訂版で「背景思考の聴覚化」論はほとんど完成の域に到達したものと考えておりました。しかし、本講演におきまして私はこの三訂版に大きな変更を、それも「背景思考の聴覚化」論の出発点となった自生内言の位置付けについて変更を加えたいと思います。それは、本日午前の一般演題「A-4：言語性精神運動幻覚（独語）の症状形成過程—〈背景思考の発語化〉論[15]」で共同研究者の関が報告しましたように、「背景思考の聴覚化」論の出発点となった自生内言という症状は、いみじくも私がその症状名の中に「内言 innere Sprache, inner speech」という言葉を用いたように、言語運動性、より一般的には遠心性 efferent の症状であって、従ってそれは衝動的な独語へと移行していく過程の症状ではあっても、言語知覚性、より一般的には求心性 afferent の症状である幻聴へとは繋がっていくべくもない症状でした。自生内言という症状に内在する言語運動性の自覚という属性に着目するならば、ここで着想されるべきものは本日関が報告いたしました「背景思考の発語化」論であって、「背景思考の聴覚化」論ではありませんでした。しかし、幸いというか、この三訂版の「背景思考の聴覚化」過程から、スライドでは黒地・白抜き文字で示しました言語運動性の症状、すなわちⅠ

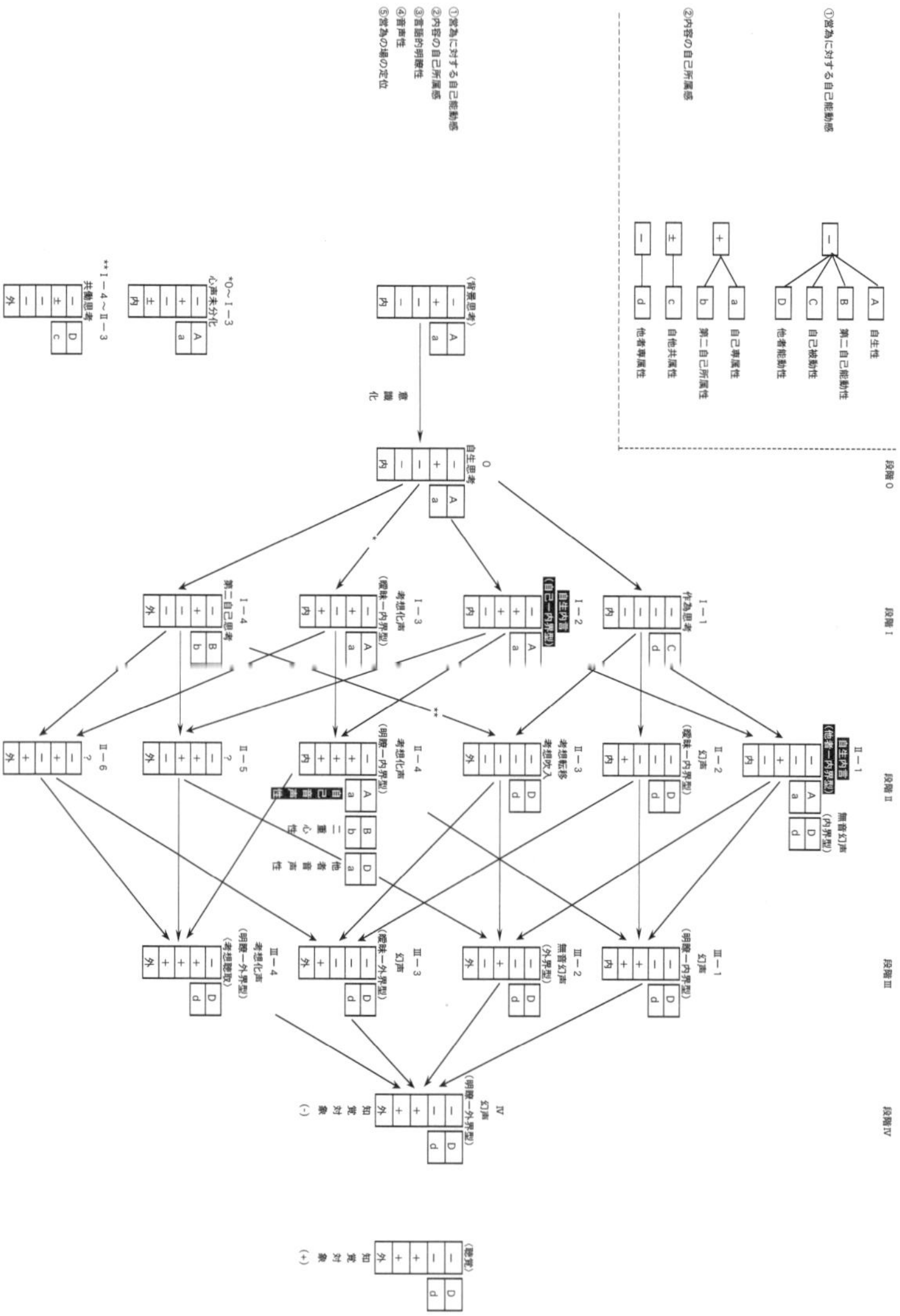

スライド9　《背景思考の聴覚化》の症状進展図式（三訂版：1999）

–2：自生内言（自己—内界型）、Ⅱ–1：自生内言（他者—内界型）、およびこれも言語運動性であると判明したⅡ–4：考想化声（明瞭—内界型）のうちの自己音声性のものとした患者の体験、これは運動性考想化声（自己）と呼びうるものですが、この三種を除いても、想定された一六種の現象形態のうちなお一三種が統合失調症の症状として実在することが再確認され、この「背景思考の聴覚化」論は統合失調症の症状形成機序として十分にありうるものと思えます。私はその出発点において誤りを犯しました。しかし、敢えて抗弁すれば、その誤り、誤謬が「背景思考の聴覚化」という、統合失調症における主要な症状形成機序の発見をもたらしたものと思います。

（4）テーゼ1「疾患過程の進展／後退に応じて、症状は形を変える」

さて、本題に戻りますが、この研究によって私は直接的には自生思考が最終的には幻声（明瞭—外界型）に至る初期症状であることを示すと同時に、間接的には統合失調症症候学を理解するにあたってのある一つのテーゼを学びました。それというのも、背景思考を原基として、要素心理学的分類によれば思考障害に分類される自生思考に始まり、作為思考や共働思考（これは考想伝播についてのイギリスのFish, F.の理解ですが）、考想吹入などの自我障害を経て、最終的には知覚障害とされる幻声へと改変されていく、すなわち要素心理学的分類を横断する症状発展を証明しえたわけで、「疾患過程の進展／後退に応じて、症状は形を変える」というテーゼをここで得ました。翻って言えば、それは要素心理学的な症状分類を反古にするもので、そうした分類の呪縛から私をして自由にさせるものでした。

(3) 背景知覚の偽統合化：気付き亢進～妄想知覚／被害妄想の形成機序

さて、次に私が執筆しましたものは『分裂病の精神病理』第15巻に寄せた「背景知覚の偽統合化―妄想知覚の形成をめぐって」論文(4)でした。この論文は直接的には気付き亢進という初期症状が極期の妄想知覚／被害妄想へと発展していくことを論証したものですが、併せてその論証過程において初めて私の統合失調症論である「状況意味失認―内因反応仮説」を論じました。

（1）2段階の認知機構論

スライド10はBroadbent, D. E. による注意のフィルター仮説を極めて簡略化して書いたものです。この仮説はいわゆるカクテルパーティー効果を説明するもので、注意という名のフィルターががやがやとした話し声やナイフやフォークのたてる音などのノイズを我々の意識野から遮断することはよく説明してくれますが、しかしノイズではあっても突然の悲鳴に対しては我々の注意がすぐにそれへと切り替わって、今度はそれをシグナルとして持続的に注意を向けることは何も説明をしてくれません。

そこで私が考えましたものが2段階の認知機構論で、フィルターという概念に代えて考えたものが意識下で自動的に作動している認知機構、すなわち意識下・自動的認知機構で、通常、意識野と言っているのはその上位にある意識上・随意的認知機構なのだと。そして、先程示しましたフィルターには穴が開いておりましたが、それと同じように意識下・自動的認知機構には認知的バイパスという穴が開いていて、シグナル、すなわち注意の向けられている対象はそれを通り抜けて、すなわち迅速に、その当初から意識上・随意的認知機構でその処理が行われる。他方、ノイズ、すなわち注意の向けられていない対象はまずは意識下・自動的認知機構で処理を受けて、例えばノイズAは同定が完了すると、そこで情報処理はストップする。先程言った悲鳴のよ

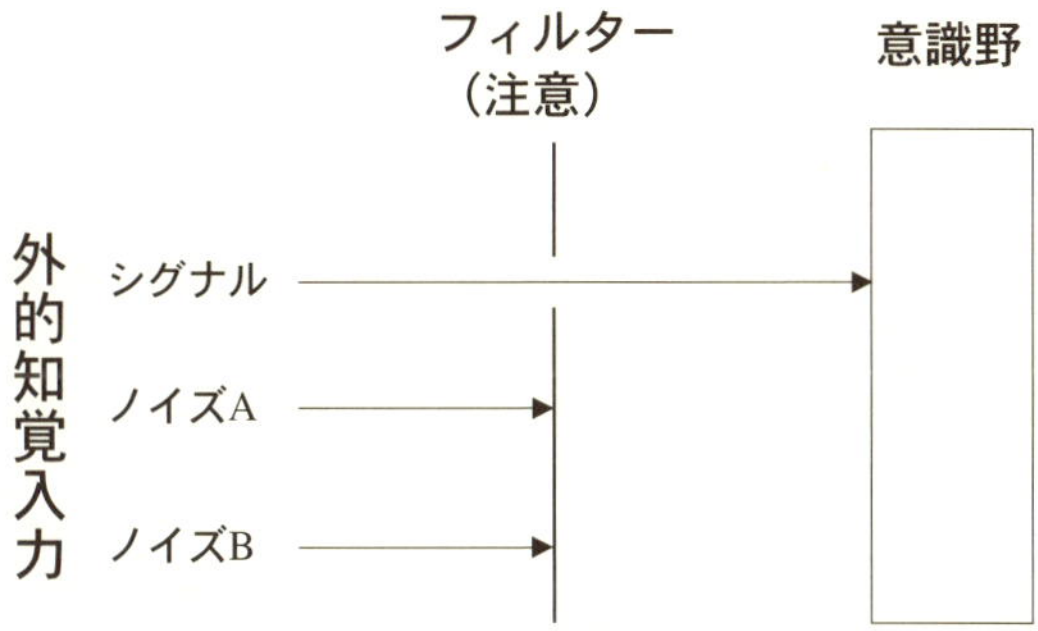

スライド 10　Broadbent, D. E. による注意のフィルター仮説

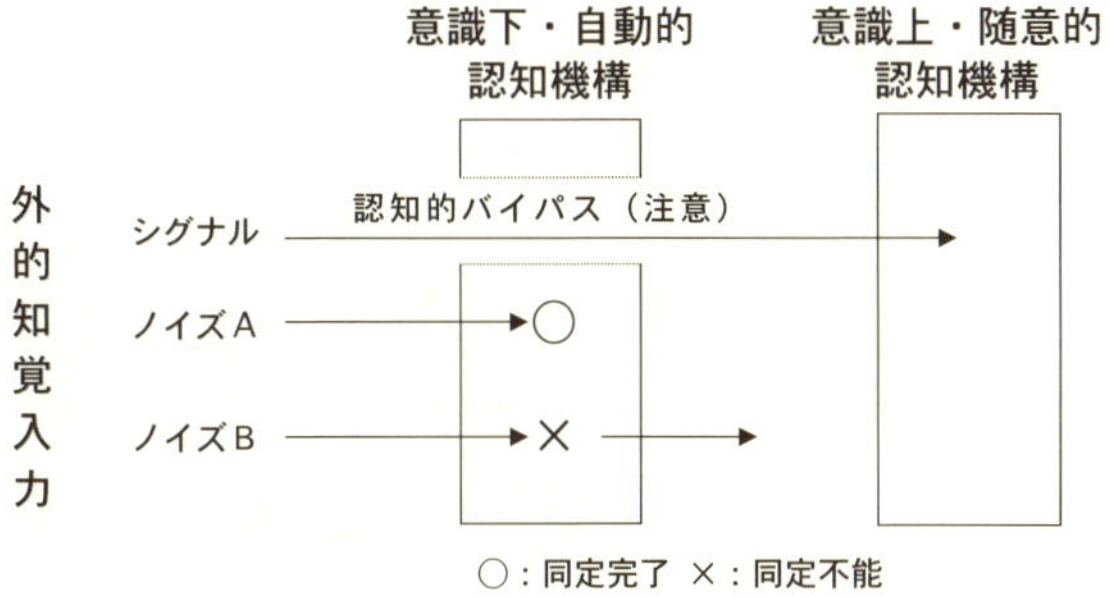

1. 注意の原初的機能は自己保存にあり，その実体は情報の迅速処理システムの一環としての意識下・自動的認知機構に開いた‘穴’，すなわち認知的バイパスである（シグナル）。
2. 意識下・自動的認知機構は二重の意味で自己保存的である。
   ① 内に対するもので，意識野が環界からの絶え間ないノイズに撹乱されるのを防ぐことであり，それなくば獲物を追い求めることは不可能となる（ノイズA）。
   ② 外に対するもので，意識的関与なく外界の変化（シグナルとなるべきノイズ）をキャッチすることであり，それなくば自らがすぐに獲物になり果ててしまう（ノイズB）。

スライド 11　演者の提唱する 2 段階認知機構仮説

うな同定されないもの、このスライド11ではノイズBとしてありますが、それは意識上・随意的認知機構に上がってきて、その機構に到達した途端に、認知的バイパスはノイズBに切り替えられて、そこでの継続的な情報収集とその処理が行われるのだと私は考えました。

（2）注意の原初的機能と自己保存

私はここで改めて、注意の原初的機能とは何かと設問を立てました。我々人間は、今、種々の面で「注意」という言葉を用います。しかし、私は人間は人間である前にまずはHomo sapiensという動物だと考えました。そうすると、動物が注意をするのはどういう時だろうかと考えますと、外敵に対峙した際に最も注意という機能が必要だろうと思います。そうした場合、戦うにしろ、逃げるにしろ、外敵の動静を迅速かつ的確にキャッチすることが必要で、そのことを考慮しますと、私は注意とはつまるところ迅速情報処理システムであり、それを保証しているのが意識下・自動的認知機構に開いた穴、すなわち認知的バイパスなのだと理解しました。今、注意の原初的機能とそれを保証する認知機構を述べましたが、このことは統合失調症の症候学を考えるにあたっての一つのヒント、のちにこれはテーゼにも繋がることですが、それを私に教えてくれました。それは「自己保存」という概念の導入でした。注意の原初的機能が外敵に対峙した際に発動する迅速情報処理システムであるとすると、つまるところ注意とは自己保存にかかわることになりますが、その注意が、ここでは認知的バイパスが二つの認知機構を有機的に連結させているわけですから、そうすると認知機構自体も原初的機能においては自己保存にかかわるのではないかと推察されました。そして、私は意識下・自動的認知機構が二重の意味で自己保存的に作動していることを見い出しました。

一つは内に対するもので、意識野が外界からの絶え間のないノイズ、例えばノイズAに撹乱されるのを防ぐことであり、たぶんそれなくしては動物は獲物を追い求めることは、要するに注意を持続的にあるものに固定しつづけることはできないだろうと思います。それからもう一つは外に対するもので、自己の意識的関与なく外界の変化、この場合はノイズBを意味しており、後にシグナルとなるべきノイズですが、それをキャッチすることであって、そういうことができなければ外敵から逸早く逃げ去ることが出来ず、自らがすぐに獲物に成り果ててしまうだろうと思います。

（3）「失認」概念の導入

随分と長い予備的考察となりましたが、今述べたことを踏まえて、初めて気付き亢進から妄想知覚／被害妄想への症状発展が説明できることになります（スライド12）。

考えるヒントはやはり患者の陳述の中にありました。それは気付き亢進のある患者がよく口にする「どうしてこんな、どうでもいいようなことが気になるのだろう」という陳述でした。つまり、気付き亢進の結果として意識野に上がってきた情報自体には特別な意味はないということです。ということから、正常状態であれば先程の悲鳴のように外的知覚入力の側に問題があって同定不能となり、その知覚入力が意識上へと転送されるのですが、統合失調症にあっては外的知覚入力に問題がなくても、それを処理する意識下・自動的認知機構の側に障害が生じて同定が不能となり、結果として意識上へ転送されることになる、それが気付き亢進の本態だと私は考えました。意識下・自動的認知機構とは中枢性の認知機構であって、それが障害されたと考えられるわけですから、私はここにおいて「失認 agnosia」という概念を用いてもよかろうと考えました。ただし、これまでの失認概念とは違って、ここで私が用いた「失認」とはあくまでも意識下の障害概念であって、それ自体ですぐに症状として顕現するというものではありません。素直に告白しておきますが、私が障害概念として

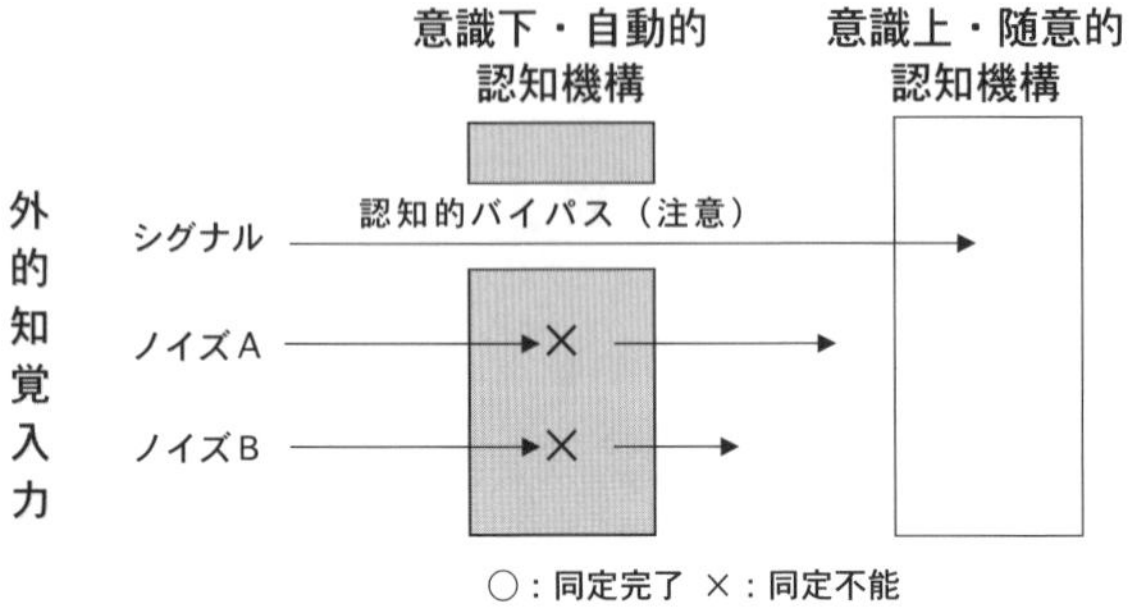

1. 意識下・自動的認知機構が「失調」を起こすと（失認 agnosia），その機構が無傷ならば同定されるはずの外的知覚入力（ノイズA）も同定不能に陥り，結果として意識上・随意的認知機構へ転送されることになる。これが気付き亢進という症状を形成することになる。
2. 意識上・随意的認知機構へ転送された外的知覚入力は，その不特定・多岐・非脈絡性のために，意識上・随意的認知機構は無傷でありながらも統合不能に陥る。
（→妄想気分→妄想知覚／被害妄想）
3. 二重の意味で自己保存的に機能していた意識下・自動的認知機構の「失調」は、即「自己保存の危機」という‘誤った’意識下・無自覚的認知を生じる。その認知の直接的現れが緊迫困惑気分であり，発展して対他緊張を生じる。

スライド 12　意識下・自動的認知機構が「失調」した際の外的知覚入力の転送（気付き亢進）

の「失認」を考え付き、それを安んじて報告したのは、私をして脳と心をつなぎたいという気持ちを鼓舞させた臺弘先生の論文「履歴現象と機能的切断症候群―精神分裂病の生物学的理解[18]」の中で、機能的切断症候群を構成するものとして解離現象とともに照合障害が指摘されていたからでした。臺先生の言われた照合障害とは「総じて脳内の情報処理過程のうち、異同（＝ or ≠）の判別を明らかにする機能の障害」とされており広範囲なものですが、私の「失認」はそのうちでも「外界からの知覚情報とイメージやシェマ（Piaget）との照合」とされた認知面での照合障害を論じたものでした。

（4）「状況意味」概念への着目

次の問題として私は「何が失認されるのか」と問いました。そこで改めて、我々にとって認知、ここでは文字どおり「認め知る」という意味ですが、その対象は何なのかと考えましたが、私はつまるところそれは主体にとっての意味の認知であって、それには「その対象は何であるか」という即物意味の認知と「その対象はその状況の中で何を意味するか」という状況意味の認知があると思いました。スライド13には各々の認知の定義、認知原理、具体例を示しましたが、先に引用した気付き亢進のある患者の陳述にありました「どうしてこんな、どうでもいいようなこと」からは失認されるものが即物意味でないことは明らかでした。ここでは状況意味の解説のみを行いますが、この用語は初出論文の注に記しましたが、安永先生の論文「分裂病と自我図式偏位—擬遊戯（演技）性、擬憑依、幻聴」[19]の一節から借りたものです。が、その意味は安永先生の「これは『コノ私ニトッテ、今ノ今、コノ場面デ』よみとりを要請される意味、従ってとっさ、応急に行使される意味層」とは若干異なって、より一般的に「その対象はその状況の中で何を意味するか」と定義づけられたものであり、その認知原理として、私は一つには「多分、△△であろう」という蓋然性 probability を、そして他の一つとして「他の対象群との相互関係のもとに可能」という統合的認知 integrative cognition をあげました。そして、この状況意味こそ失認を受けるものだと考えました。そう着想したのは今となっては確とは思い出せませんが、妄想知覚／被害妄想こそ気付き亢進の発展形態だと考えたこと、これは「背景思考の聴覚化」論より導かれたテーゼ「疾患過程の進展／後退に応じて、症状は形を変える」によって、私が要素心理学的症状分類から自由な立場に立っていたからこその関連づけですが、

	即物意味	状況意味
定義	その対象は何であるか	その対象はその状況の中で何を意味するか
認知原理	決定性 明らかに，〇〇である	蓋然性 多分，△△であろう
	単体的認知 その対象のみで可能	統合的認知 他の対象群との相互関係のもとに可能
具体例	道路にある特定の物Xがある	
	Xは財布である	Xは誰かがうっかりして落としたのだろう

スライド13　即物意味と状況意味

1）気付き亢進に続いて何が起こるのか？

①　気付き亢進とは「不特定・多岐・非脈絡な外的知覚入力群の意識上・随意的認知機構への流入の自覚」であるが，意識上・随意的認知機構は健常であるとしても，それらの入力群の不特定・多岐・非脈絡性のゆえに，統合的認知integrative cognitionを認知原理とする状況意味認知は不能となる。
②　状況意味認知の不能は〈「自己保存の危機」の意識下・無自覚的認知〉に続いて，新たに〈「自己保存の危機」の意識上・自覚的認知〉を生み出し，この危機意識が状況意味認知の統合化機制を促進する(‘アクセルをふむ’)。
③　他方，状況意味認知のいま一つの認知原理である蓋然性probabilityはいかなる意味づけをも許容している(‘ブレーキをかけない’)。
④　上記の②と③は相俟って，意識上での状況意味の認知を促進し，ここにそもそもは統合不能な不特定・多岐・非脈絡な知覚入力群に偽統合pseudointegrationが生じることになるが，これが状況意味誤認たる妄想知覚である。

スライド 14　妄想知覚／被害妄想の形成機序（その 1）

そしてさらに妄想知覚の定義「知覚は正常であるが、その意味付けにおいて誤る」を先の即物意味／状況意味論で読み替えるならば、それは「即物意味の認知は正しいが、状況意味の認知は誤っている」、すなわち状況意味誤認となるからでした。のちに状況意味誤認となる失認ですので、それは状況意味にかかわることであって、ここに状況意味失認の概念が成立したのです。

（5）気付き亢進の形成、さらに妄想知覚への進展

今、意識下・自動的認知機構に生じた障害、この場合その障害は可逆性 reversible と考えられますので失調と呼ぶのが正確だと思いますが、その失調によって状況意味失認が生じ、結果的に不特定で多岐にわたる、非脈絡な外的知覚入力群が意識上・随意的認知機構へ流入することになり、その自覚が気付き亢進の本態であることを述べました。

この後において何が生じるのか、それは先程長々と述べた予備的考察を踏まえればその理解は一気呵成でした（スライド14）。流入してきた外的知覚入力群に対して、それ自体は健常 intact な意識上・随意的認知機構が応答しようとしますが、こ

んどは外的知覚入力群の不特定・多岐・非脈絡性のゆえに統合的認知を認知原理とする状況意味認知は不能に陥ります。しかし、反応はこれにとどまりません。というのは、認知の原初的機能が自己保存にあるとすれば、認知不能は即「自己保存の危機」という、誤った認識を招来し、それがアクセルを踏むがごとくに、そもそも統合などできない不特定・多岐・非脈絡な外的知覚入力群の状況意味認知を無理にでも促進しようとするからです。要は「わからない」ことは不安であり、なんとか「わかる」ように、そこに一つの意味を見い出そうとするのです。この段階が妄想気分であり、そして結果的に得られるのが妄想知覚という名の偽りの統合（偽統合 pseudointegration）としての状況意味誤認です。

（6）妄想知覚の被害性と病識欠如性（スライド15）

急性期の妄想知覚のほとんどは内容的には被害妄想ですが、ここに被害性が現れるのは、いつに「自己保存の危機」の意識上・自覚的認知という誤った認識があるからであり、それが他者をして自分を攻撃する「外敵」へと転化させるからです。妄想知覚／被害妄想には患者は病識をもたず、その迷妄性を患者に知らしめようとしても詮無きことは皆さん御承知の通りですが、状況意味認知の今一つの認知原理が蓋然性であって、あらゆる状況意味認知の可能性が開かれている以上、どんな誤った認識であってもそれにブレーキがかからないのは当然のことなのです。あるいはまた、不特定・多岐・非脈絡な外的知覚入力群の流入によって形成された患者の外的知覚界の相貌は、状況意味失認のない、いわゆる正常者のそれとは異なっており、正常者が自らに見え、聞こえる知覚界に何らの疑問を挟まぬように、患者もそれに疑いを抱かないのです。

（7）内因反応：テーゼ2「症状は逆ジャクソニズムで形成される」

この「背景知覚の偽統合化」論から、私はさらに二つのテーゼを学びました。その一つは「症状は逆ジャク

２）偽統合された状況意味は何ゆえに被害性（他→自への攻撃性）を帯び，何ゆえに妄想化（病識欠如）するのか？
①　被害性
・　いつに〈「自己保存の危機」の意識上・自覚的認知〉があるからであり，それが他者を自分を攻撃する存在へと転化させるのである。
②　妄想化
・　状況意味認知の蓋然性ゆえに，いかなる意味づけも許容されているからである。
・　不特定・多岐・非脈絡な知覚入力群の流入によって形成された患者の外的知覚界の相貌は，状況意味失認のない，いわゆる正常者のそれとは異なっており，正常者が自らに見え，聞こえる知覚界に何らの疑いを挟まぬように，患者もそれに疑いを抱かないのである。

スライド 15　妄想知覚／被害妄想の形成機序（その 2）

ソニズムで形成される」というものです。先程、状況意味失認はあくまでも障害概念であって直接に症状を形成するものではないこと、症状はその障害によって不特定・多岐・非脈絡な外的知覚入力群が意識上に転送されて、そこで初めて気付き亢進が、そしてその後において妄想気分からさらに妄想知覚が形成されることを述べましたが、これは意識下・自動的認知機構の内の情報転送機構ならびに意識上・随意的認知機構の健常な存在があって初めて生じうることであって、より一般的な表現をするならば、下位機構の障害に対する健常な上位機構の、心にあらずして脳の応答によって初めて症状が形成されることになります。それは、ここでは偽統合反応 pseudointegrative reaction と呼びましたが、より一般的には内因反応 endogenous reaction（これは Bonhoeffer, K. の外因反応型 exogene Reaktionstypen に倣ったものですが）と呼びうるものです。なお、ここに内因とは状況意味失認を指しますが、その起こりやすさ、失調のしやすさが遺伝的に規定されているだろうとの推測のもとに「内因」といっていいだろうと思われました。ジャクソニズムとは障害は上位中枢から下位中枢に向かって進展していくということと、上位中枢の障害は上位中枢の活動抑止による陰性症状とともに、下位中枢の抑制解除による陽性症状が形成されるというものですが、私の言う内因反応は障害される機構の上位、下位が逆転したものであり、それが逆ジャクソニズムと呼んだ所以です。

（8）テーゼ3「症状の形成ならびに内容には自己保存本能が関与している」

今一つのテーゼは「症状の形成ならびに内容には自己保存本能が関与している」というもので、これはこの「背景知覚の偽統合化」論においても、すでに先に述べたように「自己保存の危機」という認識が最終的に妄想知覚の形成へと至る偽統合反応の過程においてアクセルを踏み、また妄想知覚の内容に被害性を付与するからです。しかし、このテーゼがもっとも活きるのは、次に述べる「緊迫困惑気分／対他緊張とその関連症状の形成機序」の説明においてです。

(4) 緊迫困惑気分／対他緊張とその関連症状の形成機序

時間の関係で割愛せざるをえませんが、最初に述べた「背景思考の聴覚化」論は「背景知覚の偽統合化」論における外的知覚入力を内的表象入力に置き換えることで、今述べた「状況意味失認—内因反応」仮説を適用できることを後に私は論じました。残されたものは「初期統合失調症の特異的四主徴」にあげた他の二症状、すなわち漠とした被注察感ならびに緊迫困惑気分がいかに説明されるのかという問題でした。ここではその二症状だけでなく、今現在は「緊迫困惑気分／対他緊張とその関連症状」と呼んでいる緊迫困惑気分、対他緊張、漠とした被注察感、面前他者に関する注察・被害念慮の形成過程をすべて一括して説明いたします。いま「一括して」と述べたのは、これらは一連の症状であって、その理解は先に述べた第3のテーゼ「症状の形成ならびに内容には自己保存本能が関与している」から一元的に導かれたからです[10]。

スライド16にはそれらの形成過程が図示されていますが、矢印を順次追って説明していきます。まず意識下・自動的認知機構での状況意味失認によって生じた意識下での状況意味の同定不能は、自己保存がその機構の原初的機能であるがゆえに、即「自己保存の危機」という認知、ただしそれは意識下にあって無自覚的な認知ですが、それを生ぜしめます。次いで、無自覚的なものであるとしても、「自己保存の危機」という認知が生じているのですから、それは主体に緊迫感を生じさせますが、その認知が意識下のものであるだけに主体にはその理由が思い当たらず困惑感が出てまいります。ここに緊迫感の自生とそれに対する困惑感からなる緊迫困惑気分が生じるのです。ただ、この緊迫困惑気分はその純粋な形で留まることは少なく、容易に他→自の攻撃性とともに、それに対抗すべく生じてくる自→他の攻撃性という、双方向性の攻撃性を内に含んだ著しい緊張感である対他緊張を生じてきます。それというのも、緊迫困惑気分の背後には「自己保存の危機」の意識下・無自覚的認知が潜在しているからであり、それが他一般を自己を脅かす存在へと転化させるからです。そして、この対他緊張に含まれる他→自の攻撃性、すなわち被害性は、例えばある種の昆虫や蛾が臀部や羽に隠し持つ眼状紋、邪視・邪眼の迷信、あるいは、眼付け、などの日常体験に認められる「まなざされる→自己保存の危機」という認識を反転させる形で「自己保存の危機→まなざされる」という認識を招来し、ここに「まなざし」が生じ、実体験としては「見られている」という体験が顕現してくるのです。この「見られている」という体験は、他者が現前しない状況においては「漠とした被注察感」という症状となり、他者が現前する状況においては「見ている」ものは周囲にいる他者へと容易に定位されて「面前他者に関する注察・被害念慮」という症状となるのです。

以上によって、「初期統合失調症の特異的四主徴」の各々がどのような症状発展をするかを述べてきまし

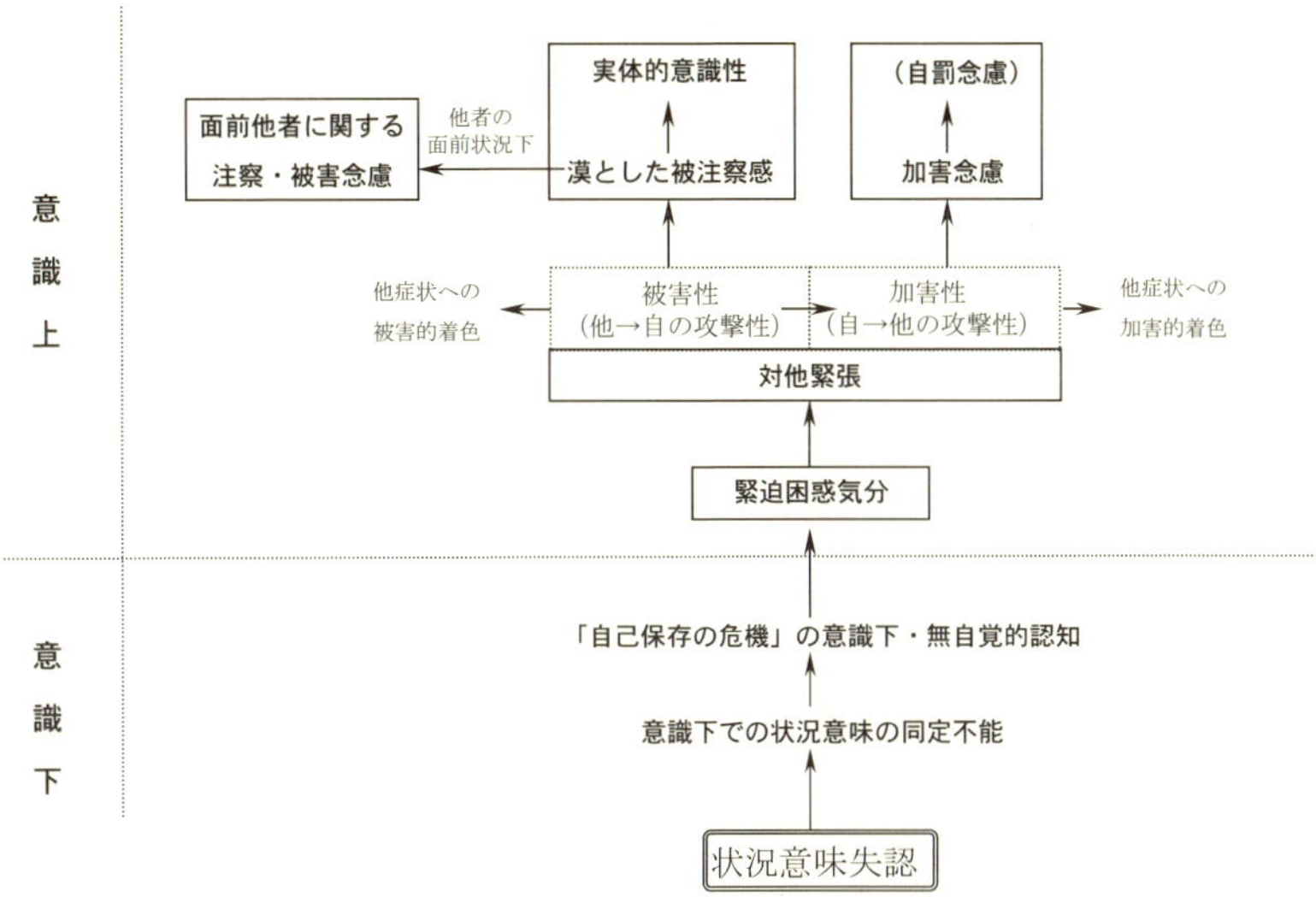

スライド16　緊迫困惑気分／対他緊張とその関連症状の形成機序（2004）

た。しかし、極期の症状である幻声、妄想知覚／被害妄想の形成は説明できましたが、残る二つの極期症状である緊張病症候群および自我障害の説明にはいまだ触れていません。最後に、これを述べておきます。

(5)　緊張病症候群の形成機序

緊張病症候群の成立、これは極めて簡単です。というのも、その中心となる緊張病性興奮ならびに緊張病性昏迷の様相を虚心坦懐に眺めてみると、それが各々原始反応に属する運動乱発ならびに擬死反射と類似していることはすぐにわかることです。すなわち、緊張病性興奮と運動乱発、および緊張病性昏迷と擬死反射は各々相似形です。しかし、原始反応が自己の生命が危機に瀕した際に現れる生命危急的反応であり、他方統合失調症の症状形成過程の中に「自己保存の危機」という、それ自体は誤った認識ですが、その認識が生じることを知ってしまえば、先の相似形は更に進んで相同形であることがわかります。すなわち、私の理解では緊張病症候群とは「自己保存の危機」という誤った認識、つまり偽りの原因によって生じた原始反応、すなわち偽因性原始反応なのです[8]。

(6) いわゆる自我障害について

最後に自我障害の議論に入りますが、結論としてはいわゆる自我障害とは「かのごときals ob, as if」存在であることを述べたいと思います。私がそう考えるきっかけとなったのは、最初にも述べましたが「背景思考の聴覚化」過程の検討において、背景思考が聴覚属性をおびていく途中経過の中にいわゆる自我障害と呼ばれる症状が形成されることの発見でした。この段階で私は既に、いわゆる自我障害とは「かのごとき」存在という想を得ましたが、後に「背景思考の聴覚化」論を再考し、自我障害論と表裏一体の議論である「超越的他者」ないし「他性」の出現を論じた際に[6]、営為に対する自己能動感という属性、これは背景思考から幻声（明瞭―外界型）に至るまでのすべての過程において（一）、すなわち営為に対する自己能動感はないのですが、その同じくないと言っても、どの症状形成過程を辿っても、スライド17の左上に示しました自動性→第二自己能動性→自己被動性→他者能動性と徐々に「他者」が姿を現わしてくる方向への変化をしていくこと、つまり「超越的他者」ないし「他性」の出現とは「背景思考の聴覚化」過程における営為に対する自己能動感という属性の変化に着目したものにすぎないことを知って、確信へと変わりました。こうした結論は、この再考論文以前に書いた、『分裂病の精神病理』第16巻に寄せた「『自我意識の異常』は自我の障害か―ダブルメッセージ性に着目して」論文[5]で述べたように、統合失調症における自我障害は患者が自我の障害を語りうることが特徴であり、語りうる以上は自我は、少なくともその一部は障害されていないはずという、素朴な疑問にも答える

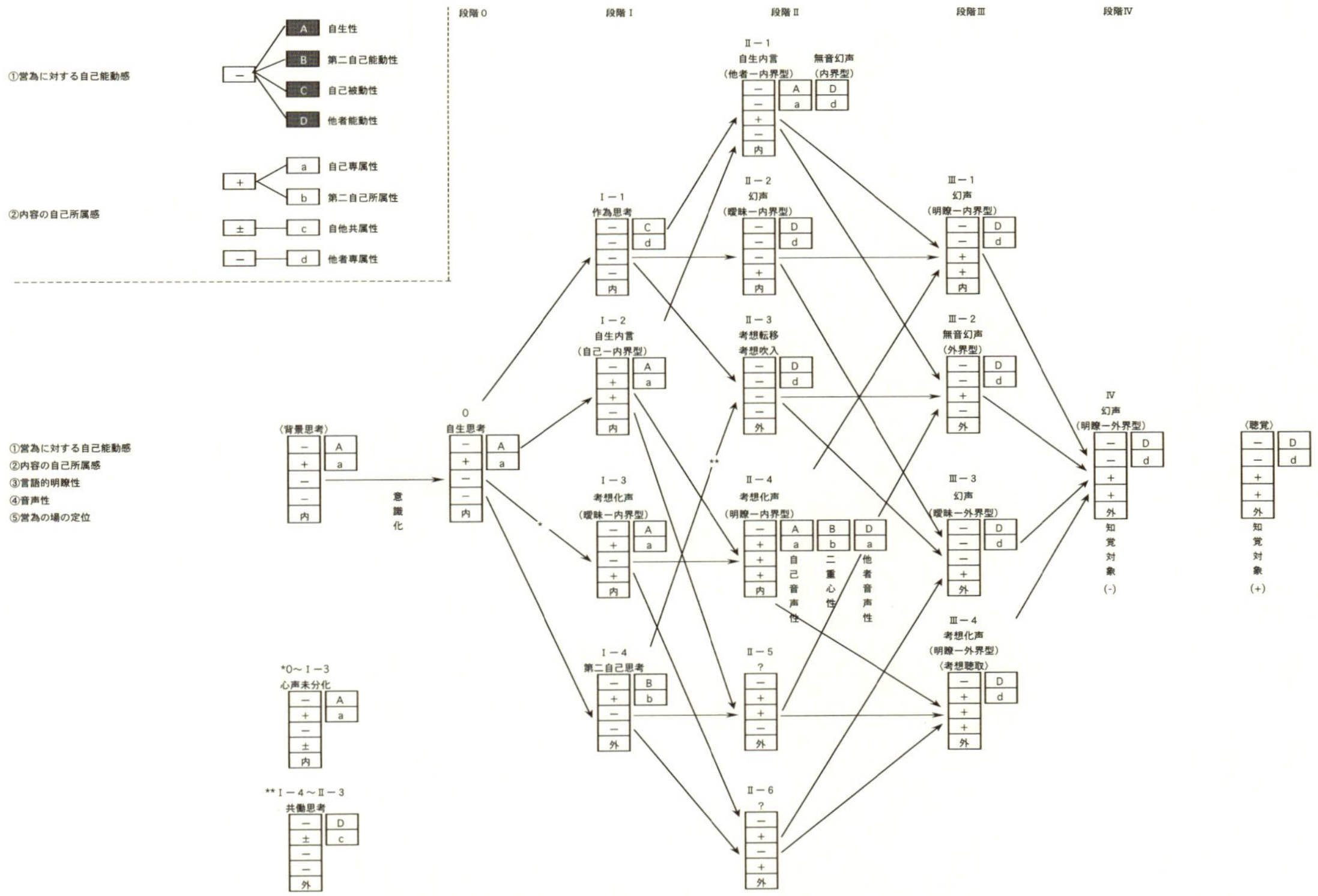

スライド17　《背景思考の聴覚化》の症状進展図式（三訂版：1999）

ものでした。

なお、何ゆえにいわゆる自我障害がこれまでの統合失調症の精神病理学的研究において重要視されてきたのか、それを重要視するがゆえに統合失調症は「人格の病」と呼ばれたのですが、私はそれは誤った見解だと思います。それに関する私見を述べておきます。それは、統合失調症の中の統合失調症、すなわち破瓜型、私の分類では潜勢性—進行型 insidious-progressive type において自我障害がもっとも見られやすいからです。しかし、私の理解では、いわゆる自我障害とは「背景思考の聴覚化」過程、あるいはまた本日関が報告いたしました「背景思考の発語化」過程の途中経過の症状にすぎず、それが破瓜型に見られやすいのは破瓜型では発病の当初より感情鈍麻が急速に進行し、その感情鈍麻が内因反応を起こすべき上位機構の反応性を低下させるために反応が中途半端な段階にとどまることによるものです。つまり症候形成論からみればそれは移行段階の症状にしかすぎず、決して基本障害と呼びうる症候学的位置を示しているのではないのです。私が当初研究対象としましたのは妄想型や緊張型の初期でしたが、近年同じ研究グループの針間博彦は「感情鈍麻のはじまり—感情反応が低下していると自覚した初期分裂病症例を通じて」論文[1]で、破瓜型にも初期症状が見られること、しかしその初期症状の陳述は曖昧で乏しく、また十分な極期症状を形成することも稀であることを報告しています。それは今述べましたように、内因反応を起こすべき上位機構の反応性が感情鈍麻によって低下しているからと理解されます。

措定された初期症状が確かに統合失調症性のものであるか否かという精神病理学的論証のエッセンスをのべました。スライド18には状況意味失認—内因反応仮説に基づく症状形成過程、これを私は症状系統樹とよんでいますが、今現在の研究段階におけるそれを示しています。

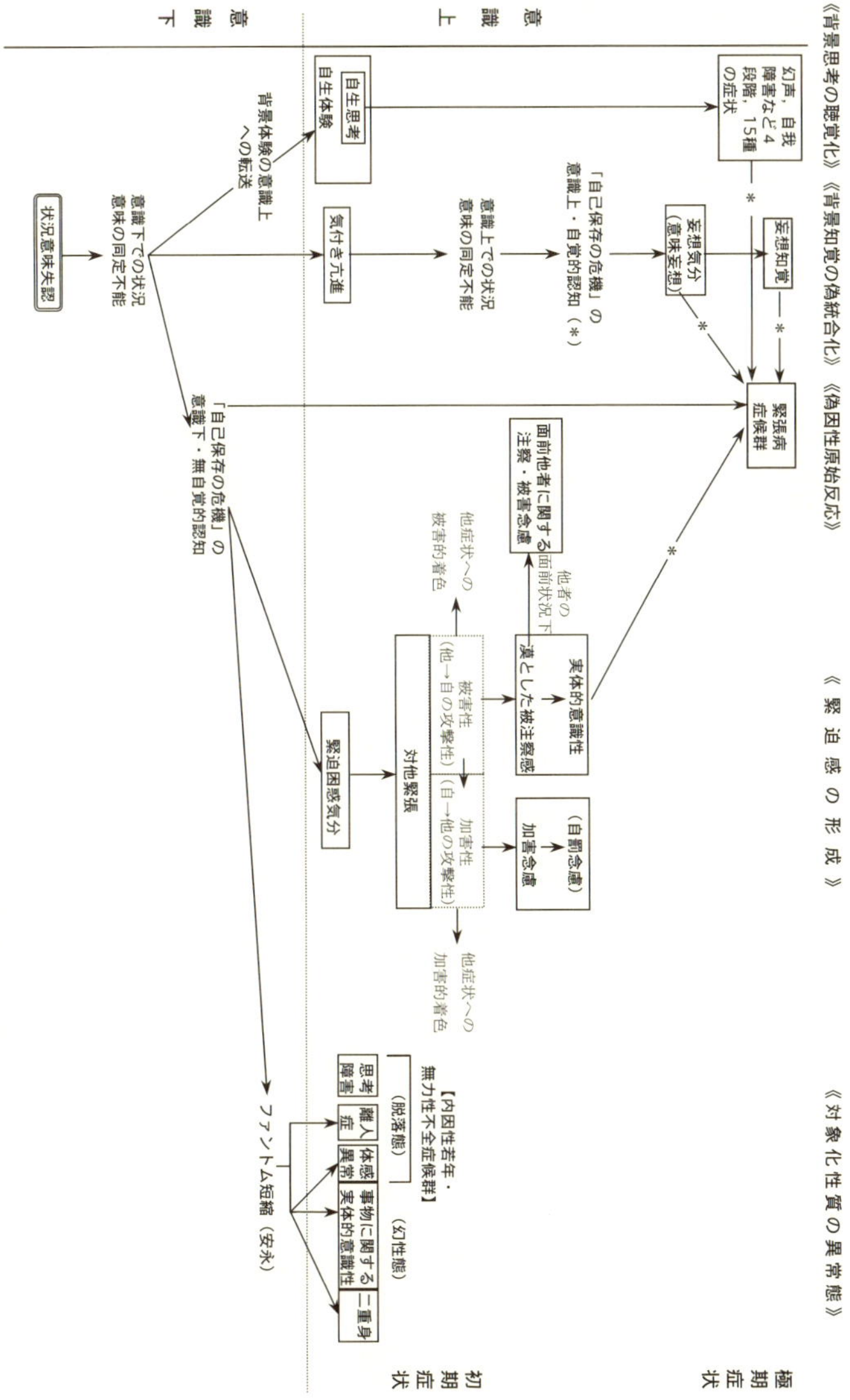

《背景思考の聴覚化》《背景知覚の偽統合化》《偽因性原始反応》
《緊迫感の形成》
《対象化性質の異常態》
意識上
意識下
極期症状
初期症状
幻声，自我障害など4段階，15種の症状
妄想知覚
妄想気分（意味妄想）
緊張病症候群
自生思考
自生体験
気付き亢進
意識上での状況意味の同定不能
「自己保存の危機」の意識上・自覚的認知（＊）
背景体験の意識上への転送
意識下での状況意味の同定不能
状況意味失認
「自己保存の危機」の意識下・無自覚的認知
面前他者に関する注察・被害念慮
他者の面前状況下
実体的意識性
漠とした被注察感
（自罰念慮）
加害念慮
他症状への被害的着色
被害性（他→自の攻撃性）
加害性（自→他の攻撃性）
他症状への加害的着色
対他緊張
緊迫困惑気分
ファントム短縮（安永）
【内因性若年・無力性不全症候群】
（脱落態）
（幻性態）
思考障害
離人症
体感異常
事物に関する実体的意識性
二重身

スライド18　状況意味失認—内因反応仮説に基づく統合失調症症状系統樹（2004）

スライド19は先程らい述べてきた、統合失調症の症候を理解するための三つのテーゼですが、研究の初めからあったわけではなく、本日述べた、比較的早い段階での研究から導かれたものであって、その後の、そして現在の研究の導きの糸ともなっているものです。

1. **疾患過程の進展／後退に応じて，症状は形を変える**
2. **症状は逆ジャクソニズムで形成される**
3. **症状の形成ならびに内容には自己保存本能が関与している**

スライド19　統合失調症の症候学を理解するための3つのテーゼ

6　おわりに

最後のスライドです。このスライド20には私が採用してきました精神病理学的論証方法とそのおおまかな結論が示してありますが、「初期症状と極期症状との関連性の証明方法」と題して、初めの方でお見せしたスライド5とは一部異なります。それは、旧来病態生理と記していたところをこのスライド20では病態心理と書き直したことです。ここで言う病態心理 pathopsychology とは病態生理 pathophysiology をもじったものですが、私がこの用語に変えた理由の一つは私が到達した状況意味失認という一次性の障害はあくまでも心理学的レベルのものであって病態生理という用語で表現される生物学的機序を現わしたものではないからですが、今一つの理由は精神疾患、ことに統合失調症をはじめとする内因性精神疾患の病態研究にあたっては、まずもって精神病理学的ないし広く心理学的立場から行われる病態心理が重要であることを指摘せんがためであって、病態心理仮説のない病態生理追究はさながら海路図をもたずして船出するようなも

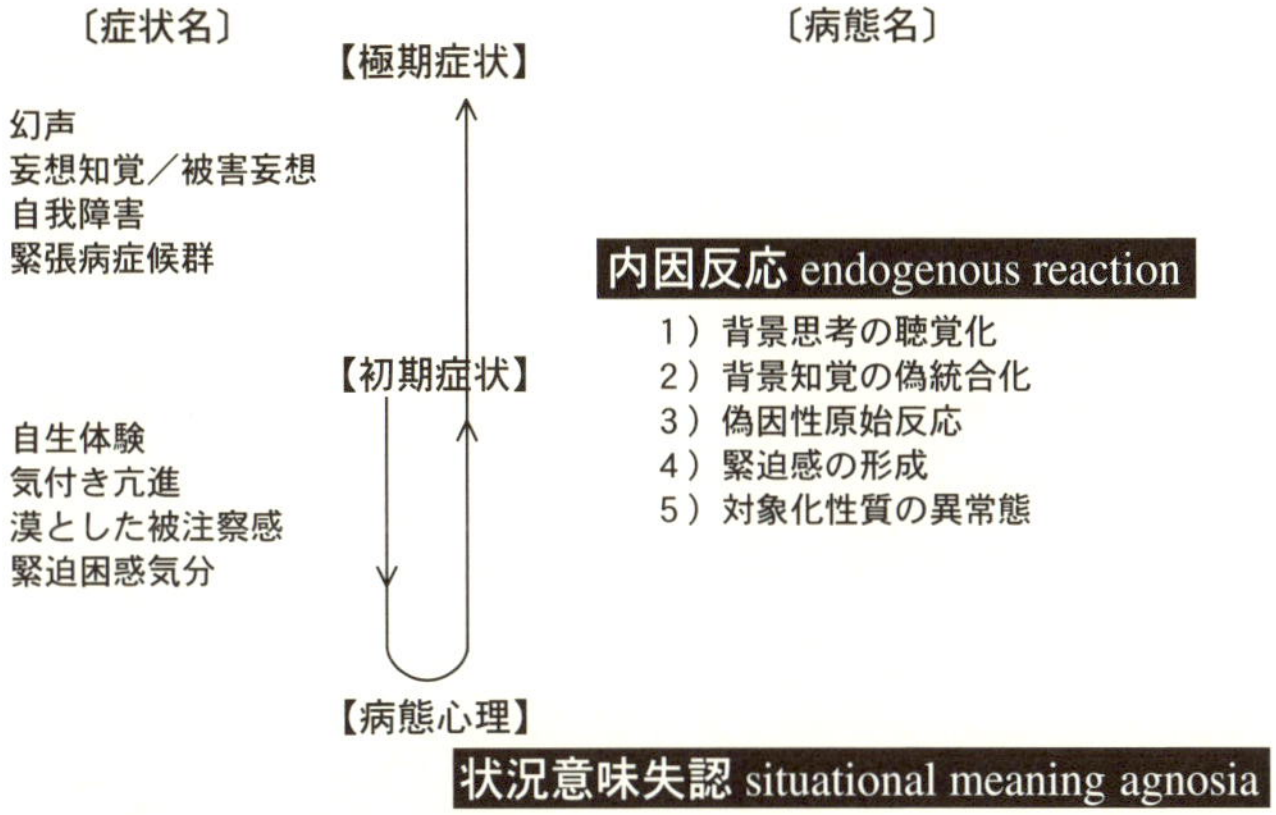

スライド 20　統合失調症の病理発生と症状形成にアプローチするにあたって演者が採用したストラテジーとその結果

ので、難破すること必定であろうと思うからです。病態生理追究のための仮説を求めて精神病理学へ転じてきた私にとりまして、今ようよう状況意味失認―内因反応仮説という、病態生理追究の船出のための海路図を得られた思いがしていますが、「精神病理学 psychopathology とは精神疾患の病態心理 pathopsychology の究明を本務とする」いう結論を最後に述べて、私の会長講演を終わります。御静聴ありがとうございました。

文　献

（1）針間博彦：感情鈍麻のはじまり—感情反応が低下していると自覚した初期分裂病症例を通じて。松本雅彦編：『精神分裂病—臨床と病理1』、人文書院、京都、六三—九二、一九九八。

（2）McGhie, A. and Chapman, J.: Disorders of attentior and perception in early schizophrenia. Br. J. Med. Psychol. 34 : 103–116, 1961.（天谷太郎、飯島幸生、加藤雅人、中安信夫：初期分裂病における注意と知覚の障害。思春期青年期精神医学、一：九二—一一〇、一九九一）

（3）中安信夫：背景思考の聴覚化—幻声とその周辺症状をめぐって。内沼幸雄編：『分裂病の精神病理14』、東京大学出版会、東京、一九九—二三五、一九八五。**（前書第一章）**

（4）中安信夫：背景知覚の偽統合化—妄想知覚の形成をめぐって。高橋俊彦編：『分裂病の精神病理15』、東京大学出版会、東京、一九七—二三一、一九八六。**（前書第二章）**

（5）中安信夫：「自我意識の異常」は自我の障害か—ダブルメッセージ性に着目して。土居健郎編：『分裂病の精神病理16』、東京大学出版会、東京、四七—六三、一九八七。**（前書第三章）**

（6）中安信夫：内なる「非自我」と外なる「外敵」—分裂病症状に見られる「他者」の起原について。湯浅修一編：『分裂病の精神病理と治療2』、星和書店、東京、一六一—一八九、一九八九。**（前書第六章）**

（7）中安信夫：『初期分裂病』。星和書店、東京、一九九〇。

（8）中安信夫：緊張病症候群の成因論的定義—偽因性原始反応として。中井久夫編：『分裂病の精神病理と治療3』、星和書店、東京、一—二八、一九九一。**（前書第七章）**

（9）中安信夫：脳から心への「転向」。日本精神病理学会ニュース・レター第六号：一—二（一九九二年二月一五日）

（10）中安信夫：初期統合失調症の一症状としての対他緊張とひきこもり—その精神病理とクエチアピンの臨床効果。『クエチアピン発売三周年記念クエチアピン研究会報告集』、診療新社、大阪、四一—八六、二〇〇四。**（本書第四章）**

（11）中安信夫、村上靖彦編：『初期分裂病—分裂病の顕在発症予防をめざして（思春期青年期ケース研究10）』。岩崎学術出版社、東京、二〇〇四。（第Ⅰ部が**本書第九章**）

（12）西丸四方：分裂性体験の研究。精神経誌、六〇：一二九一—一三九五、一九五八。

（13）関由賀子、中安信夫：初期から極期への移行を観察しえた初期分裂病の一例—顕在発症予見の観点から。精神科治療学、一四：四八七—四九六、一九九九。

(14) 関由賀子：初期分裂病における自生記憶想起―横断的・縦断的諸相と臨床的意義。精神経誌、一〇五：一〇三―一三三、二〇〇三。
(15) 関由賀子、喜久村祥子、中安信夫：言語性精神運動幻覚（独語）の症状形成過程―背景思考の発語化論。日本精神病理・精神療法学会第二八回大会プログラム・抄録集。四八―四九、二〇〇五。
(16) 島崎敏樹：精神分裂病における人格の自律性の意識の障害。精神経誌、五〇：三三―四〇、一九四九、五一：一―七、一九五〇。
(17) 高柳功：不器用な精神病理学を。精神医学、二三：四二四―四二五、一九八一。
(18) 臺弘：履歴現象と機能的切断症候群―精神分裂病の生物学的理解。精神医学、二一：四五三―四六三、一九七九。
(19) 安永浩：分裂病と自我図式偏位―擬遊戯（演技）性、擬憑依、幻聴。藤縄昭編：『分裂病の精神病理10』、東京大学出版会、東京、一三五―一七四、一九八一。

（本稿は学会当日の発表原稿に章・節・項立てを施し、必要最低限の文献を添付したものである）

（臨床精神病理、二六：二一五―二三五、二〇〇五）

第一一章　先行研究との比較から見た初期分裂病症状

1　はじめに

筆者の一人中安(28)は一九九〇年、「初期―極期―後遺期と進展する特異なシュープを反復する慢性脳疾患」という分裂病の定義を前提として、「分裂病シュープの初期をさし、通常の分裂病に対するのとは別の治療的対応を要すべき一つの臨床単位（ただし、明瞭なシュープ極期の既往や後遺症状が存在する場合は除く）」と定義される「初期分裂病」概念を提唱した（図1）。ここにおいて極期とは幻覚妄想状態や緊張病状態の発現を指し、通常はその初回発現をもって発病とされているのであるが、中安はその時点はあくまでも「顕在発症」にすぎないとし、真の「発病」をそれに先行する、旧来前駆期といわれてきた時期にまでさかのぼらせたのである。中安がこう考えたのは、いつにかかって従来、不定の心身的愁訴ないしは神経症様症状など非特異的症状しか認められず、ゆえに（発病）前駆期とされてきた時期の中に分裂病特異的な症状（初期分裂病の特異的四主徴）が存在することを見いだしたことによるが、しかしこのことによって旧来の前駆期という名称を「初期」と改めたことからもわかるように、筆者らのいう「初期症状」とは単に病初期に認められる症状というこ

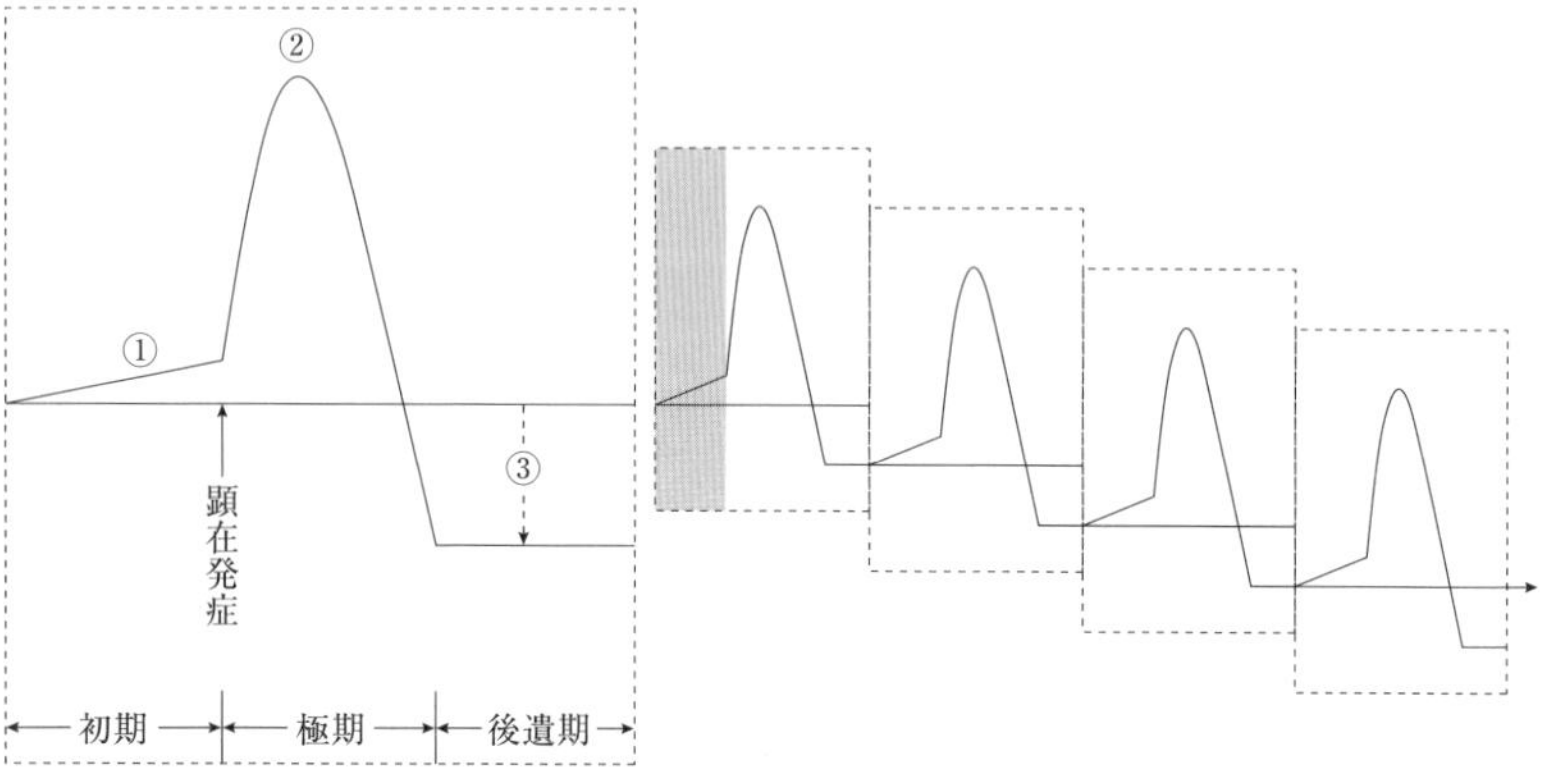

①初期症状	②極期症状	③後遺(期)症状
自生体験 気付き亢進 漠とした被注察感 緊迫困惑気分	幻声 妄想知覚 自我障害 緊張病症候群	感情鈍麻 意欲減退 思考弛緩

図 1　分裂病シュープ，および経過の模式図と初期分裂病

左：水平基準線は個々のシュープ前（初回シュープでは病前）の状態を示す。基準線より上方はいわゆる陽性症状の発現を，また基準線より下方は陰性症状の発現を示す。

右：分裂病の経過は個々のシュープの連続と理解され，シュープを経るごとに基準線は低下していく。シュープごとに初期症状が出現するが，初回シュープの初期（灰色部分）のみを初期分裂病と呼ぶ。

とではなく、それらのうち分裂病特異的と考えられる症状を指しているのである。

　さて、本稿において筆者らは、筆者らと同様な観点から分裂病の初期症状に注目した先行研究を取り上げて、それらを概説することにする。ただし、ここで引用し概説する文献に関して、筆者らは以下の基準を設けてそれらの取捨選択を行った。

　第一の基準は、先に筆者らのいう「初期症状」について解説したごとく、分裂病の初期に特異的に現れると判断される諸症状を取り扱った文献に限定するというものである。したがって、諸家によって〝分裂病の初期症状〟と報告されたもののうちでも筆者らの観点からみて非特異的と判断されるもの[19,23]、あるいはまたすでに極期（急性期）に入った後の症状と考えられるもの[1,2,3,4,8,9,10,15,24,36]は除外されており、また報告者によって非特異的と述べられているとしても筆者らの観点からみれば特異的な初期症状を取り扱っていると見なせるものは採用している。また諸家の報告は必ずしも〝分裂病の初期症状〟と銘打たれていない場合もあり、例えば疾患という点では他の疾患（de Clérambault, G.：慢性幻覚精神病）[6,7]とされていたり、病期という点においては（発病に先立つ）〝前駆症〟（Huber, G.）[18]とされていたり、あるいは病態機序の追究という点から〝基本（一次的）障害〟（McGhie, A. & Chapman, J.）[22]、〝基底症状〟（Huber ら）[13,14,16,17]とされていたりするが、筆者らの観点からみて上記の意味での分裂病の初期症状を対象とした研究と思われるものは採用したということである。

第二の基準は、分裂病の初期症状を取り扱っているとしても、それら諸症状の一部を断片的に記載している報告[38,40]、明確な発病後に回顧的・遡向的に陳述された初期症状をとりあげた報告[10,11]ないし患者によるその自伝的記載 autobiography[21]、原著的性格の薄い総説的な報告[5,11]などは除外し、取り扱っている症状に関して包括的で、体験陳述において現在的・前向的で、かつ自身の研究として原著的性格の強い報告のみに限定したことである。

以上の二つの基準をおいてこれまでの研究を検討するに、概説するに相応しい研究は de Clérambault, McGhie & Chapman, Huber ら、中井、中安の五研究に限られることになる。それらを以下に発表年順に（症状の詳しい記載ではなく、概念の初出をもって発表年とする）概説するが、中安以外の報告の解説においては、そこで提出されている初期症状のうち、後述の筆者らの初期分裂病症状一覧（三〇種）に含まれる症状と合致するものに関しては、原著者の与えた症状名の次に筆者らの症状名を〔　〕内に記し、よって両者の対応関係を示すとともに（後述の表3も参照のこと）、原著者が記載している陳述例を引用しておく。

2　de Clérambault, G.：小精神自動症 petit automatisme mental（一九二〇）[6,7,20,37,39]

de Clérambault は一九二〇年に自身の臨床観察から、フランスでいう慢性幻覚精神病 psychose hallucinatoire chronique（この疾患概念はわが国の疾患分類によれば妄想型分裂病に含まれるものである）において、種々の幻覚を伴う妄想症では、根源的現象である精神自動症と二次的な知的構築である妄想の二つの次元を区別する必要があると述べ、精神自動症概念を提唱した。つまり妄想はあくまで二次的なものであり、その核をなすものは、幻覚や、明らかな幻覚が認められる以前の初期現象としてみられる諸症状であるという考えを打ち出した。それらの症状の総体が精神自動症であるが、この症状群の中で de Clérambault 自身が特に注目したものは、明確な幻覚（例えば主題的で客体化した幻聴）とは区別される、それまでに注目されてこなかった微細な現象であり、彼はこの症状群を小精神自動症、受動症候群、干渉症候群、強制症候群、S症候群などさまざまな名称で呼んでいる。

それではこの小精神自動症とは具体的にはいかなるものであろうか。de Clérambault は精神自動症について数多くの論文[7]を書いているが、精神自動症と小精神自動症の概念を整理し矛盾なく説明することには厳密でなかったと思われ、その特徴については述べてはいるものの、明確な定義を示してはいない。彼が記載したその特徴とは、

（1）その内容は感情面では中立的で、観念面では無主題的である――単に思考の二重化のみからなる、

（2）その性状は非感覚性である—異質化する思考はやはり通常の思考の形態を取っており、感覚性の形態をとるまでには分化していない。この未分化な形態は、ある場合には漠然とした断片的な多様な感覚要素を伴い、またある場合は感覚要素を欠いた、抽象的なことがらとさまざまな心的動向の混合からなる、

（3）精神病的衰退においては最初期の兆候となっている、

という3点であり、いわゆる幻覚は、聴覚性のものであれ精神運動性のものであれ、いずれも遅発性のものであり、まず最初に知性の最も繊細な機構が冒され、次いで明確な感覚障害がはじまるとしており、その発生は自律的な過程であると述べている。またこの症状群が、第一には微細であり、第二には精神病の進行期においてはより強い不安をもたらす諸症状のために患者がそれらを顧みることがないとして、小精神自動症の諸現象が臨床上見落とされがちなことに注意を喚起している。

これらの特徴から、小精神自動症は主に思考に関連する症状群ということになるわけであるが、de Clérambault が実際に初期現象であるとして見いだした症状はそれのみにとどまらず、視覚性（視覚自動症）や感情性（感情・情動・意志自動症）、感覚性（嗅覚、味覚、性感）、運動性（作為体験）などの症状も同様な過程から出現する現象として記述している。

以下に小精神自動症の具体的な症状について示すが、de Clérambault が記載した数ある症状名のうち、それがどのような定義で使用され、具体的にはどのような陳述を指しているのかが明確に示されたものはそのごく一部だけであり、また de Clérambault 自身は明瞭な症状リストも提出していない。よって、ここでは彼の数多くの精神自動症に関する論文を参照して筆者らのまとめを提出しておきたい。

なお、小精神自動症の中には、自らの意志とは関係なく、かといって明確な他者からなされるのでもない

〝させられ体験〟が多く含まれている。(34) それらの症状については傍線を引いて示しておいたが、これらは現在一般には自我意識障害に含まれる症状であり、その多くがSchneider,K.(35) によって分裂病の一級症状と呼ばれたものである。

a　陽性現象（＝闖入という現象）

①純粋に観念的な現象〔自生思考〕

これらは明確な言語性も観念性も有していない未分化な思考の噴出のことであり、小精神自動症の中核的諸症状である。その基盤は「要素的思考のいわば分子としての障害」、つまり要素的思考が形成される過程で、また意識に統合される過程で障害されることであるとされる。その特徴として「①最初に侵襲をうける思考は未分化なかたち、つまり抽象的で感覚性が断片的にしかないかたちである。これは正常思考のかたちである。②抽象的なものが具体的なものに先立って解き放たれると思われる。③具体的なものが解き放たれるとき、それは初めは主に細分化された現象でしかない」。

この中に含まれる症状としては、マンチスム mentisme（観念が急速に止むことなく次々と浮かんできて抑えられない現象）、抽象解放（思考が患者の自我から開放されていまだ言語的表現をとらない状態＝Baillarger の精神幻覚）、抽象直感、抽象意思、観念漏出（考えが次々と押しつけられるように出てくる現象）などがある。

・考えたくもない、いろいろな考えがいつも浮かんできます。
・どうしていろいろな考えが頭の中に浮かぶのでしょう。

②純粋に言語的な現象（細分化された言葉遊び）

これらは純粋な言語領域における、観念内容や感情的主題を伴わない内言語あるいは外言語の噴出のことである（発声されたが無内容な文、ないしは文の断片、単語、音節が解き放たれる）。最も細分化された現象の中では、爆発的な語、変形された語、歪んだ語、長々と続く言葉、さまざまな音節遊び、奇異な抑揚などが注目される。

③観念言語性現象

これらは①、②より遅発性であり、それらが言語性や観念性を帯びるようになった形態である。言語化傾向が進行すると、最初は未分化であった思考が次第に聴覚化、あるいは言語運動化する。これがさらに進展し、言語化、客体化、個別化、主題的という四つの特徴がそろうと、明確な幻声が形成される。

ここに含まれる症状としては、異質思考（「自分の考えではない考えが入れられます」「考えを頭の中に忍び込ませられます」）、思考奪取（「頭から考えが奪い取られる」）、思考察知、思考反響、読書反響、身ぶり言表（身ぶりが言い表わされること）、行為批評（行動を批評されること）、問いかけ、自問自答する思考などがある。反響は小精神自動症の中心的現象であり、これが変化すると言表が生じ、言表が拡大すると自律的観念形成となる。自律的観念形成が拡大すると第二人格が生じる。

〈筆者解説〉

ここには思考に関するさせられ体験が多く含まれているが、先にも述べたようにこれらは一般には自我意識障害に含まれる症状であり、その多くがSchneiderによって分裂病の一級症状と呼ばれ、現在では分裂病の中核症状として認識されているようである。しかしSchneiderが多くのさせられ体験にこうした認識を与える以前に、de Clérambault はさせられ体験を極期の症状（明確な幻声や妄想）とは区別してより早発性の症状とし、さらにさせられ体験に先行して出現する症状として「純粋に観念的な現象（＝自生思考）」を位置付けている。このようにそれぞれの症状の出現時期が異なることを述べたことは、筆者の一人中安が「背景思考の聴覚化」[27]論の中で、思考に関するさせられ体験は、背景思考が聴覚化し最終的に幻声を形成する過程において移行形態として存在しうること、つまり極期に至る以前の症状として認められると述べていることに通じる考え方である。

④視覚自動症

一種の表象マンチスムである。思い出の無言の繰糸（「思い出を見させられる」と表現される現象）や、純粋空想表象（「空想的内容を見させられる」と表現される現象）が含まれる。

⑤感情・情動・意志自動症

陽気さ、悲しみ、不安、驚き、他人への愛着、怒りなどをさせられる現象として感じること。これらは唐突に、非論理的に起こり、自然に消失する。

b　陰性現象（＝抑制という現象）

①思考消失と忘却

「考えていることが突然消え、忘れさせられ、止められる」と表現される現象。

②思考停止と思考空白

今自分が何を考えているのかわからなくなる。患者が認識するのは、一つにまとまることのない思考の断片である。患者は浮かんでこない考えを待っている。心に雲がかかったようであり、そのために患者は何の考えも垣間見ることができない。

③対象のない困惑

④一次性および二次性注意散漫〔一部、自生思考〕

一次性注意散漫は器質性原因によるものであり、進行麻痺患者の注意散漫のように、観念漏出のなかで持続する。二次性注意散漫は観念あるいは表象が多いことの結果である。

・考えがあまりにも速く、次々と出てきます。考えることができません。引っ張られてばかりです。私はあまりにも多くのことを考えることしかできません。私の考えはいつも散ってばかりです。

c　混合現象（＝干渉という現象）

①思考置換、忘却と投入

考えている思考がたえず別の思考に置き換えられる現象。

②不可視だが認識される思考の通過

これは空白を認識すること、あるいは一時的で下意識的な対象を認識することである。これは先取りされた認識と忘却が組み合わさったものである。主体はある思考が差し迫っていると感じるが、それがどのような内容であるのかは明確化できず、この認識された思考は明確化されないまま消える。この現象はいわば通り過ぎた対象の影を認識することである。

③人物誤認、類似、人物と事物の異様さ

「人が誰だか分からさせられる。疲れていると、人が変な様子に見える」と表現される現象。

そのほか、de Clérambault が記載した諸症状のうち、小精神自動症として記載されてはいないものの筆者らの初期分裂病症状に合致するものとして、体感異常、皮膚異常感覚、離人感、音楽性幻聴、呼名などがあげられる。

3　McGhie, A. & Chapman, J.：初期分裂病における注意と知覚の障害（一九六一）[22]

McGhie & Chapman は一九六一年に、分裂病の基本（一次的）障害は認知障害であり、ことにそれは注意と知覚の領域において最も顕著に認められ、他の症状はこの基本障害に対する（二次的）反応として解釈できるという仮説のもとに、この認知障害の本質はどのようなものであるのかというさらに進んだ仮説を導きだすことを目的として、二次的な反応によって病像が修飾されることがなく、一次的障害が観察しやすいという理由から、その調査の対象を病初期の患者に限定した臨床研究論文を発表した。対象となった患者は「その後の経過により分裂病との診断が確定された二六名の初期分裂病患者」とされているが、ここでの初期分裂病とは、後述する中安の「初期分裂病」概念とは異なり、厳密な「初期」の定義づけは行なわれておらず、実際には病期のどの時点を指したものかは明記されていない。しかしこの論文に記載されている患者の陳述内容は、中安が分裂病の初期診断を目的として注目した初期分裂病症状と非常に似通ったものであり、よってほぼ同時期の症例を扱ったものと判断される。このような初期分裂病患者に患者自身のその時の精神活動を明らかにすべく、彼らが現在困っていることについて話すように求め、その会話を逐語的に記録するという方法で集められたデータを、a：注意の障害、b：知覚の障害（このカテゴリーはさらに①感覚の質の変化、②話し言葉の知覚、③知覚と運動の三種に下位分類されている）、c：動作と身体認知の変化、d：思考の変化、e：感情の変化の五つのカテゴリーへと分類し、さらに分裂病の一次障害である認知障害の本質は注意の選択—抑制機能の減退であるという仮説を提示している。

さて、本稿では分裂病の初期症状を論じることが目的であるので、彼らが導きだした仮説については詳説せず、実際の患者の逐語記録から彼らがどのような陳述に注目したのかみてみたい。以下に各々がどのようなものであるのか解説するが、カテゴリー分類については「一つのまとまりのある体験ごとに細分化され、そこに述べられている体験様式と一致すると思われるカテゴリーへと分類された」と記されているのみで、彼らの研究目的が病態生理に関する仮説を導き出すことにあり、初期診断を確実なものとするという意図が希薄であったためか、各カテゴリーに明確な定義は与えられていない。

a　注意の障害〔聴覚性気付き亢進、視覚性気付き亢進〕

注意の転導という共通因子と関連していそうな陳述内容であり、患者の注意は〝放射状に〟周囲に広がっていってしまい、しかもその広がり方は自らの意志に基づくものではなく、環界全体に存在する広範な刺激パターンによって決定されるという類のものである。患者はコントロールすることのできない知覚刺激の流入の前に「身を隠す場所すらなく」無力であると感じ、その氾濫の中に自我が没する危険に曝されている。環界からの感覚入力に選択的に注意を向ける能力の欠如、つまり注意の方向づけのコントロール不全を表している（これを分裂病の一次障害としている—筆者注〕。
・まるで目がはっきりと覚めすぎているような感じなんです。辺りにくまなく神経を張り巡らしていてリラックスなんて全然できません。何もかもが自分の中を通り抜けていくような感じで、とにかくものが入りこんでくるのを自分で遮ることができないんですよ。〔視覚性気付き亢進〕
・集中できません。困るのは注意があちこちと移ってしまうことです。いろいろな会話を拾いあげてしまって、まるで受信機になったみたいなものです。音は自分のところまで到達しているにはいるんですが、自分の頭じゃ全部を処理しきれないという感じです。どんな音でもそれ一つに集中することができないんです。まるで二つとか三つの全然違うことを同時にしようとしているみたいです。〔聴覚性気付き亢進〕

b　知覚の障害

①感覚の質の変化〔聴覚の強度増大ないし質的変容、視覚の強度増大ないし質的変容〕
聴覚および視覚の領域で体験される感覚的鮮明さの増大である。患者の注意が知覚野のうち、それまでは背景的位置を占めていた諸側面に不随意的に向いてしまい、意識化される知覚の範囲の拡大は知覚の恒常性と安定性をかき乱す傾向があり、その結果として主観的現実の変容感を引き起こす。
・最近気づいたんですが、あらゆる音が以前よりも大きくなったように感じるんです。ちょうど誰かがつまみをひねってボリュームを上げたような感じです。……特に背景の音に対してこれを感じます。背景の音ってわかりますよね。いつも身の回りにあるのに、普通はそれに気づかない音ってあるじゃないですか。あれのことですよ。その音が今じゃ、自分の聞きたい音と同じくらいか、もしくはそれよりも大きくなったように聞こえるんです。……ときどき不安になりますよ。だって、聞かざるを得ないものがあまりにも多すぎて、一つのことに心をとどめておくことが難しくなってしまうんですから。〔聴覚の強度増大、聴覚性気付き亢進〕

・ものの色が前より明るくなったような感じで、ほとんど発光しているといってもいいくらいです。目に映るものはみんな夜光塗料で描いた絵のようで、本物であるかどうかはそれに触れてみるまでは自分でも自信がもてないんです。

〔視覚の強度増大ないし質的変容〕

②話し言葉の知覚〔即時理解の障害、即時記憶の障害〕

話し言葉のパターンを知覚することの障害である。患者は話のテーマの発展よりもコミュニケーションの形態の方に注意を奪われるために、その内容を理解できないように思われる。

・人に話しかけられると、ときどき頭の処理能力を超えてしまうことがあります。一度に抱え込める量じゃないんですね。だから頭に入ってきた途端に頭から出ていってしまうんです。必要な時間をかけて聞くことができないので、つい今しがた聞いたばかりのことも忘れてしまいます。表情をみて、相手の言わんとするところを察することができなければ、私にとっては言葉は単に意味のない音の羅列にすぎなくなってしまうのです。

③知覚と運動

視覚および聴覚領域における変化に起因する短い緊張病性エピソードである。

c　動作と身体認知の変化〔一部、固有感覚性気付き亢進〕

正常な動作の有する最も重要な特徴の一つは、意識的熟考なしに一連の運動を開始し、実行する能力である。われわれは繰り返しにより、さまざまな動作を次第に自分のものとして蓄積していく。そしてそれらの動作を自然かつ熟考した仕方で再現するには、ただ最終目的さえ自覚していれば事足りるようになっている。患者の陳述は、正常状態では意識化されない身体感覚と意志的インパルスに対する認識の亢進によって、この自然性が失われたことを示している。この状態ではすべての行為を多大な意識的熟考により計画し、さらにそれを一段階ずつ意識して実行していかなければならない。

・自分で何かしていると、自分のしていることを考えはじめてしまって、言ってみれば動作停止の状態になってしまいます。例えば、何かを落としてしまって、それを拾い上げようとかがむとしますね。そういうときに自分の姿勢だとか自分がしていることについてだとか考えはじめてしまって、その姿勢のまま動けなくなってしまうんです。自分の身体がどこにあるのかを考え続けたりすれば、体は動かせません。

d　思考の変化〔主として自生思考〕

論理的な思考とは高度に選択的な過程であり、そこではその思考の最終産物の抽象度に応じた抑制が必要とされる。つまり制御、方向づけ、抑制が論理的推論の過程には不可欠である。ここで述べる思考障害の特徴は、まさにこの制御、方向づけ、抑制の欠如である。

・いつも考えがごちゃごちゃになってしまいます。何かについて考えたり、話したりしはじめても、いつだって目的地にはたどり着けません。いつもふらふらと見当違いの方向にそれていってしまって、そっちでありとあらゆる別の考えにつかまってしまうんです。別の考えとはいっても、話したいと思ったことにそれなりに関連があるかもしれないんですよ。でも、どう関連しているのかと言われると自分でもうまく説明がつかないんですね。私の話を聞いている人は私以上に話の筋道がわからなくなってしまうことになるんです。

e　感情の変化

患者の言及している感情の変化は、ａ～ｄまでに述べてきた認知の変化の結果であることを示唆している。これらの感情の変化はすでに生じている一次性の認知的変化に患者自身が気付いたことによる二次的反応と思われる。

4　Huber, G. ら：基底症状 Basissymptome (12,13,14,16,17,18)（一九六六）

Huber らは先に、発病に直接前駆する前駆症 Prodrome ならびにさらに先行して相性に経過し、時に前駆症へと接続する前哨症状群 Vorpostensyndrome の概念ならびにその内容を報告していたが(12)、一九六六年基体近接的基底症状 substratnahe Basissymptome の概念を新たに提出した(16,17)。ここにおいて「基体」とは仮説的に設定された身体的一次障害であり、また「基底」とは産出性‐精神病性症状の形成にあたって基底をなすという意味であるが、分裂病の症状発展は原則として以下の順序で生じるとされている。すなわち、まずは非特徴的な基底症状が、次いで多少とも特徴的な基底症状が出現し、さらに平均して何年ものちに陽性（精神病性）症状が、そして最後に陰性症状が出現すると。この基底症状の概念に基づいて、さらに Huber らは一九八七年ＢＳＡＢＳ（Bonn Scale for the Assessment of Basic Symptoms；ボン基底症状評価尺度(13)）を作成した。これは上記の基底症状に関する一〇三項目にも及ぶ症状チェックリストであるが、それらは（Ａ）直接的マイナス症状を伴う力動的欠損、（Ｂ）間接的マイナス症状を伴う力動的欠損、（Ｃ）認知的思考・知覚・行為障害、

（D）体感症、（E）中枢―植物性障害の五群に分類されている。

さて、基底症状というものが分裂病の一次障害に最も「近接」し、かつ臨床経過上もまず最初に出現するものであるという点において、それは筆者らのいう初期症状と同様の概念であり、よってBSABSに記載されている個々の症状を検討することは有益なことであろう。先に一〇三項目の症状が五群に分類されていることを述べたが、これらのうちとりわけ重視されるのは（C）認知的思考・知覚・行為障害であろう。というのは、BSABSを用いた評価によって「分裂病前駆症」と診断された症例群の追跡調査によって後に分裂病へと移行（平均六・三年後）した下位群では、この（C）群の症状においてのみ非移行群との間に有意差が認められ、よってこの（C）認知的思考・知覚・行為障害に含まれる症状の分裂病特異性が示唆されるからである[14]。後述するように、この（C）群の諸症状には筆者らの初期症状と重なり合うものが多いが、（D）体感症に属する症状もまた同様である。よって、以下に（C）群ならびに（D）群の症状項目を列記し、筆者らの初期症状と合致するものに関してはその簡略な解説をしておこう。

C　認知的思考・知覚・行為障害

〈C．1　認知的思考障害〉

C．1．1　思考干渉〔気付き亢進、自生思考〕

外部刺激あるいは特定の思考過程に所属しない患者自身の干渉的思考によって引き起こされる注意転導性の亢進。

・私は他のことを考えねばならず、そのため気がそれてしまいます。〔自生思考〕

・集中力が落ちました。すぐに気がそれるので、話し合いをしていても確実にできません。〔気付き亢進〕

C.1.2　特定の思考内容の強迫様保続

C.1.3　思考促迫、思考疾駆〔自生思考〕

さまざまな内容の、おびただしい観念（表象）が次々と移り変わりながら噴出し、湧き出てくる。患者は繰り返し繰り返し生じる、そのつど新しい意識内容の出現と消失を抑圧したり制御したりすることができない。

・しばしば、意味のないいろいろな考えが、ひしめき合うように浮かんできます。考えがあちこちへと飛び回ります。そのため私は考えをまとめることができません。

C.1.4　思路の途絶

C.1.5　集中力の障害

C.1.6　受容言語の障害〔即時理解の障害〕

書かれた、あるいは話された言葉の意味を完全に把握できない。

・しばしば、読んでいてありふれた単語の前でたじろぎ、その単語が何を意味するのかをよく考えなければわからなくなりました。

C.1.7　表出言語の障害

C.1.8　超短期記憶の障害によって引き起こされる計算能力の障害を含む（超短期記憶の）即時保持の障害〔即時記憶の障害〕

患者はごく短時間（およそ五〜三〇秒）のことを覚えておくことができなくなったと陳述する。

・誰かに何か言われると、すぐにそれを実行するか書き留めるかしなければ、それを覚えていられません。私はたしかにそれを聞いたのに、それは消えてしまうんです。

C．1．9　短期記憶の障害
C．1．10　長期記憶の特殊な構造的障害
C．1．11　C．1．8～C．1．10に分類不能な記憶障害
C．1．12　思考過程の緩徐化・困難化
C．1．13　思考自発性、「思考エネルギー」の障害
C．1．14　再視覚化の障害
C．1．15　表象と知覚、あるいは空想表象と記憶表象の弁別障害
C．1．16　象徴把握の障害（具象化傾向）
C．1．17　「主体中心性」（自己関係づけ傾向）

〈C．2　認知的知覚障害〉

C．2．1　ぼんやりと曇って見えること、一過性の盲、部分視
C．2．2　光過敏、ある視覚刺激に対する過敏、光視症
（亜型1）光および／またはある視覚性知覚対象に対する過敏〔視覚の強度増大〕
・私はとても光に過敏です。そのため日中は濃いサングラスをかけています。
（亜型2）光視症。要素性で動きのある、あるいはない、白いあるいはカラーの幻覚。例えば閃光、火花、星、炎、円、三角形、「強い光」（眩視）が見える〔要素幻視〕
・何度も火花が見えます。日中も夜の暗やみの中でも、目の前にきらめきが見えます。

C．2．3　他の視覚性知覚障害

C．2．4　音過敏、要素幻聴

（亜型1）物音や騒音に対する、また一般に聴覚刺激全般に対する過敏〔聴覚性気付き亢進、聴覚の強度増大〕

・私は物音や雑音にひどく敏感です。病気になると、雑音がいつもよりうるさく感じられます。すべての音にいらいらします。

（亜型2）例えば轟く音、唸る音、シューシューあるいはトントンという音、音楽など、要素的で未分化な、非言語性の幻聴〔要素幻聴、音楽性幻聴〕

・ときどき、はっきりしない音が聞こえます。例えば動物が声を発しているような音や、あるいはトントンという音、シューシューという音、唸るような音です。でもその最中でも、そんな音が実際には存在していないことはわかっているんです。〔要素幻聴〕

C．2．5　聴覚性知覚の変容

（亜型1）聴覚性知覚の強度および／あるいは質の変容（一部、現実感喪失への移行を伴う）〔聴覚の強度増大ないし質的変容〕

・何もかもが、遠く離れたところにある拡声器を通しているように聞こえます。

（亜型2）聴覚刺激が異常に長くこびりつく、あるいは数分から数時間前に実際に聞こえた音が後になっても聞こえること〔自生記憶想起？〕

・自宅で静かにしていても、工場の音が耳にこびりついています。そのため私はもう何度も妻にこう聞きました。あれはどんな機械なのか、あれはどんな音なのかと。

C．2．6　嗅覚・味覚・感覚〔触覚〕領域の知覚変化

〔亜型1〕嗅覚領域〔嗅覚の変化〕

・ときどき、料理をしていても匂いがわからないんです。

〔亜型2〕味覚領域における知覚の強度変化〔減少あるいは増大〕あるいは質的変化〔味覚の変化〕

・味覚が全くなくなりました。何を食べても味がしません。

〔亜型3〕触覚性の知覚変化。すなわち、対象物に触れた際の表面構造の感覚性知覚の障害という意味での変化

C．2．7　知覚の意味理解の障害〔即時判断の障害〕

はっきりと見えるもの、あるいは聞こえるものが識別されない、あるいは後にならないと識別されない。視覚的あるいは聴覚的に知覚されたものを識別する、すなわち〔視覚的あるいは聴覚的〕記憶によってそれを同定する能力が障害される。

・目の前に見えていることが頭の中まで届かず、不確かなんです。

・ときどき、知人にばったり出合ってもそのときはわからず、通り過ぎた後になってはじめて、その人が私のよく知っている人であることに気づくんです。

C．2．8　感覚性過覚醒〔聴覚性および視覚性気付き亢進〕

環界のすべての可能な、偶然の、任意の刺激へと注意が惹起される。注意を向ける対象の選択が不可能となる。

・周囲で現れるすべてのこと、見える、あるいは聞こえるすべてのことが、私の注意を引きつけます。しかしすぐ後には、先行したものを正しく処理することができないうちに、また別の、あるいは新たな任意の刺激が注意を引きま

す。そのため、順序立って考えを進めることができなくなりました。

C．2．9　知覚の細部への固着〔呪縛〕〔視覚の質的変容?〕

周囲のある任意の刺激、ある知覚の細部が目立って飛び出してくる。

・ときどき、ある対象物が目立って飛び出してきます。そのため、私自身はそれに注意を向ける気はないのに、視線はそれにくぎづけにされてしまうんです。

C．2．10　自らの行為の知覚の連続性の障害

C．2．11　現実感喪失〔現実感喪失〕

知覚世界が描写しがたいほどに非現実的で、変化した、よそよそしいものに見える。これは知覚世界の外観の喪失、すなわち現実感喪失、「知覚世界の疎隔」である。

・周囲がしばしば非現実的に見えます。ものが以前と同じように見えません。ものはよそよそしく、どことなく変化しており、レリーフのように平らです。人の声は遠くの方から聞こえてくるようです。

〈C．3　認知的行為〔運動〕障害〉

C．3．1　運動干渉、自動症状群

C．3．2　運動途絶、呪縛状態

C．3．3　自動化された技能の喪失〔自動症喪失〕

C．3．4　精神運動性緩徐化、言語の精神運動性組織化の障害

C．3．5　錐体外路性様・チック様の多動という、自ら知覚された運動障害

D　体感症

D．1　麻痺・硬直感覚〔一部、皮膚異常感覚〕

部分的あるいは一時的には器質神経学的原因による異常感覚から現象学的に区別されえないが、別の時点においては明らかに質的に異常な体験の色調を帯びている感覚。この誤感覚は（例えば四肢末端あるいは他の身体部分における）毛皮のような感じ、あるいは麻痺した感じとして、またより限局性に、あるいはある身体部位から別の部位へと移動する硬直感覚として体験・陳述される。

・ときどき、具合が悪いとき、左の頬に麻痺した感じが起こります。それはとてもつっぱり、首を下の方に引っ張ります。

D．1．1　自己身体の疎隔体験―身体精神離人症〔現実感喪失〕

身体全体あるいは個々の身体部分が、自分のものではなく互いにばらばらである、あるいは全く存在していないと体験される。

・ときどき私は自分の頭を感じません。体の感覚を感じなくなりました。普通なら、自分の体は感じるものなのに。
・私はすぐに体の感じがなくなり、私の体が私のものであるという感じがしなくなります。今ここに座っているということはたしかに感じられるのですが、その感覚が自分のものという気はしないんです。

D．2　運動衰弱の感覚〔「不随感覚」〕

D．3　限局性の痛覚（刺す、切る、焼ける）

D．4　遊走感覚〔体感異常〕

部分的に痛みを伴う、変動・移動・旋回・上昇する不定の誤感覚。

・それは肩から体全体を通って、首筋の下の方から腰へと移動します。それはまた、鼠径付近から睾丸へと移動します。一度に片側だけ、次に両側です。それから再び大腿の中に圧迫感が生じ、それは皮膚の上がより強くなるか、あるいはふくらはぎの中にも生じます。体操の練習をすると、体の中の圧迫感は下の方へと離れていきます。

D．5　感電感覚

D．6　熱感覚（暑さ、寒さの感覚）

D．7　身体内部あるいは身体表面の運動・牽引・圧迫感覚

身体内部の運動感覚〔体感異常〕

・胃の中は掘られる感じがし、性器の中はいつまでももぞもぞする感じがし、体全体の中でぴくぴく動く感じがします。まるで誰かが腸の中でごしごしこすっているかのようです。

身体表面の内側の走行感覚〔体感異常〕

・まるで体の中で、胸骨の後ろから舌のところまで、何かが上方へとはい回っているかのようです。

身体内部・身体表面における圧迫・牽引感覚〔体感異常〕

・それは心臓あるいは体の前面全体が押しつぶされているような感じであり、脾臓、肝臓、肺がひどく圧迫されています。それは八分以上続くことはありません。

身体表面の外側の領域における感覚（それは圧迫・牽引といった表面感覚とは異なる）〔皮膚異常感覚〕

・頭皮がほうぼうに揺すられているような感じがします。

触る、こする、刺す感覚

輪、バンド、リング感覚

D．8　異常な重さ、軽さ、および空虚の感覚。落下・沈下現象と浮遊・挙上現象〔身体浮遊感〕

異常な重さあるいは軽さの感じは、個々の身体部分、身体の半分、あるいは身体全体に生じる。浮遊現象とは異常な主観的軽さの体験である。挙上体験とははっきりとした浮かぶ・飛ぶという感覚である。

・昼間ベッドの上に寝ていると、空中へと飛んでいくような感じがします。そして私は空飛ぶ絨毯に乗っているみたいに、空中をあちこちへと浮かび回ります。両目を開け、はっきりと目が覚めているのにです。それは一時間ぐらい続きます。

D．9　縮小・萎縮・狭窄の感覚、肥大・拡大の感覚

D．10　運動感覚（四肢の偽運動）〔身体動揺感〕

自己の身体（例えば四肢）領域における疑似運動体験

・横になっていると、体が揺れているかのような感じがします。立っていると、左右にひっぱられている感じがします。

D．11　前庭感覚（質的に奇妙な空間感覚障害・平衡障害）〔一部、身体動揺・浮遊感〕

例：回転性めまいの発作、歩行不安定感、波の上・コルクの上を歩いている感じ。床が平らでなく、床が上がる・沈む・歪むような感じ、壁や天井が患者に近づいてくるような感じ。

・道が平らでなく、私は波の上を歩いていて前後に揺れているような感じを受けました。こうした状態は1回につき一五～三〇分続きました。〔身体動揺感〕

D．12　感覚的・知覚的に誘発された錯感覚

D．13　分類不能な体感症

D．14　異常感覚発作

D．15　体感症を伴わない発作性の（誘発されたのではない、内因性の）不安状態

5　中井：いつわりの静穏期（一九七四）[25,26]

中井は、分裂病の発病過程とその転導可能性を論じる中で「いつわりの静穏期」について述べているが、ここで叙述された患者の体験内容は筆者らが分裂病の初期症状と見なしているものと極めて類似している。中井によれば、「いつわりの静穏期」とは余裕の時期→無理の時期→焦慮の時期→発病時臨界期という連鎖ののちに現れる時期のことであり、「『発病時臨界期』までは一応可逆的過程であり……しかし、『いつわりの静穏期』ともなれば、可逆性、停留性は怪しくなる」、「この時期に直接接続して臨床的発病という不幸な、かなり決定的な事態が相当の確率で生起する」、「通常はきわめて短期間の過渡的時期」という記述にみられるように、臨床的発病に先立つ、短期間（数時間から数日）の、過渡的かつ不可逆的な時期のことである。筆者の一人中安の提唱した、後述の「初期分裂病」は、そこで見られる症状内容からみてやはりこの「いつわりの静穏期」を取り扱っているものと見なせるが、中井の記述とは異なり、その対象症例は数カ月から数年という長期間にわたってこの時期にとどまっている患者が大半であり（中井も「例外的」と付注しながらも、この時期に長く滞留する患者がいることを指摘している）、またこの時期に有効な治療薬剤（sulpiride, fluphenazine など）の発見もあって、治療の如何によってはこの時期は治癒可能なものであり、可逆的なものとしている。

さて、以下にこの時期に認められる体験として中井が指摘しているものを掲げるが、中井の記述は、臨床像

が進展していく様相をその折の体験のみならず、表出・行動も含め、一塊のものとして、かつ現前感をもって叙述したものである。よって、その記述の中からより目立つ〝症状らしきもの〟のみを取り上げて箇条書きにすることは、豊かな枝葉を失わせ、無機質な味気のないものにしかねないが、筆者らも含め他の研究者の研究との比較検討上、そうすることにする。

なお、ここで記す症状名に関してであるが、中井が与えたものにはカギ括弧を施し、またそれ以外の場合でもできるだけ中井が叙述の中で用いた用語を採用しておく。また、症状の説明のための文章はすべて中井の叙述からの引用であることをお断りしておく。

〈準備期〉

①身体感覚の消失、ないし奇妙な身体感覚の突発〔現実感喪失?、体感異常?〕

身体からの信号的な感覚がほとんど覚知されないため、離人症とは全く異なった意味における身体の空無化あるいは透明化が実現するようである。／時に「発病時臨界期」の諸現象が一部残存するとはいえ、一般には身体はもはやなにも語らない。ただに自律神経症状が消褪するのみでなく、身体はほとんど重量感を喪失し、身体の日頃馴染みの「厚みのある不透明性」もまた行方不明となったごとき感を抱く。／身体感覚の欠落もまた単なる知覚鈍麻では決してない。あるいは身体の「非物質化感」という表現のほうが適切かもしれないような事態である。時には奇妙な身体感覚が突発し、それをめぐってきわめて不安となることもある。かつてこれを身体の兆候空間化と呼んだが……。

②知覚過敏／図式空間への注意の欠落〔一部、視覚の強度増大ないし質的変容、聴覚の強度増大ないし質的変容〕

知覚過敏（外界のこの世ならぬ美しさ、深さ、色の強さ）とくに聴覚過敏。／外界に対する超覚醒はまた単なる知覚過敏ではなく、この時期に多い、道に迷うことやしきりにものを落とし失くすことにも現れているように、図式空間への注意の欠落と表裏一体である。

③「超限的記憶力増大感」〔自生視覚表象？〕

（例えば）読んだ本の内容が表紙をみただけでほとんど全面的に想起できる確実感。

④浅眠と夢内容の変化（同一夢、悪夢）

この時期までに良質の睡眠は失われている。同じ夢をくり返しみることが多い。全く同一の夢でないとしても、類似の光景がくり返されるうちに次第に内容が寂寥となり索漠とし、時には霧におおわれたように漠然としてくる。／浅眠からそのまま不眠に移行することもあり、強烈な悪夢をみてただちに不眠ははじまることもあるようである。

⑤不吉な予感ないし内的促迫とその行動化

「発病時臨界期」の諸現象が停止して、いままで鳴りやまなかったベルがいぶかしくもふいに止んだ時のような、苛立たしさからのそれなりの解放とともに「何事だろう」という戸惑いを感じることもあるが、ふだんから緊張増大時に心身症の症状を示し、そのことをみずからわきまえている人もいて、その場合には、ふだんよりもつかれているはずだのに、どうして、いつもの〝奴〟が出てこないのだろう、とふしぎに思い、不吉な予感を持つこともある。／外部からみて、なお非常な努力をつづけているとみられる場合もある。しかし、その場合も、そもそものはじめは一応当人の能動的意志による一念発起があったかも知れないが、今となっては、「つぶれたら二度と立てないだろう」という予感—強烈な予感でありうる—によってみずからに鞭打ち、ことをやりつづけている場合が多い。／時には、外部からみればかなり躁的な人にみえることもあるだろう。しかし、この多弁は躁病の多弁よりも、むしろ徹夜したあと、意識水準を保つための身体の自然なたくらみとして起こる多弁性に近いようである。しかし、語り止んだら、人々とのきずなが切れてしまうという、不吉なしかし強烈な予感にもとづくことが少なくなく、事実、この多弁性の代わりに、しばしば長文の手紙が、それも長らく文通の途絶えていた相手に唐突にさしむけられることが少なくない。しきりにあちこちに電話をかけることも起こり、次々に人を訪ねまわることもある。その対象はかつての友人であったり、師、あるいは未見の有名人であることもある。……次第に行動は彷徨的となり、人を訪ねまわるよりも、あてどない散歩となり、文通よりも手記となり、対話よりも音楽への入りびたり、果ては壁にむかっての独語に移行しがちである。／この時期、遁走に比すべき失踪、あるいは思わぬ遠出を行うこともある。

〈狭義のいつわりの静穏期〉

⑥「超覚醒感と圧倒的な抑留された睡眠切迫感とでもいうべきものの共存」

この時期の体験野全体の質を表現するのはきわめてむつかしいが、強いていえば「超覚醒感と圧倒的な抑留された睡眠切迫感とでもいうべきものの共存」といおうか。沙漠の上を、雨気を含みつつも現実の雨をもたらさずにむなしくすぎゆく厚い雲層—。しかし、超覚醒は、あるいは無意識的に多弁や多動によって維持されているのかも知れないが、意識的に維持の努力感はもはや全くといってよいほどない。睡眠の欠落感はあっても、心地よく眼覚めた朝の晴朗感はない。さきのたとえにみるごとく「なにか途中がつまり、あるいは塞きとめられているために、もはや眠りが落ちてこない」感じ、あるいは「眠りが棚上げされている」感じである。

⑦「思路の無限延長、無限分岐、彷徨」／「視空間化された、思路の枝細工」〔自生思考、一部に要素幻聴〕

思路の、努力感を全く伴わないところの、無限延長、無限分岐がしばしば観察される。むろん、この思路を言語化することはできない。時には、すでに記述した患者の場合のように線香花火、より正しくは無限の彼方にむかって樹枝状に無限に分岐する導火線の上をちいさな光が走るように感じられることもあるが、また、そのまま、たゆたい存続するかにみえることもある。いずれにせよ、思考か知覚かをほとんど言うことができない。両者は膚接するほどに近いというべきであろう。この「細枝細工」はほとんど可視的であり、「在と非在の中間」にあるごとくに直観される。／思路の枝細工の展開が花火のように進行して燃え尽きる過程が、ある人々には「頭の中に電気が走る」「頭の中でピシッという音がしてひびが入った」「頭の中ではりつめていた糸が切れた」という体験になるのかも知れない。

⑧「頭の中のさわがしさ（ざわめき）」／「聴空間化された、観念の自由基のひしめき合うざわめき」〈自生思考、一部に要素幻聴〉

実際、聴空間においては沈黙の喪失がある。……それは、奇妙な静けさとも言いうるざわめきであるが……それは、なにものかがひしめき合っているごとき騒がしさ、正確には音ではなく、音の（化学でいう）自由基のひしめきといったほうがよいだろう。それはまた、ほとんどただちに観念の、いや、観念の自由基の明滅するひしめきでもある。／これが幻聴の基質でなかろうか、とはかんがえやすいことだが、少なくともそれ自体はまだ幻聴ではなく、多く幻聴が短い文章、ときには単語から成り、貧困なまでに一義的であるのに対して「頭の中のさわがしさ」は正反対におそろしく多数の低い音の集合であり、また人の声という質にもとぼしい（それゆえに〝亡霊のざわめき〟Geräusch der Gespenster —ヴィトゲンシュタイン）。／「頭の中のさわがしさ」は連続的な頭痛と感受されることがあるかも知れない。

〈上記の⑦と⑧の異同・関連について〉

この時期の前期には思路の枝細工（⑦）が前景に出ていて、後になるほど「頭の中のざわめき」（⑧）が前景に出るようである。前者の方が自己維持性が弱く、線香花火のように消え去ることもあり、そうでなくとも、辛くも虚空に維持されているという危うさが意識されている。後者の方が無構造である。前者の場合には、非常に膨大な思考を、それを言語化することはできないにしても、明晰に—時には超明晰的に—考えおおせたという感じがある（あくまで感じであるが）。後者の場合には、系統立ったことばをその中から引き出すことが非常に難しいと感じられる。

⑨内的言語の超限的増大〔自生内言〕

問われればひどくまごついた答えしかできず本人はむろん、周囲も困惑するが言語活動は停止しているわけではなく、内的言語はむしろ超限的に増大している。「あらゆることを同時に語らねばならないのにどうして普通の話ができましょう」という意味のことをいった人がいる。実際一つの事柄を語ろうとするとあらゆる事柄がほとんど言語化された形で押しよせてくるらしい。

⑩「聴覚過敏」（ことに、些細かつ警戒的な音、かすかな会話の断片や語調に対して）〔聴覚性気付き亢進〕

それは単なる聴覚過敏ではない。視空間—擬似視空間であろうが—と同じく、遠近の逆転がある。些細な音が大きくひびき、重大な意味を帯びる。……とくにパトカーや消防自動車のサイレンといった、警戒的な意味の音が強く聞こえ、重大視される。……さしあたりは端的に強く、耐えがたくひびく。もっともこのような音響よりも音声、とくにかすかに聞こえる対話の、それも内容ならば全体より断片、しかし、内容よりも語調のほうが直接的に「大きく」ひびく。

⑪遠い過去の表象の接近〔自生記憶想起、実体的意識性？〕

遠い過去の、とくに兆候的な事件、「一事が万事」的な意味をこめた〝特権的〟事態の表象が、いつしかほとんど身の傍らに漂うごとくとなる。／言語以前の過去が前景を占めるならばそれはおそらく悪夢的であろうが、それがそれとして名指しうることはありえない。「黒くおそろしい影」「背後から忍び寄る大きな影」などの表現しか—もしとるとしても—とりえないだろう。これらを「実体的意識性」と片付けることも、むろん、できるのだが。

⑫未来すなわち死の接近

未来もまた接近する。といっても未来は事実性としては無内容であり、ただ確実なのは生命の時間的有限性であるから、自己の消滅、すなわち死、はほとんどひとまたぎでその彼方に出られるように感ぜられることになる。

6　中安：初期分裂病の特異的四主徴[27,28,29,30,31,32,33]（一九九〇）

筆者の一人中安[28]は一九九〇年、疾患単位としてはあくまでも精神分裂病に属するものの、①特異的な症状が存在する、②病識が保たれている、③定型的な抗精神病薬が必ずしも有効ではなく、その病態生理にドーパミン系が関与しているとは考えられない、④極期への進展に対する防御メカニズムの存在が示唆されるなどの諸特徴に基づいて、通常の分裂病とは区別して一つの臨床単位として取り扱われるべきものとして「初期分裂病」（図1）を提唱し、その症状として《初期分裂病の特異的四主徴》（表1：下位症状を数えあげれば一〇種）を提案した。中安のそもそもの研究の出発点は、従来心身の不定愁訴あるいは神経症様症状など非特異的症状しか見いだせず、ために表出面における微細な徴候あるいは生活上の断裂的変化（クニック Knick）などを総合的に判断して行わざるをえないと言われてきた分裂病の初期診断をより確実なものにしたいという目的のもとにはじめられたものであり、よって当初注目された初期症状は「特異的四主徴」という名称に表されているように分裂病特異性がより高く、したがって初期診断に有用であると判断されたものに限定されたものであった。

さて、ここに《初期分裂病の特異的四主徴》が真に①分裂病性であるか否か、次いで②初期に認められるものか否か、さらには③分裂病特異的か否かという点が問題となるが、中安はこれを実証的に、すなわちその後の臨床経過を追うことによって確かめるのではなく、精神病理学的論証によって行っている[30,32]。中安の採用した精神病理学的論証の方法を図２に示す。その第一段階は分裂病の初期症状と措定された自生体験、気付き亢進、漠とした被注察感、緊迫困惑気分のいずれもの発現を説明する病態生理仮説を見いだすことであり、第二段階はそこで仮説された病態生理に基づく症状形成機序が上記の四主徴の発現を説明するのは当然のこととして、その直接的な進展として幻声、妄想知覚、

表１　初期分裂病の特異的４主徴

1. 自生体験
   - ①自生思考
   - ②自生視覚表象
   - ③自生記憶想起
   - ④自生内言
   - ⑤白昼夢
2. 気付き亢進
   - ①聴覚性気付き亢進
   - ②視覚性気付き亢進
   - ③身体感覚性気付き亢進
3. 漠とした被注察感
4. 緊迫困惑気分

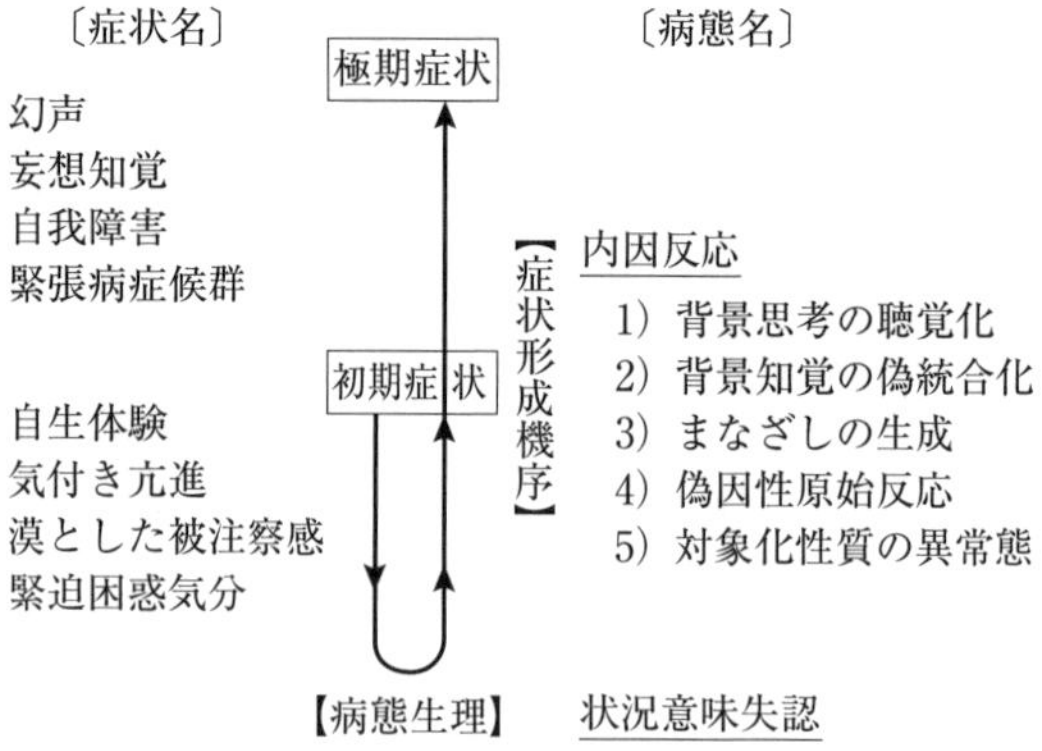

図２　分裂病の初期症状の同定にあたって中安が行った精神病理学的論証（1997）

自我障害、緊張病症候群などの定型的な、いわば極期の症状の発現をも説明しうることを論証することであり、もしも上記二点が十分な説得力をもって確証されるならば、仮説された病態生理は分裂病性であり、かつ考察の出発点となった四主徴は分裂病性で、かつその初期の症状と考えられることになろうというものである。結論的に述べるならば、ここで仮説された病態生理が状況意味失認 situational meaning agnosia であり、症状形成機序が内因反応 endogenous reaction であるが（状況意味失認―内因反応仮説 situational meaning agnosia - endogenous reaction hypothesis）[29]、この状況意味失認―内因反応仮説に基づく分裂病症状形成過程（分裂病症状系統樹）を現時点までに論証されたものにかぎり図3に掲げておく。なお、この論証によって先の四主徴が分裂病性（上記①）で、かつその初期に認められる症状（上記②）であることは証明されたといえるのであるが、上記③の分裂病特異性に関しては他の疾患における上述のものとは異なる症状形成機序による四主徴の成立の可能性は完全には除外されておらず、したがって厳密にはいまだ保留といわざるを得ない。また、中安のいう「初期」とは上記からわかるように症状形成過程の初期というものであって、それは臨床経過上の初期と一致するものの、それ以外の病期（例えば再発時）での発現を否定したものではない。

その後、《初期分裂病の特異的四主徴》（下位症状一〇種）に続いて、中安ら（初期分裂病研究会）は多施設共同研究用にそれに拡大・変更を加えた一四種の「初期分裂病症状リスト」[31]を作成したが、この段階まではあくまでも分裂病の初期診断を確実に行うためのものであって、そこでとりあげられた症状は（先に述べたようにその論証は不確実ながらも）もっぱら分裂病特異性が高いと判断された症状であった。さらにその後、Nakayasu, N.[33]は三〇種からなる「初期分裂病症状一覧」（一九九六：表2）を作成した。ここでとりあげられている症状のうち、No. 11〜30の多くは新たに追加されたものであり、この中にはNo. 1〜10（《初期分裂病の

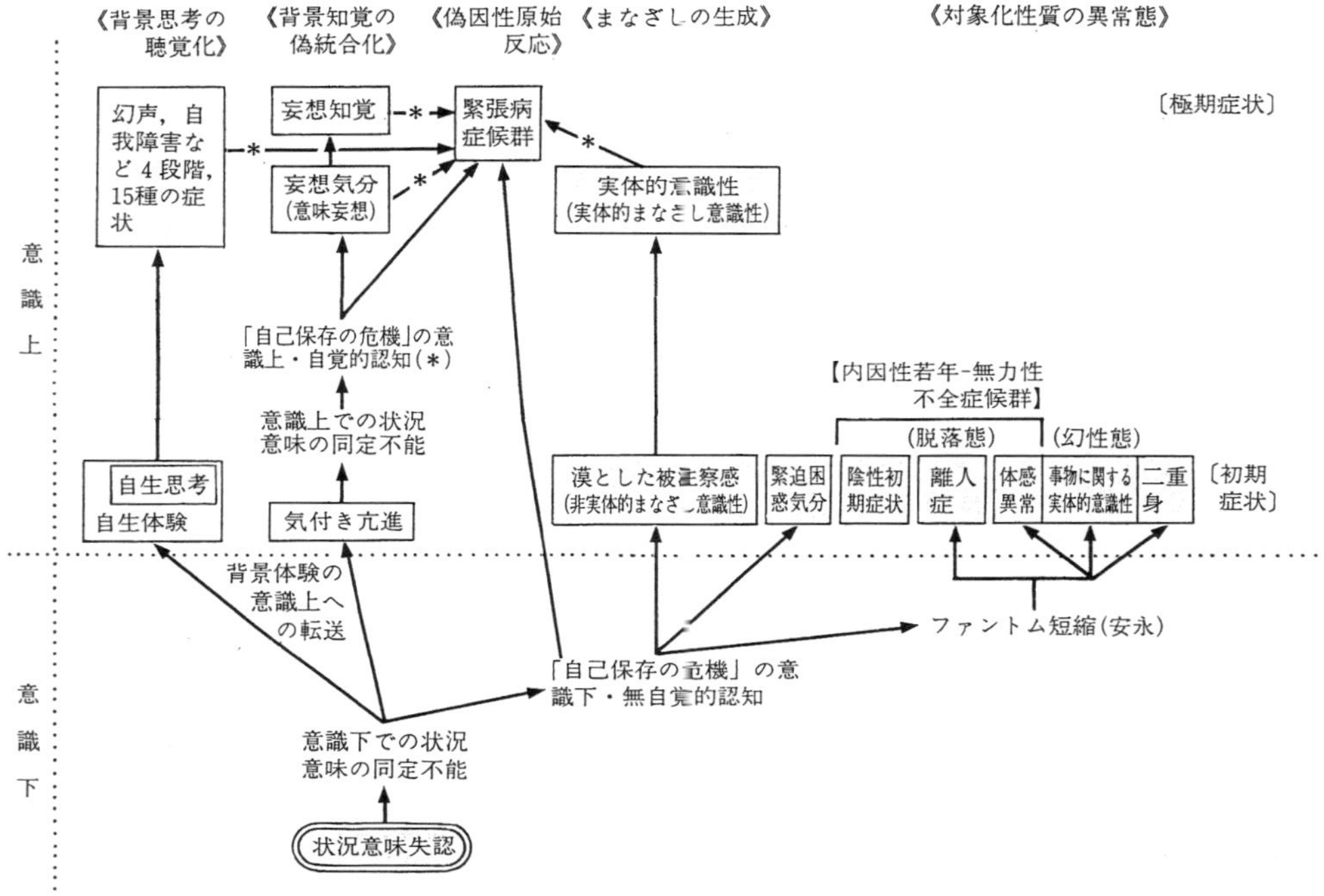
《背景思考の聴覚化》
《背景知覚の偽統合化》
《偽因性原始反応》
《まなざしの生成》
《対象化性質の異常態》
〔極期症状〕
幻声，自我障害など4段階，15種の症状
妄想知覚
緊張病症候群
妄想気分（意味妄想）
実体的意識性（実体的まなざし意識性）
意識上
「自己保存の危機」の意識上・自覚的認知（＊）
意識上での状況意味の同定不能
【内因性若年-無力性不全症候群】
（脱落態）
（幻性態）
自生思考
自生体験
気付き亢進
漠とした被注察感（非実体的まなざし意識性）
緊迫困惑気分
陰性初期症状
離人症
体感異常
事物に関する実体的意識性
二重身
〔初期症状〕
背景体験の意識上への転送
ファントム短縮（安永）
「自己保存の危機」の意識下・無自覚的認知
意識下
意識下での状況意味の同定不能
状況意味失認

図3　状況意味失認を起点とする分裂病症状系統樹（1997）

表2　初期分裂病症状一覧

No. 1	自生思考
No. 2	自生視覚表象
No. 3	自生記憶想起
No. 4	自生内言ないし考想化声
No. 5	自生空想表象
No. 6	聴覚性気付き亢進
No. 7	視覚性気付き亢進
No. 8	固有感覚性気付き亢進
No. 9	漠とした被注察感ないし実体的意識性
No.10	緊迫困惑気分／対他緊張
No.11	聴覚の強度増大ないし質的変容
No.12	要素幻聴
No.13	呼名幻声
No.14	音楽性幻聴（自生音楽表象）
No.15	視覚の強度増大ないし質的変容
No.16	要素幻視
No.17	非実在と判断される複雑幻視ないし会話幻聴
No.18	味覚・嗅覚の変化
No.19	皮膚異常感覚
No.20	身体動揺・浮遊感
No.21	体感異常
No.22	二重心ないし二重身
No.23	体外離脱体験
No.24	離人症
No.25	現実感喪失
No.26	即時理解ないし即時判断の障害
No.27	即時記憶の障害
No.28	心的空白体験
No.29	アンヘドニア
No.30	面前他者に関する注察・被害念慮

特異的四主徴》）と同様に特異性が高いと判断される症状もあれば、他の疾患でも認められることが往々である症状も含まれるが、中安がこの「初期分裂病症状一覧」を提出した理由は、あくまでも確実な初期診断を行うためにより特異性が高いと判断された症状のみを選択して提出した《初期分裂病の特異的四主徴》が、ともすると初期分裂病症状のすべてであるかのように受け取られるむきがあったからであり、ゆえに改めて初期分裂病の臨床像の全貌を描き出したいと願ったからである。

7　おわりに

以上にて、筆者らが取り上げた個々の研究の概説を終えるが、de Clérambault, McGhie & Chapman, Huberら、中井が指摘した初期症状が中安の提出した「初期分裂病症状一覧」の三〇種の症状の中では何に該当するかを明示するために、（すでに本文中において個々には記載しておいたが）症状対応表（表3）を掲げておくことにする。

表 3　初期分裂病症状（中安）と先行研究との対比

中安信夫（1990） 初期分裂病症状（1996）	de Clérambault G（1920） 小精神自動症	McGhie A & Chapman J（1961） 初期分裂病における注意と知覚の障害	Huber G ら（1966） 基底症状（BSABS：1987）	中井久夫（1974） いつわりの静穏期
No.1　自生思考	a－①純粋に観念的な現象：マンチスム，抽象解放，抽象直観，抽象意思，観念漏出 b－④一次性および二次性注意散漫（一部）	d　思考の変化	C.1.1　思考干渉 C.1.3　思考促迫，思考疾駆	⑦「思路の無限延長，無限分岐，彷徨」／「視空間化された，思路の枝細工」 ⑧「頭の中のさわがしさ（ざわめき）」／「聴空間化された，観念の自由基のひしめき合うざわめき」
No.2　自生視覚表象				？③「超限的記憶力増大感」
No.3　自生記憶想起			？C.2.5　聴覚性知覚の変容（亜型 2）	⑪遠い過去の表象の接近
No.4　自生内言ないし考想化声				⑨内的言語の超限的増大
No.5　自生空想表象				
No.6　聴覚性気付き亢進		a　注意の障害	C.1.1　思考干渉 C.2.4　音過敏，要素幻聴（亜型 1） C.2.8　感覚性過覚醒	⑩「聴覚過敏」（ことに，些細かつ警戒的な音，かすかな会話の断片や語調に対して）
No.7　視覚性気付き亢進		a　注意の障害	C.1.1　思考干渉 C.2.8　感覚性過覚醒	

中安信夫	de Clérambault G	McGhie A & Chapman J	Huber G ら	中井久夫
No.8　固有感覚性気付き亢進		c　動作と身体認知の変化（一部）		
No.9　漠とした被注察感ないし実体的意識性				？⑪遠い過去の表象の接近
No.10　緊迫困惑気分				
No.11　聴覚の強度増大ないし質的変容		b－①感覚の質の変化	C.2.4　音過敏，要素幻聴（亜型 1） C.2.5　聴覚性知覚の変容（亜型 1）	②知覚過敏／図式空間への注意の欠落（一部）
No.12　要素幻聴			C.2.4　音過敏，要素幻聴（亜型 2）	⑦「思路の無限延長，無限分岐，彷徨」／「視空間化された，思路の枝細工」（一部） ⑧「頭の中のさわがしさ（ざわめき）」／聴空間化された，観念の自由基のひしめき合うざわめき」（一部）
No.13　呼名幻声	呼名			
No.14　音楽性幻聴（自生音楽表象）	音楽性幻聴		C.2.4　音過敏，要素幻聴（亜型 2）	
No.15　視覚の強度増大ないし質的変容		b－①感覚の質の変化	C.2.2　光過敏，ある視覚刺激に対する過敏，光視症（亜型 1） C.2.9　知覚の細部への固着（呪縛）	②知覚過敏／図式空間への注意の欠落（一部）

No.16　要素幻視			C.2.2　光過敏，ある視覚刺激に対する過敏，光視症（亜型 2）	
No.17　非実在と判断される複雑幻視ないし会話幻聴				
No.18　味覚・嗅覚の変化			C.2.6　嗅覚・味覚・感覚（触覚）領域の知覚変化（亜型 1，2）	
No.19　皮膚異常感覚	皮膚異常感覚		D.1　麻痺・硬直感覚（一部） D.7　身体内部あるいは身体表面の運動・牽引・圧迫感覚—身体表面外側の領域における感覚	
No.20　身体動揺・浮遊感			D.8　異常な重さ，軽さ，および空虚の感覚。落下・沈下現象と浮遊・挙上現象 D.10　運動感覚（四肢の偽運動） D.11　前庭感覚（質的に奇妙な空間感覚障害・平衡障害）（一部）	

中安信夫	de Clérambault G	McGhie A & Chapman J	Huber G ら	中井久夫
No.21　体感異常	体感異常		D.4　遊走感覚 D.7　身体内部あるいは身体表面の運動・牽引・圧迫感覚―身体内部の運動感覚／身体表面の内側の走行感覚／身体内部・表面における圧迫・牽引感覚	?①身体感覚の消失，ないし奇妙な身体感覚の突発
No.22　二重心ないし二重身				
No.23　体外離脱体験				
No.24　離人症	離人感		B.3.4　自己精神離人症	
No.25　現実感喪失			C.2.11　現実感喪失 D.1.1　自己身体の疎隔体験―身体精神離人症	?①身体感覚の消失，ないし奇妙な身体感覚の突発
No.26　即時理解ないし即時判断の障害		b－②話し言葉の知覚	C.1.6　受容言語の障害 C.2.7　知覚の意味理解の障害	
No.27　即時記憶の障害		b－②話し言葉の知覚	C.1.8　超短期記憶の障害によって引き起こされる計算能力の障害を含む（超短期記憶の）即時保持の障害	
No.28　心的空白体験				

No.29　アンヘドニア			A.6.2　異なった感情性質を弁別できないこと（状態感情の変容） A.6.3　肯定的他者評価感情および共感感情の減弱（障害，喪失）	
No.30　面前他者に関する注察・被害念慮				
その他の症状	a－②純粋に言語的な現象（細分化された言葉遊び）：爆発的な語，変形された語，歪んだ語，長々と続く言葉，さまざまな音節遊び，奇異な抑揚 a－③観念言語性現象：異質思考，思考奪取，思考察知，思考反響，読書反響，身ぶり言表，行為批評，問いかけ，自問自答する思考 a－④視覚自動症：思い出の無言の繰糸，純粋空想表象 a－⑤感情・情動・意志自動症	b－③知覚と運動 e　感情の変化	C.1.2　特定の思考内容の強迫様保続 C.1.4　思路の途絶 C.1.5　集中力の障害 C.1.7　表出言語の障害 C.1.9　短期記憶の障害 C.1.10　長期記憶の特殊な構造的障害 C.1.11　分類不能な記憶障害 C.1.12　思考過程の緩徐化・困難化 C.1.13　思考自発性，「思考エネルギー」の障害 C.1.14　再視覚化の障害 C.1.15　表象と知覚，あるいは空想表象と記憶表象の弁別障害	④浅眠と夢内容の変化（同一夢，悪夢） ⑤不吉な予感ないし内的促迫とその行動化 ⑥「超覚醒感と圧倒的な抑留された睡眠切迫感とでもいうべきものの共存」 ⑪未来すなわち死の接近

中安信夫	de Clérambault G	McGhie A & Chapman J	Huber G ら	中井久夫
	b－①思考消失と忘却 b－②思考停止と思考空白 b－③対象のない困惑 c－①思考置換，忘却と投入 c－②不可視だが認識される思考の通過 c－③人物誤認，類似，人物と事物の異様さ		C.1.16 象徴把握の障害（具象化傾向） C.1.17「主体中心性」（自己関係づけ傾向） C.2.1 ぼんやりと曇って見えること，一過性の盲，部分視 C.2.3 他の視覚性障害 C.2.10 自らの行為の知覚の運動性の障害 C.3.1 運動干渉，自動症状群 C.3.2 運動途絶，呪縛状態 C.3.3 自動化された技能の喪失（自動症喪失） C.3.4 精神運動性緩徐化，言語の精神運動性組織化の障害 C.3.5 錐体外路性様・チック様の多動という，自ら知覚された運動障害 D.2 運動衰弱の感覚（「不随感覚」） D.3 限局性の痛感覚（刺す，切る，焼ける） D.5 感電感覚	

			D.6　熱感覚（暑さ，寒さの感覚）
			D.9　縮小・萎縮・狭窄の感覚，肥大・拡大の感覚
			D.12　感覚的・知覚的に誘発された錯感覚
			D.13　分類不能な体感症
			D.14　異常感覚発作
			D.15　体感症を伴わない発作性の（誘発されたのではない，内因性の）不安状態

文献

（1）Cameron, D.E. : Early schizophrenia. Am J Psychiatry 95: 567–578, 1938.

（2）Cameron, D.E. : Early diagnosis of schizophrenia by general practitioner. N Engl J Med 218 : 221–224 ,1938.

（3）Chapman J : The early symptoms of schizophrenia. Br J Psychiatry 112 : 225–251, 1966.

（4）Conrad.K. : Die beginnende Schizophrenie—Versuch einer Gestaltsanalyse des Wahns. Georg Thieme Verlag, Stuttgart, 1958.（吉永五郎訳：『精神分裂病—その発動過程』。医学書院、東京、一九七三。山口直彦、安克昌、中井久夫訳：『分裂病のはじまり』。岩崎学術出版社、東京、一九九四）

（5）Crider, A. : The Schizoprenic Psychosis. Schizophrenia : a biopsychological perspective. p.28-60, Lawrence Erlbaum Associates, New Jersey, 1979.

（6）de Clérambault, G. : Automatisme mental et scission du moi. Oeuvre psychiatrique, Tome II, p.457–467, P.U.F. Par-

is, 1942.（高橋徹、中谷陽二訳：精神医学、一九：五二七—五三五、一九七七）
（7） de Clérambault ,G. : Automatisme mental. Oeuvre psychiatrique, Tome Ⅱ, p.453–654, P.U.F. Paris, 1942.（針間博彦訳：『精神自動症』。星和書店、東京、一九九八）
（8） Donlon, P. and Blacker, K. : Clinical recognition of early schizophrenic decompensation. Dis Nerv Syst 36 : 323–330, 1975.
（9） Dudek, S. Z. : Intelligence, psychopathology, and primary thinking disorder in early schizophrenia. J Nerv Ment Dis 148 : 515–527, 1969.
（10） Freedman, B. and Chapman, L. J. : Early subjective experience in schizophrenic episodes. J Abnorm Psychol 82 : 46–54, 1973.
（11） Freedman,B.J. : The subjective experience of perceptual and cognitive disturbances in schizophrenia — a review of autobiographical accounts. Arch Gen Psychiat 30 : 333–340, 1974.
（12） Gross,G : Prodrome und Vorpostensyndrome schizophrener Erkrankungen. Huber, G.ed. : Schizophrenie und Zyklothymie — Ergebnisse und Probleme. Georg Thieme Verlag, Stuttgart, 1969.（保崎秀夫、武正健一、浅井昌弘ほか訳：『精神分裂病と躁うつ病—臨床経験と問題点』。医学書院、東京、一九七四）
（13） Gross, G., Huber, G., Klosterkötter, J. und Linz, M. : BSABS. Bonner Skala für die Beurteilung von Basissymptomen. Springer–Verlag, Berlin,1987.
（14） Gross, G., Huber, G. and Klosterkötter, J. : Early diagnosis of schizophrenia. Neurol Psychiat Brain Res 1 : 17-22, 1992.
（15） Hafner, H., Maurer, K., Loffler, W., et al : The epidemiology of early schizophrenia. Influence of age and gender on onset and early course. Br J Psychiatry — Supplement（23）, 29–38, 1994 .
（16） Huber, G. : Reine Defektsyndrome und Basisstadien endogener Psychosen. Fortschritte der Neurologie-Psychiatrie 34 : 409–426, 1966.
（17） Huber, G. : Das Konzept substratnaher Basissymptome und seine Bedeutung für Theorie und Therapie schizophrener Erkrankungen. Nervenarzt 54 : 23–32, 1983（坂元薫訳：基体近接的な基底症状の概念とその精神分裂病の理論と治療に対する意義。精神科治療学、三：六一五—六一九、一九八八）
（18） Huber, G. : Prodrome der Schizophrenie. Fortschr Neurol Psychiat 63 : 131–138, 1995.
（19） 清田一民：分裂病の早期兆候。精神医学、二〇：六〇九—六一七、一九七八。

(20) 小木貞孝：『フランスの妄想研究』。金剛出版、東京、一九八五。
(21) MacDonald, N.: Living with schizophrenia. Canad Med Assoc J 82 : 218-221, 678-681, 1960.
(22) McGhie, A. and Chapman, J.: Disorders of attention and perception in early schizophrenia. Br J Med Psychol 34 : 103-116, 1961.（天谷太郎、飯島幸生、加藤雅人、中安信夫訳：初期分裂病における注意と知覚の障害。思春期青年期精神医学、一：九二―一一〇、一九九一）
(23) Meares, A.: The diagnosis of pre-psychotic schizophrenia.Lancet 1 : 55-58, 1959.
(24) Montague, L. R., Tantam,D., Newby, D. et al : The incidence of negative symptoms in early schizophrenia, mania and other psychoses. Acta Psychiat Scand 79 : 613-618, 1989.
(25) 中井久夫：分裂病の発病過程とその転導。木村敏編：『分裂病の精神病理3』、東京大学出版会、東京、一―六〇、一九七四。
(26) 中井久夫：奇妙な静けさとざわめきとひしめき―臨床的発病に直接先駆する一時期について。中井久夫編：『分裂病の精神病理8』、東京大学出版会、東京、二六一―二九七、一九七九。
(27) 中安信夫：背景思考の聴覚化―幻声とその周辺症状をめぐって。内沼幸雄編：『分裂病の精神病理14』、東京大学出版会、東京、一九九―二三五、一九八五。**（前書第一章）**
(28) 中安信夫：『初期分裂病』。星和書店、東京、一九九〇。
(29) 中安信夫：状況意味失認と内因反応―症候学からみた分裂病の成因と症状形成機序。臨床精神病理、一一：二〇五―二一九、一九九〇。**（前書第八章）**
(30) 中安信夫：『分裂病症候学―記述現象学的記載から神経心理学的理解へ』。星和書店、東京、一九九一。
(31) 中安信夫：症例15初期分裂病。木村敏編：『シリーズ精神科症例集1　精神分裂病Ⅰ―精神病理』、中山書店、東京、二〇九―二三四、一九九四。
(32) 中安信夫：『初期分裂病／補稿』。星和書店、東京、一九九六。
(33) Nakayasu.N.: Symptomatology of early schizophrenia in Japan. Proceeding of the 6th Cultural Psychiatry Symposium in Japan, Korea and Taiwan ― Symptomatology of Schizophrenia in East Asia. p.1-23, The East Asian Academy of Cultural Psychiatry , 1996.
(34) Pichot, P.: Clérambault dans le psychiatrie française de son temps.（工藤行夫訳：クレランボーとフランス精神医学―その生きた時代〈第42回日本病跡学会特別講演〉）日本病跡学会雑誌第五〇号：一七―二五、一九九五。

（35）Schneider, K.：Klinishe Psychopathologie.(6 Aufl.) Thieme, Stuttgart, 1962.（平井静也、鹿子木敏範訳：臨床精神病理学。文光堂、東京、一九六八）。

（36）Sullivan, H.S.：Schizoprenia as a human prosess. W. W. Norton & Co, New York, 1962.（中井久夫、安克昌、岩井圭司他訳：『分裂病は人間的過程である』。みすず書房　東京、一九九五）

（37）高橋徹、中谷陽二：ドゥ・クレランボー。保崎秀夫、高橋徹編：『近代精神病理学の思想』、金剛出版、東京、三七一五九、一九八三。

（38）徳田康年：精神分裂病における「気になる」という体験について―注意の様態と関連して。臨床精神病理、五：一二五―一四一、一九八五。

（39）Vincent, T.：De l'automatisme mental àla forclusion：Notes sur l'influence de De Clérambault sur la pensée lacanienne. L'Evolution Psychiatrique 49：1119-1131, 1984.（針間博彦、関直彦訳：精神自動症から排除へ―クレランボーがラカンの考え方に与えた影響。精神科治療学、一一：四一九―四二三、一一：五三七―五四一、一九九六）

（40）山田幸彦、五味渕満徳：精神分裂症における視知覚変容の現象学的研究。精神経誌、九四：六二五―六四七、一九九二。

（針間博彦、関由賀子氏との共著。松下正明総編集：『臨床精神医学講座2　精神分裂病Ⅰ』、中山書店、東京、三一三―三四八、一九九九から抜粋・改題）

第一二章　精神自動症と初期分裂病

ここに同僚である針間博彦氏によって訳出されたものは、Fretet, J. の編集による de Clérambault, G.：Œuvre Psychiatrique.（ドゥ・クレランボー：精神医学著作集）P. U. F., Paris, 1942 の第五部：精神自動症（四五三―六五四頁）に収載された全論文である。クレランボーに対する近年の再評価のゆえか、本著作集は一九八七年にフランス本国でも復刻されたが、針間氏が訳出に用いたのは筆者が彼に貸与した一九四二年発刊の原本である。この原本は、筆者が精神科医となって七〜八年の頃、ある古書店を通して世界中を捜して入手したものであり、フランス語を学んで読みたいと思いつつも書棚に死蔵したままになっていたものである。今回、針間氏の翻訳をえて、この本も日の目を見たことになる。

さて、筆者がこの本を是が非でも読みたいと思ったのはなにゆえか。それは、高橋徹、中谷陽二の両氏によって雑誌「精神医学」（一九：五二七―五三五、一九七七）に翻訳紹介されたクレランボーの初期の論文 'Automatisme mental et scission du moi'（精神自動症と自我分裂：本書第二章の二）を読んで、精神自動症とりわけ小精神自動症と筆者が当時注目し始めていた初期分裂病との間に共通性を見いだしたことにあるが、併せてクレランボーがパリ市警視庁特別医務院での一回かぎりの鑑定業務をとおしてその精神自動症論を形成したことと、筆者が入局当時の東大精神科の分裂に起因する、外来診療のみという特殊な研修の場をとおして初期分裂病概念を構想し始めていたこととの間にある種の因縁を感じ取り、おこがましくも自らをクレランボーになぞらえるところがあったからである。

さて、クレランボーの精神自動症論とはいかなるものか。詳しくは本書をお読みいただくしかないが、ごく最近、訳者である針間氏ならびに関由賀子氏と筆者の三名で、初期分裂病の観点から分裂病の特異的初期症状に関するこれまでの文献を総説する機会に恵まれたので（中安信夫、針間博彦、関由賀子：初期症状．松下正明総編集：臨床精神医学講座2　精神分裂病Ⅰ．中山書店、東京、一九九九）、その中のクレランボーの項を以下に転載し、精神自動症論の概略を示すことにする（以下の文中において〔　〕内に筆者らの初期症状名を記した箇所があるが、それはクレランボーの記載した症状と筆者らのそれとの対応を明示せんがためである）。

de Clérambault, G.：小精神自動症 petit automatisme mental（1920）

de Clérambault, G. は一九二〇年に自身の臨床観察から、フランスでいう慢性幻覚精神病 psychose hallucinatoire chronique（この疾患概念はわが国の疾患分類によれば妄想型分裂病に含まれるものである）において、種々の幻覚を伴う妄想症では、根源的現象である精神自動症と二次的な知的構築である妄想の二つの次元を区別する必要があると述べ、精神自動症概念を提唱した。つまり妄想はあくまで二次的なものであり、その核をなすものは、幻覚や、明らかな幻覚が認められる以前の初期現象としてみられる諸症状であるという考えを打ち出した。それらの症状の総体が精神自動症であるが、この症状群の中で de Clérambault 自身が特に注目したものは、明確な幻覚（例えば主題的で客体化した幻聴）とは区別される、それまでに注目されてこなかった微細な現象であり、彼はこの症状群を小精神自動症、受動症候群、干渉症候群、強制症候群、S症候群などさまざまな名称で呼んでいる。

それではこの小精神自動症とは具体的には如何なるものであろうか。de Clérambault は精神自動症について数多くの論文を書いているが、精神自動症と小精神自動症の概念を整理し矛盾なく説明することには厳密でなかったと思われ、その特徴については述べてはいるものの、明確な定義を示してはいない。彼が記載したその特徴とは、

(1)その内容は感情面では中立的で、観念面では無主題的である――単に思考の二重化のみからなる

(2)その性状は非感覚性である――異質化する思考はやはり通常の思考の形態を取っており、感覚性の形態をとるまでには分化していない。この未分化な形態は、ある場合には漠然とした断片的な多様な感覚要素を伴い、またある場合は感覚要素を欠いた、抽象的なことがらとさまざまな心的動向の混合からなる

(3)精神病的衰退においては最初期の兆候となっている

という三点であり、いわゆる幻覚は、聴覚性のものであれ精神運動性のものであれ、いずれも遅発性のものであり、まず最初に知性のもっとも繊細な機構が冒され、次いで明確な感覚障害が始まるとしており、その発生は自律的な過程であると述べている。またこの症状群が、第一には微細であり、第二には精神病の進行期においてはより強い不安をもたらす諸症状のために患者がそれらを顧みることがないとして、小精神自動症の諸現象が臨床上見落とされがちなことに注意を喚起している。

これらの特徴から、小精神自動症は主に思考に関連する症状群ということになるわけであるが、de Clérambault が実際に初期現象であるとして見いだした症状はそれのみにとどまらず、視覚性（視覚自動症）や感情性（感情・情動・意志自動症）、感覚性（嗅覚、味覚、性感）、運動性（作為体験）などの症状も同様な過程から出現する現象として記述し

ている。

以下に小精神自動症の具体的な症状について示すが、de Clérambault が記載した数ある症状名のうち、それがどのような定義で使用され、具体的にはどのような陳述を指しているのかが明確に示されたものはそのごく一部だけであり、また de Clérambault 自身は明瞭な症状リストも提出していない。よって、ここでは彼の数多くの精神自動症に関する論文を参照しての筆者らのまとめを提出しておきたい。

なお、小精神自動症の中には、自らの意志とは関係なく、かといって明確な他者からなされるのでもない〝させられ体験〟が多く含まれている。それらの症状については傍線を引いて示しておいたが、これらは現在一般には自我意識障害に含まれる症状であり、その多くが Schneider, K. によって分裂病の一級症状と呼ばれたものである。

（a）陽性現象（＝闖入という現象）

①純粋に観念的な現象〔自生思考〕

これらは明確な言語性も観念性も有していない未分化な思考の噴出のことであり、小精神自動症の中核的諸症状である。その基盤は「要素的思考のいわば分子としての障害」、つまり要素的思考が形成される過程で、また意識に統合される過程で障害されることであるとされる。その特徴として「（1）最初に侵襲をうける思考は未分化なかたち、つまり抽象的で感覚性が断片的にしかないかたちである。これは正常思考のかたちである。（2）抽象的なものが具体的なものに先立って解き放たれると思われる。（3）具体的なものが解き放たれるとき、それは初めは主に細分化された現象でしかない」。

この中に含まれる症状としては、マンチスム mentisme（観念が急速に止むことなく次々と浮かんできて抑えられない現象）、抽象解放（思考が患者の自我から開放されて未だ言語的表現をとらない状態＝ Baillarger, J. の精神幻覚）、抽象直感、抽象意思、観念漏出（考えが次々と押しつけられるように出てくる現象）などがある。

・考えたくもない、いろいろな考えがいつも浮かんできます。

・どうしていろいろな考えが頭の中に浮かぶのでしょう。

②純粋に言語的な現象（細分化された言葉遊び）

これらは純粋な言語領域における、観念内容や感情的主題を伴わない内言語あるいは外言語の噴出のことである（発声されたが無内容な文、ないしは文の断片、単語、音節が解き放たれる）。最も細分化された現象のなかでは、爆発的な語、変形された語、歪んだ語、長々と続く言葉、さまざまな音節遊び、奇異な抑揚などが注目される。

③観念言語性現象

これらは①、②より遅発性であり、それらが言語性や観念性を帯びるようになった形態である。言語化傾向が進行すると、最初は未分化であった思考が次第に聴覚化、あるいは言語運動化する。これがさらに進展し、言語化、客体化、個別化、主題的という四つの特徴がそろうと、明確な幻声が形成される。

ここに含まれる症状としては、異質思考（「自分の考えではない考えが入れられます」「考えを頭の中に忍び込ませられます」）、思考奪取（「頭から考えが奪い取られる」）、思考察知、思考反響、読書反響、身振り言表（身振りが言い表わされること）、行為批評（行動を批評されること）、問いかけ、自問自答する思考などがある。反響は小精神自動症の中心的現象であり、これが変化すると言表が生じ、言表が拡大すると自律的観念形成となる。自律的観念形成が拡大すると第二人格が生じる。

〈筆者解説〉

ここには思考に関するさせられ体験が多く含まれているが、先にも述べたようにこれらは一般には自我意識障害に含まれる症状であり、その多くがSchneiderによって分裂病の一級症状と呼ばれ、現在では分裂病の中核症状として認識されているようである。しかしSchneiderが多くのさせられ体験にこうした認識を与える以前に、de Clérambaultはさせられ体験を極期の症状（明確な幻声や妄想）とは区別してより早発性の症状とし、さらにさせられ体験に先行して出現する症状として「純粋に観念的な現象（＝自生思考）」を位置付けている。このようにそれぞれの症状の出現時期が異なることを述べたことは、筆者の一人中安が「背景思考の聴覚化」論の中で、思考に関するさせられ体験は、背景思考が聴覚化し最終的に幻声を形成する過程において移行形態として存在しうること、つまり極期に至る以前の症状として認められると述べていることに通じる考え方である。

④視覚自動症

一種の表象マンチスムである。思い出の無言の繰糸（「思い出を見させられる」と表現される現象）や、純粋空想表象（「空想的内容を見させられる」と表現される現象）が含まれる。

⑤感情・情動・意志自動症

陽気さ、悲しみ、不安、驚き、他人への愛着、怒りなどをさせられる現象として感じること。これらは唐突に、非論理的に起こり、自然に消失する。

（b）陰性現象（＝抑制という現象）

①思考消失と忘却

「考えていることが突然消え、忘れさせられ、止められる」と表現される現象。

②思考停止と思考空白

今自分が何を考えているのかわからなくなる。患者が認識するのは、一つにまとまることのない思考の断片である。患者は浮かんでこない考えを待っている。心に雲がかかったようであり、そのために患者は何の考えも垣間見ることができない。

③対象のない困惑

④一次性および二次性注意散漫〔一部、自生思考〕

一次性注意散漫は器質性原因によるものであり、進行麻痺患者の注意散漫のように、観念漏出のなかで持続する。二次性注意散漫は観念あるいは表象が多いことの結果である。

・考えがあまりにも速く、次々と出てきます。考えることができません。引っ張られてばかりです。私はあまりにも多くのことを考えることしかできません。私の考えはいつも散ってばかりです。

（c）混合現象（＝干渉という現象）

①思考置換、忘却と投入

考えている思考がたえず別の思考に置き換えられる現象。

②不可視だが認識される思考の通過

これは空白を認識すること、あるいは一時的で下意識的な対象を認識することである。これは先取された認識と忘却が組み合わさったものである。主体はある思考が差し迫っていると感じるが、それがどのような内容であるのかは明確化できず、この認識された思考は明確化されないまま消える。この現象はいわば通り過ぎた対象の影を認識することである。

③人物誤認、類似、人物と事物の異様さ

「人が誰だか分からさせられる。疲れていると、人が変な様子に見える」と表現される現象。

そのほか、Clérambault が記載した諸症状のうち、小精神自動症として記載されてはいないものの筆者らの初期分裂病症状に合致するものとして、体感異常、皮膚異常感覚、離人感、音楽性幻聴、呼名などがあげられる。

上記の論文では明確に述べることはなかったが、またクレランボー自身も明確に分けているわけではないが、「精神自動症」という術語には二つの用法が認められる。第一の用法はその術語（ことに小精神自動症）を一種の症候群名として用いるものであり、第二の用法はそれを症状形成論として用いるものである。クレランボーに触発されつつ行なってきた筆者自身の研究との対応を述べれば、前者に相応するものが「初期分裂病」であり、後者に相応するものが「状況意味失認―内因反応仮説」である。これらの各々において、クレランボーの考えと筆者のそれとの間には共通と差異が認められるが、その点を以下に簡略に記しておこう。

まず症候群としての精神自動症と初期分裂病との間の共通と差異であるが、ここでは各々が取り上げている症状の領域および病期にいくぶんかの共通と大きな差異を見て取ることができる。筆者の観点から論じるが、クレランボーが小精神自動症として注目した症状の領域は主として思考面であり、また病期に関しては、クレランボーのあげた症状の多くがドイツ語圏精神医学でいう自我障害であることからわかるように、筆者のいう初期からはいささか進んだ段階にあるものと思われる。したがって、筆者の提唱する初期分裂病症状（特異的四主徴）のうち取り上げられている症状は自生体験、ことに自生思考のみであって、その他の自生体験（自生視覚表象、自生記憶想起、自生内言、自生空想表象：それを思わせる記述が、例えば〝思い出の無言の繰糸〟、〝純粋空想表象〟などがあるが、いずれもその生成に関する患者の陳述は「～させられる」となっている）や気付き亢進、漠とした被注察感、緊迫困惑気分の存在には気づかれていない。しかし、本訳書をお読みいただければわかるようにクレランボーのあげた症例はすべて、すでに十分に病像が開花した、いわば極期の症例であり、かつきわめて短期間の観察であったにもかかわらず、それらの症例が示した多彩な症状のなかから、何が先行した症状で何が続発した症状なのかをクレランボーは見抜いており、その臨床眼の鋭さには改めて舌を巻かざるをえない。

次に症状形成論としての精神自動症と状況意味失認―内因反応仮説との間の共通と差異であるが、慢性幻覚精神病はまずは中立的、無主題的、非感覚性の微細な症状の自律的発現として現れ、幻覚はその後に、つまり遅発性の現象として現れ、さらには妄想は「自動症の諸障害に対し、ともに健康なままである知性と感情が示す反応」であるというクレランボーの症状形成論と、障害は唯一下位機構に生じた状況意味失認だけであって、症状はその障害に対する無傷の上位機構の、それ自体は正当な反応（内因反応）によって形成されるという筆者の症状形成論との間に、筆者はある種の類似性を感得するのである。両者の差異として、第一にはクレランボーにおいては精神自動症が典型的に認められるとされる慢性幻覚精神病の遠因は種々の感染、中毒、あるいは外傷などの器質的脳損傷に求められている（したがって、慢性幻覚精神病は疾患単位というよりも臨床単位と考えられる）のに対し、筆者が分裂病の一次的障害と措定する状況意味失認とは意識下・自動的認知機構に生じた可逆的な機能失調であるとされており、第二にはクレランボーにおいては幻覚は精神自動症の一部を構成するものであり、他方妄想は精神自動症に対する反応であるとして、両者の形成機序に画然とした区別が与えられているが、筆者の状況意味失認―内因反応仮説においては両者の形成機序はまったく同格のものとされていること（これには、幻聴の先行症状と考えられる自生思考は取り上げられているのに対し、妄想知覚の先行症状である気付き亢進は見落とされてしまったということが関係していよう）、第三にはクレランボーが妄想の形成を説明するにあたって用いた「反応」とは、精神自動症という症状に対する、いわば心の反応ないし精神力動 psychodynamics であるが、筆者が症状形成全般（その中には妄想形成も含まれる）を説明するに用いた「反応」とは、状況意味失認という意識下の障害に対する脳の反応ないし脳力動 cerebrodynamics をさしていること、第四にはクレランボーが精神自動症自体を先に述べた器質的脳損傷の直接的現れであると考えているのに対し、筆者は初期分裂病症状すらも一次的な障害に対する反応にすぎないと考えていることなど、多々数え上げることはできるが、こうした差異をこえて、クレランボーと筆者のいずれもが病初期の自生的な症状（小精神自動症と初期分裂病症状）にこそ疾患の本態に迫る道があり、それは脳にこそ求められるべきであると考えたことは最大の共通点であると思われる。精神自動症と器質的脳損傷の局在との関連を十分な論拠なく、あまりにも機械論的に追い求めたクレランボーの後年の仕事は、その当時においてすら激しい批判にさらされるほどのものであったが、しかし上記の立論からはいわば当然の流れであったのであろう。〝クレランボーは急ぎすぎた！〟としか思われないが、その一事によってのみ分裂病（クレランボーによれば慢性幻覚精神病）の症状形成論に関するクレランボーの斬新な考え方が顧みられることなく否定されてきたとすれば、この間の半世紀をこえる歴史はひとりクレランボーにとってだけでなく、精神医学にとっても不幸なことであったと思われる。

クレランボーはその臨床眼の鋭さ、症例記載の簡潔明快さ、あるいはその有名な文体によってのみ評価されるものではなく、分裂病症状形成論に関するその慧眼さによってこそ、いま最も評価されるべきであると思われる。

クレランボーの著作を自らが読みたいがために、針間氏にこの訳業を依頼してすでに数年が経過した。忙しい臨床のあいまに寸暇を惜しんで訳出し、クレランボー独特の言い回しに訳文の推敲を重ね、筆者の依頼をこえてこの訳業を我が仕事として精進されてきた針間氏には、「ご苦労さま」とその労をねぎらうとともに、改めて敬意を表するものである。ここに星和書店のご好意により翻訳出版に至り、多くの方々にクレランボーの精神自動症論の全貌をお伝えできることを、訳者である針間氏とともに喜びたいと思う。

（針間博彦訳：『クレランボー精神自動症』、星和書店、東京、v-xiii、一九九八）

第一三章　初期統合失調症は近年になって出現してきた新しい病態か?

筆者の一人、中安[11]が小さなモノグラフにて「初期統合失調症 early schizophrenia」の概念を提唱したのは一九九〇年のことであった。幸いなことに、それに該当する患者の存在やこの概念の有用性は徐々に知られるところとなり、現在まで生き延びてきた[14]。筆者らの理解するところでは、それは臨床上一つの臨床単位として取り扱われるべき病態であるが、初期統合失調症というその名称に表わされているように、それは統合失調症の発病過程における初期段階を示す、いうならば病期型 type of stage であって、統合失調症の下位群を表わす亜型 subtype ではない。そして、この「統合失調症の発病過程における初期段階」という理解は、中安[13]による状況意味失認―内因反応仮説 situational meaning agnosia – endogenous reaction hypothesis という精神病理学的論証によっても、また臨床経過を追う中で症例の一部が幻覚妄想状態や緊張病状態などの極期に進展することの観察という実証研究[14]によっても支持されることとなった。

さて、筆者らは本小論のタイトルを「初期統合失調症は近年になって出現してきた新しい病態か?」としたが、その意図するところを述べておこう。それは、上記したように筆者らの理解では初期統合失調症とは「統合失調症の発病過程における初期段階」であって、そうした理解からは時代が変わり国が変わっても、いつでもどこでも見られた病態と思われるのであるが、本号の牛島定信、市橋秀夫両氏の対談「『統合失調症と社会学』―昨今の精神症状の軽症化について」[16]にもあるように、「統合失調症の軽症化」の一つの例として初期統合失調症が取り上げられることがあるからである。筆者らはそれに対して「否」と答えたいが、その証明を過去の文献の症例記載をつぶさに見ていくことによって行いたいと思う。

　このことに関連して、筆者ら[12]は既に一度同様の試みを行っている。それは、統合失調症の特異的初期症状を包括的に取り扱っていると判断された研究を取り上げ、そこに記された症状と筆者らの初期統合失調症症状との対応を一覧表にして記すという試みであった。そこで取り上げた研究は de Clérambault, G.[3] の小精神自動症 petit automatisme mental（一九二〇）、McGhie, A. & Chapman, J.[9] の初期統合失調症 early schizophrenia（一九六二）、Huber, G.[5,8] らの基底症状 Basissymptome（一九六六、一九八七）、および中井久夫[10]の「いつわりの静穏期」（一九七四）であり、そこに記された諸症状と初期統合失調症症状との間には相当の重なりがあることが判明したが、ただし、上記の研究は de Clérambault のそれが慢性幻覚精神病（現今では統合失調症に包含される）において明確な幻覚や二次的な妄想に先駆する諸症状であり、McGhie & Chapman および Huber らのそれは病態機序の追究という点から各々基本（一次的）障害、基底症状とされたものであり、また中井のそれは発病時臨界期と臨床的発病の間に挟まれる時期のことであって、表現の仕方は異なるとはいえ、病期区分という観点からは概ね統合失調症の初期段階の症状に焦点を合わせたものであって、重なりがあるのもいわば当然というものであった。このように筆者らの眼からは「当然」なのであるが、いまここで問題にしている「初期統合失調症は近年になって出現してきた新しい病態か？」という設問には、それは「否」という明確な回答を与えることとなった。それというのも、de Clérambault の報告は早くも一九二〇年になされたものであり、他の研究者らの報告も「統合失調症の軽症化」が囁かれるようになる以前の研究だからである。

　さて、先の論文執筆の際に上記の de Clérambault らの研究と違って原著者らが亜型として、あるいはまた症候群として呈示していることを考慮して取り上げることを断念したものがある。それらは Wyrsch, J.[17]（一九四〇）および Blankenburg, W.[1]（一九七一）の内省型単純型統合失調症、Hoch, P. & Polatin, P.[6] の偽神経症性統合失調症（一九四九）、および Glatzel, J. u. Huber, G.[4] の内因性若年—無力性不全症候群（一九六八）であるが（Blankenburg の症例アンネ・ラウについては一部、[11] および内因性若年—無力性不全症候群については全面的に[15]、すでに別稿にて検討を行ったことがある）、今回はこれらの原論文の記載の中に筆者らの初期統合失調症症状に合致する記載が見られるか否かという検討を改めて全面的に行うことにした。というのも、これらは症状の重なりという点からも、また例えば Wyrsch の症例12：St.アンネマリーは後に緊張病性欠陥状態に陥り[2]、Hoch & Polatin の症例の五～二〇年後の転帰調査によれば二〇％が明らかな統合失調症症状を呈したという経過[7]の点からも、原症例の特殊性もしくは原著者の着眼点の違いはあるとしても、各々が筆者らの初期統合失調症の概念に包摂されるものではないのかと思われたからである。

　以下、その検討結果を「初期統合失調症と関連病態との症状対応表」として、先に検討した de Clérambault、McGhie & Chapman, Huber、および中井の報告例とともに一覧表示する。この症状対応表が示すところは、筆者らの初期統合失調症症状の観点からは、小精神自動症、early schizophrenia、基底症状、「いつわりの静穏期」と同様に、内省型単純型統合失調症、偽神経症性統合失調症、内因性若年—無力性不全症候群も初期統合失調症に包摂されるものではないか、少なくともその可能性はあるということであり、初期統合失調症は決して近年になって新しく出現してきた病態ではないことが示唆されるのである。ただし、原症例の特殊性もしくは原著者の着眼点である、内省型単純型統合失調症における「支えの喪失（Wyrsch）」ならびに「自然な自明性の喪失（Blankenburg）」、偽神経症性統合失調症における「汎不安・汎神経症」が初期統合失調症の観点からはいかなるものと解せるかは、後日稿を改めて論じたいと思う（内因性若年―無力性不全症候群における「（トリアスである）身体感情障害、疎隔体験、思考障害」については既稿[15]にて論じた）。

文献

（1）Blankenburg,W.：Der Verlust der natürlichen Selbstverständlichkeit―Ein Beitrag zur Psychopathologie symptomarmer Schizophrenien. Ferdinand Enke Verlag, Stuttgart, 1971.（木村敏、岡本進、島弘嗣訳：『自明性の喪失―分裂病の現象学』。みすず書房、東京、一九七八）

（2）Cornu, F.：Katamnestische Erhebungenüber den Verlauf einfacher Schizophrenien. Psychiat. Neurol.（Basel）, 135：129-175, 1958.

（3）de Clérambault, G.：Automatisme mental. Oeuvre Psychiatrique, Tome II, p.453-654, PUF.（針間博彦訳：『クレランボー―精神自動症』。星和書店、東京、一九九八）

（4）Glatzel, J. und Huber, G.：Zur Phänomenologie eines Typs endogener juvenil-asthenischer Versagenssyndrome. Psychiat. Clin. 1：15-31, 1968.（高橋俊彦、大磯英雄、青木勝ほか訳：内因性若年無力性不全症候群の一型に関する現象学。思春青年精学、二：一〇三―一一八、一九九二）

（5）Gross, G., Huber, G. und Klosterkötter, J. et al：BSABS. Bonner Skala für die Beurteilung von Basissymptomen. Springer-Verlag, Berlin, 1987.

（6）Hoch, P. and Polatin, P.：Pseudoneurotic form of schizophrenia. Psychiat. Quart. 23：248-276, 1949.（清水將之訳：偽神経症型の分裂病。思春青年精学、一：一九七-二一六、一九九一）

（7）Hoch, P. H., Cattell, J. P., Strahl, M. O. et al：The course and outcome of pseudoneurotic schizophrenia. Am. J. Psychiatry 118 : 106–115, 1962.

（8）Huber, G. : Reine Defektsyndrome und Basisstadien endogener Psychosen. Fortschr. Neurol. Psychiatr. 34 : 409-426, 1966.

（9）McGhie, A. and Chapman, J. : Disorders of attention and perception in early schizophrenia. Br. J Med. Psychol. 34 : pp.103–116, 1961.（天谷太郎、飯島幸生、加藤雅人ほか訳：初期分裂病における注意と知覚の障害。思春青年精学、一：九二—一一〇、一九九一）

（10）中井久夫：奇妙な静けさとざわめきとひしめき—臨床的発病に直接前駆する一時期について。中井久夫編：『分裂病の精神病理8』、東京大学出版会、東京、二六一—二九七、一九七九。

（11）中安信夫：『初期分裂病』。星和書店、東京、一九九〇。

（12）中安信夫、針間博彦、関由賀子：初期症状。松下正明編：『臨床精神医学講座2　精神分裂病I』、中山書店、東京、三一三—三四八、一九九九。**（本書第一一章）**

（13）中安信夫：要説：分裂病の病理発生と症状形成に関する状況意味失認—内因反応仮説（二〇〇一）。中安信夫：『増補改訂 分裂病症候学—記述現象学的記載から神経心理学的理解へ』、星和書店、東京、四三九—四七三、二〇〇一。**（前書第一六章）**

（14）中安信夫、村上靖彦編著：『思春期青年期ケース研究10　初期分裂病—精神分裂病の顕在発症予防をめざして』。岩崎学術出版社、東京、二〇〇四。（第I部が**本書第九章**）

（15）中安信夫、針間博彦：内因性若年—無力性不全症候群。中安信夫編：『稀で特異な精神症状群ないし状態像』、星和書店、東京、二〇五—二二四、二〇〇四。**（本書第一章）**

（16）牛島定信、市橋秀夫：対談「統合失調症と社会学」—昨今の精神症状の軽症化について。MARTA 5（1）：2–10, 2007.

（17）Wyrsch, J. : Über die Psychopathologie einfacher Schizophrenie. Mschr. Psychiat. Neurol. 102 : 75-106, 1940.

（関由賀子、針間博彦氏との共著。MARTA、五：一四—二一、二〇〇七）

	Wyrsch, J. (1940)	Blankenburg, W. (1971)	Hoch, P. and Polatin, P. (1949)	Glatzel, J. und Huber, G. (1968)
	内省型単純型統合失調症		偽神経症性統合失調症	内因性若年—無力性不全症候群
	・いまなお気が散り，とくに読むときに他の考えが繰り返し割り込んでくる。(症例 12) ・私の考えや思考はすべて制限がなくなっており，それらは私が自覚しないうちにとどまるところがなくなってしまい，何度も同じような混沌に終わった。(症例 13)	?・彼女は病院の見習い看護婦になった。しかし，そこでもやはり仕事にうちこむことができず，これまでと同じように，いつも「考えごと」ばかりしていた。いろいろな考えや疑問が頭の中にいつも住みついていた。 ・不自然な，へんてこなことを一度にたくさん考えたりした。	・いつも妙な恐怖心や考え方が頭に浮かんできて，並の生活とか幸せになるってことができそうにないんです。(症例 1)	?・本を系統立てて読むことができなくて，よけいに連想して読むのです。一点にまとまっているはずのものが次々に広がるのです。(症例 3)
		・考えが押しよせてきて苦しいという体験があった。…昼間はっきり眼がさめている状態での《夢》だとか《空想》だとかいういい方をされたが，実際の夢や空想とは違っていた。…《空想といってしまってはあまり正確ではありません。とにかく，なにかが中から出てくるのです》—（どんな内容の）《たとえば他の人たちにみられたいろいろな反応とか…別にはっきりしたものではなくて…ほんのとりとめのない考えなんです》—いろいろな考えが押しつけられるんです。どのようにそれに逆らおうとしてもだめなのです》。		

表　初期統合失調症と関連病態との症状対応表

中安　信夫（1990）	de Clérambault, G.（1920）	McGhie, A. and Chapman, J（1961）	Huber, G. ら（1966, 1987）	中井　久夫（1974）	
初期統合失調症	小精神自動症	early schizophrenia	基底症状	いつわりの静穏期	
No.1　自生思考	・純粋に観念的な現象：マンチスム，抽象解放，抽象直観，抽象 ・一次性および二次性注意散漫（一部）	d　思考の障害	C.1.1　思考干渉 C.1.3　思考促迫，思考疾駆	・「思路の無限延長，無限分岐，彷徨」／「視空間化された，思路の枝細工」 ・「頭の中の騒がしさ（ざわめき）」／「聴空間化された，観念の自由基のひしめき合うざわめき」	
No.2　自生視覚表象				?・「超限的記憶力増大感」	
No.3　自生記憶想起			?C.2.5　聴覚性知覚の変容（亜型2）	・遠い過去の表象の接近	

	Wyrsch, J. (1940)	Blankenburg, W. (1971)	Hoch, P. and Polatin, P. (1949)	Glatzel, J. und Huber, G. (1968)
	内省型単純型統合失調症		偽神経症性統合失調症	内因性若年—無力性不全症候群
			・この2年間ほど，時々(声がきこえます)。それは本当の声だったこともあるし，時として自分の考えが「声になって」聞こえてきたときもあった。(症例3) ・彼女はあたかも分身がいて自分に話しかけているようであり，その声が聞こえることもあった。…頭の中に声が聞こえているような気がし，その声は彼女が以前考えていたことを反復したり，以前にしたことを思い出させたりした。この声が自分の考えから出てきているものだと彼女はわかっていたけれども，それをコントロールすることはできなかった。(症例5)	
	?・一つの物音しか聞こえなくとも，それが何かの全く些細な音であっても，それと同時に完全な物語が私の心に浮かび，それが同じように負担になる。(症例13)		・たくさんの白昼夢を見ている。けれども，愉快な内容のものは一つもないという。(症例1) ・しばしば，女性を鞭打つとか皆殺しにすると言ったサディスティックな空想を抱いていた。こういった空想は以前は自慰と関連して心に描いたものであったけれども，今では自慰とは関わりなしに空想が浮かんでくるようになった。この想念は時として抑え込めないほど優勢になる。(症例4) ・わたしは空想を押さえ込むことができません。それ以外のことを私は考えられません。(症例4)	

前ページより続く

中安　信夫 (1990)	de Clérambault, G. (1920)	McGhie, A. and Chapman, J (1961)	Huber, G. ら (1966，1987)	中井　久夫 (1974)	
初期統合失調症	小精神自動症	early schizophrenia	基底症状	いつわりの静穏期	
No.4　自生内言ないし考想化声				・内的言語の超限的増大	
No.5　自生空想表象					
No.6　聴覚性気付き亢進		a　注意の障害	C.1.1　思考干渉 C.2.4　音過敏，要素幻聴（亜型 1） C.2.8　感覚性過覚醒	・「聴覚過敏」（ことに，些細かつ警戒的な音，かすかな会話の断片や語調に対して）	

	Wyrsch, J. (1940)	Blankenburg, W. (1971)	Hoch, P. and Polatin, P. (1949)	Glatzel, J. und Huber, G. (1968)
	内省型単純型統合失調症		偽神経症性統合失調症	内因性若年一無力性不全症候群
	・私は対象をあっさりと自分の中に取り込むことがまったくできない。その良さや美しさをあっさりと受け入れることができない。これほど多量の欠乏がすぐに過度にみえてしまい，そのため落ち着かなくなる。そして私が観察するのは，情景，色彩，地面，構造にすぎないか，あるいはとりわけすべてのものだ。窓から外を見ようとすると，まず割れ目や汚れなどが目につき，あっさりと見ることができない。こうしたことがすべて，これほどの大量さで，私の邪魔になる。(症例 13)			
			・社会生活の中で寛げないというひどい欠点が私にはあります。(症例 3)	
				・体の中心軸の延長部でポキンポキンと音がします。(症例 3)

前ページより続く

中安　信夫（1990）	de Clérambault, G.（1920）	McGhie, A. and Chapman, J（1961）	Huber, G. ら（1966, 1987）	中井　久夫（1974）	
初期統合失調症	小精神自動症	early schizophrenia	基底症状	いつわりの静穏期	
No.7　視覚性気付き亢進		a　注意の障害	C.1.1　思考干渉 C.2.8　感覚性過覚醒		
No.8　固有感覚性気付き亢進		c　動作と身体認知の変化（一部）			
No.9　漠とした被注察感ないし実体的意識性				?・遠い過去の表象の接近	
No.10　緊迫困惑気分／対他緊張					
No.11　聴覚の強度増大ないし質的変容		b－①感覚の質の変化	C.2.4　音過敏，要素幻聴（亜型1） C.2.5　聴覚性知覚の変容（亜型1）	・知覚過敏／図式空間への注意の欠落（一部）	
No.12　要素幻聴			C.2.4　音過敏，要素幻聴（亜型2）	・「思路の無限延長，無限分岐，彷徨」／「視空間化された，思路の枝細工」（一部） ・「頭の中のさわがしさ（ざわめき）」／聴空間化された，観念の自由基のひしめき合うざわめき」（一部）	

	Wyrsch, J. (1940)	Blankenburg, W. (1971)	Hoch, P. and Polatin, P. (1949)	Glatzel, J. und Huber, G. (1968)
	内省型単純型統合失調症		偽神経症性統合失調症	内因性若年一無力性不全症候群

前ページより続く

中安　信夫 (1990)	de Clérambault, G. (1920)	McGhie, A. and Chapman, J (1961)	Huber, G. ら (1966, 1987)	中井　久夫 (1974)	
初期統合失調症	小精神自動症	early schizophrenia	基底症状	いつわりの静穏期	
No.13　呼名幻声	呼名				
No.14　自生音楽表象(音楽性幻聴)	音楽性幻聴		C.2.4　音過敏，要素幻聴（亜型 2）		
No.15　視覚の強度増大ないし質的変容		b－①感覚の質の変化	C.2.2　光過敏，ある視覚刺激に対する過敏，光視症（亜型 1） C.2.9　知覚の細部への固着（呪縛）	・知覚過敏／図式空間への注意の欠落（一部）	
No.16　要素幻視			C.2.2　光過敏，ある視覚刺激に対する過敏，光視症（亜型 2）		
No.17　非実在と判断される複雑幻視ないし会話幻聴					
No.18　味覚・嗅覚の変化			C.2.6　嗅覚・味覚・感覚（触覚）領域の知覚変化（亜型 1，2）		
No.19　皮膚異常感覚	皮膚異常感覚		D.1　麻痺・硬直感覚（一部） D.7　身体内部あるいは身体表面の運動・牽引・圧迫感覚―身体表面外側の領域における感覚		
No.20　身体動揺・浮遊感			D.8　異常な重さ，軽さ，および空虚の感覚。落下・沈下現象と浮遊・挙上現象 D.10　運動感覚（四肢の偽運動） D.11　前庭感覚（質的に奇妙な空間感覚障害・平衡障害）（一部）		

	Wyrsch, J. (1940)	Blankenburg, W. (1971)	Hoch, P. and Polatin, P. (1949)	Glatzel, J. und Huber, G. (1968)
	内省型単純型統合失調症		偽神経症性統合失調症	内因性若年一無力性不全症候群
			・私の内臓はみんなひっくり返っているの。私のおなかの中はカラカラなの。私は千切れているんです。一部はここにあるけど，残りはどこかへ行ってしまったの。(症例 2)	・それは時々目の中でギリギリと痛む。その痛みはだんだんひどくなって，さながら脊髄が脳の中に入り込んでゆくようである。脊髄の末端から上にのぼる痛みが出て脳を取り巻いている。(症例 1) ・頭の中で何かが固くなるみたいです。頭の皮がコンクリートのように感じます。圧迫感と牽引感がいつも潜んでいて，それが強まります。頭の表面へと向かう圧迫感です。…（略）…圧迫感は胴へ，頭の中へ突き上がり，変化交代する体感と結びついています。つまり，ある時は重くのしかかって感じ，ある時は軽くて無感覚になります。それは自分の体との接触がなくなったことです。(症例 3)
			・無意識が私に悪戯をしてるんです。私は忘我状態だったんです。私自身，自分の体から遊離してたみたいです。私の意識は無意識の命じるままに行動しなければならないんです。私の無意識は他人の考えていることを行ったり話したりします。(症例 3)	・時々，ことにミルクや脂っこい食事やコーヒーの後，脳の前 1/3 が 2/3 から囲いで区切られているかのような感じがする。その場合，脳の前 1/3 では喋ったり読んだり見たりすることはできるが，後 2/3 ではもう何もできない。私はもうただ何が起きたってまったく前の 1/3 で生きているようなもので，後 2/3 はもう使いものにならないみたいだ。たとえば，記憶をたどることもできないし，脳から何かを取り出すことも取り入れることもできない。(症例 1)

前ページより続く

中安　信夫 (1990)	de Clérambault, G. (1920)	McGhie, A. and Chapman, J (1961)	Huber, G. ら (1966, 1987)	中井　久夫 (1974)	
初期統合失調症	小精神自動症	early schizophrenia	基底症状	いつわりの静穏期	
No.21　体感異常	体感異常		D.4　遊走感覚 D.7　身体内部あるいは身体表面の運動・牽引・圧迫感覚―身体内部の運動感覚／身体表面の内側の走行感覚／身体内部・表面における圧迫・牽引感覚	?・身体感覚の消失，ないし奇妙な身体感覚の突発	
No.22　二重心ないし二重身					
No.23　体外離脱体験					

	Wyrsch, J. (1940)	Blankenburg, W. (1971)	Hoch, P. and Polatin, P. (1949)	Glatzel, J. und Huber, G. (1968)
	内省型単純型統合失調症		偽神経症性統合失調症	内因性若年一無力性不全症候群
				・聞こえているのは自分の声でしかないのに，自分が喋っているのではない，という感じがします。つまり，自分の声はいつまでたっても，自分のものではないようです。手を洗っていても，まるで2本の別々の手が勝手に洗いあっているかのような感じがします。歩いても，私が動かしているのはもはや自分の体ではなく，自分のものではない体であるかのような感じがします。(症例2)
				・視覚的および聴覚的にはなるほど極めて正確であるものの本当らしくなくよそよそしく流れるカラー映画のようにすべてが見える。自分が果たしている役割は受動的なものです。(症例2) ・物はすべて同じような感じです。僕には視力障害かそれに似たようなものが出てきました。そのため立体的に物が見えず，周囲は一層平板になってしまうようです。もはや僕は物を見ても心を動かされません。僕はすべての物をガラスの壁を通して感じるのです。(症例3)
	・突然簡単な単語が理解できなくなる。(症例13)	?・アンネは答えの出る質問や出ない質問をいろいろとならべたてて母親を苦しめる。たとえばこれこれの服地はどんな服にいいか，どんなときにどんな服を着ればいいか，それはどうしてか，といった質問だった。 ?・《人の話がわからないって言うことが重荷なのです。ことばは聞こえます。ただ，人の話に心からはいっていくことができないのです》。		?・私はもはや物事がつかめず，物事の認識を失ってしまった。…出来事の間に関連を作り出すことができなくて，ただ理屈だけで理解力がない。(症例2) ?・テキストを読んでも問題が浮かび上がりません。何かよむとき，それが意味のあることだと僕らは知っていますが，それが僕には飛び込んで来ません。僕は1つの言葉をその意味関連性の中で把握していません。(症例3)

前ページより続く

中安 信夫 (1990)	de Clérambault, G. (1920)	McGhie, A. and Chapman, J (1961)	Huber, G. ら (1966, 1987)	中井 久夫 (1974)	
初期統合失調症	小精神自動症	early schizophrenia	基底症状	いつわりの静穏期	
No.24 離人症	離人感		B.3.4 自己精神離人症		
No.25 現実感喪失			C.2.11 現実感喪失 D.1.1 自己身体の疎隔体験—身体精神離人症	?・身体感覚の消失，ないし奇妙な身体感覚の突発	
No.26 即時理解ないし即時判断の障害		b−② 話し言葉の知覚	C.1.6 受容言語の障害 C.2.7 知覚の意味理解の障害		

	Wyrsch, J. (1940)	Blankenburg, W. (1971)	Hoch, P. and Polatin, P. (1949)	Glatzel, J. und Huber, G. (1968)
	内省型単純型統合失調症		偽神経症性統合失調症	内因性若年一無力性不全症候群
				?・私は記憶困難があり…（症例 2） ?・私は記憶が困難です。…いま僕を悩ましていることは，極端な集中力困難と記憶力の悪さです。…いろいろ試みた後に，結局自分は何が言いたかったのか忘れてしまいます。…テキストを読む際にも多くのことを忘れてしまいます。（症例 3）
		・ときどき話の筋道が失われることもあった。自分では考えが途切れる，急に《なんにもわからなく》なる，といっていた。		
	・辛いのは，ときどきすべてが味気なく思えることだ。何にも興味が湧かず，何も好きになれず，何にも関心が持てない。（症例 13）			・楽しみもなく意欲もなく，無関心で，硬直したようであり，「枯渇」していた。すべてのことが行き詰まってしまって，意味のないようにみえた。（症例 2）
		?・道で人が集まっているのに会うと，《私がそういった疑問を持っているということをその人たちがすぐに見抜いてしまう。でもそれが他人にわかるということはちっとも不思議じゃない》という妙な感じをいだくことがよくあった。	・入院中の女の子たちが私をからかっていたような気もします。あの子らが前意識やそれの及ぼす効果について話しているのが聞こえます。そんなときには，私は辻褄の合わないおしゃべりをして煙に捲くんです。（症例 3）	

前ページより続く

中安　信夫（1990）	de Clérambault, G.（1920）	McGhie, A. and Chapman, J（1961）	Huber, G. ら（1966, 1987）	中井　久夫（1974）	
初期統合失調症	小精神自動症	early schizophrenia	基底症状	いつわりの静穏期	
No.27　即時記憶の障害		b－②　話し言葉の知覚	C.1.8　超短期記憶の障害によって引き起こされる計算能力の障害を含む（超短期記憶の）即時保持の障害		
No.28　心的空白体験					
No.29　アンヘドニア			A.6.2　異なった感情性質を弁別できないこと（状態感情の変容） A.6.3　肯定的他者評価感情および共感感情の減弱（障害，喪失）		
No.30　面前他者に関する注察・被害念慮					

第一四章　初期分裂病の顕在発症予見

1　はじめに

本シンポジウムのテーマ名は「分裂病と分裂病以前」ですが、初期分裂病[7]を提唱してまいりました私の観点からのべますと、テーマ名にある「分裂病」とは分裂病の顕在発症をさしており、よってテーマ名「分裂病と分裂病以前」を「分裂病の顕在発症とそれ以前」と読み替えて議論をしたいと思います。私が初期分裂病の概念を提唱いたしましたのは、分裂病を早期に発見し、早期に治療することによって顕在発症を防止せんがためであって、したがって初期分裂病と診断すること自体が顕在発症を予見する一助となりますが、本日の発表において直接に取り上げますのは、私どもが初期分裂病と診断し、その治療を担当し、前向的 prospective に経過を観察した症例のうち、実際に不幸にものちに顕在発症した自験九症例であり、それらの症例の臨床データを解析することを通して、のちのち顕在発症する可能性の高い症例を初期分裂病の段階で予見しうるか否かという検討結果をお示ししたいと思います。

さて、顕在発症例についてのべる前に、その前提として私が提唱してまいりました「初期分裂病」の概念、臨床像、およびそれらの種々の臨床データ等に関しまして、雑誌「最新精神医学」の本年三月号に寄せました「初期分裂病」という論文[11]を引用して、最近のまとめを呈示しておきます。

2　初期分裂病の概念と臨床像

分裂病の経過模式図と初期分裂病の位置づけ：図1

図1には、臨床、ことに外来治療の場で見ること圧倒的に多く、私自身その経過型を急性―再発型 acute-recurrent type と呼んでいる分裂病の経過模式図と、その中での初期分裂病の占める位置を示しています。急性―再発型とは従来分類にしたがえば緊張型あるいは妄想型に該当いたしますが、これは「初期―極期―後遺期と進展する特異なシュープを反復する慢性脳疾患」と定義でき、それを前提として初期分裂病は「初回シュープの初期」と規定されえます。図1ではこれを灰色部分として図示しています。従来、この時期は一般に発病に先立つ前駆期と言われてきましたが、私は一九六〇年代の McGhie, A. & Chapman, J. の early schizophrenia[5] に関する文献を参照しつつ、この時期の患者を詳しく観察し、後にのべますようにこの時期にはすでに微細なものながら分裂病に特異的な症状が見いだせることを主要な論拠として、この時期は発病に先立つ前駆期 prodromal stage ではなく、すでに発病したのちの初期 early stage であると考えるにいたりました[1]。同様の考えは先に紹介いたしました McGhie & Chapman にかぎらず、古くは de Clérambault, G. の小精神自動症 petit automatisme mental[3,4]、また現代では Huber, G. らの基底症状 Basissymptome[6]、あるいは中井のいう

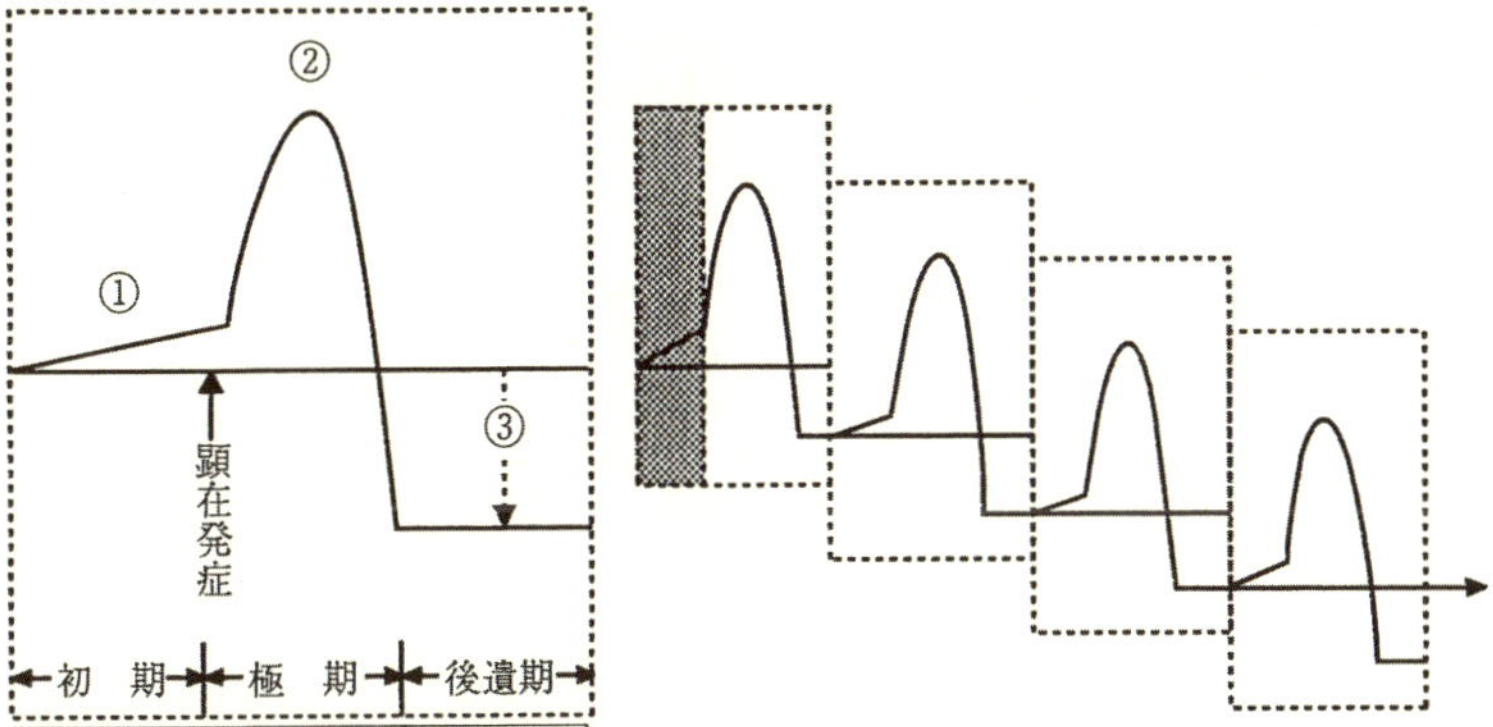

①初期症状	②極期症状	③後遺(期)症状
自生体験 気付き亢進 漠とした被注察感 緊迫困惑気分	幻　声 妄想知覚 自我障害 緊張病症候群	感情鈍麻 意欲減退 思考弛緩

図 1　分裂病の経過模式図と初期分裂病の位置づけ

左：水平基準線は個々のシューブ前（初回シューブでは病前）の状態を表す。基準線より上方はいわゆる陽性症状の発現を，また基準線より下方は陰性症状の発現を示す。

右：分裂病の経過は個々のシューブの連続と理解され，シューブを経るごとに基準線は低下していく。シューブごとに初期症状が出現するが，初回シューブの初期（灰色部分）のみを初期分裂病と呼ぶ。

表 1　初期分裂病の 4 つの臨床的特徴パターン

1. 極期ないし後遺期の症状と初期症状との間には明確な症状学的差異がある。
2. 極期には病識が失われるが，初期には病識が保たれている。
3. 極期症状に対して有効なドーパミン受容体遮断剤が初期症状には無効である。
4. 初期から極期への移行には段階的飛躍を要し，両者の間には障壁がある。

「いつわりの静穏期」という概念にも認められます。

初期分裂病の四つの臨床的特徴パターン：表1

さて、私は初期分裂病は疾患単位 disease entity としてはあくまでも分裂病に属するものであって、一つの病期型 a type of stage と考えておりますが、臨床的には幻覚妄想状態や緊張病状態を呈した通常の分裂病とは別の治療的対応を要すべき一つの臨床単位 clinical entity であると考えています。それは表1に示しましたように、初期分裂病は幻覚妄想状態や緊張病状態を呈している、通常の、いわば極期分裂病とは異なる四つの臨床的特徴パターンを有しているからです。それらは、第一に極期ないし後遺期の症状と初期症状との間には明確な症状学的差異があること、第二に極期には病識が失われるが、初期には病識が保たれていること、第三に極期症状に対しては有効なドーパミン受容体遮断剤、少なくとも chlorpromazine や haloperidol などの代表的な抗精神病薬が初期症状には無効であること、第四に初期から極期への移行には段階的飛躍を要し、両者の間には障壁があること、の四点です。私は、極期分裂病に対する初期分裂病の関係は進行癌に対する早期癌の関係に比すべきものと考えていますが、今のべました臨床的特徴パターンは、例えば早期胃癌の「癌の浸潤範囲が粘膜内か、または粘膜下層にとどまるもので、リンパ節転移の有無は考慮に入れない」という定義

表2　初期分裂病の特異的四主徴

1.　自生体験
①自生思考
②自生視覚表象
③自生記憶想起
④自生内言
⑤白昼夢
2.　気付き亢進
①聴覚性気付き亢進
②視覚性気付き亢進
③身体感覚性気付き亢進
3.　漠とした被注察感
4.　緊迫困惑気分

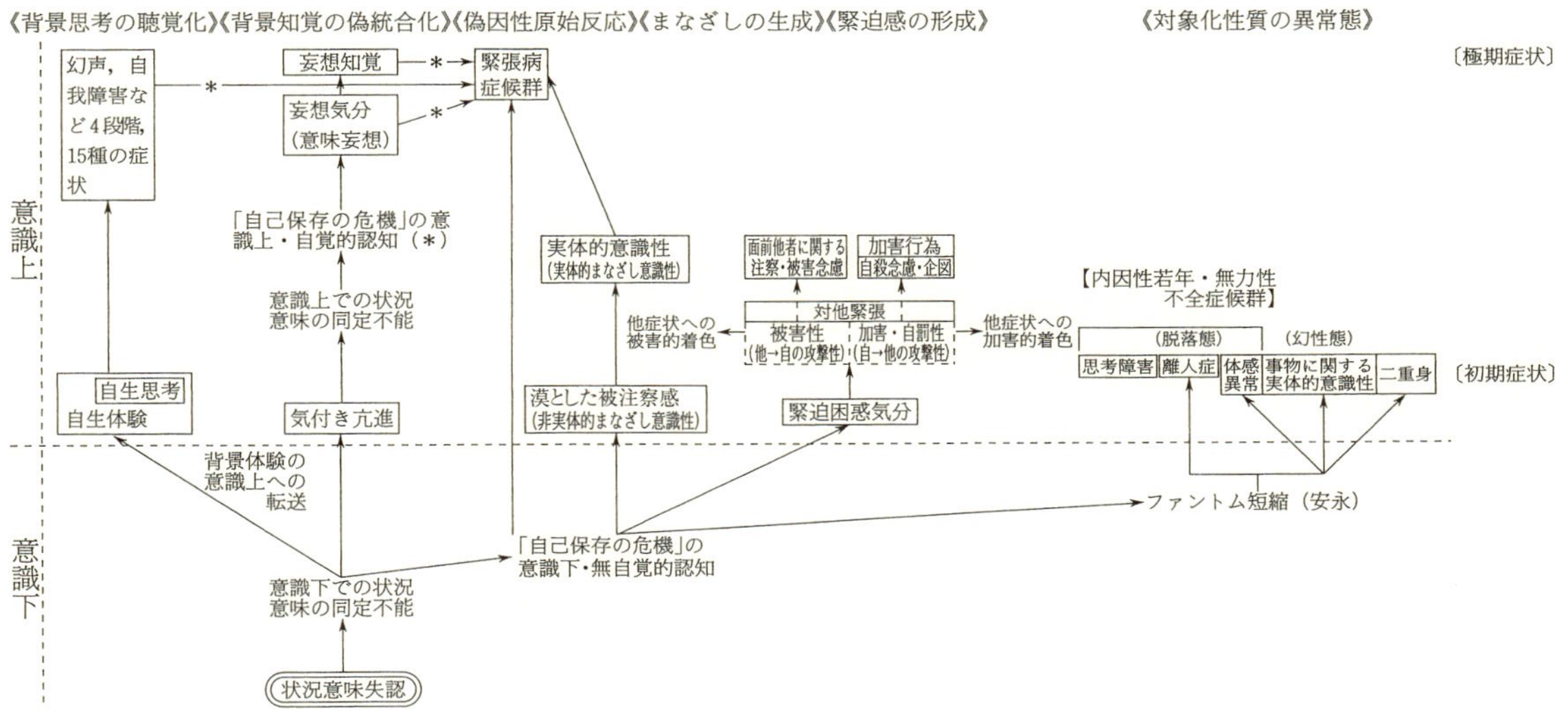

図２　状況意味失認を起点とする分裂病症状系統樹（1998）
（図中，点線の矢印は対人状況下において発動し，各々矢印の終点の症状が形成される）

にも相当しようかと思われます。また、第四の特徴は初期分裂病が必ずしも極期分裂病に移行するものではないことを示唆したものですが、この点も早期癌が必ずしも進行癌に至るものではないことと合致しており、私が早期癌を初期分裂病のモデルと考える有力な根拠となっています。

初期分裂病の特異的四主徴：表2

これまでいくどか初期症状という言葉を使ってまいりましたが、表2には研究の当初、私が注目いたしました《初期分裂病の特異的四主徴》を示しています。ここには大きくは自生体験、気付き亢進、漠とした被注察感、緊迫困惑気分の四種が、また下位分類を含めますと一〇種の症状があげられております。

状況意味失認を起点とする分裂病症状系統樹：図2

これらの症状の分裂病特異性に関しましては、私はこの一五年来精神病理学的論証を試みてきており、その結果は図2に示しました分裂病症状系統樹に示されておりますが、詳しい説明は本発表では省きますが、一次性の病態生理として状況意味失認 situational meaning agnosia を、そしてそれに端を発する症状形成機序として内因反応 endogenous reaction を提唱したものであり、総じてこの状況意味失認―内因反応仮説によって、先にのべました《初期分裂病の特異的四主徴》の分裂病特異性は証明されたものと考えています。[12]

三〇種の初期分裂病症状：表3

私の初期分裂病研究はもともとは分裂病の確実な初期診断を求めてのことであり、したがって当初提出いたしました《初期分裂病の特異的四主徴》は、その名称に示されますように分裂病により特異的 specific ないし疾病特徴的 pathognomonic な初期症状に限定されたものでした。しかし、ともするとそれらのみが初期分裂病症状のすべてであると誤解されるむきもあり、そのために私は[8]一九九六年初期分裂病の臨床像の全貌を描き出すべく、それまでの自験六四症例の症候学的検討を行い、《初期分裂病の特異的四主徴》の下位症状一〇種に加えて新たに二〇種の症状、総計三〇種の症状を初期分裂病症状と認定いたしました。お示ししています表3のうち、No. 1〜10は《初期分裂病の特異的四主徴》の下位症状一〇種であり、それらの分裂病特異性は先ほどのべました状況意味失認—内因反応仮説によって精神病理学的にほぼ保証されていると考えられ、また新たに追加されたNo. 11〜30は上記No. 1〜10の少なくとも一種が確実に存在し（その大半、九五・三％の症例が二種以上を有しています）、かつ他の疾患を疑う根拠が見いだせないということで初期分裂病と診断

表3　30種の初期分裂病症状

No. 1	自生思考
No. 2	自生視覚表象
No. 3	自生記憶想起
No. 4	自生内言ないし考想化声
No. 5	自生空想表象
No. 6	聴覚性気付き亢進
No. 7	視覚性気付き亢進
No. 8	固有感覚性気付き亢進
No. 9	漠とした被注察感ないし実体的意識性
No. 10	緊迫困惑気分／対他緊張
No. 11	聴覚の強度増大ないし質的変容
No. 12	要素幻聴
No. 13	呼名幻声
No. 14	音楽性幻聴（自生音楽表象）
No. 15	視覚の強度増大ないし質的変容
No. 16	要素幻視
No. 17	非実在と判断される複雑幻視ないし会話幻聴
No. 18	味覚・嗅覚の変化
No. 19	皮膚異常感覚
No. 20	身体動揺・浮遊感
No. 21	体感異常
No. 22	二重心ないし二重身
No. 23	体外離脱体験
No. 24	離人症
No. 25	現実感喪失
No. 26	即時理解ないし即時判断の障害
No. 27	即時記憶の障害
No. 28	心的空白体験
No. 29	アンヘドニア
No. 30	面前他者に関する注察・被害念慮

された六四症例において、No. 1～10すなわち《初期分裂病の特異的四主徴》との併存が頻度高く観察されたものであり、それらの分裂病特異性は十分に保証されたものではなく、また他の疾患にも往々認められるものもあるとはいえ、なお初期分裂病症状である可能性が高いと判断されたものです。

さて、こうした検討を踏まえまして、私と関、針間の三名は一九九七年一一月末の時点で各々が記録に残していた中安の七〇例、関の一八例、針間の一四例、総計一〇二例の初期分裂病症例に関しまして臨床データのまとめを行いました。(9、10、13) 以下にその概略をのべます。

初期分裂病の発病年齢：図3

まず性比ならびに発病年齢に関してですが、性比は通常の分裂病と同じく男：女≒一：一（男性五二例、女性五〇例）であり、次いで発病年齢は（これは、上記一〇二症例のうち、発病年齢不明の一二例をのぞいた九〇例での検討ですが）、物心ついた頃と一四～一五歳前後にピークを有する二峰性の分布を示していました。これらのうち、四／五の七三例が思春期以降に分布し（以下、これを非物心症例と呼びますが）、その平均±標準偏差は一五・〇±三・九歳であり、また一／五の一七例では既に物心ついた頃にいくつかの初期症状が出現していましたが（以下、これを物心症例と呼びますが）、増悪を示したのはやはり思春期であり、こうした症例の増悪時年齢は一五・六±三・二歳で非物心症例の発病年齢とほぼ同様でした。なお、受診時年齢は一八・九±四・五歳で、発病から三～四年を経過してからでしたが、これは症状が微細なものであるだけに、患者にも、また家族にもそれが病気によるものだと認められにくいことを示しているかと思われます。

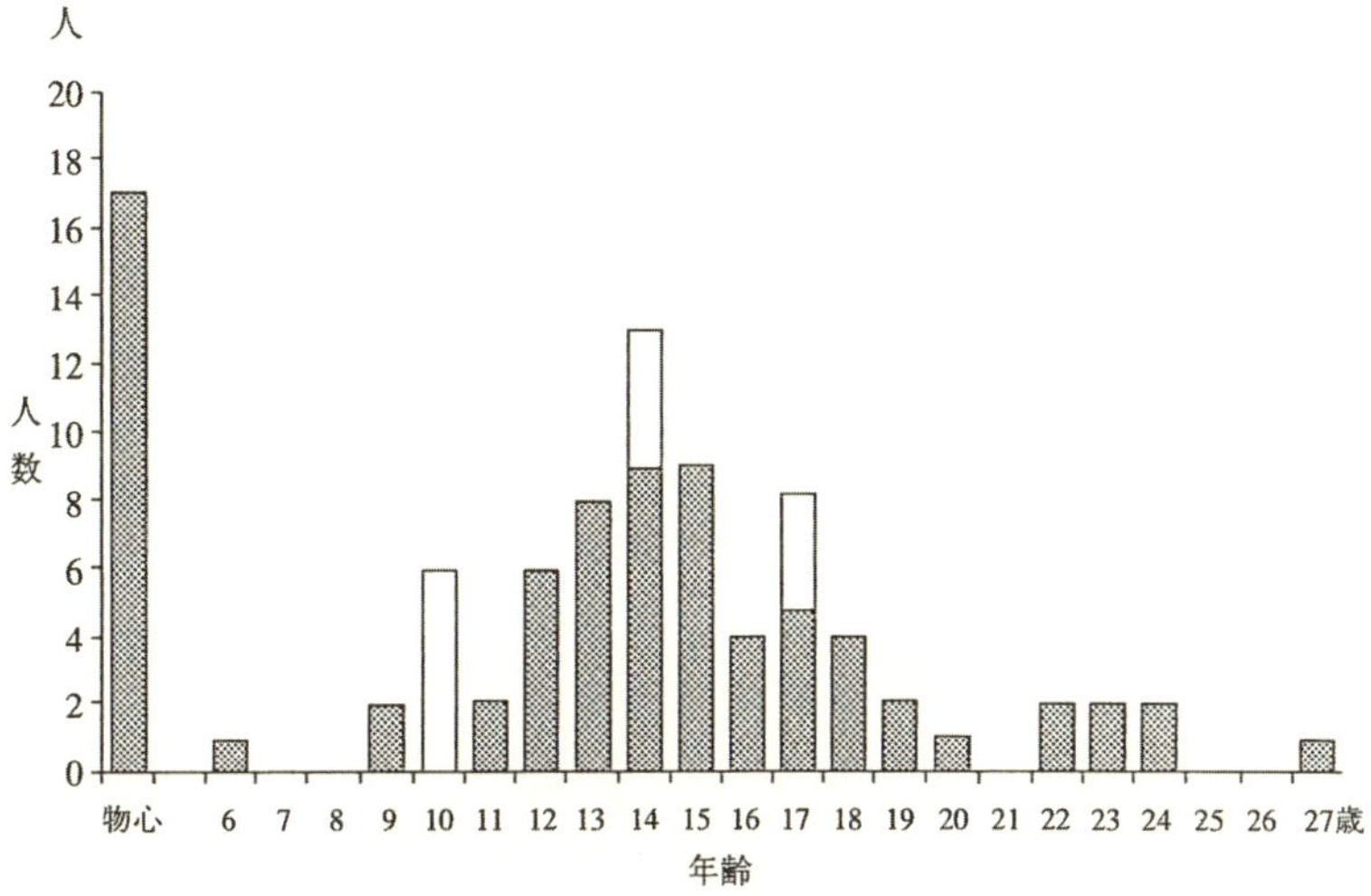

図3　初期分裂病の発病年齢（n ＝ 90）
白の棒は左から順に，おのおの「小学生のころ」「中学生のころ」「高校生のころ」と曖昧に陳述された発病時期を，各時期の中位数の年齢において示したものである。

初期分裂病と分裂病（宇野）の発病年齢の比較：図4

なお、今のべました初期分裂病の発病年齢を分裂病の発病年齢に関する宇野(15)の報告と比較したものがこの図4ですが、初期分裂病の場合に〇～五歳に一つのピークがあることをのぞいては、そのカーブが極めて似通ったものであることが判明いたしました。宇野によれば分裂病の平均発病年齢は二三・八歳であり、これを非物心症例七三例の平均発病年齢一五・〇歳と比較すると八・八年の開きが認められましたが、この八・八年という数値は後にのべる、自験例の中で顕在発症した八症例（発病年齢不明の一例を除きますが）の顕在発症年齢と発病年齢の差八・四年と酷似しており、興味がもたれました。

三〇種の初期分裂病症状に関する症状数の人数分布：図5

この図5は、先ほどのべました三〇種の初期分裂

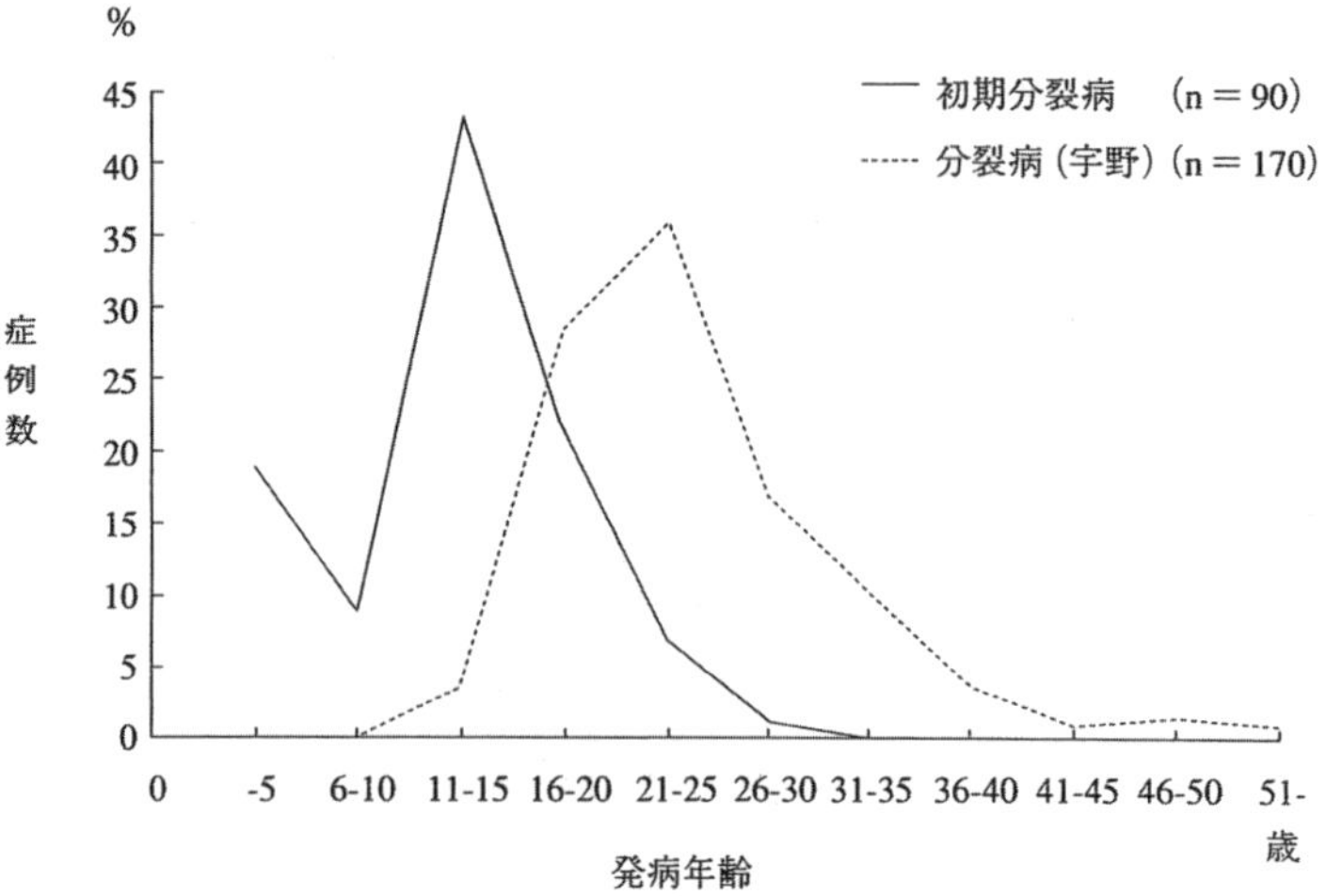

図4　初期分裂病と分裂病（宇野）の発病年齢の比較

病症状に関する初期分裂病一〇二例の有する症状数の人数分布を示していますが、有症状数は八・一±三・九個でした。

三〇種の初期分裂病症状の症状出現頻度：図6

この図6は、三〇種の初期分裂病症状の各々の症状出現頻度を高いものから順に示していますが、一／三以上の高頻度に認められた症状が一〇種ありました。

診断に有用な高頻度初期分裂病症状：表4

この表4は、今のべました一／三以上の高頻度に認められた一〇症状を⑴自生体験、⑵気付き亢進、⑶緊迫困惑気分とその関連症状、⑷即時的認知の障害という四つの大きなカテゴリーのもとにまとめ直したものです。臨床の実際においては三〇種の症状の有無を一々チェックすることはほとんど不可能ですが、高頻度に認められる一〇種にかぎればそれは

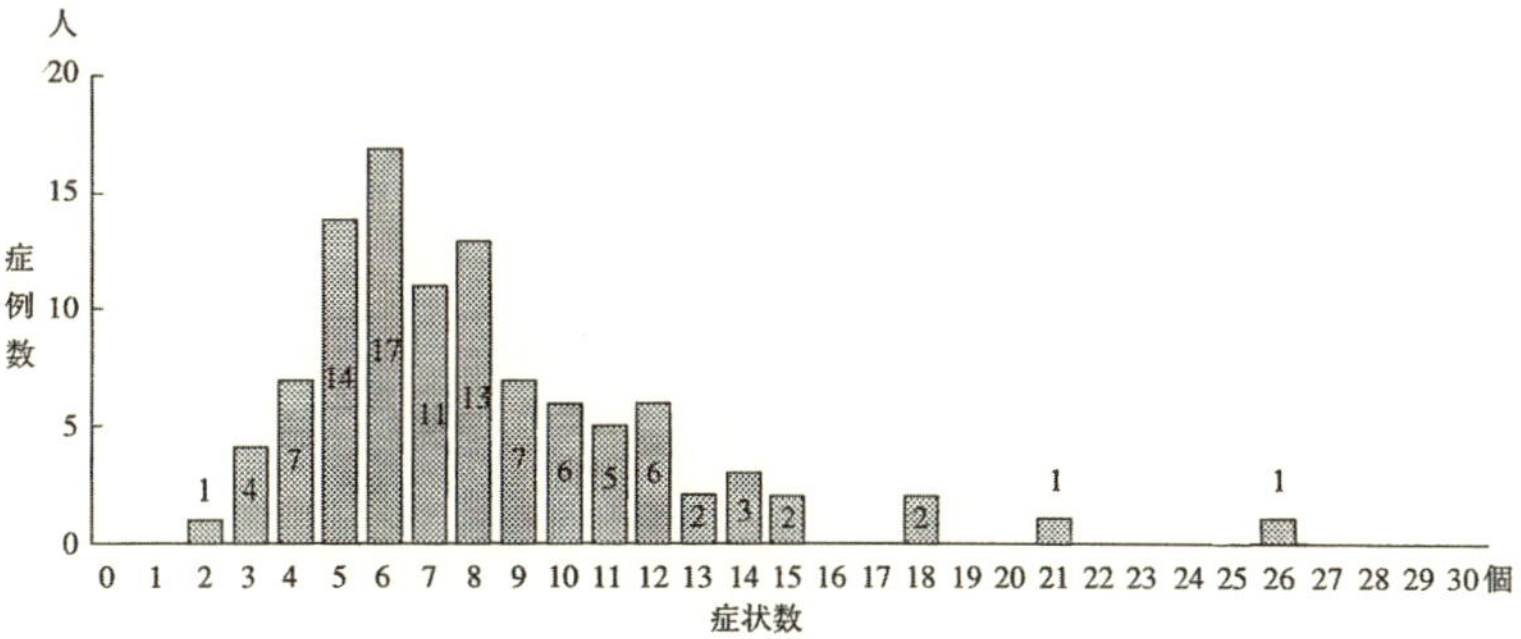

図 5　30 種の初期分裂病症状に関する症状数の人数分布（n ＝ 102）

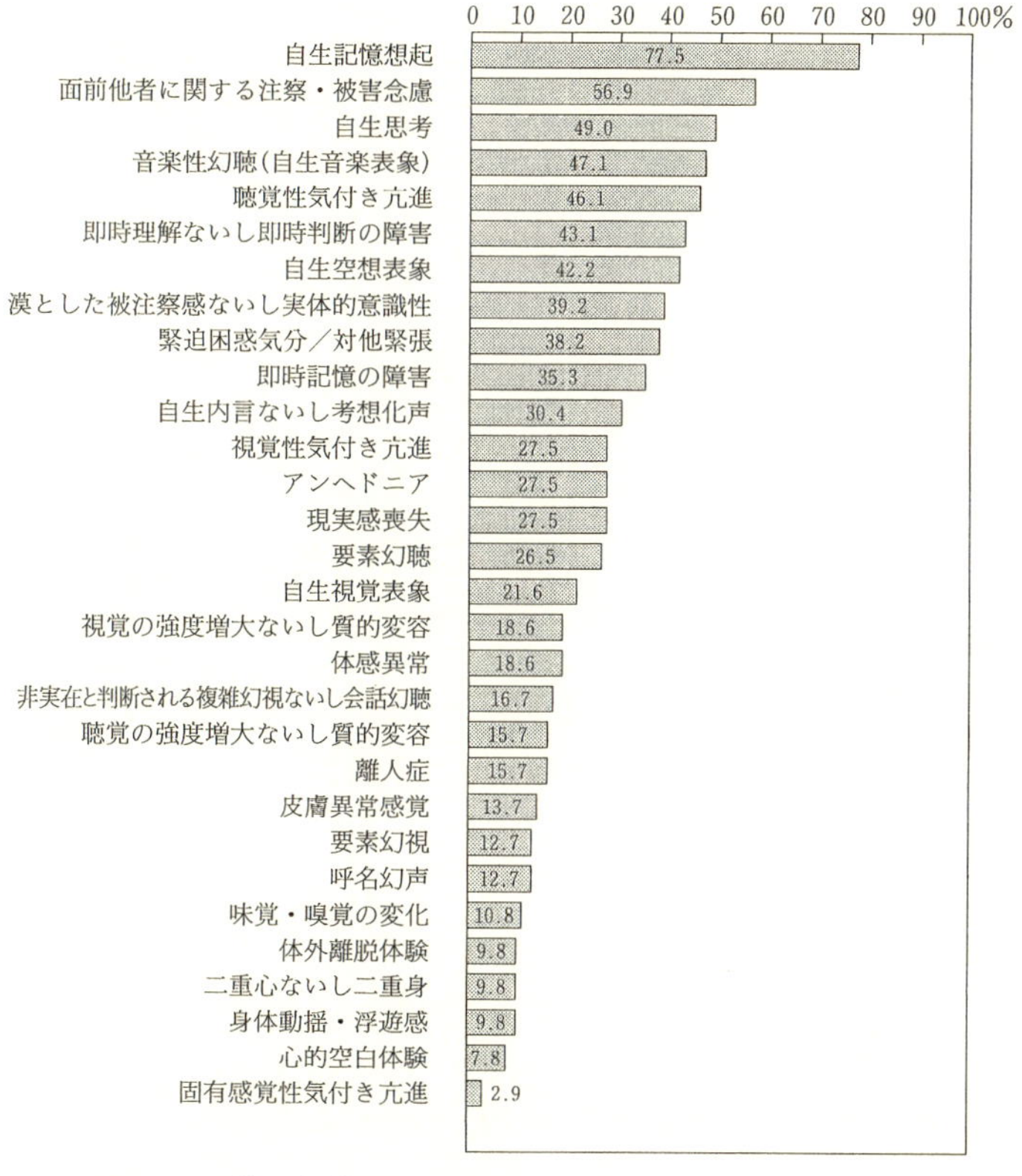

図 6　30 種の初期分裂病症状の症状出現頻度（n ＝ 102）

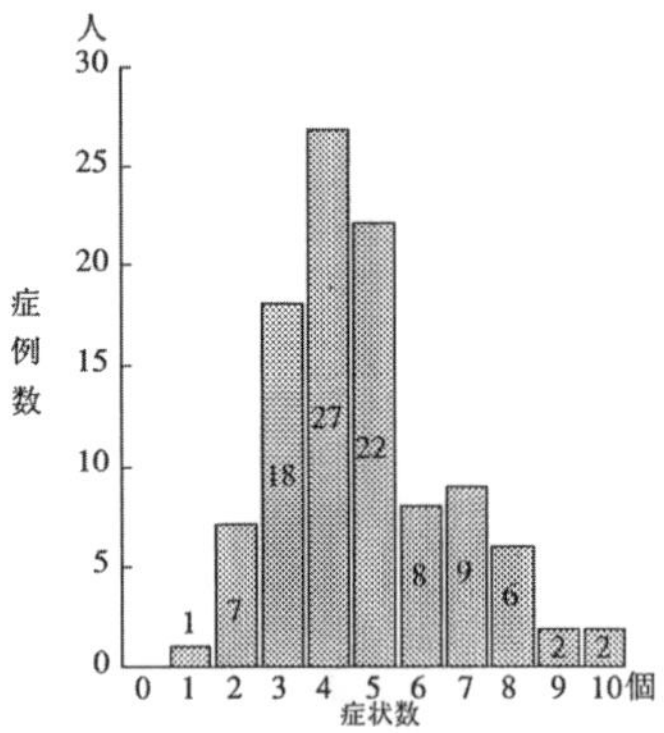

図7　10種の〈診断に有用な高頻度初期分裂病症状〉に関する症状数の人数分布（n＝102）

表4　診断に有用な高頻度初期分裂病症状

1. 自生体験
   - ・自生思考
   - ・自生記憶想起
   - ・自生空想表象
   - ・自生音楽表象（音楽性幻聴）
2. 気付き亢進
   - ・聴覚性気付き亢進
3. 緊迫困惑気分／対他緊張とその関連症状
   - ・緊迫困惑気分／対他緊張
   - ・漠とした被注察感ないし実体的意識性
   - ・面前他者に関する注察・被害念慮
4. 即時的認知の障害
   - ・即時理解ないし即時判断の障害
   - ・即時記憶の障害

比較的容易であり、またそれらが高頻度に認められるだけに診断上有用と思われます。その一々の定義や具体例は本発表では省略いたしますが、我々はこれら一〇種の症状を〈診断に有用な高頻度初期分裂病症状〉と呼んで、臨床上繁用しております。

一〇種の〈診断に有用な高頻度初期分裂病症状〉に関する症状数の人数分布：図7

先ほど二〇種の初期分裂病症状に関する症状数の人数分布をお示ししましたが、この図7は今のべました〈診断に有用な高頻度初期分裂病症状〉一〇種に関しまして症状数の人数分布を示したものです。症状数四個をピークとする一峰性の分布を示し、有症状数は四・七±一・九個でした。

3　初期分裂病の顕在発症予見

さて、初期分裂病全体の臨床データのまとめを終えまして、本日の発表の主題である「初期分裂病の顕在発症予見」の議論に入りたいと思います。

一九九八年七月の時点において、我々が初期分裂病と診断し、前向的に治療し、経過を追跡し、その転帰が判明しえた症例は三七例でしたが（そのなかには、顕在発症し、のちに自殺に至った一例を含みますが）、これら三七例のうち顕在発症した症例は六例、一六・二％を占めておりました。しかしながら、その後の3年間において我々がつかみえた顕在発症例はさらに三例増え、本発表の時点においては我々が把握しえている顕在発症例は九例となっています。

顕在発症例一覧：表5

この表5は顕在発症九例の臨床データの概略をしめしたものですが、性別、発病年齢、初診年齢、三〇種の初期分裂病症状ならびに一〇種の〈診断に有用な高頻度初期分裂病症状〉に関する各々の症例の有症状数、顕在発症年齢、顕在発症時の状態像、顕在発症までの経過年数、服薬中断から顕在発症までの期間、服薬中断前三カ月の処方内容が表示してあります。この表5で注目していただきたいのは網かけしてある項目ですが、まず下段の「服薬中断から顕在発症までの期間」を見ていただきたいと思います。我々がわざわざこの項目を設けましたのは、九例中七例において緊張病性興奮ないし亜昏迷状態、および幻覚妄想状態ないし妄想状態からなる顕在発症は服薬中断後に生じているからです。服薬中断して顕在発症までの期間は平均で八・九カ月でしたが、その七例中五例は中断後二カ月から六カ月の間に分布しており、これら五例のそれまでの経過年数が平均で一〇・二年であったことを考えますと、顕在発症の主要な要因は服薬中断としか考えられず、逆に言いますと表5に記載してあります少量ないし中等量の抗精神病薬の服用が顕在発症を予防しえていたのだと結論し

表5　顕在発症例一覧

症例番号	1	2	3	4	5	6	7	8	9
性別	男	男	女	男	女	男	女	女	男
発病年齢	15	16	22	14	15	15	10	14	不明
初診年齢	16	18	22	15	19	18	18	18	21
初期症状(30種)	26	6	9	12	7	5	5	14	11
初期症状(10種)	10	4	4	6	4	3	3	4	7
顕在発症年齢	30	27	32	23	21	18	21	20	26
顕在発症時の状態像	緊張病性興奮状態	緊張病状態	幻覚妄想状態	妄想状態→幻覚妄想状態	緊張病性興奮状態	前緊張病状態(不安・困惑状態)	緊張病性亜昏迷状態	緊張病性興奮状態	幻覚妄想状態
顕在発症までの経過年数	15	11	10	9	6	3	11	6	〉5
服薬中断から顕在発症までの期間	3カ月	1年7カ月	2カ月	6カ月	3カ月	服薬中(初診後1カ月)	5カ月	服薬中	2年
服薬中断前3カ月の処方内容(抗精神病薬)	スルピリド(600) フルフェナジン(9) CPZ (200)	カルバマゼピン(200) プロマゼパム(2)	スルピリド(600) パーフェナジン(12) フルフェナジン(1.5) LPZ (50) HPD (3)	フルフェナジン(2–4) CPZ (50)	フルフェナジン(0.75–3)	スルピリド(150–300) フルフェナジン(0.75–1.5)	スルピリド(600) BPD (3)	スルピリド(300) フルフェナジン(6) CPZ (150)	不明

うると考えられます。この、服薬中断によって顕在発症が起こったという結論は、後の顕在発症例の今一層の詳しい解析とも関係する重要な指摘を導きます。それは、これらの症例が顕在発症したのはたまさか服薬中断したからであって、いま現在通院服薬中であって顕在発症に至っていない症例であっても、服薬を中断すればいつなんどき顕在発症するかもしれないという指摘です。今一つ網かけしたのは顕在発症までの経過年数ですが、発病年齢不明の一例をのぞく八例に関しては三年から一五年の間に分布し、平均で八・九年でしたが、これは先にものべましたが、宇野の報告した分裂病の発病年齢と初期分裂病の非物心症例七三例の発病年齢との差八・八年に近似しており、その符合は興味を引かれるものでした。なお、私が初期分裂病概念を提唱いたしまして一一年を数えますが、顕在発症例が徐々に増加し、そのデータ解析が可能になってきたのがこの数年であることは、初期分裂病が顕在発症に至るまで一〇年近くを要するという上記の結果に規定されたものと考えられました。

顕在発症予見のメルクマールを見い出すための方法：表6

顕在発症例の臨床データの概略をのべましたが、いよいよこれら顕在発症例のデータの詳しい解析を通して、初期分裂病の段階において顕在発症が予見しうるか否かの検討に入りたいと思います。表6はこの点を明らかにすべく我々がとった方法を示しています。方法の基本は、顕在発症九例の臨床データと、そのうちに顕在発症九例を含む初期分裂病全体一〇二例の臨床データを比較するというものです。ここで我々が、顕在発症例と非顕在発症例を比較するという、顕在発症を予見しうるか否かという当該の課題を解決する上において原理的には最も有効な方法を採用しなかった、しえなかったのは、先にのべましたように顕在発症例九例のうち

表6　顕在発症予見のメルクマールを見い出すための方法
―初期分裂病102症例とその内の顕在発症9例との比較―

1. 発症年齢
2. 症状数分布
   ・30種の〈初期分裂病症状〉
   ・10種の〈診断に有用な高頻度初期分裂病症状〉
3. 症状出現頻度
4. 顕在発症例の症状内容の特徴

七例が服薬中断後に顕在発症したことを踏まえますと、いまのところ非顕在発症例に属するといってもそれらの症例の中には服薬中断さえおこれば顕在発症例へと転化する症例も含まれているわけで、そういう点では現時点における非顕在発症例が必ずしも真の非顕在発症例を表しているとは考えられなかったからです。そういう理由によって、今一つ差異が判然としない可能性があることを考慮しつつも、現時点においてすでに顕在発症した症例をその母集団である一〇二例と比較するという方法をとることにいたしました。

さて、初期分裂病一〇二症例と顕在発症九例との間で群間比較したデータはスライドにありますように、第一は発病年齢、第二は症状数の人数分布で、これは三〇種の〈初期分裂病症状〉と一〇種の〈診断に有用な高頻度初期分裂病症状〉ごとに行いました。そして第三は三〇種の初期分裂病症状の出現頻度で、第四は、これは群間比較ではありませんが、顕在発症例の症状内容の特徴をカルテをつぶさに見直す中で抽出しようといたしました。

初期分裂病例全体と顕在発症例の発病年齢の比較：図8

この図8は先にお示しいたしました発病年齢が判明している初期分裂病九〇例の発病年齢分布の図に、発病年齢不明の一例をのぞく顕在発症八例の発病年齢の分布を重ね書きしたものです。もっとも大きな特徴は顕在発症例はいずれも非物心症例に分布

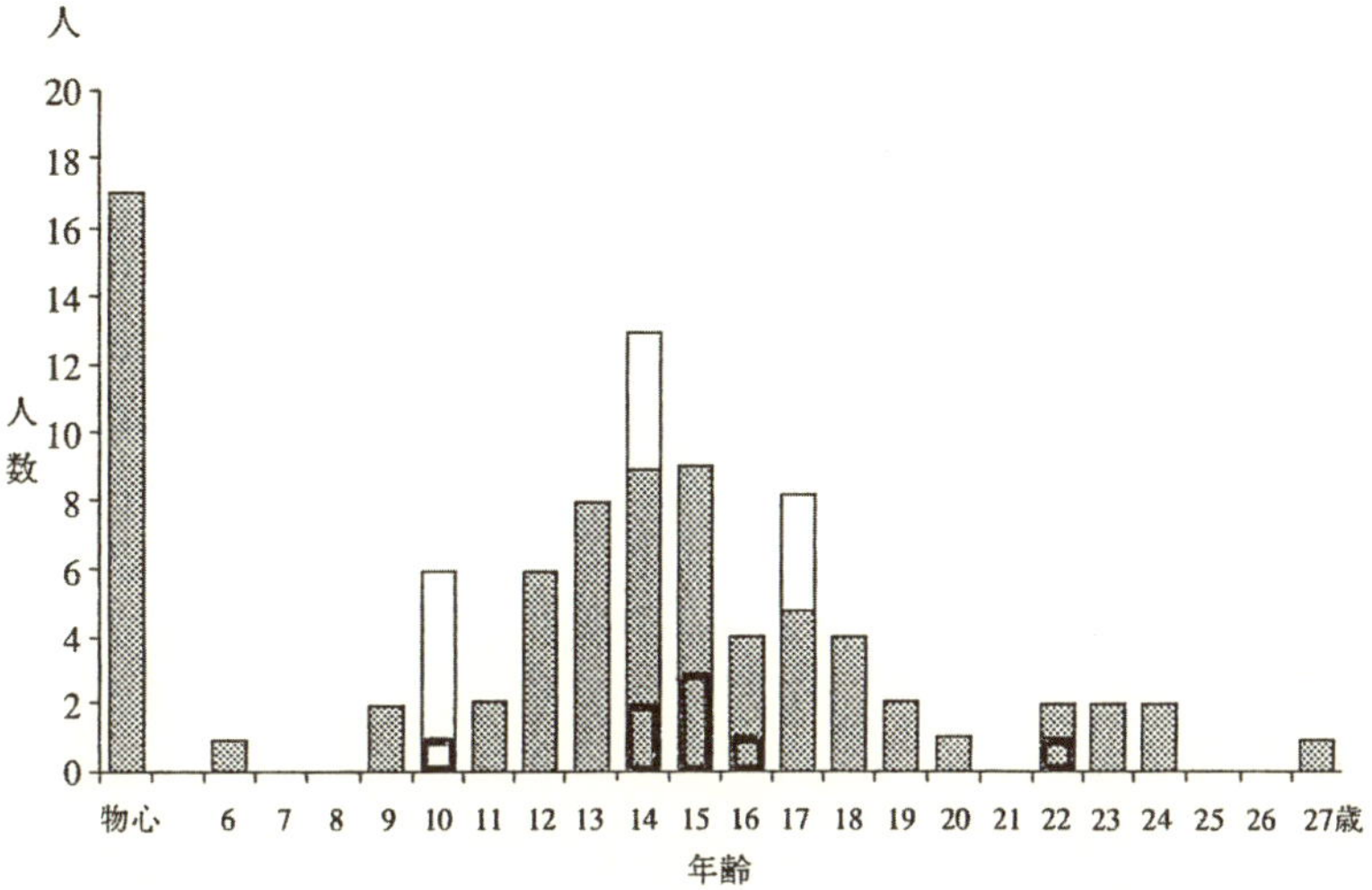

図 8　初期分裂病例全体と顕在発症例の発病年齢の比較：n＝102（□は顕在発症例）
白の棒は左から順に，おのおの「小学校のころ」「中学校のころ」「高校生のころ」と曖昧に陳述された発病時期を，各時期の中位数の年齢において示したものである。

していることで、物心症例からは一例の顕在発症も見ていないということです。このことからはすぐにでも「物心症例は顕在発症しない」との結論を与えたい誘惑にかられますが、いまだ顕在発症の例数も少なく、また物心症例で転帰不明となっている症例の中に顕在発症が強く疑われる症例もあり、結論は留保したいと思います。非物心症例の中で検討いたしますと、顕在発症例の発病年齢は一〇歳が一例、一四歳が二例、一五歳が三例、一六歳が一例、二二歳が一例で、非物心症例七三例全体の分布と大きく異なることはないのは見ておわかりいただけることと思います。なお、顕在発症八例の発病年齢は一五・一±三・三歳でしたが、この年齢は非物心症例七三例の発病年齢一五・〇±三・九歳ときわめて近似した値でした。つまるところ、発病年齢という観点からは顕在発症例は区別できませんでした。

初期分裂病全体と顕在発症例の症状数（三〇種）に関する人数分布の比較：図9

この図9は母集団である一〇二例の、三〇種の〈初期分裂病症状〉に関する症状数の人数分布に顕在発症九例の症状数の人数分布を重ねたものですが、これといった特徴がないことが見て取れます。顕在発症九例の有症状数は一〇・六±六・六個でしたが、初期分裂病一〇二例の有症状数八・一±三・九個よりも平均で二・五個多い値でした。

初期分裂病全体と顕在発症例の症状数（一〇種）に関する人数分布の比較：図10

同じ試みを一〇種の〈診断に有用な高頻度初期分裂病症状〉に関する症状数の人数分布に施したものですが、ここでも顕在発症例の分布に特徴は見い出せませんでした。なお、顕在発症九例の有症状数は五・〇±二・三個であり、これは初期分裂病全体一〇二例の有症状数四・七±一・九個よりもわずか〇・三個多いものでした。

初期分裂病例全体と顕在発症例の症状出現頻度の比較：図11

この図11は初期分裂病一〇二例ならびに顕在発症九例ごとに、三〇種の初期分裂病症状の症状項目ごとの出現頻度を示したものです。上から二段目の面前他者に関する注察・被害念慮をはじめ、おおよそのところ一〇種前後の症状において、顕在発症例における症状出現頻度が初期分裂病例全体の症状出現頻度を大きくうわまっているのが見てとれると思います。

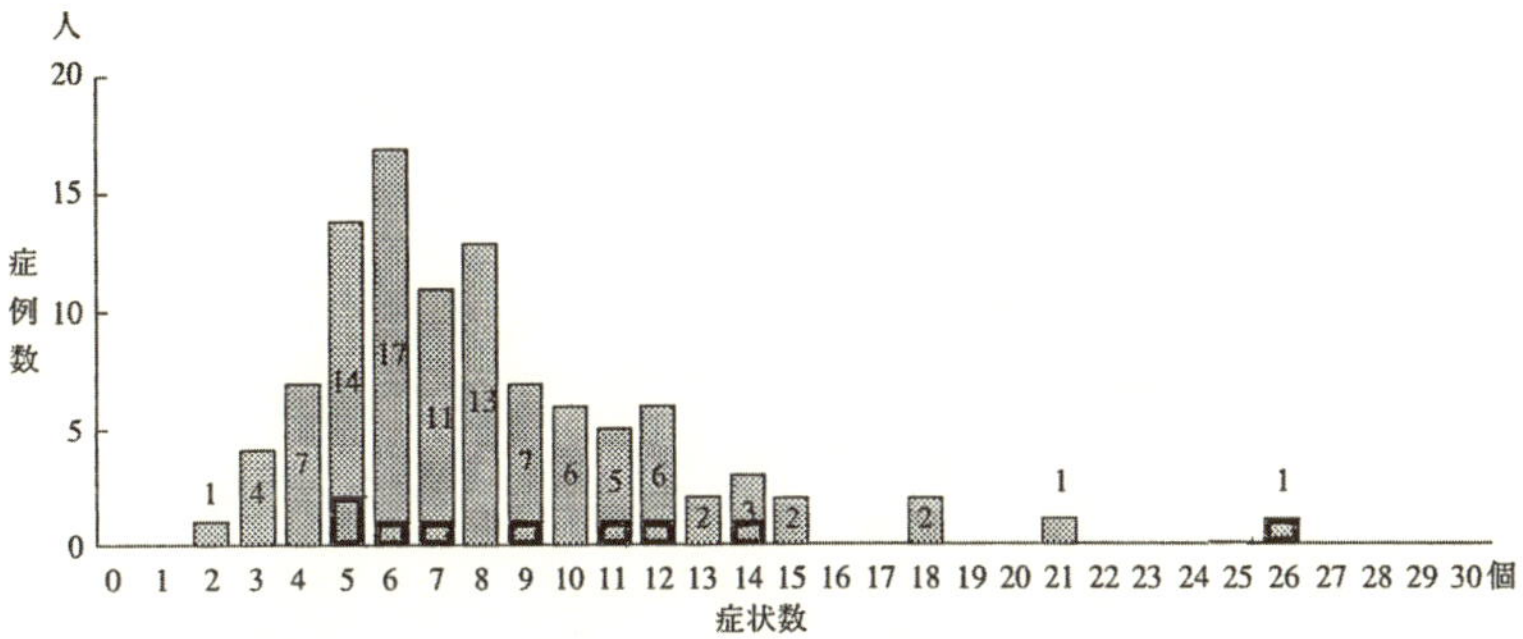

図 9　初期分裂病例全体と顕在発症例の症状数（30 種）に関する人数分布の比較：n＝102（■は顕在発症例）

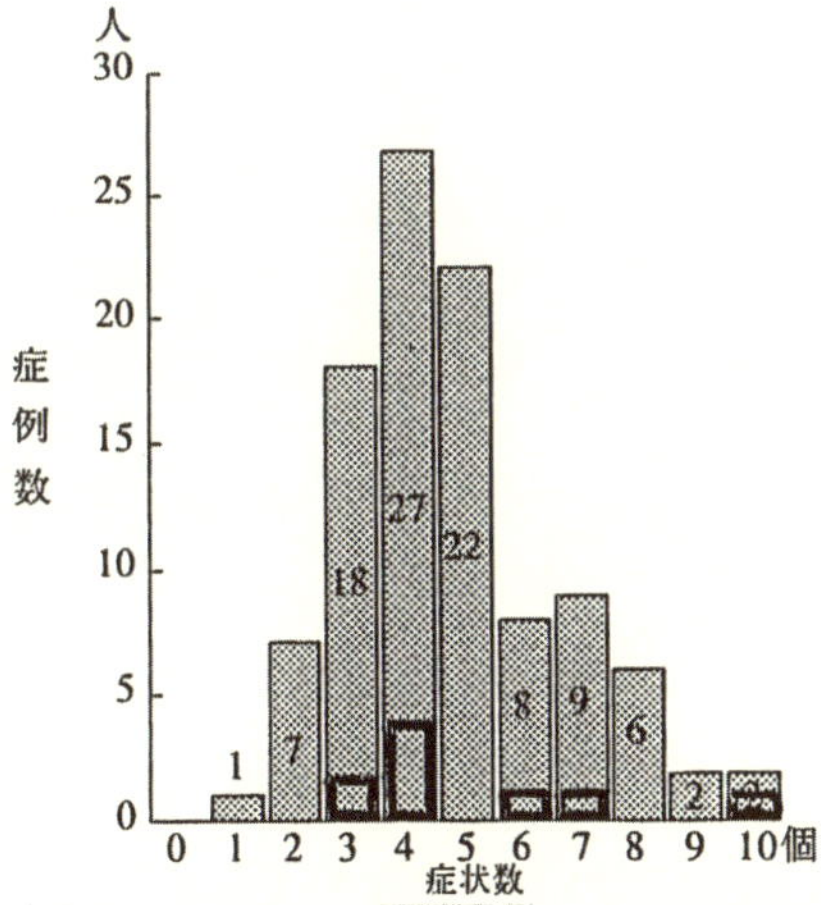

図 10　初期分裂病例全体と顕在発症例の症状数（10 種）に関する人数分布の比較：n＝102（■は顕在発症例）

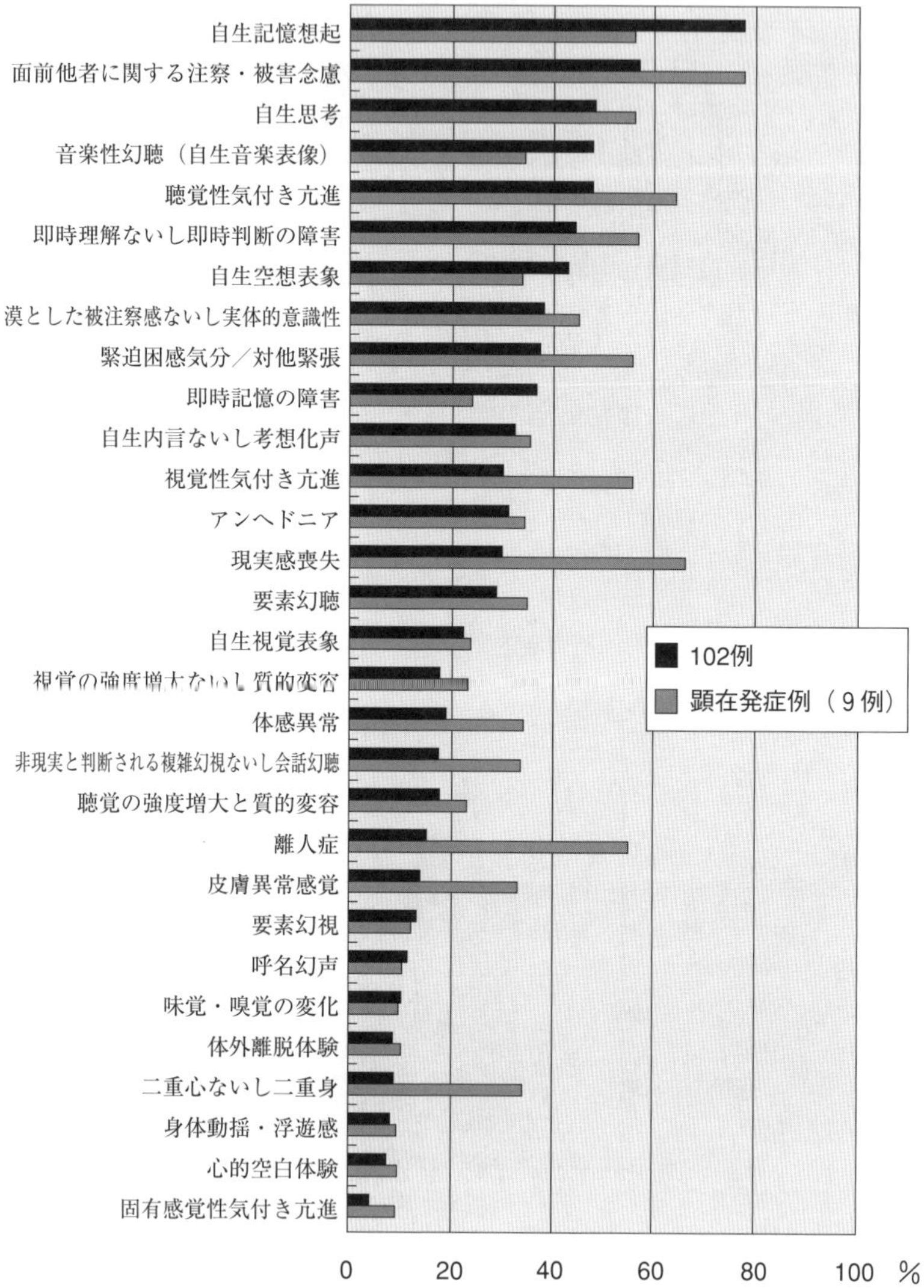
自生記憶想起
面前他者に関する注察・被害念慮
自生思考
音楽性幻聴（自生音楽表像）
聴覚性気付き亢進
即時理解ないし即時判断の障害
自生空想表象
漠とした被注察感ないし実体的意識性
緊迫困惑気分／対他緊張
即時記憶の障害
自生内言ないし考想化声
視覚性気付き亢進
アンヘドニア
現実感喪失
要素幻聴
自生視覚表象
視覚の強度増大ないし質的変容
体感異常
非現実と判断される複雑幻視ないし会話幻聴
聴覚の強度増大と質的変容
離人症
皮膚異常感覚
要素幻視
呼名幻声
味覚・嗅覚の変化
体外離脱体験
二重心ないし二重身
身体動揺・浮遊感
心的空白体験
固有感覚性気付き亢進
102例
顕在発症例（9例）
0
20
40
60
80
100
%
図 11　初期分裂病例全体と顕在発症例の症状出現頻度の比較

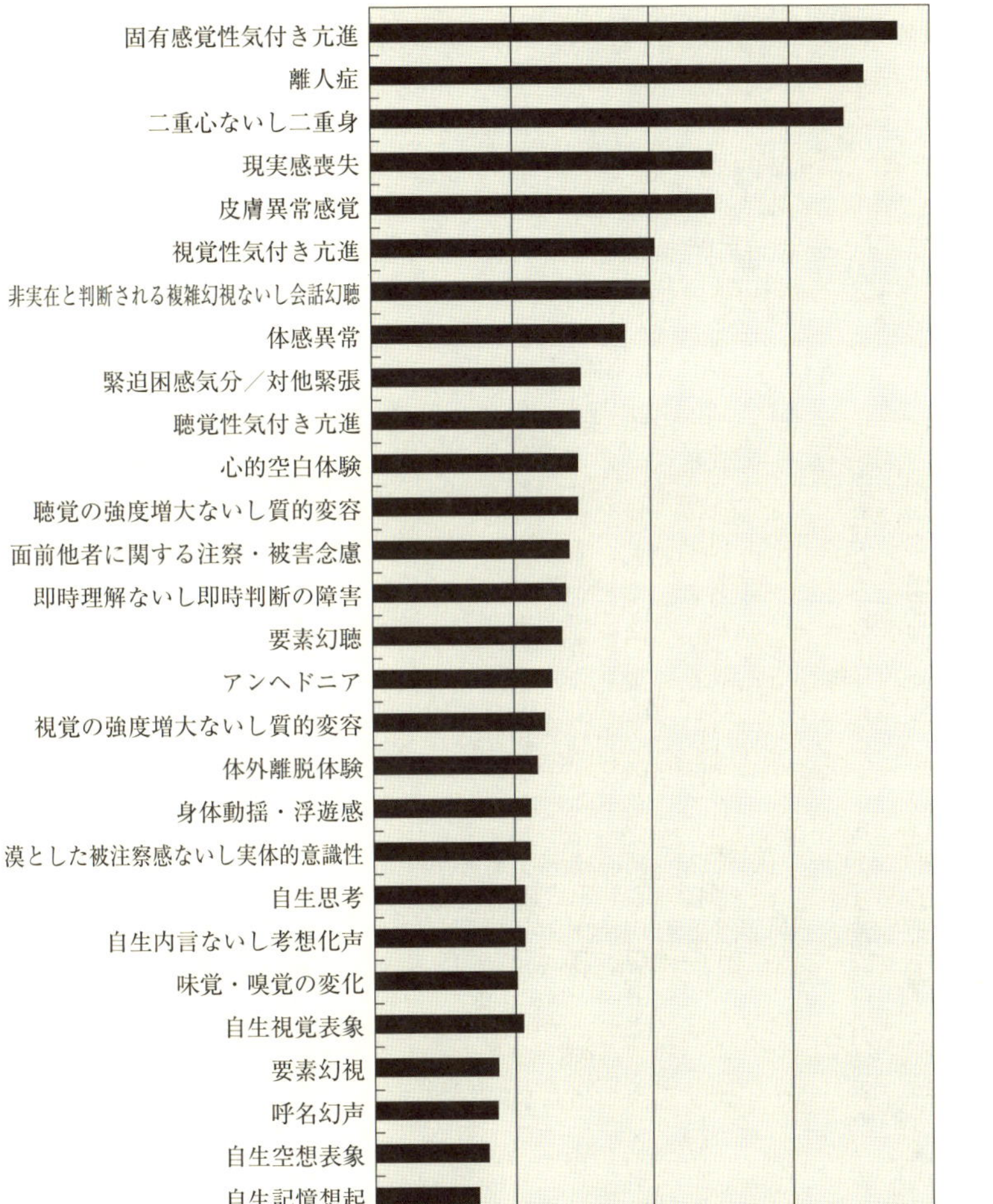

図 12　顕在発症例の症状出現頻度／初期分裂病例全体の症状出現頻度の相対比

表7　顕在発症予見のメルクマール(1)：症状項目の特異性

初期分裂病102例の症状出現頻度に対する顕在発症9例の症状出現頻度の相対比が1.5倍以上の症状項目	
（・固有感覚性気付き亢進	3.78倍）
・離人症	3.54倍
・二重心ないし二重身	3.40倍
・現実感喪失	2.43倍
・皮膚異常感覚	2.43倍
・視覚性気付き亢進	2.02倍
・非実在と判断される複雑幻視ないし会話幻聴	2.00倍
・体感異常	1.79倍

注：固有感覚性気付き亢進は例数が少なく、信頼性に欠ける。

顕在発症例の症状出現頻度／初期分裂病例全体の症状出現頻度の相対比：図12

以上のべましたことをより一層明示したものがこの図12で、ここには初期分裂病一〇二例における症状出現頻度に対する顕在発症九例の症状出現頻度の相対比を百分率で示してあります。原理的には、この相対比が一〇〇％であるとすると初期分裂病全体と顕在発症例との間に症状出現頻度に特異な違いはないということになりますが、この相対比が一〇〇％をこえる症状項目は顕在発症例により特異的と考えられ、その値が高ければ高いほど顕在発症予見のメルクマールになりうる症状と思われます。カットオフ・ポイントをいずれに置くかは議論のあるところと思いますが、暫定的に相対比が一五〇％、すなわち顕在発症例の方が一・五倍以上の頻度で見られるものを取り出してみますと、高いものから順に固有感覚性気付き亢進、離人症、二重心ないし二重身、現実感喪失、皮膚異常感覚、視覚性気付き亢進、非実在と判断される複雑幻視ないし会話幻聴、体感異常と並んでまいります。

顕在発症予見のメルクマール(1)：症状項目の特異性：表7

以上をまとめましたのがこの表7「顕在発症予見のメルクマール(1)：症状項目の特異性」です。ただし、このうち最上位の固有感覚性気付き亢進

表 8　他者の言動の意図化—面前他者に関する注察・被害念慮，聴覚性気付き亢進

・人の咳払い，話し声が自分へのあてつけのように感じる。人とすれ違う時，ことに学生等が自分のことを言っているような気がする（「いい気になるなよ」等）。看護婦さんが話していて，その中にいると，私のことが話されているような気持ちとなる。（苦手な人いる？）はい。○○さんや△△さん。（他の看護婦さんとどこが違う？）私の痛いところをついてくるような。（症例 3：面前他者に関する注察・被害念慮）
・カセットのオートリバース。カチャカチャカチャと 3 回ぐらい鳴るが，あの音でもビックリする。ドキッとする。（他には？）母が皿を洗う雑な音とか。前に物にも意思があるといったけど，音にも他人の意思があると思ってしまう。誰かがわざと音をたてて俺を攻撃してくるように感じる。CD の調子が悪くて，勝手に音を飛ばしたりするけど，誰かの意思を感じる。「ふざけんなよ」と言うこともある。（誰に？）しょうがないので CD に。（症例 9：聴覚性気付き亢進）

のみは母数である一〇二例中の例数も、また顕在発症例の例数も少なく、信頼性に欠けるように思われます。スライドの最下段にこれらから導かれる一つの結論をあげておきましたが、これら八種の症状はいずれも一／三以上の出現率をもって〈診断に有用な高頻度初期分裂病症状〉としてあげた一〇種の症状には含まれず、したがって初期分裂病の「診断」と「顕在発症予見」とには別の基準を要すると思われます。

最後の検討事項として症状の項目ではなく、症状の内容に関して顕在発症例に特徴的なものはないかと、カルテの記載をつぶさに検討してみました。これは対照例をおいた検討ではありませんが、少なくとも以下の二点は顕在発症例に特徴的であると思われました。

他者の言動の意図化：表 8

表 8 に示しましたように、その一つは「他者の言動の意図化」であり、これは面前他者に関する注察・被害念慮および聴覚性気付き亢進において認められました。ここに「意図化」と

表9　体験内容の不吉・グロテスク化―自生思考，自生空想表象，非実在と判断される複雑幻視ないし会話幻聴―

・好きなタレントの母親が死んだり，実際にはマンガには出てこないマンガの主人公の母親が死ぬという考えが浮かんだり。その頃に兄貴の彼女の指が切れるという考えが浮かんで，「指が切れるから気をつけてね」と兄貴に言ったことがある。

（症例6：自生思考）

・自分が前にいる人に斧をもって振りかぶっているのが見える。すれ違いに刺される映像が見える。実際にそうなった気がして，びっくりして目が覚める（「我に返る」の意）。

（症例8：自生空想表象）

・昔雑誌で見た怖い物語が映像のように見える。今日，〈中略〉チラチラとさっき言ったようなものが目の前に見えた。見えるものは幽霊関係。パッと見える。（そのほか，「妖怪のようなもの」「ドラキュラの顔」との陳述もあり）

（症例6：非実在と判断される複雑幻視）

は奇妙な日本語ですが、これは例えば面前他者に関する注察・被害念慮という症状において、患者がそれまでは「見られている」「言われている」とあくまでも受動態、受け身形で表現し、そこに他者自身の能動的ないし積極的な意思は感知されていなかったものが、「見ている」「言っている」と、そこに他者の能動的な意思が感知されてくるように変化してくることをさしたものです。ただし、そうは言っても患者はそのことに半信半疑であり、またそれは持続的なものではなく、時折そうした陳述が紛れ込むという程度のものです。その陳述例として二例をあげ、また私が特徴的と考えた陳述には下線を引いておきましたが、読み上げます（表8を参照のこと。本文では省略）。

体験内容の不吉・グロテスク化：表9

いま一つは「体験内容の不吉・グロテスク化」であって、これは自生思考、自生空想表象、非実在と判断される複雑幻視ないし会話幻聴で認められました。これは、例えば自生空想表象という症状において、空想的な視覚的イメージの自生において、当初はなにげないものであったものが、自分が自殺する場面とか、その無惨な自殺

表10　顕在発症予見のメルクマール(2)：症状内容の特異性—主として〈診断に有用な高頻度初期分裂病症状〉に関して

1. 他者の言動の意図化
   ：面前他者に関する注察・被害念慮，聴覚性気付き亢進
2. 体験内容の不吉・グロテスク化
   ：自生思考，自生空想表象，非実在と判断される複雑幻視ないし会話幻聴

表11　顕在発症予見のメルクマール：まとめ

(1)症状項目の特異性：
〈診断に有用な高頻度初期分裂病症状〉以外の次の7症状の存在
1. 二重心ないし二重身
2. 非実在と判断される複雑幻視ないし会話幻聴
3. 視覚性気付き亢進
4. 離人症
5. 現実感喪失
6. 体感異常
7. 皮膚異常感覚

(2)症状内容の特異性：
主として〈診断に有用な高頻度初期分裂病症状〉に関する以下の2特徴の存在
1. 他者の言動の意図化
2. 体験内容の不吉・グロテスク化

死体とかのイメージへと変化してくるというものです。その陳述例として三例をあげ、また私が特徴的と考えた陳述には下線を引いておきましたが、読み上げます（表9を参照のこと。本文では省略）。

顕在発症予見のメルクマール(2)：症状内容の特異性：表10

以上のべましたことを「顕在発症予見のメルクマール(2)：症状内容の特異性」として表10にまとめておきましたが、これらが認められるのは主として〈診断に有用な高頻度初期分裂病症状〉に関してでした。

4　おわりに

顕在発症予見のメルクマール：まとめ：表11

本発表の最後に「顕在発症予見のメルクマール」をまとめておきました。

メルクマールの第一は症状項目の特異性で、〈診断に有用な高頻度初期分裂病症状〉以外の、表11に示しました七症状の存在に注目することだろうと思います。ここでは七症状の配列は先の相対比順とはしていませんが、第一の二重心ないし二重身、および第二の非実在と判断される複雑幻視ないし会話幻聴は初期段階にあってもいささか病状が進展した症状と思われますし、また第四の離人症と第五の現実感喪失、および第六の体感異常はGlatzel, J. und Huber, G.(2)の内因性若年無力性不全症候群を構成するトリアスのうちの二つであり、また従来、臨床観察から離人症が分裂病の発病の防波堤と考えられてきたことを考慮に入れますと、これらの症状群は顕在発症が迫っていることに対する一種の防衛として、患者が非意図的に産出する、対処行動coping behaviorならぬ、いうならば対処症状coping symptomsではないかと考えられます。

メルクマールの第二は症状内容の特異性で、これには「他者の言動の意図化」と「体験内容の不吉・グロテスク化」が指摘されます。これらは主として〈診断に有用な高頻度初期分裂病症状〉で認められたものですが、症状項目においてなお初期症状のカテゴリーに属するものであるとしても、その内容においてこうした変化が垣間見えるようになるならば顕在発症の可能性が高いものとして臨床上注意する必要があろうかと思います。

以上にて、私の発表を終わります。

追記：本稿は学会当日の口演原稿をほぼそのまま掲載したものである。口演文である「です、ます」調を敢えて変更しなかったのは、少しでも臨場感が出ればと願ってのことであるが、本口演後に依頼された他誌に同趣旨の論文(14)をすでに掲載したことも与かっている。

文献

(1) Clérambault, G. de: Automatisme mental: Oeuvre-psychiatrique, Tome II. pp.453–654, PUF, Paris, 1942.（針間博彦訳：『クレランボー精神自動症』。星和書店、東京、一九九八）

(2) Glatzel, J. und Huber, G.: Zur Phänomenologie-eines Typs endogener juvenil-asthenischer-Versagenssyndrome. Psychiat. clin. 1: 15–31, 1968.（高橋俊彦、大磯英雄、青木勝、渡辺央ほか訳：内因性若年無力性不全症候群の一型に関する現象学。思春期青年期精神医学、二：一〇三―一一八、一九九二）

(3) Gross, G., Huber, G., Klosterkötter, J. et al.: BSABS: Bonner Skala für die Beurteilung von Basissymptomen. Springer-Verlag, Berlin, 1987.

(4) Huber, G.: Reine Defektsyndrome und Basissta-dien endogener Psychosen. Fortschr. Neurol. Psychiatr., 34: 409–426, 1966.

(5) McGhie, A. and Chapman, J.: Disorders of attention and perception in early schizophrenia. Br. J. Med. Psychol., 34: 103–116, 1961.（天谷太郎、飯島幸生、加藤雅人ほか訳：初期分裂病における注意と知覚の障害。思春期青年期精神医学、一：九二―一一〇、一九九一）

(6) 中井久夫：奇妙な静けさとざわめきとひしめき—臨床的発病に直接先駆する一時期について。中井久夫編：『分裂病の精神病理8』、東京大学出版会、東京、二六一—二七九、一九七九。
(7) 中安信夫：『初期分裂病』。星和書店、東京、一九九〇。
(8) Nakayasu, N.: Symptomatology of early schizophrenia in Japan. Proceeding of the 6th Cultural Psychiatry Symposium in Japan, Korea and Taiwan-Symptomatology of Schizophrenia in East Asia. pp.1-23, The East-Asian Academy of Cultural Psychiatry, Taipei, 1996.
(9) 中安信夫、関由賀子、針間博彦：初期分裂病の発病年齢と症状出現頻度、ならびに治療転帰—分裂病の早期発見・早期治療の指針を求めて。精神経誌、一〇一：八九八—九〇七、一九九九。
(10) 中安信夫、針間博彦、関由賀子：初期症状。松下正明総編集：『臨床精神医学講座2　精神分裂病Ⅰ』、中山書店、東京、三一三—三四八、一九九九。**(本書第一一章)**
(11) 中安信夫、関由賀子、針間博彦：初期分裂病。最新精神医学、六：一〇一—一一二、二〇〇一。
(12) 中安信夫：『増補改訂 分裂病症候学—記述現象学的記載から神経心理学的理解へ』。星和書店、東京、二〇〇一。
(13) 関由賀子、針間博彦、中安信夫：初期分裂病の発病年齢と転帰。関根義夫編：『精神分裂病—臨床と病理3』、人文書院、京都、一七三—一九三、二〇〇一。
(14) 関由賀子、針間博彦、中安信夫：精神分裂病の早期診断—顕在発症予見のメルクマールを主として。Schizophrenia Frontier、三：七—一三、二〇〇五。
(15) 宇野昌人：精神分裂病の長期経過に関する研究。精神経誌、七三：一八三—二一〇、一九七一。

(関由賀子、針間博彦氏との共著。臨床精神病理、二三：一一七—一三一、二〇〇二)

第一五章　初期統合失調症の自殺既遂例

1　はじめに

この「自殺予防の精神医学」という本シンポジウムにおきまして、当初私に与えられましたテーマは「統合失調症の自殺とその予防」というものでした。しかし、このテーマはそもそもが膨大・遠大なものであり、主として大学病院で外来精神科医として仕事をしてきた私の臨床経験で語りうる範囲を大きく超えています。よって本日は、そのごく一部、私が一九九〇年に提唱いたしました(2)、統合失調症の一つの病期型である「初期統合失調症」の臨床における自殺既遂例の話をしたいと思います。初期統合失調症の臨床は、常に自殺と隣り合わせと言っても過言ではないほどに緊張に満ちたものであり、自殺未遂例は多々あり、またその中には「既遂的未遂」というか、既遂になってもおかしくないような自殺企図がごく早期に発見されて事なきをえた例もありますが、またそのほかに顕在発症した後に自殺した例など、種々経験していますが、本日私と共同演者の関が報告いたしますのは、我々自身が主治医として初期統合失調症と診断し、治療を行ってきた症例で、初期状態の中で不幸にも自殺に終わった五名の自殺既遂例です。そのうち、未発表の三例の、自殺に至るまでの治療経過を比較的詳しくお話しし、最後に五例の自殺要因を検討した一覧表をお示しいたします。最初に結論をいうようですが、個々の症例において推定された自殺要因はさまざまであり、したがって一律的な自殺予防の方策は何も示しえないことを最初にお断りしておきます。なお、ここで述べる初期統合失調症とは、図1にありますように「初期―極期―後遺期と進展する特異なシュープを反復する慢性脳疾患」という、主として妄想型や緊張型などの急性―再発型の統合失調症の定義を前提として「初回シュープの初期」と定義されるものです。(4)

2　症例一覧

表1は五例の自殺既遂例の症例一覧です。このうち、症例1は「緊迫困惑気分に潜む加害・自罰性―分裂病初期状態における自殺に関連して」と題してすでに発表したことのある症例です。(3)表1にありますようにいくつかの属性を比較しておりますが、下線を引いて示しました、前景に立った初期症状の種類も含めて共通するものはありません。ちなみに、症例1は緊迫困惑気分／対他緊張が著しかったものであり、それが自生空想表象の内容にも影響を与えていたもの、症例2は視覚性気付き亢進をはじめ、症状が主として視覚という感覚領域に現れていたもの、症例3は聴覚性気付き亢進に基づく被害念慮を発しており、初期統合失調症の中でも極期への移行段階にあったと考えられるもの、症例4は即時理解ないし即時判断の障害など、Glatzel, J. und Huber, G.(1)による内因性若年―無力性不全症候群 endogene juvenil-asthenische Versagenssyndrome のトリア

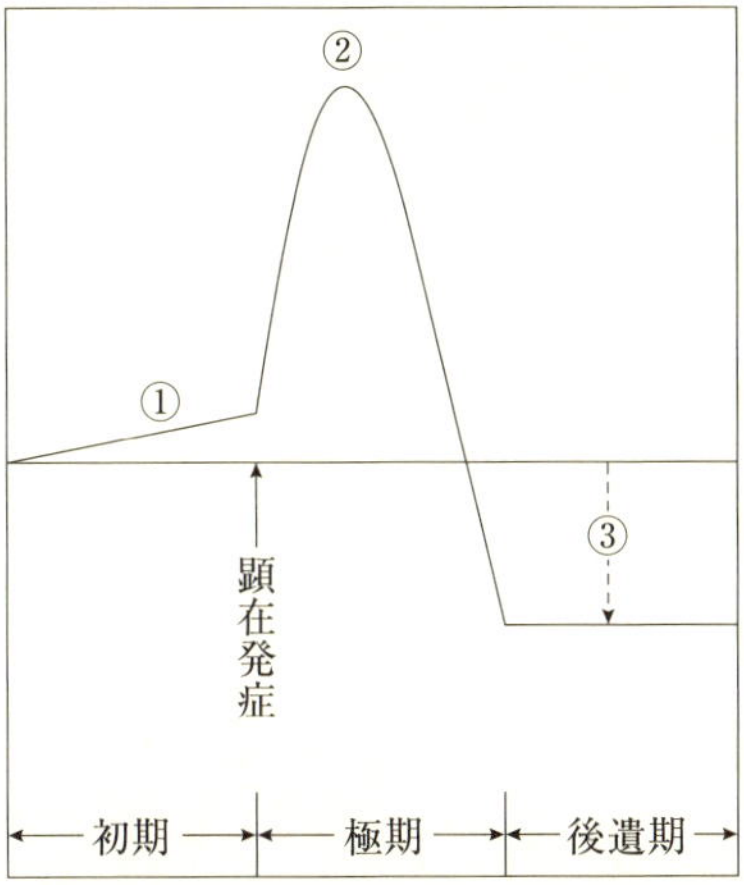

①初期症状	②極期症状	③後遺(期)症状
自生体験 気付き亢進 緊迫困惑気分／ 対他緊張とその関連症状 即時的認知の障害	幻声 妄想知覚 自我障害 緊張病症候群	感情鈍麻 意欲減退 思考弛緩

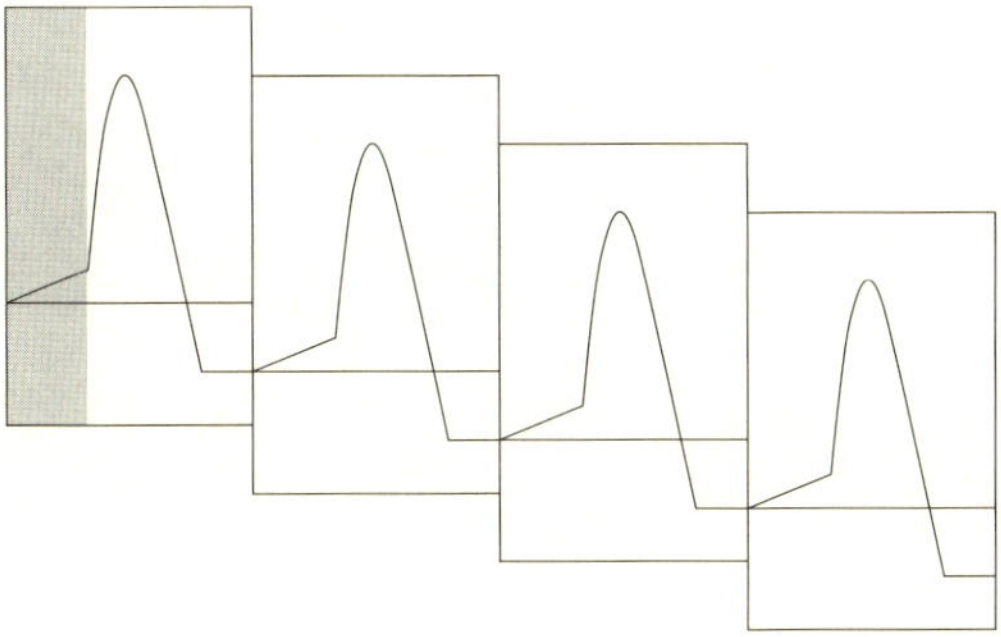

図１　統合失調症シュープおよび経過の模式図と初期統合失調症[4]

上：水平基準線は個々のシュープ前（初回シュープでは病前）の状態を示す。基準線より上方はいわゆる陽性症状の発現を，また基準線より下方は陰性症状の発現を示す。

下：統合失調症の経過は個々のシュープの連続と理解され，シュープを経るごとに基準線は低下していく。シュープごとに初期症状が出現するが，初回シュープの初期（灰色部分）のみを初期統合失調症と呼ぶ。

表1　初期統合失調症の自殺既遂例：症例一覧

症例番号	1	2	3	4	5
性別	男	女	女	男	女
発病年齢	23	14	15	22	18
筆者初診時年齢（歳；月）	27；8	20；11	18；2	26；9	21；8
初期症状	緊迫困惑気分／対他緊張 自生空想表象 自生記憶想起 聴覚性気付き亢進 漠とした被注察感ないし実体的意識性 即時理解ないし即時判断の障害 アンヘドニア	視覚性気付き亢進 要素幻視 視覚の強度増大ないし質的変容 体感異常 即時記憶の障害 即時理解ないし即時判断の障害	面前他者に関する注察・被害念慮 聴覚性気付き亢進（→被害念慮） 自生記憶想起 自生音楽表象 ［自生悲哀・涕泣］	即時理解ないし即時判断の障害 即時記憶の障害 ［思路構成の障害］ 聴覚性気付き亢進 緊迫困惑気分／対他緊張 面前他者に関する注察・被害念慮	自生思考 自生記憶想起 自生空想表象 聴覚性気付き亢進 自生音楽表象 面前他者に関する注察・被害念慮 ［自生悲哀・涕泣］ 視覚の強度増大ないし質的変容
他の症状（自殺念慮は除く）	洗浄強迫 入眠時幻覚？ 魔術的思考？	易疲労性 意欲減退 抑うつ気分 不安感 感情反応の低下	疎外・孤独感 易刺激性 意欲減退	感情反応の低下 抑うつ気分 意欲減退	慢性的な頭痛（鎮痛剤依存傾向） 睡眠障害
自殺時年齢（歳；月）	29；11	22；6	23；9	27；3	22；6
自殺方法	不明（変死体で発見）	ビルからの飛び下り	縊首	縊首	切創による失血

スの一つである「思考障害感」を構成する諸症状が前景に立っていたもの、症例5は種々の自生体験や気付き亢進など、初期統合失調症の定型的な病像を呈していたものでした。

3　症例呈示

【症例3】 初診時一六歳、女性、高校二年生

主　訴：いじめをうけ、学校に行けない。

家族歴：二人同胞の第一子、長女。父方祖父母、父母、弟との六人同居。精神疾患の遺伝負因はない。

現病歴：高二になってから学校でいじめを受けたという（これは事実らしい）。そのため高二の一一月から不登校となったが、家庭にあっても全般的に気力に乏しく、また些細なことでいらいらとする。併せて、学校だけでなく、「外に出るとまわりの人が自分を見ている。また何か言われているような気になる」（面前他者に関する注察・被害念慮）という。上記のことでX年三月中安がパート勤務するクリニックへ初診したが、その日のみで中断。その五ヶ月後、X年八月に再度来院した。前の高校は中退し、定時制高校に転校したという。上記症状に加えて、物音に過敏で、ことに「隣家の戸の開け閉めの音が気になり、何かわざとされているような気がする」（聴覚性気付き亢進とそれに基づく被害念慮）を訴え、同時に「新しい学校でも友人ができず、いっそ死んだ方がいい」と希死念慮を述べる。初期統合失調症との診断で、sulpiride 一〇〇mg／日で治療が開始された。

治療経過：Sulpiride の投与によって若干の改善が見られたため、以後漸増していったが、「最近になって、高一以来

のことがよみがえってきて、頭の中に見える。細部まで明瞭で色彩や動きも伴っている」（自生記憶想起）、「テレビのCMソングがこびりついて頭の中で聞こえる。一日中グルグルと回っている」（自生音楽表象）と新たな初期症状の出現をのべるとともに、聴覚性気付き亢進とそれに基づく被害念慮も「学校で乱暴な声を聞くと気になる。ドキッとする。わざとかなと思ったりする」と隣家の戸の開閉のみを対象としたものではないことが明らかとなってきた。X年一〇月からは以前よりあった不安焦燥感や易刺激性が強まり、「心細い。家族がいても、一人でいるような」と孤独感を訴えるとともに、しきりと、例えば「死ぬことばかり考えている。苦しくてたまらない。楽になりたい」と自殺念慮を述べ始めた。初期から極期への移行段階にあり、また自殺企図の危険性が高いと判断し、週一回の診察を週二回とし、併せて薬物療法もsulpiride（三〇〇〜六〇〇mg／日）に加えて、順次fluphenazine（最大〇・七五mg／日）、bromperidol（最大三mg／日）、chlorpromazine（最大四五〇mg／日）、haloperidol（最大四・五mg／日）を重複しつつ入れ替えて追加していった。こうした、自殺企図と顕在発症の危険性の高い状態はX＋一年五月になって、やっと終焉した。なお、この間の患者の表出は、ある日はいらいらとして同席している母の脚を蹴っていたり、またある日は茫乎として何の感情も表わさないような表情をしていたりと様々であったが、いずれにしろ、面接場面は常に緊張をはらんだものであった。

X＋一年五月頃より、それまでの茫乎として反応の乏しい表情が薄れ、いくぶんの生気と相槌を打つなどの反応が認められるようになり、また体験症状としては面前他者に関する注察・被害念慮がなくなり、聴覚性気付き亢進はあるものの、それに基づく被害念慮は消失した。また自殺念慮についても、「時に死にたい気持ちが出てくるが、減った」と述べるようになった。それでも終日横になっている状態であったが、一〇月からは母の買い物について外出を始めるようになり、X＋二年二月からはアルバイトを始めるようになった。当初は数日ですぐに辞めてしまうものの（辞める理由は「私はちょっとでも厭なことがあると、すぐに辞めたくなる」との陳述にあるように、職場の対人関係上の些細なトラブルであって、病的体験に基づくものではない）、以後徐々に一ヶ所で働く期間が延長し、以後自殺既遂の三ヶ月前、X＋六年一月まで断続的に種々のアルバイトを行っていた（一ヶ所に最長六ヶ月）。X＋二年八月頃は母からみて「病前の状態に戻ったよう」と評価されるほどに回復し、面接では積極的に相談してくることは少ないものの穏やかな笑顔を浮かべ、また化粧をし、オシャレにも気を配るようにもなった。なお、この当時の薬物は sulpiride 三〇〇mg／日、carbamazepine 二〇〇mg／日、bromazepam 四mg／日であった。

X＋二年八月頃には病前に戻ったほどに回復していたが、X＋三年二月頃から再び聴覚性気付き亢進を時折訴え、X＋四年五月からは面前他者に関する注察・被害念慮を訴えて易刺激的となると同時に、自殺念慮を口にし始めた。しかし、この頃はいまだアルバイトを継続しており（最長六ヶ月のアルバイトをしたのはX＋五年三〜九月の時期である）、日常生活に大きな乱れは認められていなかった。最後のアルバイトを辞めたX＋六年二月頃から二週に一回の面接ごとに面前他者に関する注察・被害念慮、自殺念慮を述べるとともに、閉居し寝てばかりの生活となる。X＋六年二月の時点での処方は sulpiride 五〇〇mg／日であったが、上記の病状悪化に対して fluphenazine を〇・五→一・〇→一・五mg／日と追加・増量し、併せて睡眠障害と抑うつ気分の改善を目的に trazodone 二五→五〇mg／日を付加した。最終面接はX＋六年四月一二日であったが、その翌日夕刻自室で縊死した。母によれば、その直前に「どうしてこんなに辛いのに、生きていなければいけないのか」と漏らしており、四月一四日には臨時に受診させようと考えていた矢先とのことであった。なお、最終面接の際、患者は主治医に病名を尋ねてきたが（「神経過敏症」と伝える）、病名を尋ねてきたのは初めてのことであった。

［症例3のまとめ］

・本症例は初期統合失調症の中でも極期への移行段階にあった患者と思われる。そのことは、聴覚性気付き亢進の対象が限局化し、それに基づく被害念慮を発展させていたこと、および病状悪化時の茫乎としてほとんど反応を示さないという表出から推定された。そして、上記の悪化時の状態像は、約四年間の寛解期をはさんで、初診後の一年間と自殺既遂前の二ヶ月間と二回認められた。

・本症例の自殺要因としては、以下の二点が推定された。

（1）強い自殺念慮の存在

病状悪化のいずれの時期にも初期症状の出現とほぼ軌を一にして著しい自殺念慮が発現した。

（2）治療的対応の遅れ

自殺既遂に至った第二回目の病状悪化時は、第一回目に比して使用した抗精神病薬の用量が少なく、面接回数も少なかった。

［症例4］　初診時二六歳、男性、公務員

主　訴：人の言うことがよくわからない、頭に入ってこない。人といたくない、一人でいたい。

家族歴：三人同胞の第一子、長男。父母、二人の妹と同居。精神疾患の遺伝負因はない。

現病歴：X－四年（二二歳）、大学を卒業して建築会社に勤め始めたが、その頃より人から言われたことが頭に入らず、同じことを何度も聞き返すということが始まった（即時理解の障害）。また言われたことをすぐに忘れてしまうこともあった（即時記憶の障害）。家庭でも落ち込んでいる様子で家族ともあまり話さず、食事以外は自室にこもりがち

となった。上記のことでX－三年（二三歳）、某精神科病院を受診し、うつ病との診断にて通院・服薬したが、自覚的には改善が認められなかったため（母から見れば、少しは元気になり、友人と遊びに出かけたりした）、三ヶ月で通院を中断した。同時期に建築会社を辞めて地元の町役場に就職したが、そこでも同様であり、何か言われても、その人の顔をただ風景を眺めているようにボーっと見ているだけで理解できず、いろいろ言われるとどれからやればいいのかわからなくなり、パニックとなった。また人に伝えなければならない内容をうまく伝えられないので、かけなければならない電話も延び延びにしてしまうこともよくあった（思路構成の障害）。上記もあって、仕事を含めて何もしたくなく、母の勧めもあって、X年六月東大病院精神科（中安）を受診した。

治療経過：初診時には単純型統合失調症が疑われたが、二回目の診察で初期症状の詳しい問診が行われ、聴覚性気付き亢進、対他緊張、面前他者に関する注察・被害念慮の存在が明らかとなり、初期統合失調症との診断のもと、処方はsulpiride 三〇〇mg／日から開始され、次いでfluphenazine 〇・七五mg／日が追加投与された。初診後一ヶ月半の時点で、自覚的には「気力が出ず、ほとんど寝ている」と改善はみられないものの、面をあげて正視する、応答が早くなり、疲弊した印象が少なくなるなどの表出面での改善、ここ何年も交際が途絶えていたガールフレンドを誘って遊びに出かけるなどの行動面の変化が認められた。そのため、上記薬剤はさらに増量されたが（sulpiride 三〇〇→四五〇mg／日、fluphenazine 〇・七五→一・五mg／日）表出・行動面の改善は一過性であって、一方患者から早朝覚醒、朝方が調子が悪いという日内変動が訴えられたため、さらにimipramine 三〇→七五mg／日が追加投与された。このことによって、面接の場面では「こんにちは」と、家庭内にあっても食事後に「ごちそうさま」との、それまでにはなかった言動が見られるようになり、併せて表情に生彩さが出てくるなど、再び表出面の改善が認められるようになってきたが、その矢先、X年九月初旬、自室内で縊首をした。ただ、この自殺企図は母がすぐに発見して、後遺症もなく事なきをえた。

上記の自殺未遂に接して主治医は入院治療を勧めたが、患者はこれを拒否。やむなく頻回の外来通院で対処することになったが、表出・行動面での若干の改善は見られるものの、概ね終日自室にて臥床しているという生活には変わりはなかった。自殺未遂は追加投与したimipramineによる行動賦活によって生じた可能性を考えて、imipramineは漸次減量して中止した。代わって初期状態の早期の治癒を目的にsulpirideの増量をはかることとし、一〇／一二に三〇〇→四五〇mg／日、一〇／一九に四五〇→六〇〇mg／日、一一／一に六〇〇→七五〇mg／日、一一／九に七五〇→九〇〇mg／日、さらに一一／二六には九〇〇→一〇五〇mg／日と、一二月半の内に三〇〇→一〇五〇mg／日と、漸増ながら比較的急速に増量していき、それに応じて患者の表出・行動はsulpiride 七五〇mg／日の使用を開始した一一／二を境に著しく改善し、面接においては所作が速くなり、会話量が増え、自然な笑い声もあげるなどの変化が見られ、家庭でも居間に出てきて家族の会話に加わる、結婚する妹の荷物の運びだしを終日手伝うなど、母から見ても「随分と良くなった」と評価されるほどとなった。この変化は患者自身においてもいくぶんかは自覚されるところとなり、自殺既遂の二日前の面接では「少し良いよう、気分が」と述べられたが、しかしこの間にあって、「昨夜、仕事に戻れるかどうかで不安になって寝つけなかった」との陳述（一一／一六）や「一時期不安になって」と一一／三〇と一二／四の両日、巻いた手拭いを枕元に置いて寝るという行動も現れた。最後の面接となった一二／一四では明るく柔らかい表情で笑い声をたてるなど良好な表出が見られるとともに、先に述べた「少し良いよう、気分が」との陳述も得られたが、その二日後、自室で縊死しているところを母に発見された。

［症例4のまとめ］

・本症例は Glatzel und Huber によって報告された内因性若年—無力性不全症候群のトリアスの一つである「思考障害感」を構成する諸症状、すなわち即時記憶の障害、即時理解ないし即時判断の障害、思路構成の障害(5)が前景に立った初期統合失調症である。

・本症例の自殺要因として、以下の二点が推定された。

（1）Sulpiride の急速な増量による行動賦活

このことによって、潜在していた自殺念慮が行動に移された（初回の自殺未遂も同様に imipramine による行動賦活の関与が疑われる）。

（2）若干の改善（もっぱら気分）の自覚に基づく現実への直面化

このことが職場復帰という問題に患者を直面化させることになったが、患者の主たる苦悩であった上記の「思考障害感」は不変であり、それが現実的な不安を引き起こした。

【症例5】 初診時二一歳、女性、大学四年生

主　訴：（大量服薬による自殺企図）

家族歴：二人同胞の第二子、次女。家族は父母と姉であるが、患者は九ヶ月前に実家を出て、結婚を約した男性と同棲。精神疾患の遺伝負因はない。

現病歴：X－三年四月、大学入学後より「考えたくなくてもスイッチが入ったかのように色々な考えが勝手に出てきて、邪魔されるかのように浮かんでくる。時にはそれが数時間も続く」（自生思考）ことが起こるようになった。翌X－

二年、(高一〜二時にも母の浮気で家庭内不和が起こり、患者は悩んで大量服薬による自殺未遂をおこしていたが)信頼していた母の再度の浮気を知るところとなり、裏切られ感を抱いたという。また慢性的な頭痛が増悪し、鎮痛剤(ボルタレン)依存の傾向が強まった。X−一年三月、某精神科病院を受診し、以後鎮痛剤依存と母子関係のことでカウンセリングを受けるも、X年二月主治医転勤により他院に転院。この頃より上記の自生思考が強まり(母のことが多かったが、それ以外の日常の些細なこともあった)、併せて「授業中にも他人が本のページをめくる音が気になったり、ちょっとした物音にも驚くようになった」(聴覚性気付き亢進)。また「授業も三〇分が限界で、過去の体験や空想みたいなものが映像として浮かんできて、それを自分では抑えられず、授業終了の合図などの外からの刺激ではじめて中断する」(自生記憶想起、自生空想表象)ということが生じ始めた。

同棲相手によると、話し掛けても反応が鈍かったり、落ち込んだ様子も増えてきたという。また、「人の声はないが音楽が聞こえてくる」(自生音楽表象)ことがあり、「今聞こえた?」と尋ねることもあった。「外を歩いていると、見知らぬ人が自分を見ているようで、悪口とまではいかないが、自分のことを何か思っているのではないかと気になったりした」(面前他者に関する注察・被害念慮)。以前から常に死にたいと思っており、周囲に迷惑をかけるとの思いでかろうじて抑えていたが、その気持ちがだんだんと強くなり、父と同棲相手にもらすようになった。七月、三人で話し合って転院を決めたが、その後間もなく大量服薬による二回目の自殺企図を行った。

治療経過：国立国際医療センター救急部に搬送され、以後精神科医が関与することになった。上記によって初期統合失調症と診断され、外来通院にて sulpiride 三〇〇mg／日から開始し、すぐに四五〇mg／日へと増量。しかし、症状は持続し、睡眠障害も強いため、約一ヶ月後に入院となった。入院後は sulpiride の増量(四五〇→六〇〇mg／日)、fluphenazine の付加(〇・七五mg→一・五mg／日)で、聴覚性気付き亢進は残存したものの、種々の自生体験は軽減したため、約二週間で退院となった。

退院後は外来（関）に通院。聴覚性気付き亢進や「疲れてくると字が読めなくなる。字と字の間の隙間の白い地が浮き上がってくる」という視覚変容の残存、乳汁分泌・不正性器出血（sulpirideを六〇〇→三〇〇mg／日と減量）こそあったものの概ね安定しており、早々に卒論を書き上げて卒業し、四月内定していた大企業に総合職として入社した（入社試験は一番であったとのこと）。

〔この時点で、患者の勤務上の都合で主治医は関から中安に交代した〕

四〜五月の二ヵ月間は研修期間中であったが、患者はその当初からいつも疲れた表情で来院し、「疲れます」と述べることが度々であった。「何事も一番で」という手の抜けない、完全主義の性格のゆえか、新入社員の親睦のために行われるレクリエーションにも一番でないと気が済まないといい、事実そうしているようであった。五／一四に大量服薬によって三回目の自殺企図が行われたが、回復後に自殺の理由として仕事の大変さとともに、暫く会っていなかった母と次週会うことになっていて、それが負担となっていたことや母に自殺を見せつけてやりたかった等のことを淡々と述べた。一〇日間の欠勤ののちに出社したが、会社から欠勤の理由を尋ねられて、隠しておけずに病歴のすべてを話したという。六月より配属先に移ったが、患者だけは見習い期間が三ヵ月延長となったとのことであった。自殺既遂の四日前の面接では、相変わらず「疲れました」とのべ、併せて「今日、上司から怒られて悲しいです」と述べたことが印象的であった。四日後、都心のホテルの浴室で、頚部、両手首の大血管を切って失血死しているのが発見された。

〔症例5のまとめ〕

・本症例は、初期統合失調症としては自生思考、自生記憶想起、自生空想表象、自生音楽表象、聴覚性気付き亢進、面前他者に関する注察・被害念慮など、「診断に有用な高頻度初期統合失調症症状[4]」を数多く有する定型例である。

・本症例の自殺要因としては、以下の四点が推定された。

（1）必ずしも初期症状の増悪—軽快とは相関しない、一貫した著しい自殺念慮の存在

（2）〝何事も一番でないと〟という完全主義的性格が災いしてか、入職して以降、強い疲労感を感じ、また挫折したこと（見習い期間の延長、上司からの叱責）

（3）信頼していた母の浮気による裏切られ感

（4）就職という、この患者にとっての臨界期における主治医交代

4　自殺要因の検討

これまで、症例3、4、5に関しまして、個々に自殺要因の検討を行ってまいりましたが、症例1、2も含めまして五症例の推定された自殺要因の検討結果を表2にお示しします。検討いたしましたものは自殺念慮の陳述、自殺未遂回数、自殺時の社会適応、自殺時の病像、自殺時の処方、病気以外の苦悩や性格、および治療上の問題点ですが、下線を引いた部分がことに自殺企図に関連したものとして推定されたものです。表を縦方向に、すなわち個々の症例ごとに見ていただくと、複数の項目に下線を入れたことからわかるように、既遂に至る自殺企図においてはいくつかの要因が複合して、はじめてそれが成立したのだと思われます。また、横方

表2　初期統合失調症の自殺既遂例：自殺要因の検討

症例番号	1	2	3	4	5
自殺念慮の陳述	なし（ただし，家族には時折話していた）	既遂の1年前から頻回に	初診時から1年間と既遂2ヵ月前より頻回に（その間，4年は消失）	なし	初診時より頻回に
自殺未遂回数	1	3	0	1	3
自殺時の社会適応	専門学校卒業後3年間勤めたコンピュータープログラム製作会社をやめて，以後2年間は各種のアルバイトとして働く。既遂が生じたのは，最後に勤めた会社が倒産し，その残務整理を終えた時点	3週前より契約社員として入職していた	頻回のアルバイト（店員：最長6ヵ月）を繰り返していたが，2ヵ月前からは無職	町役場に勤めていたが，5ヵ月前より休職中。ただし，気分の若干の改善に伴って職場復帰に直面化	3ヵ月前に某大企業に一番の成績で入職。2ヵ月間の研修期間中に3回目の自殺企図をし，その際，精神科通院歴を会社に話し，見習い期間が3ヵ月延長された。7日前，上司より仕事上のことで叱責
自殺時の病像	対他緊張に内在する加害性ゆえの自罰性が顕著であり，終始そのことで苦悩していた（服薬中断の可能性あり）	初期症状は既遂の1年前にほぼ消失。代わって易疲労性，意欲減退，抑うつ気分が発現するとともに，就職等の現実問題に直面化して悩み始め，就職に対しても不安大	既遂の1年11ヵ月前より，消失していた初期症状が再発，既遂1ヵ月前よりは閉居。既遂3日前の診察の際に病名を尋ねる（「神経過敏症」と伝える）	Sulpiride 増量に伴って表出および行動は若干改善し，それを自覚。しかし，苦悩の源であった「思考障害感」は不変	初期症状はかなり改善，一部を残すのみ。しかし，「何事も1番でないと」という性格から研修期間中も気が抜けず，疲労が著しかった
自殺時の処方（抗精神病薬，抗うつ薬のみ）	Sulpiride 600 mg Chlorpromazine 175mg	Sulpiride 300 mg Trazodone 50 mg	Sulpiride 600 mg Fluphenazine 0.75 mg Trazodone 50 mg	Sulpiride 1050 mg Fluphenazine 1.5 mg	Sulpiride 300 mg Fluphenazine 1.5 mg Quetiapine 50 mg
病気以外の苦悩，性格等		信頼し，依存していた父の死亡 活動的な姉との比較	同居の父方祖父母および父とあわず，家庭内では母と話すのみ 友人がいない		信頼していた母の不倫，そのことによる裏切られ感と家庭内不和 強い責任感と完全主義
治療上の問題点			薬物療法上の対応の遅れ（先行した自殺念慮にはCPZ 500mg，HPD 4.5mgを使用）	Sulpirideの急激な増量（300 → 1050mg/3ヵ月）による行動賦活	患者の勤務上の都合による主治医交代（関→中安）

向に、すなわち項目ごとに見ていくと、例えば自殺念慮の陳述につきましても、症例3と症例5は同じく自殺念慮が陳述されていたとしても、症例3は病像増悪時に限って自殺念慮が出現したのに対し、症例5では病像の増悪—軽快にかかわらず、一貫して持続的に自殺念慮があったことが判明し、一律的に論じられないことがわかります。

5　おわりに

初期統合失調症の自殺既遂例の五症例の事実経過を示しました。自殺の予防が本シンポジウムのテーマですが、初期統合失調症の自殺に限った我々の発表においても、それが一律的に論じられるものではないこと、この点が最大の結論であろうかと思います。ただ、まだまだ印象というレベルのものですが、次の三つのことに気付かされましたので、それを最後に付け加えておきたいと思います。

その一は初期統合失調症患者の自殺念慮の中には言うならば「自生自殺念慮」とでも呼ぶべき、およそ精神療法的対応では処しがたい一次性の強い自殺衝動があるということ（症例3、5）、その二は初期症状は軽減しえていたとしても、就職という生活状況の変化が自殺既遂の引き金となった症例が複数例いたことであり、学生という立場の「余裕」がかろうじて自殺を回避させえていたのではないかと思わせられたこと（初期症状の有無とは別の、ある種の「脆さ」の存在）、その三は治療薬であるsulpirideの急増が潜在していた自殺念慮に対して行動賦活的に作用して企図を促したとしか思えない症例があったことで、たんに薬物処方の問題というだけでなく、患者の焦りに同調してしまった治療者自身の焦りに慙愧の念を覚えさせられたこと（症例４）です。

以上にて、私の発表を終わります。

（本稿は当日の発表原稿に若干の追補を行ったものである）

文献

（１）Glatzel, J. und Huber, G.: Zur Phänomenologie eines Typs endogener juvenil-asthenischer Versagenssyndrome. Psychia. clin. 1:15–31, 1968（高橋俊彦、大磯英雄、青木勝、渡辺央ほか訳：内因性若年無力性不全症候群の一型に関する現象学。思春期青年期精神医学、二：一〇三―一一八、一九九二）

（２）中安信夫：『初期分裂病』。星和書店、東京、一九九〇。

（３）中安信夫：緊迫困惑気分に潜む加害・自罰性―分裂病初期状態における自殺に関連して。中安信夫編：『分裂病の精神病理と治療８　治療の展開』、星和書店、東京、一八三―二一一、一九九七。**（前書第一四章）**

（４）中安信夫、村上靖彦編：『初期分裂病―分裂病の顕在発症予防をめざして（思春期青年期ケース研究10）』。岩崎学術出版社、東京、二〇〇四。（第Ⅰ部が**本書第九章**）

（５）中安信夫、針間博彦：内因性若年―無力性不全症候群。中安信夫編：『稀で特異な精神症候群ないし状態像』、星和書店、東京、二〇五―二二四、二〇〇四。**（本書第一章）**

（関由賀子氏との共著。精神経誌、一〇七：一〇七八―一〇八五、二〇〇五）

第一六章　張りつめ／くすみ
——初期分裂病を疑う表出について——

抄録

初期分裂病を疑う表出として「張りつめ／くすみ」（ないし「緊迫／疲弊」）を指摘した。ここにおいて、「張りつめ」とは定かな理由なく内的に促迫されて抱く緊迫の感であり、また「くすみ」とは生彩さに欠け、消耗しつくしたというような疲弊の印象であるが、重要なことはその両者を／でつないで「張りつめ／くすみ」と表現したように、たんに「張りつめ」のみが、あるいはまた「くすみ」のみがあるのではなく、両者が併存し、「張りつめ」が「くすみ」を際立たせ、逆に「くすみ」が「張りつめ」を強調するというような構造となっていることである。両者が一体のものであることは、治癒の過程において「張りつめ」が緩んでらくになると同時に「くすみ」が消えていくことによっても指摘できるが、この「張りつめ／くすみ」という表出は、初期分裂病の臨床において診断の導きの糸であるとともに、治癒の程度を推し量る指標でもある。

1　はじめに

これまで繰り返し述べてきたように、[1,2] 初期分裂病の診断に際しては患者を前にして治療者が初期分裂病の疑いを抱けるか否かが鍵となる。というのは、初期分裂病症状は患者にとって日常の言葉で言語化するのが困難で、またそれ以前に対象化することすら困難である場合も多いからであり、したがってただ受身的に患者の話すがままを聞き取っているだけでは診断に足る十分な体験聴取は不可能であり、治療者の方でそれを知悉して適切な質問を繰り出していくことが診断にとって肝要となるからである。よって本小稿では、面接の早々において初期分裂病を疑う契機となる患者の特徴的な表出 A■sdruck を記してみたいと思う。このテーマに関しては筆者はすでに二度にわたって論じたことがあるが、[2,3] それを一層深化できればと願っている。

2　自験例のカルテから

今回このテーマを論じるにあたって、筆者は筆者が初期分裂病と診断した症例のカルテの所見欄の表出の項を改めて通しで眺めてみた。〝一応念のため〟と思って面接の最後に初期症状を尋ねたところ、意外なことに初期症状が聴取された症例もあったが、以下に掲げる症例はその表出からすぐに初期分裂病を疑い、そして予測どおり初期分裂病症状を聴取しえた、いわば典型例の表出である。カルテ記載を引用する。

【症例1】 二六歳、女性

比較的地味な装いで、身だしなみ、礼容は整っている。ややおどおどとしたような（戸惑ったような）、緊張した面持ちであるが、一方では疲れたようであり、生彩さに欠ける。しかし、面接の後半に入り、少し笑顔が見られた際にはごく自然で、また親近感溢れるものであるが、持続せず、すぐにまた元の表情に戻る。質問に対する理解は良好で、言葉を選びながら（そう見える）、ゆっくりと答える。声は普通、緩急抑揚はやや乏しい。

【症例2】 一八歳、男性

身だしなみや礼容は整っている。背筋を伸ばし、顔を上げて相対して座る。手は両膝の上に置いたり、軽く前で組み合わせたり。時にごく自然な笑顔を見せるものの、表情は全般的に硬く、ことに視線は鋭い。目の下が少し黒ずんでいる。面接に際しては受け身的で質問に答える形、かつ応答内容は短く、ごくあっさりと答えている印象である（患者の意志による初めての精神科受診、「心の病気」という患者の理解とはやや乖離している）。自ら積極的に訴える点に乏しい。理解は良好で、応答は迅速、的確。声は比較的大きく、抑揚もある。

【症例3】 二六歳、男性

身だしなみや礼容は整っている。歩き方や種々の挙措は全般的にゆっくりとしており、また女性的である。表情は動きに乏しいが、緊張をときほぐすかのような作った笑顔、笑いが頻繁に認められる。視線を合わせはするが、概して下を向いていることが多い。質問への理解は良好であるが、応答が断続的である（合間に上述の笑いが入ることが多い）。声は小声、全般的に生気に乏しい。

［症例4］ 二二歳、男性

いわゆる細長型の体型をしている。身だしなみや礼容は整っている。正対して座るが、やや前傾姿勢であり、全般的には身を硬くしている。視線は合わせはするが、たびたび少し転じることがある。表情はやや硬く、また生気に乏しく、くすんでいる。笑顔は見られない。質問に対する理解は良好で、応答は短いが的確。

［症例5］ 二二歳、男性

待合室で待っている間は比較的険しい表情で、かつ崩れた姿態で椅子に座っていたが、面接を始めると、表情は基本的に変わらないものの（次第に緊張感はとれてきたが）、姿態はやや萎縮したような姿勢で、大きな体を丸めて、やや斜め横を向いて座っている。表情は生気に乏しく、疲れたような印象。理解はさほど悪いとも思えないが、応答は断片的で時間を要する。小声である。

［症例6］ 一六歳、男性

在学している高校の制服を着用しており、身だしなみは年齢相応である。ズボンのポケットに両手を突っ込み、やや肩を揺すりながら入ってくる。こうした様子や表情からは当初〝憮然とした〟という印象を受けたが、面接を開始してみると、その印象は異なる。表情はやや気が弱くなって当惑しているという感じ。理解力はほぼ良好で、応答にもそれなりのまとまりがある。

3　張りつめ／くすみ（緊迫／疲弊）

前節で引用したような表出を筆者は「張りつめ／くすみ」と表現したいと思うが、その解説をする前に旧稿を引用しておこう。

「初期分裂病：いかに診断し、いかに治療するか？」（精神科治療学、六：七六一―七七二、一九九一）[2]より

精神医学の診断手法が「パターン認知」であることを改めて述べたのは、これから論じようとしていることが、初期分裂病患者の受診行為、あるいは全般的な雰囲気、あるいはまた治療者の側に起こってくる気分性などに現れる、ある種のパターンに関してであるからである。「奇妙な矛盾」という表現が、筆者が今回それに与えた名称であるが、それは筆者が初期分裂病を診はじめた当座に感じていた（パターンがつかみ切れない）困惑感の内実を言語化したものである。もちろん現在の筆者にとってはそれは困惑ではなく、典型的な場合には即それとして感じられる、奇妙でもなく矛盾でもないパターンとなっているのであるが、研修医に向けられたものという本特集号の性格を考慮して、当時感じていた印象を敢えてパターン名としてみた。その印象の内実を典型例を借りて言語化してみると、おおよそ次の三点にまとめられようか。ただし、これらは互いに関連のあることである。

(1)　自発的来院でありながら、面接は受身的である。

患者は多く単独で来院し、また家族が付き添っている場合でも来院は自らの意思である場合が多い。しかし、そうでありながらも患者は受身的で自発的にしゃべることが少なく、治療者の側で質問をしないかぎり、面接が進展していかない（ただし、質問が初期症状という核心を衝くと、急によく話せるようになる）。

(2)　外観からは疲れてくすんだ印象をうけるものの、そのじつ弛緩はしていず、むしろ緊迫感がある。

いわゆる分裂病臭さは決して与えないが、当初患者からは疲れてくすんだ印象をうける（この「くすみ」は独特のものであるが、筆者にはそれ以上の表現ができない）。しかし面接を始めてみると、そこに弛緩は感じられず、むしろある種の緊迫感があるのが見てとれるようになる。そして、その緊迫感は治療者の側に〝居ずまいを正させる〟という類いのものである（それは、急性期病像の患者に対峙した時に治療者に感じられる〝構えさせる〟緊迫感とはまた異なるものである）。

(3)　苦悩は強いが、その原因を述べることができない。

苦悩が強く、表現されることこそ少ないがその程度は自己崩壊の危機に立たされているという恐怖の域に達している。しかし、「その原因は？」となると語りえないことがほとんどである。いくつかの原因をあげえた場合（その中には認知的異常も含まれる）でも、そこには患者自身もその説明では釈然としない風が認められる。

「緊迫困惑気分／居住まいを正させる緊迫感――初期分裂病治療の標的について」（精神科治療学、八：一一六一――一一六七、一九九三）[3]より

さて、本稿ではこの緊迫困惑気分こそが初期分裂病治療のもっとも重要な標的であることを論じるのであるが、それに先立ってこの症状概念を今一度明細化しておきたいと思う。既に述べたように、患者の緊迫感はまずもって患者に面

前する治療者の心内・身内に生じる緊迫感として、あるいは患者と治療者で構成される場の緊迫感として治療者に感知されるが、この緊迫感がいかような性質をおびたものなのか、ここではその内実を今少し明らかにしてみたい。

明らかにするといっても、「私にはそう感じられる」というものであるにすぎないが、その緊迫感は〝何かよくわからないが、居住まいを正さざるをえない〟という性質のものであり、どこか〝粛然たる思い〟を抱かせる類いのものである。面前する他者に与える、こうした影響を表現し、かつそれが患者の気分性に発するものとして患者に投げ返せば、それは「居住まいを正させる緊迫感」とでも表現しえようか。この〝感じ〟を一層よくわかろうとするには、幻覚妄想状態あるいはより明瞭には緊張病状態の患者に接した時に治療者に感じられる緊迫感と対比してみればよかろう。筆者には後者は「危急に備えさせる緊迫感」と感じられ、それを受けて筆者の側にはどこか〝対峙する構え〟が生まれるようである。「居住まいを正させる緊迫感」、〝粛然たる思い〟vs.「危急に備えさせる緊迫感」、〝対峙する構え〟という対比が成り立つのであるが、その印象のよってきたるところを解釈するならば、前者は人間存在としての実存的不安にさらされている他者の危機を眼前にしてのものであり、後者は動物存在としての生命的恐怖に襲われている自らの危機を予兆してのもののようである（後者に関して付言するが、「動物存在としての生命的恐怖に襲われている」のはまずは患者であり、それが患者の中に外界に対峙する姿勢をもたらすゆえに、治療者の側にも一方で治療者でありながら、どこかしら対峙の姿勢を生み出すものと思われる。またこれには今一つ解釈があり、それはかつて筆者が自己保存にはたす状況意味認知の役割と正常者が精神病者に抱く恐怖心、いわゆる「偏見」との関連性にふれて述べたことであるが、精神病者の示す行動の不可解さ、すなわち状況意味認知の同定不能という事態が治療者の中にもある動物としてのヒトの自己保存本能に警告を発するゆえであろう）。

上記の旧稿のうち、前者は患者の表出をいささか傍観者的・客観的に、そして後者は患者の表出（ことに前者の(2)を前にして筆者の心のうちに生じる事態を主観的に表現したものであり、両者は表裏一対をなしているが、改めてそれらに統合的な名称を与えたいと思う。

筆者がここで到達した初期分裂病患者に特徴的な表出とは「張りつめ／くすみ」というものである。ここにおいて「張りつめ」とは定かな理由なく内的に促迫されて抱く緊迫の感であり、また「くすみ」とは生彩さに欠け、消耗しつくしたというような疲弊の印象であるが、重要なことはその両者を／でつないで「張りつめ／くすみ」（「緊迫／疲弊」ともいいえよう）と表現したように、たんに「張りつめ」のみが、あるいはまた「くすみ」のみがあるのではなく、両者が併存し、「張りつめ」が「くすみ」を際立たせ、逆に「くすみ」が「張りつめ」を強調するというような構造となっていることである（筆者が居住まいを正さざるをえないような粛然たる思いに駆られるのは、この両者の併存にあるのであろう）。前節で筆者は自験例の表出記載を掲げ、そこにおいて「張りつめ」に相当するものに実線を引き、「くすみ」に相当するものに波線を引いて両者の混在を示したが、実のところそれらは個々別々に感知されるものではなく、「張りつめ／くすみ」として一体のものとして感知されるものなのである。筆者はかつて「精神科臨床における話し言葉の具体例」という「精神科治療学」誌特集号において「らくになる」という言葉が初期分裂病の臨床にとって欠かせない言葉であることを述べ、そこで「表情から〝くすみ〟が消えていくのと、この『らくになる』ということばが出てくるのを治癒の指標にして」いる旨を述べたが（この段階になると、筆者の側でも肩から力が抜け、居住まいを正さざるをえないような粛然たる思いがほぐれて冗談の一つも出てくるが）、「張りつめ」が緩んでらくになると同時に「くすみ」も消えていくのであって、治癒経過の上からも両者は一体のものと指摘できると思われる。[5]

少し理論めいたことを述べるならば、この「張りつめ／くすみ」の因ってきたるものは緊迫困惑気分であろう。この緊迫困惑気分とは(3、4)「何かが差し迫っているようで緊張を要するものの、何故そんな気持ちになるのかわからなくて戸惑っているというような、緊迫の自生とそれに対する困惑からなる気分」であるが、成因的には状況意味失認に基づく〈「自己保存の危機」の意識下・無自覚的認知〉によるものであり、それを反映して対人状況下では自⇅他の双方向性の攻撃を内に含んだ対他緊張となって現れるものである。初期分裂病患者の苦訴の最たるものがこれであるが、（患者にとっては）理由の定かでない緊迫感の自生は「張りつめ」として現れ、それが途絶えることなく続くことによる著しい疲弊（患者は「いくら寝ても、朝から疲れている」とよくいう）が「くすみ」として現れるのであろう。

4　おわりに

初期分裂病患者の特徴的な表出として「張りつめ／くすみ」を指摘したが、あくまでもこれは初期分裂病を疑う表出であって、診断は面接を通して得られる体験症状に拠るべきである。ただし、この表出は初期分裂病の診断にとって導きの糸であり、またその消失は治癒の指標であって、その感知なくしては初期分裂病の臨床は十全には行いえないものと思われる。

文　献

（1）中安信夫：初期分裂病患者への精神療法的対応―診断面接に含まれる治療的意義について。臨床精神病理、一〇：一八一―一九〇、一九八九。
（2）中安信夫：初期分裂病：いかに診断し、いかに治療するか？　精神科治療学、六：七六一―七七二、一九九一。
（3）中安信夫：緊迫困惑気分／居住まいを正させる緊迫感―初期分裂病治療の標的について。精神科治療学、八：一一六一―一一六七、一九九三。**（前書第一〇章）**
（4）中安信夫：緊迫困惑気分に潜む加害・自罰性―分裂病初期状態における自殺に関連して。中安信夫編：『分裂病の精神病理と治療8　治療の展開』、星和書店、東京、一八三―二一一、一九九七。**（前書第一四章）**
（5）中安信夫：らくになる。精神科治療学、一六：八九一―八九四、二〇〇一。**（本書第一七章）**

（精神科治療学、一七：一二一七―一二二〇、二〇〇二）

第一七章　らくになる

「その後、いかがですか？」「ええ、だいぶらくになりました」。初期分裂病の臨床において、こういう会話をこれまで幾度したことだろうか。初診の診察を終えたのちに「じきにらくになりますよ」と述べて患者を送り出すことや、入室してきた再来患者の表情から初診時の〝くすみ〟[3]が取れているのを見て、開口一番「らくになりました？」と問うことも最近では増えてきたようにも思う。

「らくになる」、この言葉はきわめてありふれた日常ことばであるが、初期分裂病の患者からたびたび発せられ、その前に「すこし」「だいぶ」「ずいぶん」「すっかり」と付け加えられるだけで治癒の程度をおおまかに推測することができる、初期分裂病の臨床にとっては欠かせないことばである。表情から〝くすみ〟が消えていくのと、この「らくになる」ということばが出てくるのを治癒の指標にして、筆者は初期分裂病患者を診ているといっても過言ではないほどである。このことばは筆者が編み出したことばではなく、「その後、いかがですか？」と内容を限定せずに経過を尋ねた際に（この問い方は疾患の種類を問わず、筆者が通常用いている方法である）、多くの初期分裂病患者の口から出てきたことばであって、もちろん他の疾患の患者からも聞くことはあっても、ことさらに初期分裂病患者からが多いように思う。筆者には、そこに初期分裂病患者の苦衷の真相が垣間見えるように思えるが、以下そのあたりのことを綴ってみようと思う。

初期分裂病患者がその治癒過程のなかで「らくになる」と表現することが多いのは以前から気づいていたが、その意味を了解しえたのはまったくもって筆者が尿管結石を患ったからである。筆者は一年半前のある夜、左下背部に重苦しい鈍痛を感じはじめたが、じっとしていれば治まるだろうと高をくっているうちにその痛みは見る間に増強し、立ったり座ったり横になったり、また腰を曲げたり伸ばしたりと、ある姿勢を暫くとってはまたすぐに別の姿勢に変えるなどのことをしても、その痛みはいっこうに治まらず、とうとう救急車を呼ぶ羽目におちいってしまった（余談であるが、「七転八倒」とは広辞苑によれば「ころげまわって苦しみもだえること」とあり、筆者もそう理解していたが、これは痛みそのもののためではなく、また転げ回るのでもなく、痛みを和らげようと、すなわち一種の coping behavior として患者がいろんな姿勢、それも傍目からみればきわめて奇妙な姿勢を次々ととっていくことを意味することだと実感した）。救急車のピーポー音がこれほど有り難いものかと思ったことや、またてっきり急性膵炎と思い込んでその旨を伝える筆者に「いや、これは石ですよ」とこともなげに述べる当直医に対していささかオーバーに表現すれば神々しさを感じたことも余談であるが、ソセゴンの注射によって痛みがひいていくさまは具体的な「痛みがとれる」ではなく、まさに「らくになる」であって、担当医や看護婦から「どうですか？」と問われて真っ先に口をついて出たことばは「らくになりました」であった。振り返って思うに、これは七転八倒になるほどの痛みはたんに個別の部位の個別の痛みという性質のものではなく、なかなかうまく表現できないが〝心と身のぜんぶを覆いつくす苦しさ・つらさ〟というようなものではないだろうかと思う。たぶんそれが、痛みが治まっていく際に筆者をして

「らくになりました」と言わしめたのではないだろうか。

さて、考察の契機のはなしはこれくらいにして本題に入ろう。筆者はかつて「緊迫困惑気分／居住まいを正させる緊迫感―初期分裂病治療の標的について」という論文を書いて[4]、自生体験、気付き亢進、漠とした被注察感とならんで《初期分裂病の特異的四主徴》の一つに数え上げた緊迫困惑気分（対象の定かでない緊迫感の自生）こそが初期分裂病治療の最大の標的症状であることを論じたことがある。そこであげた症例は種々の認知的初期症状（先に述べた四主徴のうちの前三者）とともに「自分がここに居る気がしない」と自己精神離人症（存在意識の喪失）を訴えた患者であったが、その患者は当時初期分裂病の診断基準の確定を求めて多人数共同研究へと眼が向き、その流れのなかで評価者間信頼性を高めるべく、より言語的に表現されやすい認知的初期症状を重視し、逆に言語的には表現しがたく表出から治療者が感知していかなければならない緊迫困惑気分を軽視していた筆者に、「神経過敏症（認知的初期症状をとらえて、筆者はそう説明していた）と〝自分がここに居る気がしない〟というのは全く違うんです！」と抗議して、患者の苦衷の在り処を誤認していた筆者に冷水を浴びせたのであった。患者の語るところによれば、認知的初期症状はたんに「邪魔」であるだけであって、「自分がここに居る気がしない」に関して絞り出すような声で「苦しい」「つらい」と訴えるのであった。筆者の症状理解によれば分裂病に見られる離人症は緊迫困惑気分の発現と根を同じくする〈自己保存の危機〉の意識下・無自覚的認知〉に基づくものであること、またその患者の表出は〝これぞ緊迫困惑気分〟と言いうるものであったことを考慮して、筆者は、患者が筆者に促したのは緊迫困惑気分による苦衷への共感とそこへの治療の焦点づけであると理解したが、その苦衷はまさに「苦しい」「つらい」であったのである。またこの論文で筆者は、緊迫困惑気分が言語的に表現されたものとして別の一例の質疑応答記録を記したが、そこで患者が述べた言葉は「(つらい?)……つらいですね、もう。苦しいって感じ」だったのである。

緊迫困惑気分はなにゆえにこれほど「苦しい」「つらい」ものであるのか。以下は筆者の理論的想像（変な造語であるが）にすぎないが、一つにはそれが〈「自己保存の危機」の意識下・無自覚的認知〉（その内容は拙著に譲る）[2]に発するものであって、その緊迫感は自己の生命がいまだ見えざる、しかし確実に存在する外敵によって危急にさらされた際のものと同質であるからである。その緊迫感は動物としてのヒト（Homo sapiens）の感じる恐怖感であって本能的とも表現しうるものであるが、類似の緊迫感をあげるとすれば、それは一寸先も見えないような暗夜、人っ子一人いない道をひとり歩く際の「幽霊の正体見たり枯尾花」の心境であろうか。これが絶え間なく、ひとときの休みもなくずっと持続するのであるから、そのつらさは推して知るべしだろう。二つには、緊迫困惑気分はその名のとおり気分であって、他の認知的初期症状と違って対象化が困難なものであるからであろう。気分とは心と、さらには身をも覆いつくすものであって、一般にもそれをそれとして認知して、そこから一歩距離をおくことが困難であるが、こうした特性もつらさを生み出す一要因であろう。先に筆者は、尿管結石による七転八倒の痛みは〝心と身のぜんぶを覆いつくす苦しさ・つらさ〟であり、その痛みが取れていくさまは「らくになる」と表現されるものであることを述べたが、緊迫困惑気分も、もちろんその成因も内実も、また程度も持続も異なるものながら、これまで述べてきたように苦衷の性状は同質のものと思われる。ゆえに患者は治癒の過程で「らくになってきた」と言うのであろう。尿管結石による痛みのピークにあって、筆者は〝モルヒネであろうと何であろうとどんどん使って、とにもかくにもらくにしてほしい〟と願ったが、拙著「初期分裂病」[1]を読んで「自分はこれだと思いました」と自発的に来院した2人の患者が、病名には恬としてこだわらず「とにかくらくになりたい」と言ったのもそういうことであったのであろう。

最後に一つ。筆者がこの小論を書いたのは初期分裂病の臨床において「らくになる」ということばを積極的に使ってみてほしいからではない。いわんや、マニュアルのごとく使われることは断乎拒否したいと思っている。そうではなく、初期分裂病患者、とりわけ緊迫困惑気分に襲われている患者の苦衷とは、その治癒が「らくになる」と表現されるような、七転八倒の痛みにも似た性質のもの、それが続くかぎりは身を滅ぼしてでも解放されたいほどのものであることを理解してほしいからである。初期分裂病の治療ガイドライン[5]の第1に筆者は「緊迫困惑気分に対応すべく、居住まいを正し、粛然たる態度で患者に臨む」ことをあげているが、そうした治療態度は形だけのものでなく、患者の苦衷に対する上記のような理解の裏打ちがあって初めて実効をあげうるものであろう。

文献

(1) 中安信夫：『初期分裂病』。星和書店、東京、一九九〇。
(2) 中安信夫：『分裂病症候学―記述現象学的記載から神経心理学的理解へ』。星和書店、東京、一九九一。
(3) 中安信夫：初期分裂病：いかに診断し、いかに治療するか？　精神科治療学、六：七六一―七七二、一九九一。

（4）中安信夫：緊迫困惑気分／居住まいを正させる緊迫感―初期分裂病治療の標的について。精神科治療学、八：一一六一―一一六七、一九九三。**（前書第一〇章）**

（5）中安信夫：初期分裂病。「精神科治療学」編集委員会編：『精神科治療ガイドライン』、星和書店、東京、八八―八九、一九九五。

（精神科治療学、一六：八九二―八九四、二〇〇一）

第一八章　「分裂病の病名告知」私感

「病名告知」に関しては個人的にいささか不快な記憶がある。それは初発の分裂病患者を診たある日のポリクリで、筆者が「分裂病治療における告知同意はいまだpseudo-informed consentの段階だ」といったのを聞いた学生の一人（そういう問題にえらく熱心だった）が精神科医療における告知同意の〝専門家〟に告げて、「東大ではまだそんなことを言っているの！」と間接的に叱られたという体験である。鬼の首でも取ったかのようにその旨を知らせる学生の実習感想文の書きっぷりも嫌だったが、その〝専門家〟の居丈高な言いっぷりも不快だった。こう書くとまた叱られそうであるが、その不快感、苦々しさは「あんた、精神科の現場を知ってるの？一人でも主治医として分裂病患者を治療したことはあるの？」と直接聞き返したいほどのものであったが、事実その〝専門家〟は広く精神保健の専門家ではあっても、精神科医療の第一線で働く医者ではなかった。

「医者」を強調する文章を書いたが、専門家がその矜恃を失い、非専門家がその畏れを知らないという時代意識を考えると、それだけでもう袋叩きに合いかねないと危惧される。しかし、綺麗事を書かないで筆者が敢えてこう書いたのは、病名を告知する／しないは主治医（たんに医者にあらずして）が治療上の適応と禁忌を考慮した上で当該の患者に対して決定をくだす純然たる医療行為と思うからである。時として「由らしむべし、知らしむべからず」とならざるをえないのも、主治医としての診療上の決断に日々重責・重圧を感じておられる方ならば、わかっていただけることと思う。

「病名告知」に関する総論にあたるものは上記であるが、こと分裂病の病名告知に関して筆者は具体的にどうしているのかという各論を以下に簡略にのべようと思う。

「治療上の観点から症例ごとに是々非々で」というのが病名告知に関する筆者の基本方針であるが、分裂病の場合には非の方に、すなわち告知しない方に大幅に傾いているのも確かである。それは、なによりも分裂病においては患者に病識が乏しいためである。治療導入を図るために、またその後の不用意な治療中断を防ぐために必要なのは、患者の現在の状態が病気によるものであると伝えることであって、決して病名を知らせることではなかろう。病識のない患者にとっては青天霹靂であるはずの分裂病という病名告知は、医者不信・医療拒否をもたらしこそすれ、それ以上のものは何も生じさせはしないと思われる。加えて、分裂病が若年発病であることも病名告知を躊躇させる一因である。というのは、この先長い人生経路を辿っていかなければならない若年者に今なお偏見多い分裂病という病名を告知することは、自殺に追いやることこそあれ（それは告知直後ではなくとも、長い闘病生活のどこかで生じてくる可能性がある）治療上の得は少ないと思えるからである。このことには、予後を大幅に改善しうるほどの革新的な治療技法をいまだ我々が有していないことも関係していよう。「告げたところで、我々にできることはまだまだ僅かではないか？告げた結果をこの患者の生涯にわたって自分は引き受けられるのか？」という内心の声が告知を躊躇させるのである。治療導入・治療中断防止のために家族には分裂病である旨を告げ、また患者に対しては言葉をあれこれ選んで病気である旨を伝え、また治療は少し長期に及ぶことを覚悟してもらうよう努めるが、いざ「病名は？」と尋ねられれば、神経過敏症もしくは神経過敏状態という偽りの病名告知を行っているというのが筆者の現状である。

筆者は分裂病の病名告知を積極的に行った経験はなく、したがってその功罪の「功」は実感できずに、「罪」のみが幻想的に肥大しているのかもしれない。きわめて臆病であるが、ただこの点については臆病であってもよかろうと今のところは思っている。

（精神科治療学、一四：一三四一―一三四二、一九九九）

第一九章　初期統合失調症患者に接する治療的態度

――起承転結をなす四つの原則――

1　はじめに

精神療法というと何か特別な技法というように受け取るむきもあるかもしれないが、技法以前に我々が患者に接する態度において、まずはそれが治療的である（少なくとも治療を阻害するものではない）ことが必要であり、そうした治療的態度こそが精神療法の基本であり、第一歩であろう。

さて、筆者は以前、[1]初期統合失調症患者に対する特別な面接技法として、①認知的異常を先に聞く、②質問は微に入り細を穿つようにする、③質問に対して肯定の意が伝えられても、改めて患者自身の言葉で体験を具体的に述べるように求める、④時には〈先読み的質問〉をすることが治療上有用である、⑤一次的症状と二次的反応を弁別する、⑥極期症状の有無はさりげなく、〈否定的に〉尋ねる、の六点を述べたことがあるが、本稿で「初期統合失調症患者に接する治療的態度」と題して述べることは、それらの面接技法に先行する、ないしその基盤をなすものであって、それなくしては先の技法も有効性を発揮しえないというものである。四つの原則を述べるが，それらはことさらに初期統合失調症患者に対するものというわけではないが，初期統合失調症患者に対してはとりわけそうした態度が要請されるのであり，また初診時の面接においてはそれら四つは面接の流れのいわば起承転結をなすものでもある。

2　取るべき治療的態度

(1)　居住まいを正し，粛然たる態度で臨む

これはすでに提示してきた「初期統合失調症の治療ガイドライン」（中安[5]）の「1．治療態度」として述べたことであって，居住まいを「正し」，粛然たる態度で「臨む」と自発的な表現をしたものの，より実際的，より正確には「正さざるをえず」，「臨まざるをえない」というものである。患者と向かい合う治療者をしてそういう態度を否も応もなく取らせるのは，なによりも患者を襲っている緊迫困惑気分／対他緊張 tense and perplexed mood / tension against people and things という気分性にあるが，ここに緊迫困惑気分／対他緊張とは以下のように定義されるものである（中安・関・針間[10]）。

緊迫困惑気分とは，何かが差し迫っているようで緊張を要するものの，何故そんな気持ちになるのかわからなくて戸惑っているというような，緊迫感の自生とそれに対する困惑からなる気分である。対他緊張とは，上記の緊迫困惑気分がいささか進展したものであり，他（他人，他物）→白の攻撃性とともに，それに対抗すべく生じた自→他の攻

撃性という、双方向性の攻撃を内に含んだ著しい緊張感である。

この緊迫困惑気分／対他緊張のよってきたるところは、筆者の理解では統合失調症の一次障害と措定される状況意味失認に基づく〈「自己保存の危機」の意識下・無自覚的認知〉にあると考えられるが、「自己保存の危機」（括弧を付したのは、それがあくまでも患者の主観的体験であるにすぎず、客観的にはそうした状況はないことを含意）という認識があるがゆえに、その気分性は患者自身にとって文字通りの意味で実存的恐怖の段階に達していると推測される。

さて、こうした気分性にある患者の表出 Ausdruck はいかなるものか。筆者の自験例のカルテから一例を挙げると、「いわゆる細長型の体型をしている。身だしなみや礼容は整っている。正対して座るが、やや前傾姿勢であり、全般的には身を硬くしている。視線を合わせはするが、たびたび少し転じることがある。表情はやや硬く、また生気に乏しく、くすんでいる。笑顔は見られない。質問に対する理解は良好で、応答は短いが的確」（二二歳、男性）というようなものである。[8] 筆者はこうした表出を「張りつめ／くすみ」と呼んでいるが、ここに「張りつめ」とは定かな理由なく内的に促迫されて抱く緊迫の感であり、また「くすみ」とは生彩さに欠け、消耗しつくしたというような疲弊の印象であるが、両者を／で繋いで「張りつめ／くすみ」と表現したように、両者は混然一体のものである（緊迫困惑気分／対他緊張が直接的に「張りつめ」を、またそれが長期にわたって打ち続くことによる精神的疲弊が「くすみ」を生み出すものと考えられる）。

表出に現れたこの気分性はきわめて伝染力が強く、面接の場を支配するが、その支配に抗して場を和らげようとする治療者の所作（例えば、にこにことした笑顔、リラックスしたような姿勢）は無効であるばかりでなく、背後にある患者の実存的恐怖に思いをいたせば、むしろ禁忌に近いものであって、支配されるがままに、居住まいを正し、粛然たる態度で臨むことが、患者の苦悩に共感すること、そしてその共感を伝えることにおいて重要である。

(2) 体験を聴き、症状を読む

近年、DSM-Ⅲに始まる操作診断が流布してきたが、(現実的には必ずしも適用されているわけではないが)それと一対であるべき構造化面接 structured interview(ここの議論では半構造化面接 semistructured interview も含む)はまさに症状のチェックリストであって、「症状を聴く」ものである。研究用の被験者として患者が同意した上でのことならば、あるいは治療者―患者間の信頼関係が十分に成立した上での診断の見直しのためならば、こうした構造化面接も可能であろうし、また許されることであろう。しかし、日々の臨床にあっては、こうした、まさに〝症状を取る(拾う)〟ような面接は治療者―患者関係のみならず、そもそも診療の場自体をもぶち壊すものであって、到底実施しえないものである。

筆者がそう述べるのは何ゆえか。患者が自発的に来院した場合はもちろんのこと、家族等に促されてしぶしぶ来院した場合であっても、来院した以上は患者は体験の苦痛ないし苦悩を抱えていると考えて間違いのないことであろう。これは幻覚妄想状態にあって、その幻声や被害妄想に対して病識を有していない場合でも同じであって、〝他人からとやかく言われる〟(幻声)や〝他人が自分を迫害する〟(被害妄想)という、患者にとっての「事実」に対しての苦悩はあるはずである。こうした、苦悩を抱えた人に接するにあたり、まずはその苦悩の根源である体験に焦点を当てて面接を始めることは、理の当然であっていうまでもないことであり、それなくしては面接がそのとっぱなにおいて座礁すること必定である。したがって、まずは主訴を尋ね、次いで主訴にかかわる病歴を尋ねるという面接の流れが必然的に生じるが、ここで重要なことはあくまでも患者の体験文脈に沿って話を聴くことである。ここに「体験文脈に沿う」とは、患者の陳述をただそのままに聞き取るということではなく、患者の陳述をわが身に移しかえて共（追）体験しつつ、共（追）体験する上で不明のところを尋ね、さらにその共（追）体験から導かれるであろう次の体験（主として感情）を類推して、それに共感を示しつつ尋ねるというような即応的質問をまじえての面接のあり方をいう（中安）[6]。こうした、体験文脈に沿って「体験を聴く」という営為によって、患者の側には自分の苦悩を十分にわかってもらえたという安堵感が生じ、治療者の側には患者の体験のあり様をつぶさに知る（これが治療の第一歩である）と同時に、その中に「（疾患の現れとしての）症状を読む」ことが可能となるのである。

さて、識者にとってはいわずもがなの「精神科面接の基本」とでもいうべきことを述べたが、それはこの基本に忠実に沿うことが初期統合失調症患者に接するにおいて特に重要であると思うからである。というのは、初期統合失調症の患者の多くは幾多の逡巡の果てに、しかし自発的に来院するが、その面接態度は、初期統合失調症に接し始めて間もない頃の筆者[3]が「疑いを抱く」指標の一つにあげたように「自発的来院でありながら、面接は受身的である」からである。これは、なによりも苦悩は強いが、その症状が微細であって表現しづらい（ことに患者の最大の苦訴である緊迫困惑気分／対他緊張に関して）ことによるが、そうした患者に対しては、じっくりと時間をかけ、時には治療者の側から言葉を足して（これには共〈追〉体験が欠かせない）体験の言語化をはかることが、体験の聴取とその苦悩の理解のためには必須となるからである。このことについて、筆者[2]はかつて患者と治療者とで一緒に行く〈症状捜しの旅〉という表現をしたが、それに関連して以下のようにも述べたことがある。この文章は、初期統合失調症の診療に通暁してきたと自認できるようになった今も、常に自戒の念としていることである。

筆者は初期分裂病患者に対する自身の臨床を振り返る時、いまだ経験の浅かった時期の方が良い面接ができていたように思う。というのは、その頃は初期症状を自ら聴取した経験が少なく、したがって初期症状の訴えを聴くたびに、〝へえー、こんなことを体験しているのか。辛いだろうな〟と新鮮な驚きを感じるとともに、陳述のいちいちを自らの心の上に移しかえてみて、なおわからないことを尋ねるということがごく自然に行いえたからである。今振り返ると、そこには作為なしの共感と心性に適った質問が行われており、そのことが患者との間に病気に立ち向かう連帯感をごく自然に醸し出していたようである。経験を積むごとに、筆者の中には概念化と理論化が進み、それはその都度、患者との治療的距離を離れさせていったように思われてしかたがない。

(3) 苦衷は疾患（脳の病）によるものであると認定する

現今、神経科学の進歩と精神疾患へのその適用によって、かつては〝いつの日にか〟と考えられていた精神疾患の原因の生物学的究明が〝今すぐ、そこまで〟来ているかのような錯覚があるかのようである。この錯覚はただに生物学的研究者や精神科医の中にあるだけでなく、一般の人々の中にも蔓延しているようで、それを反映してか、ただの性格的偏奇やいくぶんかの知的低格、またおおよそ怠惰としか言いようのないものまでも、自責的に克己するどころか、他罰的に脳にその責任を求めて、「患者」として精神科に気軽に来院するという事態も生じているように思われる。かつての〝なんでも社会が悪い〟という社会因に代わって、〝なんでも脳が悪い〟という脳因の浮上であり、由々しき事態と筆者は考えているが、かつては疾患と認定されること少なく、せいぜい性格によるとしか理解されてこなかったもののうち、脳に原因があると正しく認定されてしかるべきものの一つが、ここで述べている初期統合失調症である（この初期統合失調症にＤＳＭ‐Ⅳ‐ＴＲを適用すれば、その多くが統合失調型人格障害 Schizotypal Personality Disorder に含まれようが、ここでもまた人格障害＝性格異常に分類されている）。現今統合失調症を脳の病と考えない方はおられまいと思うが、この初期統合失調症もまた、極期の幻覚妄想状態や緊張病状態への進展、sulpiride や fluphenazine の治療的有効性などによって、脳の病であることが実証されていると判断されるものである。

さて、「体験を聴き、症状を読む」という治療態度によって患者の体験のあり様とその症候学的同定が得られた後には、一転して治療者は「苦衷は疾患（脳の病）によるものであると認定する」ことになる。これには専門家としてのある種の威厳をもって行う方がより望ましいが、ただしこうした態度は、患者の側に〝この治療者には自分の苦衷が十分にわかってもらえた〟という実感があって初めて有効に機能するものであって、その実感がない時に行われると、〝いたずらに病気との御託宣を下された〟という治療者に対する不信感しか残らない。ここに、疾患としての認定を行うことの意義についてであるが、初期統合失調症の患者、少なくとも自発的に来院した患者の多くは自らの異変を察知こそすれ、それが疾患によるものか性格によるものかとの判断に迷い、多くは後者と考えて自分を責め、またその先の人生に絶望しているからであって、「疾患によるものであること＝治療によって治る可能性がある」と伝えることは、今の苦衷から抜け出す展望を与えるものであるからである。それまでの、張りつめ、くすんだ表情が一瞬パッと光り輝くような場面をいくど経験したことであろう。「病気ではないと言われたらどうしようかと不安だった」と述べた患者もいたし、筆者のモノグラフ『初期分裂病』[1]を携えてやってきたある患者が「統合失調症だろうと何だろうとかまわないんです。今の苦痛が取れるのであれば」と喜びをあらわにしたという経験もしたことがある。ただ、最後の例は例外的なものであって、疾患によるものであり、治りうる可能性があるということは喜びではあっても、その疾患がいかに初期であるとはいっても統合失調症となると、再び患者が絶望の淵に落ち込むのは必定であって、よって筆者は病名については「神経過敏症という脳の病気である」（くすみ、疲弊が強い患者には、さらに「そして今は神経過敏が長く続いた結果、神経衰弱状態に陥っている」と付け加える）と伝える（いわば pseudoinformed consent）のを常としている。

(4)「らくになる」と伝える

初診面接が前項で述べた段階までうまくいった場合、患者にも、また治療者にもいささかの余裕が生まれるが、筆者はここで薬物治療の有効性を述べ、治療の見通しを「だいぶらくになると思いますよ」と伝えて患者を送り出すのを常としている。この「らくになる」という言葉を筆者が使い出したのは、初期統合失調症患者がその治療過程の中で、その言葉を、頭に「すこし」「だいぶ」「ずいぶん」「すっかり」などを付け加えて述べることに気づいたからであるが、その言葉の、たぶん当たらずといえども遠からずの意味合いを感得したのは、筆者が尿管結石を患った際に受けたソセゴンの注射で痛みがひいていくさまを経験したからである。この経験を筆者は以前次のように記したことがある[7]。

ソセゴンの注射によって痛みがひいていくさまは具体的な「痛みがとれる」ではなく、まさに「らくになる」であって、担当医や看護婦から「どうですか？」と問われて真っ先に口をついて出たことばは「らくになりました」であった。振り返って思うに、これは七転八倒になるほどの痛みはたんに個別の部位の個別の痛みという性質のものではなく、なかなかうまく表現できないが〝心と身のぜんぶを覆いつくす苦しさ・つらさ〟というようなものではないだろうかと思う。たぶんそれが、痛みが治まっていく際に筆者をして「らくになりました」と言わしめたのではないだろうか。

筆者は、ここで述べた〝心と身のぜんぶを覆いつくす苦しさ・つらさ〟が初期統合失調症患者の感じる緊迫困惑気分／対他緊張の苦しさ・つらさに相応するものであろうと推察したのであるが、尿管結石のような一過性のものでなく、その苦しさ・つらさが年余にわたって続くとしたら、初期統合失調症の患者が受診前に、また受診後においても思うように軽快しない場合に、常に自殺と隣り合わせであることは納得のいくことである。今でこそ筆者は、少しばかりは心を安んじて「だいぶらくになると思いますよ」と伝えることができるようになったが、これはもっぱら初期統合失調症に対する sulpiride や fluphenazine、時に対他緊張を著しく軽減することがある quetiapine の有効性[9]を確認しえて以降のことであって、それ以前にはいつ患者に自殺されるかという、主治医としての怯えしかなかったのである。

3　おわりに

「居住まいを正し、粛然たる態度で臨む」、「体験を聴き、症状を読む」、「苦衷は疾患（脳の病）によるものであると認定する」、「『らくになる』と伝える」を初期統合失調症患者に接する治療的態度の四原則として述べたが、それらは初診面接の流れを起承転結的に眺めれば、各々が順次「起」、「承」、「転」、「結」をなすものである。

これは論文の冒頭に明確に述べておくことであったかもしれないが、筆者は統合失調症は、そして当然のことながら初期統合失調症も「心の病」にあらずして「脳の病」、ひいては「身の病」であり、それに応じて治療は薬物療法を中心とする身体療法が主となると考える者であるが、ここで述べた態度なくしてはその治療は到底不可能なものであって（それどころか診断すらもできない）、その点ではそうした治療的態度そのものが初期統合失調症の診療の基盤をなす、すぐれて精神療法的な営みといえるであろう。

文　献

（1）中安信夫：初期分裂病患者への精神療法的対応―診断面接に含まれる治療的意義について。臨床精神病理、一〇：一八一―一九〇、一九八九。

（2）中安信夫：『初期分裂病』。星和書店、東京、一九九〇。
（3）中安信夫：初期分裂病：いかに診断し、いかに治療するか？　精神科治療学、六：七六一―七七二、一九九一。
（4）中安信夫：緊迫困惑気分／居住まいを正させる緊迫感―初期分裂病治療の標的について。精神科治療学、八：一一六一―一一六七、一九九三。**（前書第一〇章）**
（5）中安信夫：初期分裂病。「精神科治療学」編集委員会編：『精神科治療ガイドライン』、星和書店、東京、八八―八九、一九九五。
（6）中安信夫：状態像診断。「精神科治療学」編集委員会編：『精神科治療技法ガイドライン』、星和書店、東京、九―一一、一九九八。
（7）中安信夫：らくになる。精神科治療学、一六：八九二―八九四、二〇〇一。**（本書第一七章）**
（8）中安信夫：張りつめ／くすみ―初期分裂病を疑う表出について。精神科治療学、一七：一二一七―一二二〇、二〇〇二。**（本書第一六章）**
（9）中安信夫：初期統合失調症の一症状としての対他緊張とひきこもり―その精神病理とクエチアピンの臨床効果。『クエチアピン発売三周年記念　クエチアピン研究会報告集』、診療新社、大阪、四一―八六、二〇〇四。**（本書第四章）**
（10）中安信夫・関由賀子・針間博彦：初期分裂病二〇〇四。中安信夫・村上靖彦編：『初期分裂病―分裂病の顕在発症予防をめざして（思春期青年期ケース研究10）』、岩崎学術出版社、東京、一一―五〇、二〇〇四。**（本書第九章）**

（精神療法、三一：一九―二三、二〇〇五）

第二〇章　アスペルガー症候群患者の自叙伝に見られる「初期統合失調症症状」

1　はじめに

筆者が、ごく近年に至るまで児童精神医学の対象として等閑視してきたアスペルガー症候群に関心を抱く契機となったのは、日常臨床の中でアスペルガー症候群を単純型あるいは破瓜型統合失調症、あるいは初期統合失調症の疑いとした誤診が立て続いたという経験であった。そして改めて三五年近くともなる成人精神科医としての自己の臨床経験を振り返ってみて、「そういえば、あの患者も」という格好で同様の誤診を繰り返してきたのではないかという思いを抱くことになった。アスペルガー症候群という生来性の発達障害を統合失調症という後天性の疾患と誤診した最大の原因は、内的体験の聴取に傾きがちで行動の観察には疎い、あるいは横断面の状態像の確定に忙しく、反面縦断面の経過、殊に幼少期の発達面の情報を十分に聴取しないという成人精神科医の診断手法にあると思えるが、今一つの原因はアスペルガー症候群の体験症状の中に、例えば杉山[15,16]により報告された time slip 現象やファンタジーへの没頭、あるいは一般的に指摘されている感覚過敏のごとく、筆者が[8]一九九〇年に提唱した初期統合失調症 early schizophrenia に認められる症状と同一もしくは類似な体験が認められることであった。

以上のように、筆者自身の誤診経験、ならびに文献例に基づくいくつかの体験症状の類似性から、筆者は初期統合失調症の体験症状とアスペルガー症候群の体験症状を比較検討することは両者を鑑別する上での一助となるに違いないと確信するに至った。併せて、両者の間に重なるところが多いとすれば、統合失調症の病態心理 pathopsychology として筆者が[10]提出している状況意味失認—内因反応仮説 situational meaning agnosia - endogenous reaction hypothesis がアスペルガー症候群の病態を考える上でなんらかの示唆を与えるのではなかろうかと考えるにも至った。従来、統合失調症とアスペルガー症候群の鑑別診断といえば、小児統合失調症と幻覚妄想状態を呈したアスペルガー症候群との比較検討か主であったが、本報告はそうした精神病状態となる以前の段階での両者の比較という目的を有している。

なお、体験症状の比較といっても、アスペルガー症候群の内的体験は広範にわたるものであり、併せてアスペルガー症候群患者の臨床経験は筆者にはほとんど無いに等しいものであるので、筆者はその比較検討を、初期統合失調症に認められる症状（以後、「初期統合失調症症状」と呼ぶことにするが、カギ括弧を施したのは、これまで初期統合失調症に特異的 specific ないし疾病特徴的 pathognomonic と考えてきた諸症状が決して特異的なものではないのではないかと疑義を生じるようになったからである）がアスペルガー症候群患者の内的体験として認められるか否かに焦点を絞って行うこととし、併せてそれを検討する対象をアスペルガー症候群患者による、出版されているいくつかの自叙伝 autobiography に限ることとした。

2　アスペルガー症候群患者の自叙伝

筆者が、その記載の中に「初期統合失調症症状」が認められるか否かを検討したアスペルガー症候群患者の自叙伝は、わが国で刊行ないし翻訳出版された次の八症例、九冊である（原書発表年順に配列）。

①テンプル・グランディン：我、自閉症に生まれて（Emergence：Labeled Autistic. 1986）。学習研究社、東京、一九九四[3]。

②ドナ・ウィリアムズ：自閉症だったわたしへ（Nobody Nowhere. 1992）。新潮社、東京、一九九三[20]。

③森口奈緒美：変光星―ある自閉症者の少女期の回想。飛鳥新社、東京、一九九六[5]。
森口奈緒美：平行線―ある自閉症者の青年期の回想。ブレーン出版、東京、二〇〇二[6]。

④グニラ・ガーランド：ずっと「普通」になりたかった（A Real Person. 1997）。花風社、東京、二〇〇〇[2]。

⑤リアン・ホリデー・ウィリー：アスペルガー的人生（Pretending to be Normal ― Living with Asperger's Syndrome. 1999）。東京書籍、東京、二〇〇二[19]。

⑥スティーブン・ショア：壁のむこうへ―自閉症の私の人生（Beyond the Wall ― Personal Experiences with Autism and Asperger Syndrome. 2nd. ed. 2003）。学習研究社、東京、二〇〇四[14]。

⑦泉流星：地球生まれの異星人―自閉者として、日本に生きる。花風社、東京、二〇〇三[4]。

⑧綾屋紗月：発達障害当事者研究―ゆっくりていねいにつながりたい。医学書院、東京、二〇〇八。[1]

ここで、筆者がこれらの著書を選択した基準を述べておくが、それは（患者によっては複数の著書を出版しているが）自叙伝という体裁を取ったものに限ったということであり、多くはその患者の処女作である（上記のうち森口のみは二冊あげてあるが、それは各々少女期、青年期について記載されたものであり、一連の自叙伝と考えられたからである。また、上記以外にも数冊の自叙伝がわが国で翻訳出版されているようであるが、概略を知るにはこの八症例、九冊だけで十分であろうと考えられた）。

なお、同じく自叙伝であるとはいっても、例えばウィリー、ショア、あるいはグランディンのようにある程度社会的成功を収めた症例と、逆にガーランドや森口のようにいまなお障害に、あるいはそれに起因するいじめ等の社会的差別に苦しんできた症例では焦点の当て方がかなり異なっており、それに応じて筆者が検討した「初期統合失調症症状」の記載にもかなり粗密が認められ、概して前者の記載は粗であり、後者の記載は密であった。また、ウィリアムズには両親による虐待に基づく imaginary companion ないし多重人格等の解離性症状も認められるため、そうしたものは出来るだけ除外し、過包含は避けるように努めた。

3　アスペルガー症候群患者の自叙伝に認められた「初期統合失調症症状」

図1に示したごとく、筆者はこれまで三〇種の「初期統合失調症症状」を同定してきているが（そのうち一

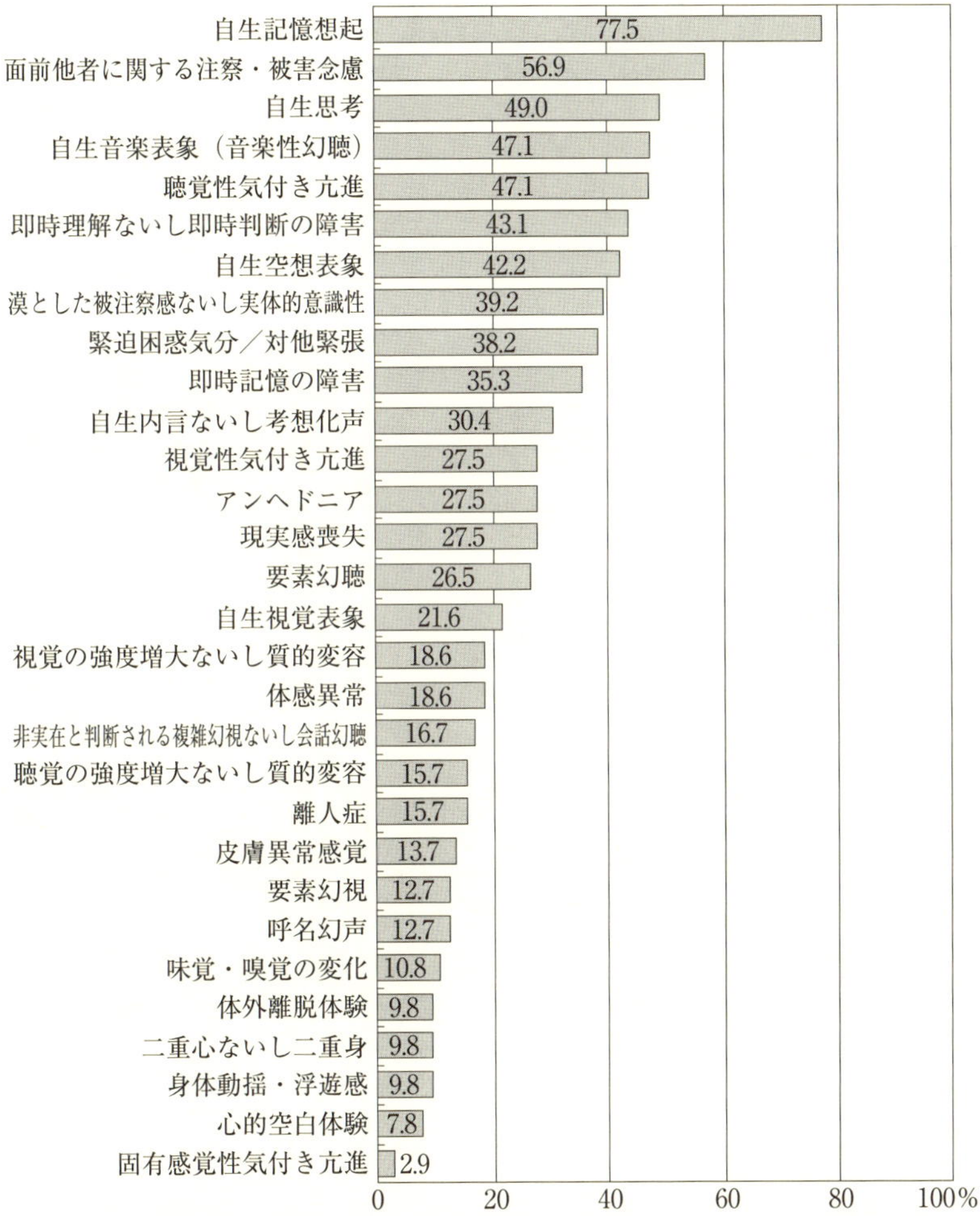

図１　初期統合失調症における「初期統合失調症症状」（30 種）の出現頻度（n ＝ 102）

／三、三三・三％以上の頻度で認められる症状を「診断に有用な高頻度初期統合失調症症状」と称して日常臨床において繁用している）、各々の「初期統合失調症症状」の定義とそれについての初期統合失調症患者の陳述例は、拙著編『初期分裂病―分裂病の顕在発症予防をめざして（思春期青年期ケース研究10）』[11]の「初期分裂病症状一覧」を参照されたい。

さて、前節にあげたアスペルガー症候群患者の自叙伝をつぶさに検討した結果、その中に以下に掲げる「初期統合失調症症状」の記載が認められた。すべての記載を掲げるが、例示の順序は初期統合失調症における出現頻度順に行うこととし、症状名の次に自験一〇二症例の初期統合失調症における出現頻度、次いで自叙伝を記した八症例のアスペルガー症候群における出現頻度（括弧内には八例中の例数）を示すことにする。

（1）自生記憶想起　七七・五％：五〇・〇％（四例）

ドナ・ウィリアムズ

・暴力をふるわれた時のことが忘れられなくなり、強迫観念のように、繰り返し頭の中にその場面が現れるようになったのは、かなり大きくなってからのことだった。〈中略〉やさしさ、理解、愛。それらがわたしは怖かったのだ。そしてそれらを中心にしたできごとは心に焼きつき、何度も心のスクリーンにプレイバックされたのだ。

・以前に他の場所で聞いたことが、急に映像として浮かんできて、それで笑ってしまうということもある。

森口奈緒美

・昔を思い出すたびに、軽いフラッシュバック状態となるか、あるいはまた、連鎖的にどんどん出てくるなど、しばしば感情が乱れてしまう。もし、断片的に過去の世界に行ってしまうのを「タイム・スリップ」と呼ぶならば、芋蔓式のほうは、さしずめ「タイム・ストラップ」であろうか。

グニラ・ガーランド

・ときには、ずっと前に起きたことの記憶が、目の前のことと結びついて、かんしゃくの原因になることもあった。

綾屋紗月

・このようにして「意図」とは切り離された「?」マーク付きの人びとの言葉、表情、動作などだけが、大量に私の記憶のなかにストックされていく。一人になったときや寝る前にその記憶がどっと噴き出してくるので、

・飽和した記憶は、私の意志とは関係なく、ときおり、堰を切ったように再生される。

・〈刺激〉段階でストックされた記憶が、鮮明なままありありと再生される段階である。…そんな一日の途中で疲れのあまり「ふうっ」と気を抜いた瞬間や、一日を終えた夜、眠りにつこうとする際、その日にインプットされたおびただしい数の視覚記憶が、スナップショットのように次々とランダムに再生されはじめる。たとえるなら、「大量に撮りためた写真を時間軸も項目もめちゃくちゃに紙封筒に詰め込んでいたところ、紙封筒が破けて底が抜けてしまい、写真がバラバラととめどなくあふれ出て脳裏に降り注ぐ」といった感じである。

・車窓からの風景が一枚の写真のように、バンッとふいに再現されたり、お弁当を買った売店のおばちゃんの表情やおつりを渡すときの手つき、昼食をとった店の食卓にあった調味料の配置、天井にあった電灯の

形まで、時間軸はバラバラでパッパッと映像が出現しつづけたりする。

・次々と素早く切り替えて映し出されるスライドショーのように、その日に会話した人の表情が写真記憶としてパッパッと次々に頭の中に現れるのである。これも時間軸はバラバラだ。

・心の準備ができていない映像がランダムに現れてドキッとする怯えがすばやく絶え間なく続く苦しみ、その映像の一つひとつに「これは今日、電車を乗り換えるときにみた案内表示版」というように意味を確認していかねばならない苦しみ、をともなうものである。自分でコントロールすることができず、次から次へとスナップショットが脳裏に吐き出される感じは、気分が悪くて嘔吐が止まらない感覚や、泣きすぎて嗚咽が止まらない感覚とよく似ている。

（2）面前他者に関する注察・被害念慮　五六・九％：〇％（〇例）

（3）自生思考　四九・〇％：一二・五％（一例）

綾屋紗月

・行動の選択肢はこれだけではない。「上司に申し訳なさそうに『昼食をとりに行ってきます』と言う」という行動ひとつとっても、「どんな声色で」「どんなスピードで」「どんな表情で」「どんなタイミングで」「どんな身振りをつけて」など、細かい所作のレベルまで数限りなく選択肢が生じる。…私の場合、このような低次の所作レベルでの選択肢も乱立するため…。

・リンゴを見たときに私のなかに浮かんでくるのは【名前はリンゴ　赤い　丸い　青森出身　サン富士　食

べごろ　密入り　農薬】などである。つまりリンゴという刺激にまつわる私の記憶が引き出されるわけだ。

（4）自生音楽表象（音楽性幻聴）四七・一％：三七・五％（三例）

ドナ・ウィリアムズ

・わたしは楽器をさわるようになるずっと前から、いつも音楽とともに生きていたような気がする。誰に教わることもなく、わたしは頭の中で自然に曲を作り、指でそのリズムとメロディーを刻んでいた。〈中略〉それまでも頭の中で音楽が鳴るたびにぱらぱらと指を動かしていたので、ピアノに向かうのは初めてでも、何の苦もなく弾くことができたのだ。

森口奈緒美

・なぜ、幼い時、勝手にメロディの方から流れてきたのだろう。私の感覚では、おそらく、音楽というのは、空中、至るところに漂っているのだと思う。が、ごちゃごちゃとした人工物や雑音が多過ぎると、それらは繊細なシャボン玉のように消されてしまうのだろう。

・音。それは中空の中から、気がつけば静かに聞こえてくる。ある夏の晴れた日、海沿いの帰り道で、あるいは夕暮れの時、星の瞬きのまた一つずつ増えるごとに、それは微かに聞こえてくる。海辺で佇んでいると、水平線の彼方から異国の旋律を運んでくる。そしてさんさんとした陽射しの中の木陰でそれは漂う。ある時は公園で、またある時は家の中でも、たった独りでいる時には、今まで聴いたこともないメロディが、どこからともなく訪れる。天使のハミング。最初、それは単旋律だった。一つ一つの音が、まるで蝶の舞いのように頭上をひらりと飛んでいく。私は音と音とが絡み合う蝶のダンスを、いつまでもずっと見届けていた。〈中略〉海を見続けていると、遠くの方から蝶々が群を成して渡ってくるのが〝見えた〟。それらは異国の蝶々で、優しい曲はブルー、元気な曲はオレンジで、悲しい曲はブラックで、あるものは虹のような不思議な色合いをしていた。ときには、渡り蝶が帯になって、一つの音楽になっている。どうやら蝶々の一匹一匹が、音の一つ一つを運んでくるものらしい。初めは数匹しか捕らえられなかったが、私がそれらに意識を向けるようになると、壮大なハーモニーとともに、しばしば大群となって押し寄せることもあった。（自生音楽表象が視覚表象を伴っていると言うべきか？　あるいは共感覚的と言うべきか？：筆者注）

・やがて、そうした「受け入れられる」音楽にも、さらに「二種類」あることに気がついた。一つは、耳を経由して物理的な感覚として聞こえてくるもの、そして一つは、直接、頭の中から鳴り響いてくるものである。すでに聞いたものが聞こえてくることもあったし、今まで聞いたこともない音が〝中空から〟突如、聞こえてくることもあった。

・そのころも、頭には絶えずメロディが流れてきて、どうして音が鳴るのか不思議で仕方がなかった。

スティーブン・ショア

・頭の中でテレビ・コマーシャルがいつも流れている。

（5）聴覚性気付き亢進　四七・一％：七五・〇％（六例）

テンプル・グランディン

・予期しない音に対する敏感さ、〈中略〉音に対して気が狂ったような反応を起こした。

森口奈緒美

・〈それなりに意欲を持って、先生の言葉や教科書の一語一句ずつ集中してみるのだが、脳味噌の中が鉛みたいにジワ〜ッと重くなり、書かれてある全体の意味が読み取れない。〉（ここまでは即時理解ないし即時判断の障害：筆者注）かろうじて理解できるところも、教室の微かな物音に遮られて、

グニラ・ガーランド

・子どもたちの騒がしさは苦痛だったし、頭から追い出すことができなかった。全員の話していることがいっぺんに聞こえ、全員のしていることがいっぺんに見える（傍線部は視覚性気付き亢進：筆者注）。恐ろしいし、すっかり消耗してしまう。

・私の耳には、先生がぺらぺらしゃべる声が背景となって、その上に雑多な音が重なってくる。紙をめくる乾いた音、椅子のきしむ音、誰かの咳。すべてが聞こえている。音と音は重なり合い、とけ合ってしまう。私には、この雑多な音を締め出して、先生の声を手前に持ってくることができない。

リアン・ホリデー・ウィリー

・まわりがうるさすぎる。刺激が多くて集中できない。

泉流星

・電話がかかってくると、まず突然の呼び出し音に驚いてビクッとする。

・こうしたすべての音を、私は意識から閉め出すことができなかった。ＢＧＭの曲が変わるたびに、ふと注意がそちらにそれ、曲名が頭に浮かんできてしまう。その上、子ども相手の売場なので、耳をつんざく子

どもの叫び声やダダをこねてギャーギャー泣く声がしょっちゅう聞こえ、大人たちのざわめきも絶えなかった。目と耳から、多すぎる情報と感覚刺激が洪水のように、常に大量に流れ込みつづけていた。

綾屋紗月

・エアコンの音、パソコンを打つ音、ゴキブリが歩いた音、電車だ、救急車だ、テレビだ、〇〇さんの声、バイクだ…などなど、聞こえてくる一つひとつの音すべてに対し、次々に頭が何の音なのかという答えを高速ではじき出していく。〝意味のわかる音〟によって頭の中を埋め尽くされることで、平衡感覚が崩れ、くらくらとめまいが起きる。

・たくさんの音情報が一度に入ってきてしまい、ひとつの音に絞り込めないという症状ももっているので、にぎやかな居酒屋で人と話す、という状況だと相手の声が聞き取れず、とても集中力を要し、私を疲れさせている。ほかにもBGMが流れている本屋さんでは立ち読みできないし、ざわついたファミレスでは会話ができない。

・何の音かわからず、たくさんの種類の音が大音量で等価に飛び込んでくるようになる。さらに最悪の状態になると、視覚飽和が進んだときと同様に聴覚情報も、刺激がチクチクとした痛みとしてしか感じられないレベルに落ちる。カタカタというパソコンを打つ小さい音であろうとも、音がビンビンと耳に刺さって痛い、という状態になる。

（6）即時理解ないし即時判断の障害　四三・一％：六一・五％（五例）

ドナ・ウィリアムズ

・もっとも、わたしは外から入ってくることばや情報を、直接そのまま受け容れることができなかった。皆、いったんわたしの頭の中で、いくつものチェックポイントのある複雑な検査手続きのようなものを経て、初めて解読されるのだ。同じことを何度も繰り返して言ってもらわなければならないことも、よくあった。一度だけでは、わたしの頭の中にはばらばらになったことばの断片しか入ってこず、言われたことをおかしなふうに誤解してしまったり、まったく意味がわからないままでいたりするのである。〈中略〉そのため、わたしの反応や答えは、たいてい一呼吸遅れてしまう。言われたことを整理して理解するのに時間がかかるからだ。

・笑いは、相手が引き起こす許容量以上の刺激とも、複雑につながっているようだ。そういう場合、相手のことばは、無意味な雑音にしか聞こえなくなってしまう。〈中略〉ストレスと恐怖が強すぎて、何を言われてもただの音の連なりにしか聞こえないと思うのだ。

森口奈緒美

・それなりに意欲を持って、先生の言葉や教科書の一語一句ずつ集中してみるのだが、脳味噌の中が鉛みたいにジワ〜ッと重くなり、書かれてある全体の意味が読み取れない。

・もうこの頃の私の論理回路は破綻していたから、意味のわかるところだけから拾って読んだ。おそらくそれは、混乱した頭を落ち着かせるための、いわば精神安定剤でもあったのだろう。今から思えば、読んでその意味を取るというよりも（個々の単語の意味は理解できるのだが、全体の意味がわからない）、

リアン・ホリデー・ウィリー

・二人が二人とも、「向こうの言っていることはさっぱり意味が通じないじゃないか」と思いながら。私の

場合は、夫がにわかに外国語をしゃべりだしたかのように聞こえたものだ。夫の口から何やら言葉が出てくるのはわかるものの、聞こえた用語が意味と結びつかないのだ。

スティーブン・ショア

・職場の同僚が私に手順を説明したり、違う書類がどこにおかれているかなどを言ったりする時の言葉は、しばしばまるで外国語のように感じた。

泉流星

・口で説明されても、私には話し言葉をうまくつかむことができなかった。…言葉には違いないはずなのに、時として意味のない音の連なりのようにしか聞こえてこない状態だ。

・私にとって、話し言葉はとても流動的で、ひどくつかみにくい。頭の中をすり抜けて消えてしまうような気がする。書かれた文字は何度見返しても常に同じで、安定していて、つかまえやすいのだ。

（7）自生空想表象　四二・二％：七五・〇％（六例）

テンプル・グランディン

・三年生になり、授業中、白昼夢を見ている間、私はいろいろな違ったタイプの慰撫機械を想像した。

ドナ・ウィリアムズ

・わたしは、クラスの子たちの白昼夢を見るようになったのだ。夢の中では、皆取るに足りないようなありふれたことをしている。流しの上でじゃがいもの皮をむいていたり、ベッドに入る前に、ピーナツ・バター・サンドイッチをかじっていたり。そしてそれらの光景は、まるで日常生活をそのまま映した映画のように流れるのだが、どれひとつを取っても、わたし自身には何の関係もないことばかりなのだ。わたしはこの白昼夢が現実を透視したものなのかどうか、確かめてみようと思った。そうして夢に見た友達のところに行っては、わたしが夢を見ていた頃何をしていたか、順番にできるだけ詳しく教えてと聞いて歩くようになった。すると驚くべきことに、非常にささいな点に至るまで、現実はすべて、夢のとおりだった。（言うならば「予知白昼夢」か？：筆者注）この不思議な現象は、自分ではまったくコントロールすることのできないものだった。いつの間にか自然に、わたしの頭の中には見知らぬ光景が浮かんでくる。わたしはなんだか、とても怖かった。

森口奈緒美

・子供のころは、空想の映像の世界や、音の世界に住んでいたことの方が多かったが、

・自分の頭の中の音や、キラキラとしたイメージばかりに夢中になるあまり、

リアン・ホリデー・ウィリー

・あの頃は、いつも映像が流れていた。すべては私のために上映されている映画のようなものだと思っていたから、悪い気はしなかった。

泉流星

・私は空想遊びをよくしていた。…それは心の中に作り上げた空想の世界の中で過ごすことだった。私にとって空想の世界はとてもリアルなので、本物の現実の方がぼやけて感じられるほど、

綾屋紗月

・〈「オハナシ」について〉断片的な〈刺激〉段階の記憶を、まったく新たなストーリーにまとめ直して再

生される段階である。…まったく新たな時間軸に編集しなおして記憶の意味をつくりあげている。このようなイメージやストーリーや思考が勝手に想起される「想像的・創造的な時間軸での意味のまとめあがり」を〈オハナシ〉とする。…たとえば「入所施設における知的障害者の性的虐待」の話を聞いた後、私は実際に施設に入所したこともないのに、「自分がかつて施設にいたとき、男性スタッフが部屋にやってきて、介助と称して私にしたあの行為も、じつは性的虐待だったのだろうか」と、それがまるで過去の記憶であるかのように、鮮明で具体的な映像が浮かび、猛烈に不安になったりするのである。

・オハナシにおける操作するべき「要所」というのは、自分の思いどおりに話を進めるために、私にとっての都合の悪い展開を阻止できるようなものではない。勝手にオハナシが一人歩きして進み、つじつまが合わず、リアリティがなくなったところで、少し方向修正を加える感じである。

(8) 漠とした被注察感ないし実体的意識性　三九・二%：〇%（〇例）

(9) 緊迫困惑気分　三八・二%：〇%（〇例）

(10) 即時記憶の障害　三五・三%：三七・五%（三例）

テンプル・グランディン

・なぜなら、一枚のカードと見比べながら、同じ概念のカードを選ぶ間に、概念がどういうものであったかを記憶できなかったからである。私のトラブルは答えを求めている間に、概念の何たるかを忘れることにあった。もし、概念を書き留めることを許されていたら、私はもっとよいスコアを上げていたであろう。

グニラ・ガーランド

・自分の動作をずっと意識で追いかけていなければ、何もわからなくなってしまう。自分がどこで靴を脱いだか、ハンドバッグをどこに置いたか、トイレはどこにあるのか、どうやって家に戻ればいいのか、何一つ思い出せなくなってしまうのだ。

泉流星

・何人かの人から用事を頼まれると、書きとめる前に忘れてしまう。覚えていても、どれから手をつけていいのか頭がまとまらなくなって混乱する。電話を取れば、受話器を置いたとたん、誰からだったか、または誰あてかを忘れてしまう。…電話を取る前にやりかけていた仕事が何だったか思い出すためにはしばらく考える必要があったし、

・私は数字を覚えるのが極端に苦手だからだ。簡単な算数の文章問題を解く問題もまるでだめだった。聞き取って考える形式だったので、問題の中の数字を覚えておけなかったからだ。

(11)　自生内言ないし考想化声　三〇・四%：〇%（〇例）

(12)　視覚性気付き亢進　二七・五%：三七・五%（三例）

グニラ・ガーランド

・私の視覚は、大切なものを自動的により分けてくれるということがなかった。何もかもが無差別に、鮮明

かつ克明に見えていた。

泉流星

・カラフルな多色刷りの本だと気が散ってしまうのだ。

綾屋紗月

・散らかった部屋の物たちは「私をあっちにしまってね」「私とあれをまとめてね」と言うかのごとく、次から次へと目に飛び込んでくるのである。

・〈視覚に限定されていないが〉身体外部からの刺激の場合、予期せぬタイミングで突然、さばききれない大量の情報が一度に飛び込んでくるのが普通である。

(13) アンヘドニア　二七・五％：〇％（〇例）

(14) 現実感喪失　二七・五％：三七・五％（三例）

ドナ・ウィリアムズ

・皆、よその世界にいるように見えるのだ。そうしてわたしが、ガラス張りの自分の世界の中で楽しんでいるのを、見物しているように見えるのだ。

泉流星

綾屋紗月

・私にとって自分と関わりのない人間は、単なる人の形をした動くものでしかない。

・うぐう……とつらくなると、まず、三センチぐらいの厚さでぶよぶよしたビニール状のフィルターのようなものがサッと目の前を覆い、水中にいるかのように視界をぼやけさせる。（傍線部は事物に関する実体的意識性〈物意識性〉）このフィルターは単に視界を覆うだけではなく、同時に頭を重くぼんやりとさせる。ものがうまく考えられず、時間が止まるような感じだ。体が緊張で固まって縮こまる感じで、景色がすべて上から下へ一瞬白くなり、全面が白い内壁になっている六畳程度の冷たい部屋にいるような状態になる。

(15)　要素幻聴　二六・五％：一二・五％（一例）

森口奈緒美

・頭の中のどこかで、線香花火のノイズにも似た、しゅー、とも、しぇー、ともつかぬ、放電の音のような感覚、

(16)　自生視覚表象　二一・六％〇／八例（〇％）

(17)　視覚の強度増大ないし質的変容　一八・六％：三七・五％（三例）

グニラ・ガーランド

・私はときおり、遠近感を失ってしまうことがあった。こちらに近づいてくる物のスピードが速かったり、こちらが予測していなかったりすると、とてつもなく巨大に見えてしまう。誰かが急に私の方に身を乗り出すと、私はひどく驚いておびえることがあった。上から何かが落ちてきて、圧しつぶされる感じだっ

た。

泉流星

・とくに目からくる刺激に敏感で、晴天の昼間にはよくサングラスをかけていたし、逆光の並木道を歩いていると、白黒の激しいコントラストの反復に気分が悪くなった。

・それは音や色や光など、外界のすべての感覚刺激が強烈過ぎて耐えられないと感じる時であって、他人の存在や視線が気になるからではない。

・外の世界の音や色、スピードを上げてそばを走る車といった、様々な刺激が苦痛だった。

（上記２つの記載の傍線部、「音」は聴覚の強度増大ないし質的変容）

綾屋紗月

・それらがいきなり、みるみる大きくなって、次々に私に覆いかぶさるように迫ってきたのである。しかも、おなかに書いてある「英会話」「ハンバーガー○○」「お好み焼・たこ焼」「＊＊マート」「○△□旅行代理店」「ゲーセン」「献血ルーム」「現在上映中」「××珈琲」「□□銀行」という文字を読み上げながら。私は手で耳をふさぎ、目を閉じた。目も耳もうるさかった。

（18）体感異常　一八・六％：一二・五％（一例）

グニラ・ガーランド

・私は大きくなるまでずっと、ほとんど絶え間なく、ぞくぞくと震えるような感覚が背骨を伝って腰の方へ下りていく感じに悩まされていた。この震え感はときどき悪化することもあったし、かと思えば比較的おだやかで何とか我慢できる時期もあった。それはちょうど、もう少しでくしゃみが出そうな感じ、その宙ぶらりんな感覚が背骨の中にとじこめられ、そのまま永久に定着してしまったような感じだった。〈中略〉この感覚は、冷たい鋼鉄を背骨に注ぎ込まれる感じに似ていた。

(19)　非実在と判断される複雑幻視ないし会話幻聴　一六・七％：二五・〇％（二例）

泉流星

・子どもの頃、私には夜の闇が透明に見えなかった。半透明の色々なものが次から次へと、上からゆったり降ってくるのが見えた。こんなものをふらせたいなあと念じると、思った通りになることもあったし、ならないこともあった。コイン、クリスマス飾り、ぴかぴかする包装紙のキャンディ。降ってくる速度も念じれば変えられることがあった。面白がっているうちにすぐ寝てしまうのだが、疲れすぎていたりして眠れない時にいつまでも目を開けたままでいると、部屋の天井の隅から、クリスマスライトのように色とりどりの、小さいぽーっと光る球の群がさあーっと現れて、みるみる部屋中に降り注ぐ。それが見えると、ああ、じきに眠れるとわかるのだった。今でも目を閉じると、まぶたの裏にいろいろな色や形がおぼろげに見える。

・私は実際に、外出すると周囲の風景が廃墟に見えたり、目の前で建物が崩壊していくような幻想を抱いたりするようになっていた。

綾屋紗月

・〈「ヒトリタイワ」に関して〉ひとつは自分以外の「他の二人の自分」が対話しているのを聞いているだ

け、というものである。「ねえ、あの服ってかわいいと思わない？」「え〜、あたし、もうちょっとフェミニンなほうがいい〜」「この子って（私のこと）ほんとは着たいくせに着ないんだよね〜。着ればいいじゃん」「臆病なんじゃないの？もしくはジイシキカジョーみたいな！」それは自分をはさんで天使と悪魔が両肩で話す、よくある構図に似ている。なぜ「自分以外の自分」であると感じるかというと、このように本来の自分の口からは決して出てこない、煽りあうような速いテンポの若者口調で、自分の意識とは関係なく話が進むからである。

（20）聴覚の強度増大ないし質的変容　一五・七％：六二・五％（五例）

テンプル・グランディン

・人の間に入っているときは、音に対してきわめて敏感であった。〈中略〉フェリーに乗らねばならなかった。〈中略〉私にとっては耳と体の真髄まで揺さぶる、悪夢のような騒音となって押し寄せた。〈中略〉霧笛の真下に座らねばならなかったのである。その霧笛が鳴ると、私の頭はくらくらして拷問にかけられているような気がした。耳を両手で覆っていても、その音は耳をつんざき、あまりのことに、私はデッキにうつ伏して叫び声をあげた。

・音や言葉が急行貨物列車のように、私の脳を揺さぶった。大きな集会場での音や混雑は私の全感覚を圧倒した。

森口奈緒美

・一番苦しかったのは、「レレレレ、レミファ」の箇所だった。ただでさえ混乱していた頭の中は、異常な入力にますます掻き乱された。その音は、大勢から殴られるように辛く、痛くて、これが、自分にとっての「集団生活」で受けた、初めての苦痛とも呼べるものだった。……恐怖にも近い感覚だった。その不協和音を聞かされるたびに、まるで自分そのものが破壊されるような出来事となった。

スティーブン・ショア

・朝六時半、誰もがおきる時間だと決めつけたかのようにアオカケスが鳴き、私は目を覚ます。苦痛である。それはまるでアオカケスのくちばしが、私の鼓膜を引っかくかのような感覚だ。

泉流星

・派手な色や音、めまぐるしく転換しつづける、こまぎれの短すぎるエピソードなどが不快だった。

・それは音や色や光など、外界のすべての感覚刺激が強烈過ぎて耐えられないと感じる時であって、他人の存在や視線が気になるからではない。

・外の世界の音や色、スピードを上げてそばを走る車といった、様々な刺激が苦痛だった。

(以上の3つの記載の傍線部、「派手な色」、「色や光」、「色、スピードを上げてそばを走る車」は視覚の強度増大ないし質的変容)

綾屋紗月

・何の音かわからず、たくさんの種類の音が大音量で等価に飛び込んでくるようになる。さらに最悪の状態になると、視覚飽和が進んだときと同様に聴覚情報も、刺激がチクチクとした痛みとしてしか感じられないレベルに落ちる。カタカタというパソコンを打つ小さい音であろうとも、音がビンビンと耳に刺さって痛い、という状態になる。

・小さい音まで聞き取れるぶん、大きな音への耐性が低いようで、救急車が目の前を通ったり、工事現場、電車のガード下などではかなりこわい思いもしている。

（21）離人症　一五・七％：二五・〇％（二例）

ドナ・ウィリアムズ

・自分の体に起こったことでさえ、体を、自分とは切り離されて「世の中」に存在している物体としてしか感じなかったり、内側の「わたしの世界」と外側の「世の中」の間の、壁のようなものとしてしか感じていなかったりしたのだ。

泉流星

・感情のシャットアウトが起きたのだった。大人になった今でも、外の世界の非常事態に直面した時は、しばしばこういう感情が途中で断線したような感じが起こり、自分の中の感情がまったく感じられなくなる。感情は消えるわけではなく、どこか奥底に押し込められるのだと思うが、実感としては一切伝わってこない。

・周囲で大変なことが起きている時ほど、感情がシャットアウトされ、表向きの態度は冷静になる。

・私は表向きとても冷静で夫を驚かせたが、本当は、これは大変なことが起こった時の感情のシャットアウトで、私が取る一種の防御反応だった。非常事態になればなるほど、私は周囲から自分を切り離し、生の感情を心の奥底へ押し込めて平静に振舞う。

(22) 皮膚異常感覚　一三・七％：〇％（〇例）

(23) 要素幻視　一二・七％：一二・五％（一例）

ドナ・ウィリアムズ

・窓の横に置かれたベビーベッドの中から顔を上げ、わたしは、ガラス越しに射し込んでくるまぶしい太陽の光を見つめる。それからぎゅっと目を閉じて、激しくこする。すると、現れるのだ。きらきらしたパステルカラーが、真っ白な中を次々動いていく。〈中略〉わたしは、空中にはさまざまな丸が満ちていることを発見した。じっと宙を見つめると、その丸がたくさん現れる。

・意識を取り戻したわたしは、食卓についた。ナイフとフォークをそれぞれの手に持ち、皿を見つめると、そこには色彩が氾濫していた。わたしは見入った。するとあたりの何もかもが遠のき始め、輪郭がぼやけて、消えていった。目の前には、誰かの手だけがぽっかりと浮かんで残っていた—その手がつかんでいる銀色のナイフとフォークも、色の洪水をさえぎっていた。

(24) 呼名幻声　一二・七％：〇％（〇例）

(25) 味覚・嗅覚の変化　一〇・八％：二五・〇％（二例）

スティーブン・ショア

・新しく下ろした洋服の臭いはいただけない。プレゼントで新しいシャツをもらったら、最初に着る前に必ず洗う。〈中略〉私はできるかぎり公共の乗り物を利用することを避けている。なぜならば、公共の乗り物は大抵混んでいるうえに、いつも暑く、不快な臭いがあるからだ。

綾屋紗月

・少量の洗剤の香料の違いがわかるということは、本物の香水は私にとって破壊的な強度をもっているということで、

(26) 体外離脱体験　九・八％：三七・五％（三例）

ドナ・ウィリアムズ

・ソファにすわったジェームズの前に現れたのは、妹の仮面をかぶってはいるものの、実に魅力的で素敵な女の子だった。わたし自身はといえば、自分を「自動運転」に切り換え、現実の体を抜け出して、外から自分を眺めているような気分だった。

・その間にわたしの声は「自動運転」に切り替わり、わたし自身はまたもや自分の体を抜け出して、部屋の中を飛び始めたかのようだった。

泉流星

・私にとって、自分の意識とは身体の中にしっかり固定されているものではない。大人になった今でも、意識だけがふわふわとそのへんを漂っていることはよくある。……身体だけが上の空で日常生活をこなしている、まさに「自動操縦」状態だった。

綾屋紗月

・意識が体の左肩から抜け出し、左上方に離れてしまっている感じがしており、
・その直後に後頭部から意識がハンバーガー大の楕円体になって、後ろに引っ張られるようにしてしゅっと抜ける。…抜けた意識の固まりはどこか遠くへ飛んでいってしまうのではなく、左肩の上あたりにとどまる。何かまた思考しようとする場合には、やはりしゅうっと意識が左肩から頭の中に戻る。

(27) 二重心ないし二重身　九・八%：〇%（〇例）

(28) 身体動揺・浮遊感　九・八%：〇%（〇例）

(29) 心的空白体験　七・八%：〇%（〇例）

(30) 固有感覚性気付き亢進　二・九%：〇%（〇例）

以上が三〇種の「初期統合失調症症状」に関して、同質の記載がアスペルガー症候群患者の自叙伝に見られるか否か、見られた場合の頻度は如何か、またその記載の実際を検討したものである。表1、表2にそのまとめを示しておいたが、まず初期統合失調症患者において一／三、三三・三%以上に認められる「診断に有用な高頻度初期統合失調症症状」一〇種についてまとめた表1からは次の二点の結論が導かれる。

第一は、八症例中四例、五〇%以上の頻度で認められた症状に自生記憶想起、聴覚性気付き亢進、即時理解

表 1　アスペルガー症候群患者の自叙伝に認められた「初期統合失調症症状」一覧　(1) 診断に有用な高頻度初期統合失調症症状（10 種）

		グランディン	ウィリアムズ	森口	ガーランド	ウィリー	ショア	泉	綾屋	症例数
1	自生記憶想起		●	●	●				●	4
2	面前他者に関する注察・被害念慮									0
3	自生思考								●	1
4	自生音楽表象（音楽性幻聴）		●	●			●			3
5	聴覚性気付き亢進	●		●	●	●		●	●	6
6	即時理解ないし即時判断の障害		●	●		●	●	●		5
7	自生空想表象	●	●	●		●		●	●	6
8	漠とした被注察感ないし実体的意識性									0
9	緊迫困惑気分／対他緊張									0
10	即時記憶の障害	●			●			●		3
	診断に有用な高頻度初期統合失調症症状（10 種）の症状数	3	4	5	3	3	2	4	4	

ないし即時判断の障害、自生空想表象の四種があるが、これらのうち自生記憶想起はアスペルガー症候群の time slip 現象[15]と同等のものであり、また聴覚性気付き亢進は同じく感覚過敏[16]と言われてきたものの一部を構成するものであり、自生空想表象もまたファンタジーへの没頭[16]と言われてきたものと同質と思われるので、これまで指摘されてきたアスペルガー症候群の精神症状は確かに自叙伝においても確認されたことになる。今ひとつ五〇％以上の頻度を示した即時理解ないし即時判断の障害は、筆者の理解するところ、公式的には言語発達には障害がないとされているアスペルガー症候群における、軽微な言語的コミュニケーションの障害を示唆しているように思える。

　第二は、初期統合失調症では高頻度に認められる症状でありながら、アスペルガー症候

表 2　アスペルガー症候群患者の自叙伝に認められた「初期統合失調症症状」一覧　(2) その他の症状 (20 種)

		グランディン	ウィリアムズ	森口	ガーランド	ウィリー	ショア	泉	綾屋	症例数
11	自生内言ないし考想化声									0
12	視覚性気付き亢進				●			●	●	3
13	アンヘドニア									0
14	現実感喪失		●					●	●	3
15	要素幻聴			●						1
16	自生視覚表象									0
17	視覚の強度増大ないし質的変容				●			●	●	3
18	体感異常				●					1
19	非実在と判断される複雑幻視／会話幻聴							●	●	2
20	聴覚の強度増大ないし質的変容	●		●			●	●	●	5
21	離人症		●					●		2
22	皮膚異常感覚									0
23	要素幻視		●							1
24	呼名幻声									0
25	味覚・嗅覚の変化						●		●	2
26	体外離脱体験		●					●	●	3
27	二重心ないし二重身									0
28	身体動揺・浮遊感									0
29	心的空白体験									0
30	固有感覚性気付き亢進									0
	その他の症状 (20 種) の症状数	1	4	2	3	0	2	7	7	

群では一例も認められない症状があることである。それは面前他者に関する注察・被害念慮、漠とした被注察感ないし実体的意識性、および緊迫困惑気分／対他緊張の三種である。

なお、各々の症例が何個の「診断に有用な高頻度初期統合失調症症状」を有しているかであるが、二～五個の範囲内に分布し、平均で三・五個有していることが判明した。この数は初期統合失調症患者における四・七個(9, 11)と比べても遜色のない数値である。

表2は初期統合失調症におけるその発現頻度が一／三、三三・三％未満の二〇症状に関するアスペルガー症候群患者の自叙伝に認められた症状一覧であるが、初期統合失調症と同じく、一目瞭然のごとく全体としてその記載は少なく、唯一、アスペルガー症候群においては感覚過敏と言われている聴覚の強度増大ないし質的変容のみが四症例、五〇％以上の発現頻度を示した。なお、各々の症例が「診断に有用な高頻度初期統合失調症症状」以外の症状を何個有しているかであるが、〇～七個の範囲内に分布し、平均で三・三個有していることが判明した。この数は初期統合失調症患者における三・四個とほぼ同じ数値である。表には表されてはいないが、三〇種の初期統合失調症症状全体では初期統合失調症の八・一個(9)に対してアスペルガー症候群は六・八個であった。

図2、図3は、「初期統合失調症症状」の出現頻度を各々の症状ごとに上段に初期統合失調症を、下段にアスペルガー症候群を示して対比したものであるが、「診断に有用な高頻度初期統合失調症症状」の一〇種（図2）に関してはおおよそのところ聴覚性気付き亢進、即時理解ないし即時判断の障害、自生空想表象の三症状においてはアスペルガー症候群の方が多く、逆に自生記憶想起、自生思考の二症状においては初期統合失調症の方が多く、即時記憶の障害は同等であり、そして何よりも特徴的なことは面前他者に関する注察・被害念

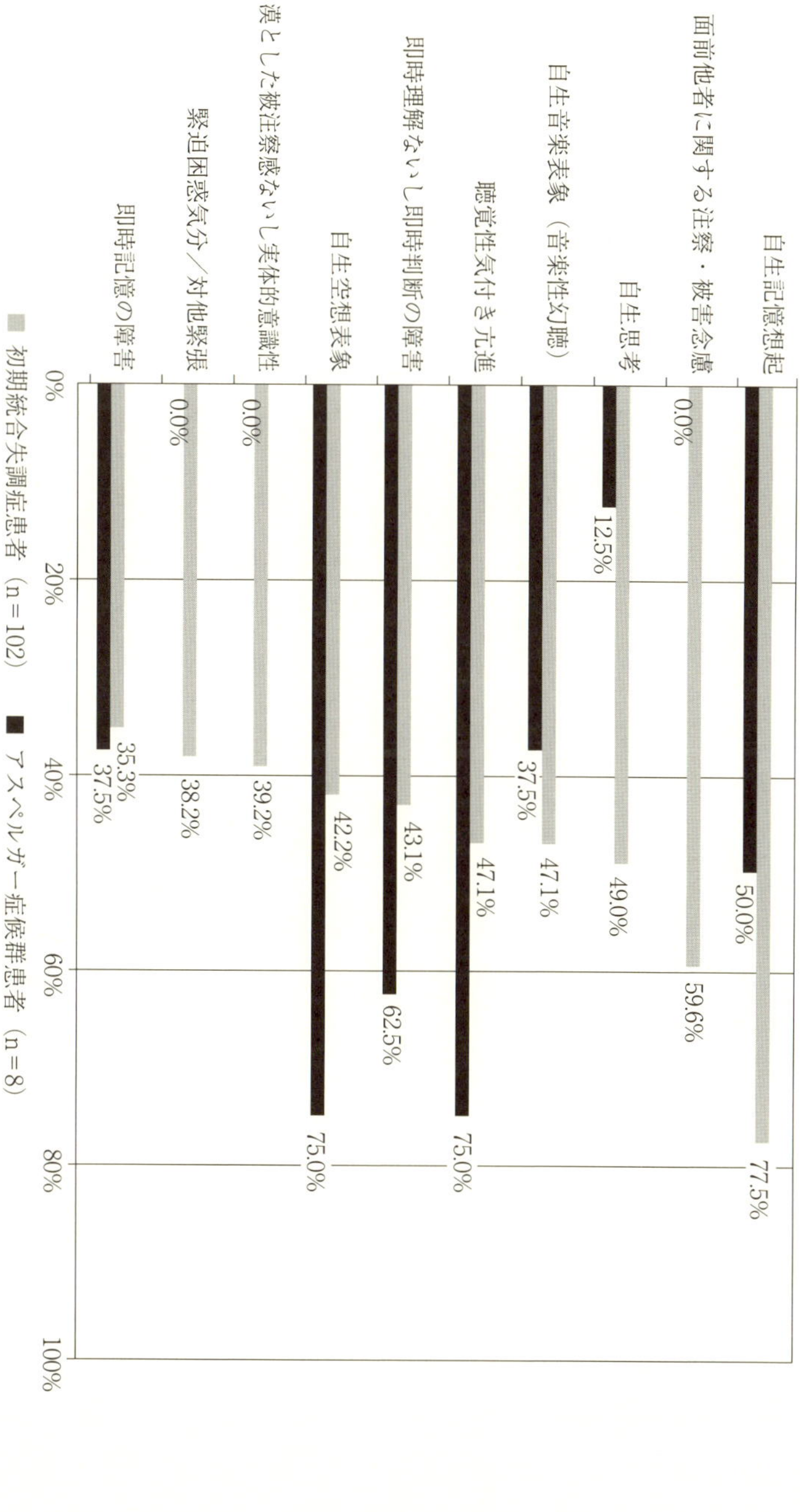

図２　初期統合失調症患者とアスペルガー症候群患者における「初期統合失調症症状」の出現頻度
（1）診断に有用な高頻度初期統合失調症症状（10種）

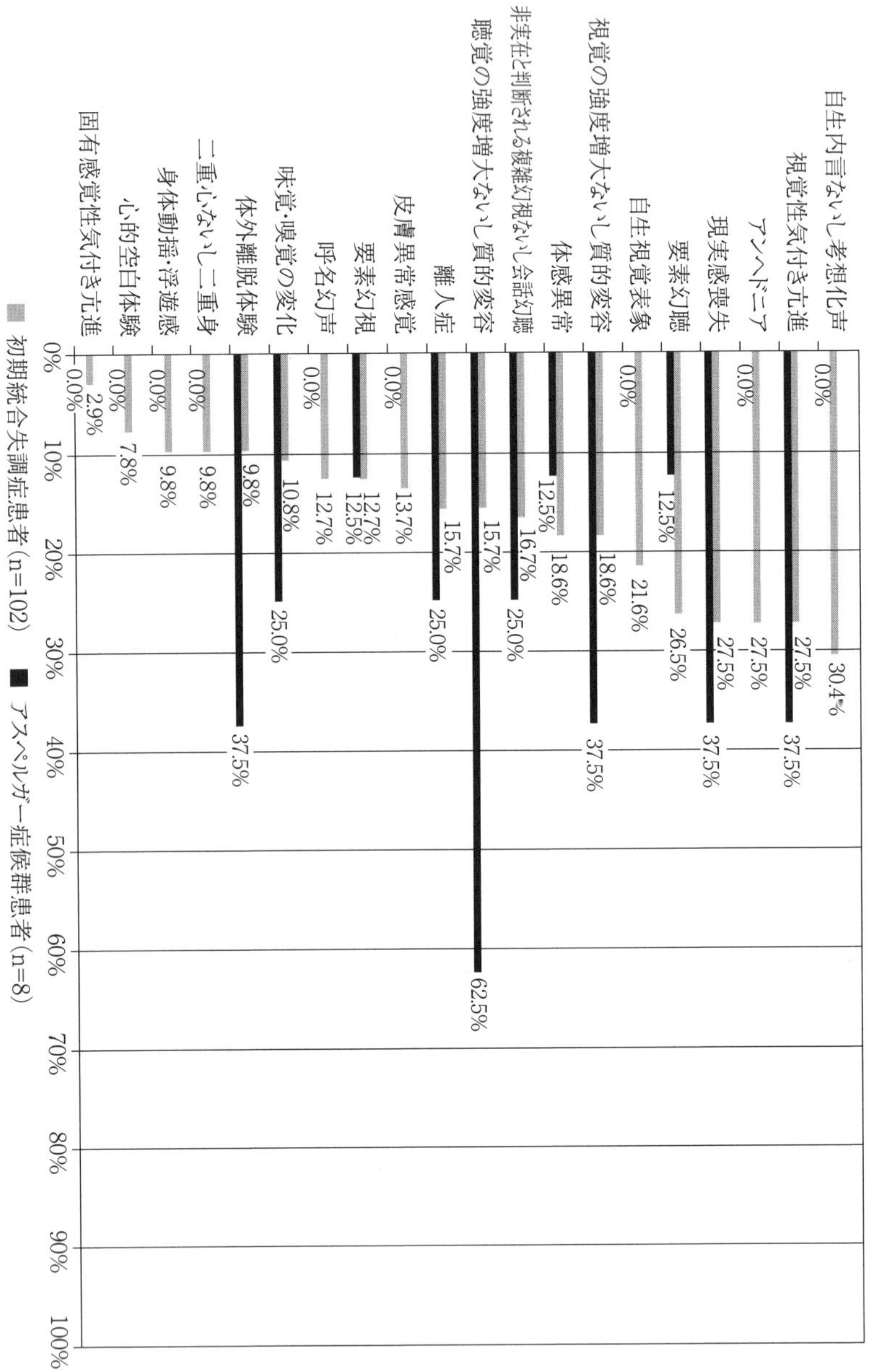

図3　初期統合失調症患者とアスペルガー症候群患者における「初期統合失調症症状」の出現頻度
（2）その他の症状（20種）

慮、漠とした被注察感ないし実体的意識性、緊迫困惑気分／対他緊張の三症状がアスペルガー症候群においては一切見られないことを示している。そして、「診断に有用な高頻度初期統合失調症症状」以外の二〇種（図3）に関しては視覚の強度増大ないし質的変容、聴覚の強度増大ないし質的変容、味覚・嗅覚の変化という感覚過敏に属する症状が初期統合失調症に比してアスペルガー症候群に多く、併せて体外離脱体験が多いことを示している。

4　初期統合失調症とアスペルガー症候群の鑑別診断

これまで得られたデータを基に、初期統合失調症とアスペルガー症候群の鑑別診断に議論の歩を進めるが、ただしここで言う鑑別診断とはあくまでも初期統合失調症の視点からのものである。結論を与える前に二つの事柄について考察したいと思う。

考察の一は、初期統合失調症では高頻度に見られながら、対極的にアスペルガー症候群では一例も認められなかった、面前他者に関する注察・被害念慮、漠とした被注察感ないし実体的意識性、緊迫困惑気分／対他緊張の三症状に関してである。表3は「診断に有用な高頻度初期統合失調症」の症状一覧[11]であるが、このうちゴチック体で示した症状はアスペルガー症候群患者の自叙伝で五〇%以上記載があったもの、で示した症状は〇%、すなわち一切記載がなかった症状であるが、一目瞭然のごとくで示した三種の症状はすべて3の「緊迫困惑気分／対他緊張とその関連症状」というカテゴリーに属するものであった。

表3　アスペルガー症候群患者における「診断に有用な高頻度初期統合失調症症状」の存否

1. 自生体験
   - ・自生思考
   - ・**自生記憶想起**
   - ・**自生空想表象**
   - ・自生音楽表象（音楽性幻聴）
2. 気付き亢進
   - ・**聴覚性気付き亢進**
3. 緊迫困惑気分／対他緊張とその関連症状
   - ・緊迫困惑気分／対他緊張
   - ・漠とした被注察感ないし実体的意識性
   - ・面前他者に関する注察・被害念慮
4. 即時的認知の障害
   - ・**即時理解ないし即時判断の障害**
   - ・即時記憶の障害

ゴチック体：50%以上
（灰色網掛け）：0%

筆者がこの三種を同一のカテゴリーに入れていたのは何ゆえか。それは図4に掲げたように、この三種は筆者の提唱している「統合失調症の病理発生に関する状況意味失認—内因反応仮説」のうち、〈緊迫感の形成〉という内因反応によって形成される一連の症状であるからであった。[12,13] この症状形成過程で重要な点は、そこに〈「自己保存の危機」の意識下・無自覚的認知〉が関与していることであり、それがゆえにその危機意識の直接的反映である緊迫困惑気分に続いて、すぐに対他緊張が、さらに漠とした被注察感ないし実体的意識性、面前他者に関する注察・被害念慮という形で、他者が現れてくることである。ここに認められる他者とは、誰それという個別具体的な他者ではなく、それゆえに超越的他者ないし他性と言われるものであるが、こうした他者性が統合失調症に固有のものであるというのは我が国の精神病理学が指摘してきた重要な事実である。筆者はかつて、この超越的他者ないし他性の起源をめぐって「内なる『非自我』と外なる『外敵』—分裂病症状に見られる『他者』の起源について」という論文[7]を著し、超越的他者の出現という事態は必ずしも

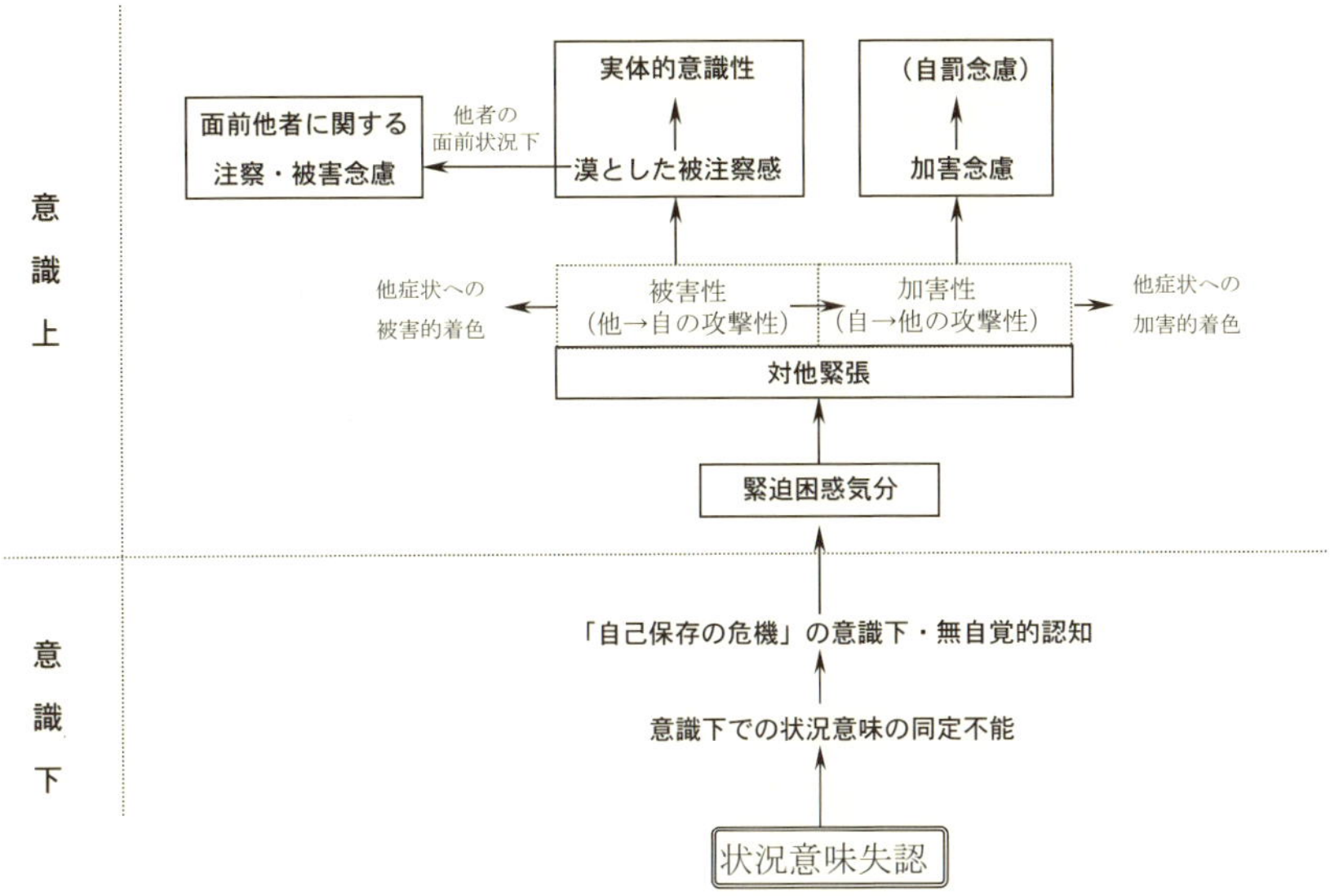

図4　〈緊迫感の形成〉における症状形成過程

絶対的なものではなく、ことに初期統合失調症症状においては多くは否定されるという指摘を行ったことがあるが、初期症状の中で唯一例外なのが、この3の「緊迫困惑気分／対他緊張とその関連症状」カテゴリーなのであり、先ほども述べたように、このカテゴリーにのみは超越的他者ないし他性が出てくるのである。翻って考えるならば、自生体験や気付き亢進という症状が初期統合失調症に等しくアスペルガー症候群にも存在しているという点で、アスペルガー症候群の諸症状の形成機序の一部に筆者の提唱している状況意味失認と内因反応が関与していると推測されるが、しかしそうであるとしても「緊迫困惑気分／対他緊張とその関連症状」が欠如しているということ、それはつまり〈「自己保存の危機」の意識下・無自覚的認知〉がアスペルガー症候群患者にはないということを意味しているのであって、これは初期統合失調症とアスペルガー症候群とを決定的に隔てさせているものなのである。

図5は、図4で示した〈緊迫感の形成〉を含む「状況意味失認—内因反応仮説に基づく統合失調症症状系統樹」（二〇〇四）[11,13]を一部改変したものであるが（その改変は、自生思考を生じたのちの「背景思考の聴覚化」過程を〈「自己保存の危機」の意識下・無自覚的認知〉が促進させるという意味で、〈「自己保存の危機」の意識下・無自覚的認知〉からその過程に向けて矢印の点線を引いた箇所であるが、これは近年「自己危急—実感障害」仮説を精力的に提出している同僚の関、寺井の研究[17,18]に教えられたものである）、ゴチック体で示したアスペルガー症候群で認められる症状はほんの一部に留まっている。それは何ゆえか？ここでは詳しい説明は省略せざるをえないが、初期統合失調症では自生体験や気付き亢進という症状は、いや「背景思考の聴覚化」や「背景知覚の偽統合化」という症状形成機序は、〈「自己保存の危機」の意識下・無自覚的認知〉あるいは〈「自己保存の危機」の意識上・自覚的認知〉によってアクヤルが踏まれて促進され、幻聴や妄想知覚という症状へと進展していくのであるが、アスペルガー症候群では状況意味失認が起きれば当然生じるはずの〈「自己保存の危機」の意識下・無自覚的認知〉が何ゆえか欠如するために、症状は初期統合失調症症状の段階に留まり続けるのだと考えられる。筆者は初期統合失調症が示す状態像をこれまで自生体験と気付き亢進に着目して自生・過敏状態と呼びならわしてきたが、真にその状態像名が適切なのはアスペルガー症候群であったと、このたび訂正したいと思う（こうは立論したものの、図5においてアスペルガー症候群においても認められるとしてゴチック体で示した症状の中には、ごく少数ながら〈「自己保存の危機」の意識下・無自覚的認知〉が介在して形成されるとされている離人症、体感異常、事物に関する実体的意識性があり、それらの症状の存在は上記の論と矛盾していることは事実である）。

ここで今ひとつ、筆者の推測を述べたいと思う。それというのは、筆者の述べている状況意味失認とは意識

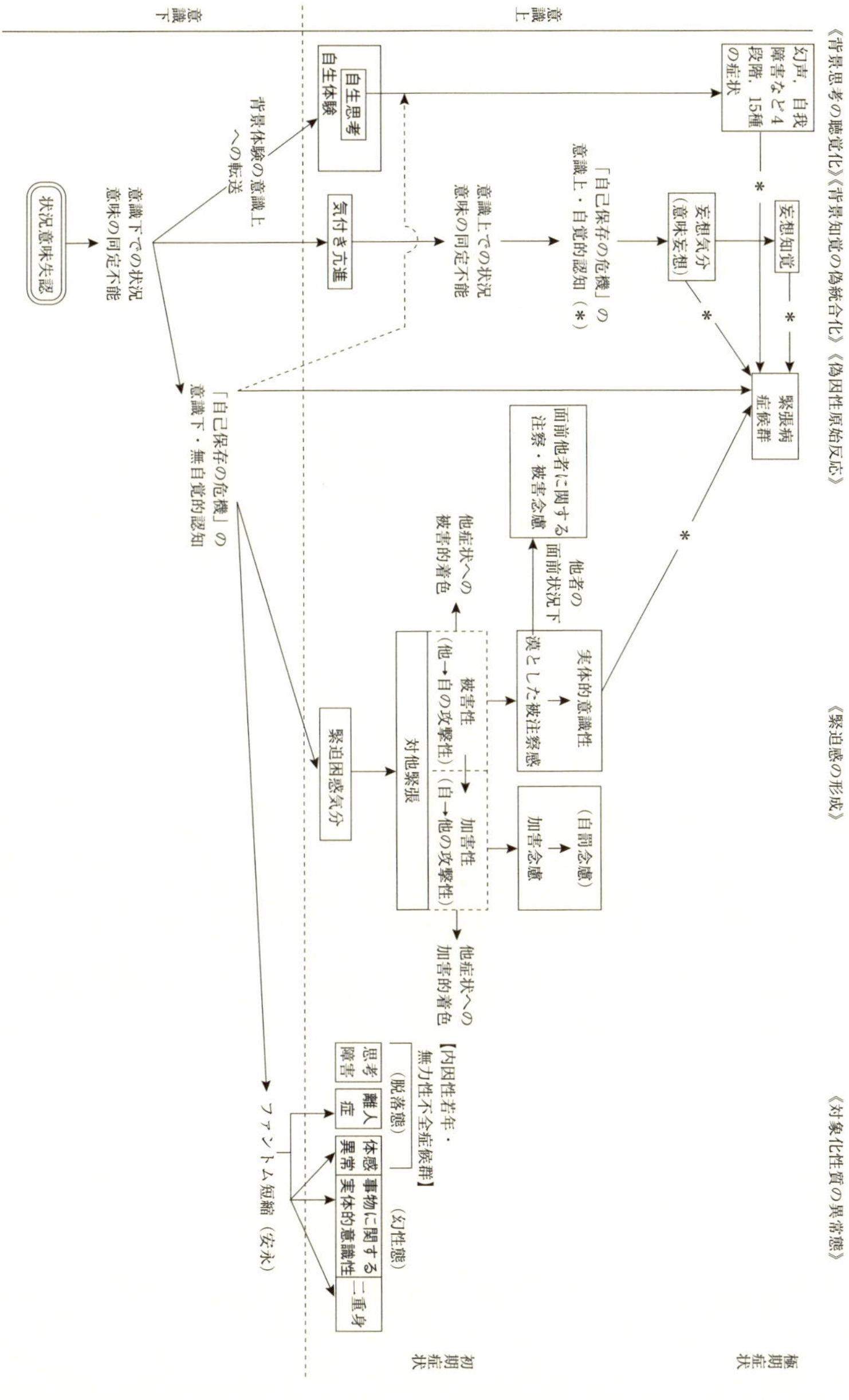

図5　状況意味失認—内因反応仮説に基づく統合失調症症状系統樹（2004年版に一部付加）

下のものであって、それは統合失調症においては必ずや「自己保存の危機」の意識下ないし意識上の認知を介して内因反応を生じさせしめるために、状況意味失認そのものは症状として顕現してくることはないのであるが、しかし、「自己保存の危機」の認知が欠如し、内因反応が生じないとしたら、どうなるであろうか？　その場合には、意識下の状況意味失認は意識上での状況意味認知の不能として直接的に現れてくると思われる。アスペルガー症候群の患者が非言語的情報を読み取れないのも、言葉の意味を文脈の中で読み取れず字義通りに解釈するのも、この状況意味認知の不能を表しているように筆者には思われるのである。

考察の二は、筆者にとっては大きな驚きであったがこれほどまでに「初期統合失調症症状」がアスペルガー症候群に見られるものならば、筆者がかつて初期統合失調症の発病年齢を検討して導いた物心症例[9,11]は、その物心ついた頃にすでに初期症状があったという点でじつはアスペルガー症候群であったのではないかという疑義である。残している記録を見るかぎり、その疑義は否定されるのであるが、このたび物心症例一八症例と自叙伝を著したアスペルガー症候群八症例との症状頻度を比較してみた。図6、図7がそれで、まずは一〇種の「診断に有用な初期統合失調症症状」の比較（図6）であるが、両者の症状分布は見ての通り、かなり異なるものである。アスペルガー症候群には欠けている三種の症状、すなわち面前他者に関する注察・被害念慮は三八・九％の、漠とした被注察感ないし実体的意識性は三二・三％の、そして緊迫困惑気分／対他緊張は一六・七％の物心症例に認められ、この図6には表されていないが、この三種のうちいずれかの一種以上有している物心症例は一八例中一〇例、五五・六％に認められ、他方アスペルガー症候群で五〇％以上認められた症状のうち、自生記憶想起は例外として聴覚性気付き亢進、自生空想表象、即時理解ないし即時判断の障害はいずれも物心症例の方がはるかに少ない頻度を示していた。その他の二〇症状についての比較（図7）では、ここで

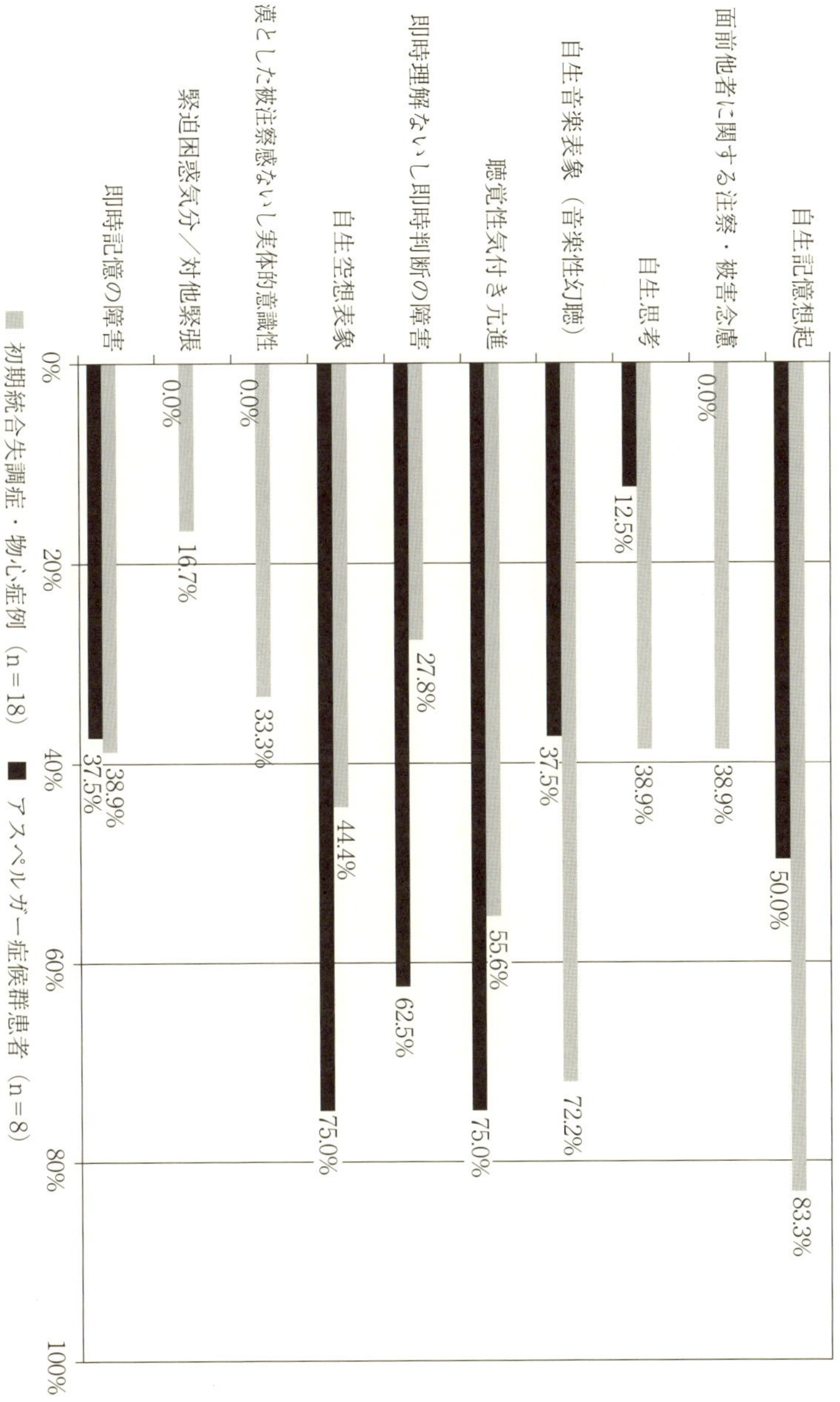

図6　初期統合失調症・物心症例とアスペルガー症候群患者における「初期統合失調症症状」の出現頻度
（1）診断に有用な高頻度初期統合失調症症状（10種）

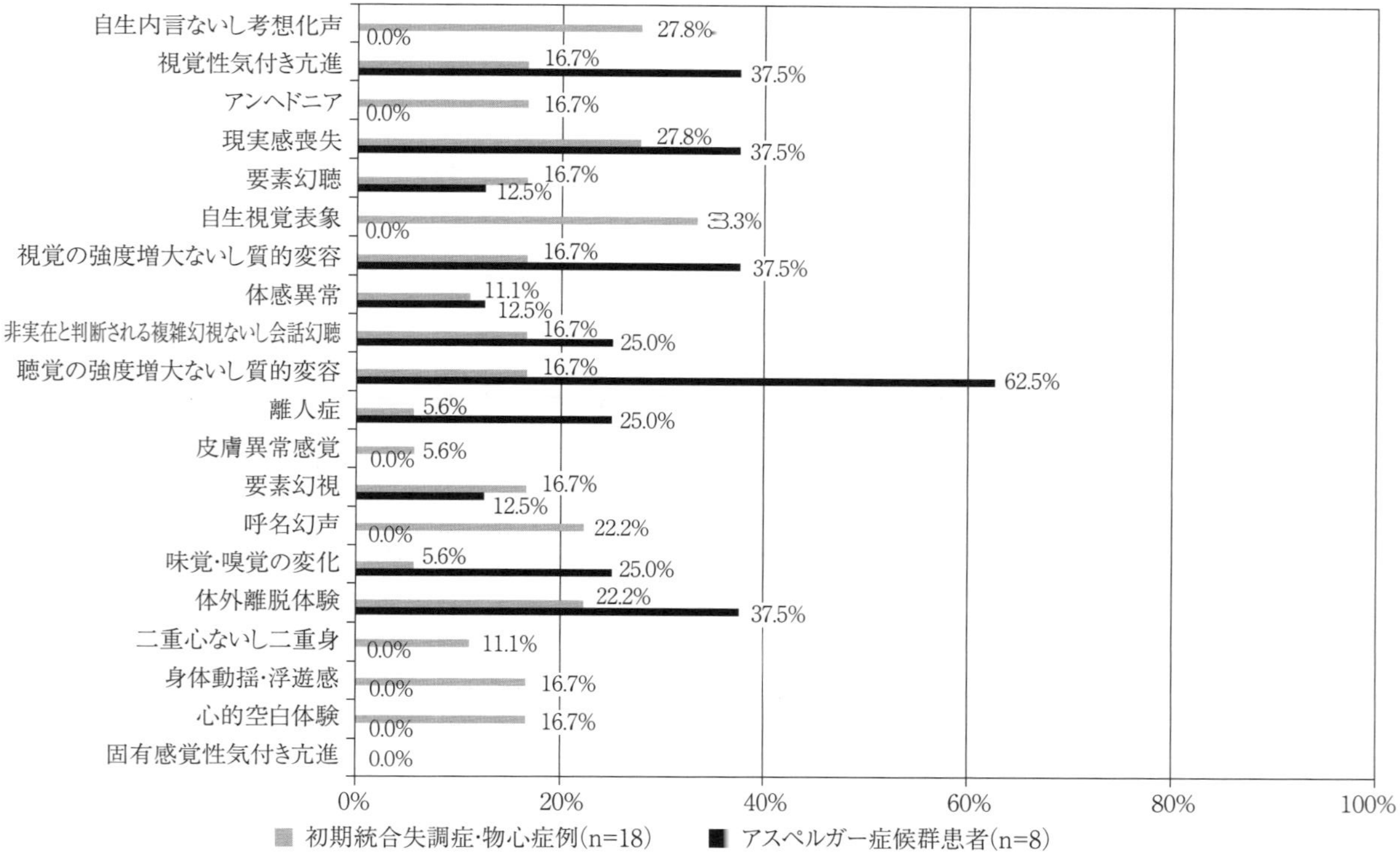

図7　初期統合失調症・物心症例とアスペルガー症候群患者における「初期統合失調症症状」の出現頻度
(2) その他の症状 (20種)

も聴覚強度の増大ないし質的変容はアスペルガー症候群の六二・五％に比して、物心症例はわずか一六・七％であった。以上の検討からは大略、物心症例はやはり初期統合失調症であってアスペルガー症候群ではないと結論づけられうると思える。

以上の二つの考察を終えて、最後に「初期統合失調症症状」の観点から見た初期統合失調症とアスペルガー症候群との鑑別診断に触れるならば、次のようになろうと思える。きわめて簡略なまとめであるが、それでもこれは初期統合失調症とアスペルガー症候群の鑑別診断に際して、少なくとも筆者のような思春期、成人期の精神科臨床を行う者に対して明瞭な指針を与えることになると確信されるものである。

①アスペルガー症候群患者は数多くの「初期統合失調症症状」を有している。

・診断に有用な高頻度初期統合失調症症状（一〇種）：

アスペルガー症候群：三・五個 vs. 初期統合失調症：四・七個

・初期統合失調症症状全体（三〇種）：

アスペルガー症候群：六・八個 vs. 初期統合失調症：八・一個

②アスペルガー症候群患者の「初期統合失調症症状」は初期統合失調症患者のそれと細部においても区別できない。

③症状内容の点において、アスペルガー症候群患者は初期統合失調症患者において高頻度に認められる「緊迫困惑気分／対他緊張とその関連症状」群の三種（緊迫困惑気分／対他緊張、漠とした被注察感ないし実体的意識性、面前他者に関する注察・被害念慮）を欠いており、この点は鑑別診断の上で有用である。

④症状発現年齢の点において、アスペルガー症候群は物心ついた時点においてすでに症状が認められており、この点で初期統合失調症患者の多く（四／五）が思春期以後の発症である点で鑑別される。ただし、初期統合失調症のうち一／五が物心症例であり、決定的ではない。

5　おわりに

アスペルガー症候群を統合失調症圏の疾患とした自らの誤診経験から、筆者はアスペルガー症候群患者の自叙伝の中に「初期統合失調症症状」があるか否かという検討を行ってみた。ある程度は予測していたものの、はたしてこれほどまで高頻度に存在していたとは予測の外であって、前節で結論を与えたようにその結果は、縦断面の経過、殊に幼少期の発達面の情報を十分に聴取しないかぎり、筆者が犯した誤診が生じるのもむべなるかなと思えるほどのものであった。しかし、一方で「診断に有用な高頻度初期統合失調症症状」のうち、超越的他者あるいは他性が現れてくる「緊迫困惑気分／対他緊張とその関連症状」カテゴリーの症状をアスペルガー症候群が欠いているという事実は、初期統合失調症とアスペルガー症候群との鑑別診断上の critical point であるというだけでなく、アスペルガー症候群の精神病理を考える上で極めて重要な示唆を与えているものと思われた。

文　献

(1) 綾屋紗月：『発達障害当事者研究—ゆっくりていねいにつながりたい』。医学書院、東京、二〇〇八。
(2) ガーランド・G.（ニキ・リンコ訳）：『ずっと「普通」になりたかった』。花風社、東京、二〇〇〇。
(3) グランディン・T.、スカリアーノ・M.M.（カニングハム久子訳）：『我、自閉症に生まれて』。学習研究社、東京、一九九四。
(4) 泉流星：『地球生まれの異星人—自閉者として、日本に生きる』。花風社、東京、二〇〇三。
(5) 森口奈緒美：『変光星—ある自閉症者の少女期の回想』。飛鳥新社、東京、一九九六。
(6) 森口奈緒美：『平行線—ある自閉症者の青年期の回想』。ブレーン出版、東京、二〇〇二。
(7) 中安信夫：内なる「非自我」と外なる「外敵」—分裂病症状に見られる「他者」の起源について。湯浅修一編：『分裂病の精神病理と治療2』、星和書店、東京、一六一—一八九、一九八九。**（前書第六章）**
(8) 中安信夫：『初期分裂病』。星和書店、東京、一九九〇。
(9) 中安信夫、針間博彦、関由賀子：初期症状。松下正明総編集：『臨床精神医学講座2 精神分裂病Ⅰ』、中山書店、東京、三一三—三四八、一九九九。**（本書第一一章）**
(10) 中安信夫：要説：分裂病の病理発生と症状形成に関する状況意味失認—内因反応仮説（二〇〇一）。中安信夫：『増補改訂　分裂病症候学—記述現象学的記載から神経心理学的理解へ』、星和書店、東京、四三九—四七三、二〇〇一。**（前書第一六章）**
(11) 中安信夫、村上靖彦編：『初期分裂病—分裂病の顕在発症予防をめざして（思春期青年期ケース研究10）』。岩崎学術出版社、東京、二〇〇四。（第Ⅰ部が**本書第九章**）
(12) 中安信夫：初期統合失調症の一症状としての対他緊張とひきこもり—その精神病理とクエチアピンの臨床効果。『クエチアピン発売三周年記念クエチアピン研究会』、診療新社、大阪、四一—八六、二〇〇四。**（本書第四章）**
(13) 中安信夫：『体験を聴く・症候を読む・病態を解く—精神症候学の方法についての覚書』。星和書店、東京、二〇〇八。
(14) ショア・S.（森由美子訳）：『壁のむこうへ—自閉症の私の人生』。学習研究社、東京、二〇〇四。
(15) 杉山登志郎：自閉症に見られる特異な記憶想起現象—自閉症の time slip 現象。精神経誌、九六：二八一—二九七、一九九四。
(16) 杉山登志郎：アスペルガー症候群の現在。そだちの科学、№5、九—二一、二〇〇五。

(17) 寺井淳一、関由賀子：「自我障害」症状群の構造連関―初期から極期への移行段階にある一統合失調症症例を通して。臨床精神病理、二九：八四―八五、二〇〇八。

(18) 寺井淳一、関由賀子：「自然な自明性の喪失」の症候学的位置付け―いわゆる内省型単純型統合失調症の1例を通して。臨床精神病理、三〇：八一、二〇〇九。

(19) ウィリー・L.H.（ニキ・リンコ訳）：『アスペルガー的人生』。東京書籍、東京、二〇〇二。

(20) ウィリアムズ・D.（河野万里子訳）：『自閉症だったわたしへ』。新潮社、東京、一九九三。

（二〇〇九年九月三〇日、国立京都国際会館において開催された第50回日本児童青年精神医学会総会での教育症例検討の前半である教育講演「初期統合失調症 vs. アスペルガー症候群―『初期統合失調症症状』に焦点化して」を、「初期統合失調症：概説」の項を省略し、かつ改題して全文掲載したものである）

第Ⅲ部　操作的診断基準への批判

第Ⅲ部解説

この第Ⅲ部にはＤＳＭに対する各論的批判五編と総論的批判一編、都合六編の論文を収めたが、前書『増補改訂 分裂病症候学—記述現象学的記載から神経心理学的理解へ』収載のＤＳＭ批判論文と同様に、執筆時において筆者は自らを、一九世紀末から二〇世紀初頭にかけての滔々たるKraepelin, E.の疾患分類体系の形成、その中核概念である疾患単位学説に抗して、症候群学説を掲げて真っ向から対立したHoche, A.に擬するところがあった。Kraepelin批判の背景をHocheは「以上に述べたような、大体において否定的な立場を、人は悲観主義と非難し、前向きでないと拒否するかも知れない。しかし、考えねばならないのは、否定にもまた積極的な価値があるということ、すなわち見込みのない幻に向かって狩りをすることによって消耗し尽くされる力に自由を与えるという価値があることである」（内村祐之著『精神医学の基本問題—精神病と神経症の構造論の展望』、五八頁、医学書院、東京、一九七二）と記しているが、ＤＳＭ批判を繰り返してきた筆者の思いもこれとまったく同様であり、ＤＳＭに従うかぎり、臨床は混乱するばかりであり、研究もまた生産的なものは何も生み出されないだろうと思うのである。

第二一章「DSM統合失調症とは『鵺（ぬえ）のごとき存在』である―操作的診断と疾患概念の変化」は、「Schizophrenia Frontier」誌の特集「統合失調症の概念の変遷」（第六巻、第一号、二〇〇五）に標記の副題「操作的診断と疾患概念の変化」で寄稿を求められて執筆したものである。このタイトルで寄稿を求められた際に真っ先に筆者の脳裏に浮かんだのは、編集者には失礼ながら〝操作的診断基準が出来たからといって、疾患概念が変わってたまるか！ もしそうならば、それは本末転倒でしょう〟というものであったが、併せて〝操作的診断基準にはそもそも疾患概念がないではないか！〟というものであった。その「疾患概念のなさ」を、DSMの統合失調症の診断基準における3S（State：状態像、Stage：病期、Severity：重症度）の欠如として解析したのが本論文であるが、それを一言「鵺（ぬえ）のごとき存在」と呼んだのである。ここに「鵺」に「ぬえ」とふりがなを付けたのは、いまの若い方の中には鵺という言葉の意味がわからない以前に、その漢字を読めない人もいるだろうと慮ったからである。団塊世代、大学紛争世代に属する筆者はまだ「あいつは鵺のような奴だ」と使うこともあるが、この論文を本書に収載するにあたって、老婆心ながら『広辞苑』から鵺の意味を引用しておこう。「源頼政が紫宸殿上で射取ったという伝説上の怪獣。頭は猿、胴は狸、尾は蛇、手足は虎に、声はトラツグミに似ていたという。〈中略〉転じて、正体不明の人物やあいまいな態度をいう」。

第二二章「大うつ病（DSM-Ⅳ）概念の『罪』」（原題は「うつ病の概念を考える：大うつ病（DSM-Ⅳ）概念の『罪』」）は、「精神科治療学」誌の特集「『うつ』は変わったか―評価と分類」（第一七巻、第八、九号、二〇〇二）に寄せたものである。この特集は、筆者と同じく同誌の編集委員である畏友鈴木國文氏をけしかけて特集を編んでもらったという裏話があるが、それというのも日常臨床の場面で、抑うつ状態と見れば〔診断：大うつ病性障害、治療：ＳＳＲＩ〕という、まるで金太郎飴のごとき安直な診療がまかり通りだしたことに憤懣を覚え始めていたからである。筆者は、本論文以前に操作的診断の総論的批判をなしていたが（前書第二四章、第二五章、第二九章）、各論的批判はこの論文が最初であった。この論文には、ＤＳＭ大うつ病性障害の批判に先立って、批判の立脚点とでもいうべき、「うつ」に対する筆者の診療を述べておいたが、これを読んだ、筆者の群馬大学病棟医長時代の研修医から「その頃にも先生はまったく同じことを言ってました」と言われた後日談がある。ことほどさように、筆者は抑うつ状態の診断や治療に関しては、旧に付け加えることは何もないのである。

第二三章「うつ病は増えてはいない―大うつ病性障害（ＤＳＭ）とは成因を問わない抑うつ症状群である」は、第一〇四回日本精神神経学会総会（二〇〇八年五月二九―三一日）のシンポジウム「うつ病の広がりをどう考えるか」で発表した草稿の全文である。シンポジストへの筆者の指名はたぶん第二二章の論文があってのことであり、また発表内容もそれと変わりはないのであるが、実際に経験した、ある心療内科医からの紹介状をまさに「戯画としてのＤＳＭ診断」として批判した一節を付け加え、また「うつ病の広がりをどう考えるか」というシンポジウムのテーマに答えるべく、タイトルは直裁に「うつ病は増えてはいない」としたのであった。数多くの立ち見が出るほどの学会場の熱気、シンポジウムが終わるや否や四、五人の方が筆者の下に集まって「よくぞ言ってくれた」と賛意を呈されたこと、精神経誌に発表されるや否やすぐに二人の方が賛意のお手紙を下さったことなど、大うつ病性障害批判もやっと市民権を得てきたことが実感されるシンポジウムであった（ただし、実際の臨床では相も変わらず、〔診断：大うつ病性障害、治療：ＳＳＲＩ〕を散見するが）。

第二四章「『内因性うつ病』について想い起こすこと」は、「精神科治療学」誌の特集「改めてうつ病中核群を問う」（第二四巻、第一号、二〇〇九）に寄せた、論文というよりも随想である。想い起こされたエピソードを素材に、「旧に付け加えることは何もない」、「抑うつ気分があれば何でもDepression !?」、「顔見りゃ、わかるじゃないか！」との三つの小話を書いたが、これはＤＳＭ大うつ病性障害に対して真っ正面から批判の論陣を張った第二二章、第二三章の本格的論文を側面から補完しようと考えての仕儀である。

第二五章「大うつ病性障害は内因性うつ病にあらず―ケースカンファランス『山本滋隆ほか：うつ病か統合失調症か？―診断が確定しなかった一例』（精神科治療学、一八：一三四一―一三四六、二〇〇三）に対する討論」は、「精神科治療学」誌のLetters to the editor欄に投稿した論文である。のっけから「山本らの症例は、〈中略〉診断と治療の失敗例であり、またケースカンファランス自体もその失敗の原因を明らかにすることにおいて失敗したケースカンファランスである」といささかひどいことを書いたが、個人を攻撃することがこの論文の、そして筆者の真意ではなく、タイトルにある通り、大うつ病性障害が内因性うつ病と誤認されている現状に警告を発するのに〝まさに適した誤診例〟（筆者の診断は「内因性若年―無力性不全症候群が前景に立った初期統合失調症」）であると思えたからである。

第二六章「精神科臨床診断の『方式』―択一式を続けるのか、それとも記述式に戻るのか」は、筆者が長年編集委員を務めてきた「精神科治療学」誌の特集「わが国の精神科治療のこれまでとこれからへのメッセージ―創刊二五周年記念特集」（第二五巻、第一号、二〇一〇）へ寄せたものである。執筆依頼は新旧の編集委員すべてになされたが、副題にあるように創刊二五年目を迎えたこの雑誌が、わが国の精神科医療のこの四半世紀をどう総括するのか、また来るべき四半世紀をどう展開していくのかを個々の編集委員を通して読者に問いかけた企画だと思う。たまさか今春、大学の定年退職を迎え、それに合わせて編集委員を辞することにしている筆者にとっては、いわばはなむけとも思われる企画であったが、精神科医としての軌跡の一部はＤＳＭとの戦いであったと回顧される筆者にとって、わが国の精神科医療の将来にメッセージを残すとすれば、これしかないと思って執筆したものである。当初は揶揄も込めてＤＳＭを「択一式」と呼んで軽い随想を書くつもりであったのであるが、ＤＳＭ批判となるとついつい力が入ってしまい、最後はアジテーションともなってしまった。

第二一章　ＤＳＭ統合失調症とは「鵺（ぬえ）のごとき存在」である

——操作的診断と疾患概念の変化——

要約

ＤＳＭにおける統合失調症の診断基準を取り上げて、そこには疾患概念が欠如していることを論じた。それは３Ｓ（State：状態像、Stage：病期、Severity：重症度）の欠如としてまとめることができたが、精神疾患の臨床概念の形成にとって必須のこれらの指標を欠いたＤＳＭ統合失調症とはさながら「鵺（ぬえ）のごとき存在」であって、そうした診断基準を遵守していくかぎり、いくら経験症例を積み上げようとも疾患概念は会得できず臨床能力を高めることはできないであろう。

1　はじめに

「統合失調症の概念の変遷」が本特集の基本テーマであるが、となると表記の副題で筆者に求められたものは、統合失調症に関して操作的診断が疾患概念に影響を与えたか否か、そして与えたとすればどのような影響なのかを論じることであろう。

さて、精神疾患全般をカバーする操作的診断といえばＤＳＭとＩＣＤの二つであるが、「診断」という用語を研究用の対象選択にまで広げるのではなく、眼前にいる患者の診断、すなわち臨床診断に限るのであれば、それはＤＳＭのみである（ＩＣＤが操作的診断基準を定めているのは研究用―ＤＣＲ：Diagnostic criteria for research―のみである）。したがって、本稿で操作的診断による統合失調症の概念の変化を論じるにあたっては、議論の対象をもっぱらＤＳＭ-Ⅳ-ＴＲ(1)の統合失調症の診断基準（以後、この診断基準によって規定されるものを「ＤＳＭ統合失調症」と称する）に限ることにする。

2　疾患概念 vs. 臨床診断

議論の前提として、ここでは疾患概念と臨床診断の違いを明確にしておきたい。この問題について筆者(2〜4)はこれまで三度にわたって論じたことがあり、旧稿を改める必要を感じていないので[4]、そこから引用することにする（引用にあたって、原文にあった文献番号は省略し、また表番号は本稿の文献として番号名を変更しておいた）。

近代精神医学の創始者ともいえるKraepelin, E.が、進行麻痺をモデルとして原因—症状—経過—転帰—病理所見の一連の組み合わせによる疾患単位Krankheitseinheitの概念を提唱したことは周知のことであるが、Kraepelinの指し示したこうした疾患単位の考え方は、彼の目論みとは違って今なお精神医学においては〈原因〉も不明でかつ〈病理所見〉の得られていない臨床単位が多数を占め、そうした臨床単位が症状—経過—転帰による取り敢えずの、いわば括弧付きの「疾患単位」に留まっているのが現状であるとしても、現在でもなお概ね妥当な見解であろうと思われる（現代においてはさらに、〈原因〉と〈症状〉の間に〈病態生理もしくは心理力動〉を介在させるべきである）。ここで本稿との関連で重要なことを指摘したいと思うが、それは疾患単位の成立には〈経過〉や〈転帰〉、さらに端的には〈病理所見〉を要件とすることに示されるように、疾患概念とは遡向的retrospectiveな解析によって、そしてそれも一例の解析ではなく、類似した多数例の検討をへて与えられる事実認定であるということである。

疾患概念とは「多数例に基づく遡向的な事実認定」と述べたが、一方我々が日々臨床の場で行っている臨床診断とはいかなるものであろうか。臨床診断というものが個々の症例に対して、かつもっぱら治療方針の決定のために行われるものであることは論をまたないが、治療というものが、救急例を思い浮かべればすぐにわかるように、原則的には〝待ったなし〟のものであり、現在から未来に向かって行われるもの、すなわち前向的prospectiveなものである以上、その方針を決定するための診断は、常にその時点その時点において、情報の多い少ないにかかわらず、得られているかぎ

表1　疾患概念と臨床診断の考え方の対比

	対　象	時間的ベクトル	作業内容
疾患概念	多数例	遡向的	事実認定 → 疾患分類学 nosology
臨床診断	1　例	前向的	仮説設定 → 診断基準 diagnostic criteria

りの情報に基づいて、暫定的であれ決められねばならないという性質を有するものある。ここに臨床診断とはその本性として仮説設定であり、その意味において臨床診断もまた治療と同様に前向的なものと言わざるをえないと思われる。「疾患概念とは多数例に基づく遡向的な事実認定である」という先の言い方を真似ていえば、「臨床診断とは一例に対する前向的な仮説設定である」と言えるであろう。もちろん、ある一例に対していかなる仮説を設定するか、すなわちいかなる臨床診断名を与えるかにあたっては、多数例から得られた事実認定としての疾患概念が最大の準拠枠になることは改めて述べるべくもないことである。

以上述べた疾患概念と臨床診断の違いを、対象、時間的ベクトル、作業内容に分けて、表1に示したが、疾患概念と臨床診断の考え方を対比すれば、上述の項目に関しては各々、「多数例に基づく——一例に対する」、「遡向的な——前向的な」、および「事実認定——仮説設定」となり、両者の考え方がまったく対極的なものであることがよくわかるであろう。なお、疾患概念を集約し、体系づけたものが疾患分類学 nosology であり、また臨床診断に基準を定めたものが臨床診断基準 diagnostic criteria であるが、その成り立ちからいってこの両者もその考え方において対極的といえるものである。

上記したように、疾患概念と臨床診断とは対極的ともいえるほどにまったく考え方を異にするものであるが、敢えて両者の関係（流れ）を示すならば、「ある一例に対していかなる仮説を設定するか、すなわちいかなる臨床診断名を与えるかにあたっては、多数例から得られた事実認定としての疾患概念が最大の準拠枠になる」と述べたように、〝まずは疾患概念ありき〟であって、そこから初めて臨床診断が導かれるのである。したがって、本稿の主題である「統合失調症に関して操作的診断が疾患概念に影響を与えたか否か、そして与えたとすればどのような影響なのか」は、本来的には有り得ない問題設定であり、もしも影響を与えたとすれば、それは本末転倒的な、その点ですでに誤った影響の与え方であると思われる。本節ではまずはこの点を確認しておきたい。

3　ＤＳＭ統合失調症に見る疾患概念の欠如

かつて筆者は[4]、臨床診断なるものが前向的仮説設定である以上、臨床診断基準に求められるものとして①状態像の診断基準を作成すること、②初期診断の項目を設けること、③疑診を採用することの三点を挙げたことがあり、それらを欠いたＤＳＭは「本来の臨床診断基準にあらずして、遡向的事実認定を旨とする疾患概念の各々をまとめた操作的疾患分類学 operational nosology（病因論を棚上げしている点においては、正しくは操作的臨床単位分類学と呼ぶべきかもしれない）にすぎない」と批判したことがある。

ちなみに、ＤＳＭにおいて、この、遡向的事実認定という疾患概念の思想は、〝疑わしきは罰せず（診断せず）〟とでもいうような、偽陽性 false positive を排する、狭い操作的診断基準となって表れているのであるが、こういう診断姿勢は対象の均質性を保証する必要がある研究用対象選択基準には適合するものであっても、診断の見落としが後々取り返しのつかない事態を生じる重篤な疾患の場合には偽陽性となる可能性を考慮しつつもなお決然と診断していかなければならない臨床診断にはなじまないものである。

さて、それでは統合失調症に関するＤＳＭ-Ⅳ-ＴＲの診断基準（表２）を具体的に見てみよう。表２に見るように、Ａ～Ｆの六項目のうち、Ｄ～Ｆの三項目は除外診断ないし重複診断に関することであって、ＡとＢが広く症状に、Ｃが経過に関することであって、症状と経過という、疾患の臨床概念にとって必須のことは一応おさえられているとみなしてもいいだろう。以下に、ここから導かれるＤＳＭ統合失調症を症状と経過に分けて見ていくことにする。

(1)　症状の問題点

下位分類である病型 subtypes の項を見てみると、「Ａ　特徴的症状」として挙げられている五種の症状のうち、①妄想と②幻覚は妄想型の指標として、③解体した会話は解体型の指標として、④ひどく解体した、または緊張病性の行動は解体型と緊張型の指標として、⑤陰性症状は解体型の指標として選択されたようである。また「Ｂ．社会的または職業的機能の低下」は欠陥 Defekt ないし後遺症 residual state を表しているようであり、これも広くは⑤陰性症状に含めて考えていいのかもしれない。

さて、こうした診断基準から統合失調症の症状についてどのような疾患概念が導かれるであろうか。筆者には「導かれる」のではなく、「導かれない」ものばかりが目についてしかたがないが、その一は状態像 State である。精神疾患というものは、統合失調症に限らず、個々ばらばらの症状としてではなく、表出と体験・行

表2　DSM-Ⅳ-TR における統合失調症の診断基準

A. 特徴的症状：以下のうち2つ（またはそれ以上），おのおのは，1ヵ月の期間（治療が成功した場合はより短い）ほとんどいつも存在。
①妄想
②幻覚
③解体した会話（例：頻繁な脱線または滅裂）
④ひどく解体した，または緊張病性の行動
⑤陰性症状，すなわち感情の平板化，思考の貧困，または意欲の欠如
注：妄想が奇異なものであったり，幻聴がその者の行動や思考を逐一説明するか，または2つ以上の声が互いに会話しているものであるときには，基準Aの症状を1つ満たすだけでよい。

B. 社会的または職業的機能の低下：障害の始まり以降の期間の大部分で，仕事，対人関係，自己管理などの面で1つ以上の機能が病前に獲得していた水準より著しく低下している（または，小児期や青年期の発症の場合，期待される対人的，学業的，職業的水準にまで達しない）。

C. 期間：障害の持続的な徴候が少なくとも6ヵ月間存在する。この6ヵ月の期間には，基準Aを満たす各症状（すなわち，活動期の症状）は少なくとも1ヵ月（または，治療が成功した場合はより短い）存在しなければならないが，前駆期または残遺期の症状の存在する期間を含んでもよい。これらの前駆期または残遺期の期間では，障害の徴候は陰性症状のみか，もしくは基準Aに挙げられた症状の2つまたはそれ以上が弱められた形（例：風変わりな信念，異常な知覚体験）で表されることがある。

D. 統合失調感情障害と気分障害の除外：統合失調感情障害と「気分障害，精神病性の特徴を伴うもの」が以下の理由で除外されていること
①活動期の症状と同時に，大うつ病，躁病，または混合性のエピソードが発症していない。
②活動期の症状中に気分のエピソードが発症していた場合，その持続期間の合計は，活動期および残遺期の持続期間の合計に比べて短い。

E. 物質や一般身体疾患の除外：障害は，物質（例：乱用薬物，投薬）または一般身体疾患の直接的な生理学的作用によるものではない。

F. 広汎性発達障害との関係：自閉性障害や他の広汎性発達障害の既往歴があれば，統合失調症の追加診断は，顕著な幻覚や妄想が少なくとも1ヵ月（または，治療が成功した場合は，より短い）存在する場合にのみ与えられる。

▶縦断的経過の分類（活動期の症状が始まってから少なくとも1年を経過した後初めて適用できる）
挿話性でエピソードの間欠期に残遺症状を伴うもの（エピソードは顕著な精神病症状の再出現として定義される）
▶以下も該当すれば特定せよ：顕著な陰性症状を伴うもの
挿話性でエピソードの間欠期に残遺症状を伴わないもの
持続性（顕著な精神病症状が，観察の期間を通して存在する）　▶以下も該当すれば特定せよ：顕著な陰性症状を伴うもの
単一エピソード，部分寛解　▶以下も該当すれば特定せよ：顕著な陰性症状を伴うもの
単一エピソード，完全寛解
他のまたは特定不能の型

動症状のある一定の、限りある組み合わせ（パターン）からなる状態像（例えば、幻覚妄想状態とか緊張病性昏迷状態とか）として現れるものであり、そうしたパターンがこの基準AとBからは皆目見えてこないのである。病型の項にそれらの分別が示されているのではないかと指摘されそうであるが、それもあくまでもその病型に特徴的な症状であって、状態像を指し示したものではない。百歩譲って、病型分類には、状態像ではないとしても症状群として病型ごとの特徴がいくぶん表されていることを認めるとしても、診断にあたってそれらに先行し、概念の理解にあたってそれらを統括する基準Aの五種の症状は、一時期の横断的病像としてそのすべてが揃うことは決してありえないのであって、ここには状態像という概念はおおよそ毛ほども感じ取れないものである。

「導かれない」疾患概念のその二は病期 Stage である。筆者が長年研究してきた統合失調症の初期段階は議論から除くとしても（但し、その多くが含まれるであろう統合失調型人格障害がその名のごとく人格障害として分類されていることには一言ある）、この基準Aからは初期も急性期（極期）も慢性期（後遺期）も見えてこない（診断基準の文中、前駆期、活動期、後遺期という用語は使われているが）。これにも、少なくとも慢性期（後遺期）に関しては、病型分類の中に「残遺型 Residual Type」として示されているのではないかと指摘されそうであるが、ここでもその上位概念である基準Aにはそれが示されていないという反論を述べることは可能であるし、またそもそも残遺型とは病期の分類であって、妄想型や解体型等々の症状と経過に基づく亜型分類と同じレベルで一つの病型として扱うのは異なることであると反論したい。

筆者は[5]統合失調症を担当した教科書の執筆において、症状の項を初期、急性期（極期）、慢性期（後遺期）に分かち、その病期ごとに現れる状態像を記したが、そうした分別は臨床を経験しているかぎり直截に示されるものであって、互いに関連した状態像と病期とで区分し、またその区分を踏まえて全体を統合的に把握してこそ、統合失調症の病像理解は得られるのであって、状態像の概念も病期の概念もないＤＳＭ-Ⅳ-ＴＲの統合失調症の基準Ａからは曖昧模糊とした病像しか見えてこないのである。

(2) 経過の問題点

経過という用語を広く解するならば、上記した病期の問題も含まれようが、ここではＤＳＭ-Ⅳ-ＴＲの基準Ｃ（期間）のみを取り上げる。ここには前駆期または残遺期を含んで六カ月、それらのうち活動期は少なくとも一カ月という基準が示されているが、問題なのは別項において、その持続が一カ月以上六カ月未満ならば統合失調様障害 Schizophreniform Disorder、一日以上一カ月未満ならば短期精神病性障害 Brief Psychotic Disorder という、別の疾患と診断する規定があることである。これは、臨床診断上は症状の消褪を見なければ確定診断が与えられないということであり、「そもそも何ゆえの診断か」という疑念を引き起こすが、実地上は経過を経るごとに短期精神病性障害→統合失調様障害→統合失調症というふうに、患者や家族に恥ずかしくて伝えられない「診断名変更」を要することになる（型通りのインフォームドコンセントを行えば、患者や家族から不信の念を買うこと必定である）。

もちろん筆者は、短期精神病性障害や統合失調様障害という疾患分類が指し示すような、比較的短期間に症状が消褪する臨床単位が存在することは認めているのであるが、そうした臨床単位の指標である持続期間は、統合失調症とは別の疾患単位の存在を即、示しているというだけではなくて、統合失調症の重症度の如何を、また治療の成否を反映している可能性もあるのである。よってここには、ＤＳＭの診断基準から「導かれない」疾患概念のその三として重症度Severityをあげることができよう。

以上、主として基準AおよびCを取り上げて、ＤＳＭ統合失調症の診断基準からは導かれることのない疾患概念を論じたが、それらは3Ｓ（State：状態像、Stage：病期、Severity：重症度）とまとめられよう。先にも述べたように、筆者はかつて[4]ＤＳＭを「本来の臨床診断基準にあらずして、遡向的事実認定を旨とする疾患概念の各々をまとめた操作的疾患分類学operational nosology（病因論を棚上げしている点においては、正しくは操作的臨床単位分類学と呼ぶべきかもしれない）にすぎない」と批判したが、その言説をここでは撤回しようと思う。ただし、「撤回」とはいっても、それはＤＳＭはやはり臨床診断基準であったということではなく、疾患概念すらもなかったという意味においてである。上記したような3Ｓを欠いた疾患概念なぞ筆者の目からは「疾患」とも呼び得ないものであって、ＤＳＭ統合失調症とはさながら「鵺（ぬえ）のごとき存在」であると思われる。

4　おわりに

ＤＳＭ統合失調症とは「鵺（ぬえ）のごとき存在」であると断じたが、そこで失われている3Ｓは他の疾患に関するＤＳＭの診断基準においても同様である。近年、研修医の初期教育としてＤＳＭが取り入れられている施設が多いと聞くが、そうした操作的診断基準を遵守して症例をみていくかぎり、いくら経験症例を積み重ねようとも、個々の精神疾患の輪郭が見えてこない、すなわち疾患概念が会得できないのは必定のことであろう。なんとならば、そこには疾患概念がないからである。研修医を見ていて、ＤＳＭの呪縛からいち早く自らを解き放った者ほど、臨床経験の中で疾患概念を会得して臨床能力を高めていくように思えるのは、ＤＳＭを批判し続ける筆者の僻目であろうか。そうではないと思っているが……。

文献

（1）American Psychiatric Association : Diagnostic and Statistical Manual of Mental Disoeders, Fourth Edition, Text Revision. APA, Washington, 2000.（高橋三郎、大野裕、染矢俊幸訳：DSM-IV-TR 精神疾患の診断・統計マニュアル。医学書院、東京、二〇〇二）

（2）中安信夫：臨床診断基準に求められるもの―初期診断と疑診。精神医学、三六：四七九―四八六、一九九四。

（3）中安信夫：臨床診断の思想―操作的診断基準に求められるものは何か。精神経誌、九九：七三六―七四二、一九九七。

（4）中安信夫：精神科臨床診断の思想―臨床診断基準に求められるものは何か。松下正明総編集：『臨床精神医学講座24 精神医学研究方法』、中山書店、東京、六九―八一、一九九九。**（前書第二九章）**

（5）中安信夫：精神分裂病。松下正明、広瀬徹也編：『ＴＥＸＴ精神医学（第二版）』、南山堂、東京、二九九―三一八、二〇〇二。

（Schizophrenia Frontier、六：二三三―二三七、二〇〇五）

第二二章　大うつ病（DSM-Ⅳ）概念の「罪」

抄録

「うつ」は内因、心因、外因とさまざまな成因によって生じ、それに従って病像と経過も多様な疾患群である。旧来の「うつ」診療はこれら成因による状態像の差異を分別して疾患診断に到達し、それによって個々に応じた肌理細やかな治療を展開してきたが、成因を棚上げし、結果的に成因論的には特定度の低い、いわば〝ごった煮〟の「状態像」とでも称すべき大うつ病エピソードの特定を旨とするDSMの気分障害の分類以降、「うつ」の診断ならびに治療には誤った単純化・平板化が生じ、破壊されたものとなった。この点を、①成因への考慮なき治療がありうるのか?、②抑うつ反応はどこへ行ったのか?、③身体疾患（脳器質性、症状性、薬剤性）に基づく抑うつ状態が見逃されないか?という三つの疑問形の形で問い、それらを大うつ病概念の「罪」と断じた。

1　はじめに

近年の「うつ」（曖昧な言葉ながら抑うつ状態を呈する疾患のすべてを含む包括的な概念として用いる）診療においては、ＤＳＭに則って大うつ病性障害 Major Depressive Disorder の診断のもと、ＳＳＲＩを処方するというのが一つの定番となっているようである。そこでは、疾患診断に先立って行うよう指示されている大うつ病エピソード Major Depressive Episode の基準を満たすか否か、すなわち抑うつ状態の程度のみが問題にされ、成因は考慮されていないが、筆者の理解するところ、「うつ」は内因的にも、心因的にも、また外因的にも生じ、それに応じて治療方針を大きく違えるものであって、つとに成因の診分けを必要とするものである。

筆者は「うつ」を専門とする研究者ではないが、一臨床医としては「うつ」を診る機会も多く、その一臨床医としての視点から、誤った単純化・平板化としか思えないＤＳＭの気分障害の分類に批判を加えたいと思う。

2　「うつ」に対する筆者の診療

批判に先だって「うつ」に対する筆者の考えを示しておこう。「うつ」の診療に関しては筆者はきわめて保守的で旧に付け加える新しいことは何もないが、それだけにそれは操作診断以前の「うつ」の概念や診かたをよく表しているように思う。

(1)　「うつ」の分類

筆者が抑うつ状態を示した患者に与える疾患診断はおおよそ表1のようなものであるが、若干の説明を与えておく。ただし、①身体疾患（脳器質性・症状性・薬剤性）に基づく抑うつ状態、②躁うつ病、⑤産褥期うつ病、⑥季節性感情障害（冬期うつ病）は概念が明瞭であり、あえて説明を与える必要もなかろう。③内因性うつ病については次項にて詳しい説明を与えることとして、ここで是非に説明を加えるべきは、④退行期うつ病（初老期うつ病）・老年期うつ病、⑦抑うつ反応、⑧抑うつ神経症の三種である。

退行期うつ病（初老期うつ病）・老年期うつ病とはたんに退行期（初老期）・老年期に発したうつ病を指しているわけではなく、病像としては不安・焦燥感が前景に立ち、身体的訴えsomatische Klageが著しく、時として心気・貧困・罪業の微小妄想が認められる、いわゆる激越うつ病agitierte Depression（興奮型うつ病agitated depression）の形をとり、経過の上では遷延化するという一群を指したものであって、同時期に発した

表1　筆者が慣用する「うつ」の診断分類

①身体疾患（脳器質性・症状性・薬剤性）に基づく抑うつ状態
②躁うつ病（Ⅰ型，Ⅱ型）
③内因性うつ病
④退行期うつ病（初老期うつ病）・老年期うつ病
⑤産褥期うつ病
⑥季節性感情障害（冬期うつ病）
⑦抑うつ反応
⑧抑うつ神経症（「逃避型抑うつ」も含む）

ものであっても通常の内因性うつ病と同じく抑制型うつ病 retarded depression の病像をとるものは入れない（この点で退行期〈初老期〉・老年期という発病年齢区分を冠した病名は不適切である）。近年、この疾患概念は内因性うつ病の初老期・老年期修飾として否定される傾向にあるが、特異な臨床病像と治療抵抗性を見るかぎり内因性うつ病とは明らかに異なる疾患であると筆者には思える（その病像からは産褥期うつ病との近縁性が窺われる）。

抑うつ反応と抑うつ神経症（提唱者である広瀬[2]の主張とは一部異なるが、筆者は「逃避型抑うつ」は抑うつ神経症の一型としてここに分類している）は一緒に説明した方がわかりやすいであろう。最初に断っておくが、おりおり見かける反応性うつ病 reaktive Depression、神経症性うつ病 neurotische Depression という用語を筆者が用いないのは、「うつ病 Depression」という用語は上述の②～⑥の疾患のごとく、いまだ不明であるとしても脳内の生化学的異常が推測される内因性の疾患に限定して用いるべきであって、各々心因反応ならびに神経症の抑うつ型とでもいうべき上記の心因性疾患には精神医学用語の厳密な使用の上からも、また上記の内因性の疾患との区別の上からも使うべきではないと思うからである。

さて、上記の二疾患の概念とその差異に関する筆者の考えは図1に示したとおりである。図1に明示したように、筆者は心因反応と神経症は同一のスペク

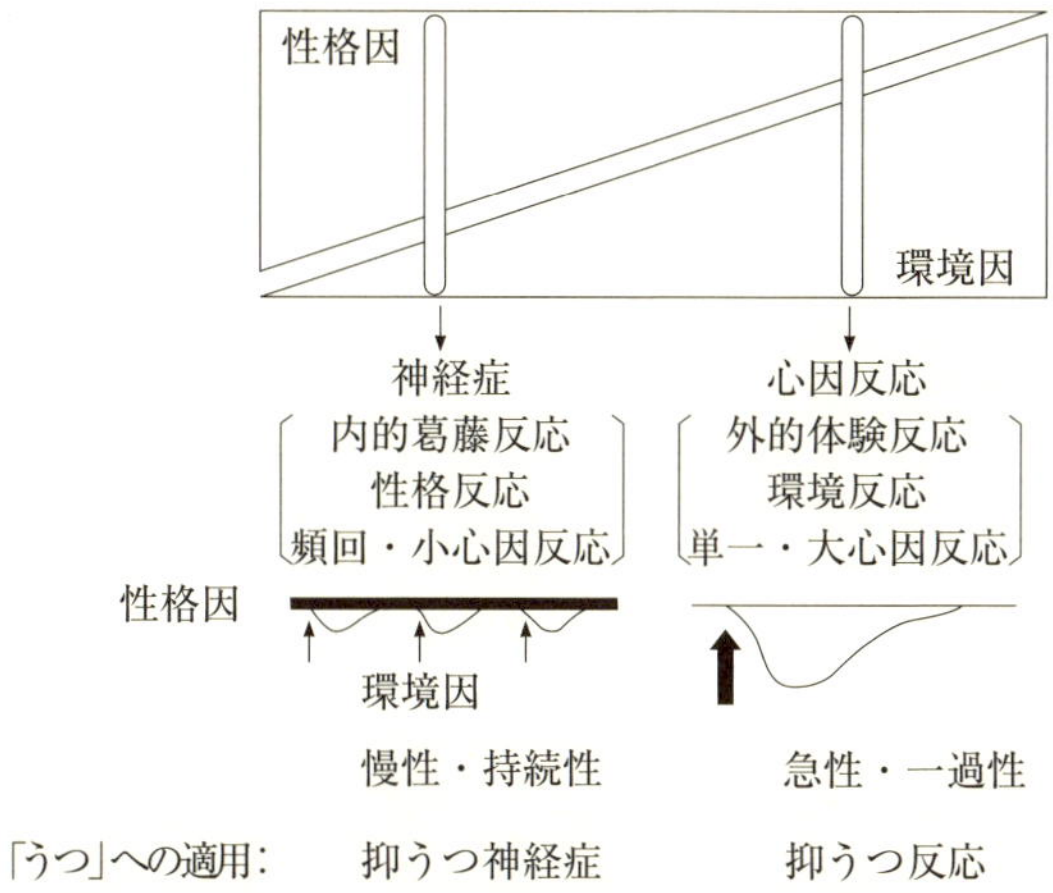

図１　神経症と心因反応の考え方，ならびに「うつ」への適用

トラムに並ぶものであって、心因（精神的ストレス：その適訳は急性のものは「心痛」、慢性のものは「心労」であろう）の形成において環境因が大きいか、性格因が大きいかの違いであって、前者が大のものを心因反応（外的体験反応：Schneider, K.[6]、環境反応、単一・大心因反応）と呼び、後者が大のものを神経症（内的葛藤反応：Schneider, K.[6]、性格反応、頻回・小心因反応）と呼ぶことができようかと思う。心因反応の形成には環境因が大であるだけにその環境から逃れ得れば（〝時の癒し〟も含む）反応は止むのであって、経過の上では急性・一過性に終わるのであるが、神経症の形成には性格因が大で、性格は変えよう（変わりよう）がなく、したがってその経過は慢性・持続性となる。きわめて大まかな考えであって、この概念に合致しない小異はまま感じるが、大同においては首肯されえようかと思う。

(2)　「うつ」の診察の進め方

既稿[4]において述べたように、精神科診察においては疾患診断に先だってまずは状態像を診断することが重要であり、その状態像診断は「面接の始まりから終わりに至るまでの間、その確定を求めて時々刻々と（われわ

表2　内因性抑うつ状態を特徴づける症状

①食欲減退・体重減少（関連して味覚・嗅覚の低下，口渇，便秘）
②早朝（深夜）覚醒・昼間睡眠不能
③性欲減退・性機能低下（インポテンツ，不感症）
④希死念慮・自殺企図
⑤自律神経失調（盗汗，突発的発汗，のぼせと寒気，口渇，便秘）
⑥悲哀・寂寥・孤独感（生気的悲哀 vitale Traurigkeit : Schneider, K.）
⑦思考・行動制止
⑧自責感
⑨日内変動（Abend besser）あり／日間変動なし

れの心のうちにあって）変化する動的プロセス」であるが、その際の我々の思考プロセスは面前の患者の示す状態像が「Aか、Bか、Cか」という並列的処理ではなく、「Aか否か、AでなければBか否か、BでなければCか否か」という、段階をふんだ直列的処理である。この際、まっさきに鑑別の対象となるAについては、入室から挨拶を交わすまでの表出 Ausdruck や主訴からおおよそ決まってくるものであるが、特異性が一般に低い「うつ」の場合には筆者はまずは内因性うつ病の抑うつ状態（状態像名に成因を冠するのはおかしなものだが、ここでは「内因性抑うつ状態」と呼ぶことにする）の鑑別に心掛けるようにしている。というのは、この内因性抑うつ状態こそが「うつ」の中ではもっとも多彩でかつ特徴のある症状を示すからであり（他の成因による抑うつ状態は、この内因性抑うつ状態を基準として、それとの異同として評価される）、またそれを見逃すとのちのち自殺という形で患者に痛手を与えてしまうことが大きいからである。内因性抑うつ状態を特徴づける症状と筆者が考えているものを表2に掲げるが、ここに抑うつ気分（憂うつ感）、自己評価の低下（自信喪失）、趣味等に対する興味・関心の低下などを入れていないのは、それらは抑うつ反応や身体疾患に基づく抑うつ状態など他の成因による抑うつ状態にもよく見られるものであって、内因性抑うつ状態の指標とはなりえないからである。

さて、筆者は表2に九種の症状を数え上げたが、例えば「五個以上ならば内因性抑うつ状態の可能性が高い」などのような診断基準は設けていない。これには、一見明快なそうした基準が実のところきわめて曖昧な基準でしかないということも与かっているが、他方において内因性抑うつ状態ならば各々の症状が軽症ではあっても大体においてすべての症状が揃ってくるという観察があるからである。また筆者は表2において身体症状を先述したが、他の成因、ことに心因性の抑うつ反応や抑うつ神経症と違って、内因性うつ病は広範な精神症状とともに広範な身体症状が出現するのであって、身体症状の方により注目した方が内因性うつ病の診断には有用であると考えるからである。

以上が、筆者がまず鑑別の対象とする内因性抑うつ状態の状態像であるが（言い忘れたが、内因性抑うつ状態の表出も独特なものであり、その観察も加えての判断である）、これに外れる際に初めて筆者は他の成因による抑うつ状態を考えるようにしている。身体疾患（脳器質性・症状性・薬剤性）に基づく抑うつ状態を表1（筆者が慣用する「うつ」の診断分類）の筆頭に筆者が挙げたのは、外因→内因→心因という精神科における鑑別診断の常道を踏んだものであるが、この、身体疾患（脳器質性・症状性・薬剤性）に基づく抑うつ状態は起因する身体疾患や投与されている薬剤が不明のときにはその診断は難しいが、やはり内因性抑うつ状態とは表2の指標において異なるということが鑑別を進めていく最初の作業となる。

(3)「うつ」治療の基本方針

ここで簡略に「うつ」治療に関する筆者の基本方針を述べておく。それは表1に示した「うつ」の分類ごとに異なるが、①身体疾患（脳器質性・症状性・薬剤性）に基づく抑うつ状態に対しては、各々の原疾患の治療を最優先する。②躁うつ病に対しては気分安定薬（lithium carbonate, carbamazepine, valproic acid を単剤もしくは組み合わせて）を維持投与しつつ、その時期の状態像に応じて抗躁薬（上記気分安定薬、zotepine）ないし三環系抗うつ薬（imipramine, clomipramine）を処方し、③内因性うつ病に対しては休養を取らせた上で三環系抗うつ薬（上記）を処方する。④退行期うつ病（初老期うつ病）・老年期うつ病および⑤産褥期うつ病に対しては不安・焦燥に対して有効な amitriptyline や trazodone を用い、状態像に応じて少量の chlorpromazine や levomepromazine を付加する。⑥季節性感情障害に対しては光療法を行う（ただし、自験例は一例のみであり、実際に行ったことはない）。⑦抑うつ反応に対しては抗不安薬投与のもとに支持的精神療法を、⑧抑うつ神経症に対しては抗不安薬投与のもとに洞察的精神療法を行う。

なお、近年のＳＳＲＩは筆者の使用経験から言えば抗うつ薬にあらずして、どのような患者であってもいくぶんかは（ただし、その効果はクリアーカットではなく、内因性うつ病の場合には〝ダラダラ治療〟に陥ることが多い）気分を持ち上げる「気分上昇薬 mood elevator」（時には躁―うつの既往のない患者をも軽躁状態にすることがあり、「躁化薬」ともいえると思う）であって、筆者はその「うつ」への適用に関しては身体疾患（脳器質性・症状性・薬剤性）に基づく抑うつ状態、老年期の内因性うつ病、季節性感情障害、抑うつ反応、抑うつ神経症に試用しているのが現状である。

3　大うつ病概念の「罪」

前項において「うつ」に対する筆者の診療のあらましを述べたが、その観点から大うつ病エピソード Major Depressive Episode ならびに大うつ病性障害 Major Depressive Disorder を併せ含む大うつ病の概念の「罪」（正確に述べるならばＤＳＭ「うつ」分類の「罪」であるが、それは大うつ病という概念に集約されている）を3つの疑問形にして問うてみたい。旧から新を問うという、こうした姿勢だけでは、たんに時代についていけない筆者の頑迷固陋さを表しているだけではないかと思われるかもしれないが、筆者は旧に固執しているのではなく、以下に述べるような批判によってＤＳＭの「新」は新ならず、伝統的な「うつ」分類の「旧」は決して旧ならずと思うからである。

⑴　成因への考慮なき治療がありうるのか？

ＤＳＭに代表される操作診断というものは、成因を棚上げして横断的病像と縦断的経過を各々操作的に規定する（例えば「以下の症状のうち○個以上の病像が□ヵ月以上持続する」）ことによって成立したものである。筆者[3]がかつて批判したように、このような診断基準は臨床診断基準にあらずして研究用対象選択基準にすぎず、なるほど成因に関して種々議論のある個別の病態の成因を研究する上においては均質な対象群を得るという点で有用な方法であろうし（Spitzer, R.L.[7] の研究診断基準 Research Diagnostic Criteria：RDC に対しては、それが研究用と銘打たれている以上、筆者は異論を唱えたことはない）、また（ここでは百歩譲るが）例えば性嗜好異常 Paraphilias の各下位分類のような、病像と経過においてきわめて特定度の高い病態の場合には臨床診断基準として使用することも許されるかもしれない。しかし、本稿で問題にしている「うつ」は、確かにその内の一つである内因性うつ病の詳しい生物学的機序は不明であるとしても、大まかな成因分類において内因によっても、心因によっても、はたまた外因によっても生じうることが広く認定されており、想定された成因ごとに各々の治療方針が大きく異なるという病態である。ゆえにこそ、前項の筆者自身の「うつ」診療の実際で述べたように、同じく大きくは抑うつ状態に分類されるものであるとしても、それらの病像の質的差異から成因を診分けることが「うつ」診療の基本であるとされてきたのである。しかし、である。ＤＳＭで用意されている分類は、いささか煩瑣とも思える病像と経過の量的分類のみであって（「メランコリー型の特徴を伴うもの」「産後の発症」あるいは「季節型」などの「特定用語」に若干の質的差異への考慮が窺われるが、しかしそれらは分類の基本ではなく付帯事項である）、操作診断の基本からいって当然のことながら成因への言及はない。臺[8]が述べるように「診断は治療の侍女」であって、研究の、はたまた統計のためのものでないことは自明のことであるが、多様な成因によって生じる「うつ」診療の実際においてはたして「成因への考慮なき治療がありうるのか？」、筆者は大なる疑問を抱くものである。

(2) 抑うつ反応はどこへ行ったのか？

統計的数字は挙げえないが、筆者の「うつ」診療における抑うつ反応の診断はかなりの頻度に上るものであるが、筆者はＤＳＭ-Ⅳを初めて見た際に抑うつ反応を分類しようと感情障害 Affective Disorders の項を見てみるに、そのどこにも見当たらず、はて「抑うつ反応はどこへ行ったのか?」と疑問を抱かざるをえなかった。そしていろいろと捜しまわって、それが適応障害の項に抑うつ気分を伴う適応障害 Adjustment Disorders with Depressed Mood として分類されているのを知って、それはそれとして納得したものの、すぐにまた次の疑問が浮かび上がってきた。それは「同じく心因性の抑うつ状態を呈する抑うつ神経症は気分変調性障害 Dysthymic Disorder として感情障害の項に分類されているのに、なにゆえに抑うつ反応はそれとは別にして適応障害の項に分類されるのか?」という疑問であった（ついでに言うならば、適応 adjustment という言葉の語感からいって、ストレスの形成に環境因よりも性格因の関与が大きく、経過が慢性になりやすい抑うつ神経症こそ適応障害に該当するであろうとも思った）。

さて、抑うつ反応の大分類に異見はあるものの「抑うつ反応はどこへ行ったのか?」という疑問は一応解決したかのように思われたが、しかし抑うつ反応を実際ＤＳＭ（以後は最新のＤＳＭ-Ⅳ-ＴＲ[1]のコード番号と分類名を用いる）で診断してみようとして、改めて、そして真の意味で「抑うつ反応はどこへ行ったのか?」という疑問が生じてきた。というのは、抑うつ反応はその程度が小であるかぎり適応障害 Adjustment Disorders の項の 309.0：適応障害（抑うつ気分を伴うもの）と診断されるのであるが、その程度が大となってくると気分障害 Mood Disorders の項の 296.2X（3X）：大うつ病障害、単一エピソード（反復性）Major Depressive Disorder、Single Episode（Recurrent）と、大分類までも別にして異なる診断名が与えられるからである。

ここに「抑うつ反応はどこへ行ったのか?」という疑問の最終回答として「抑うつ反応は解体された」という答えが返ってきたのであるが、どうしてこういうことになるのであろうか。筆者の見るところ、その原因は

「うつ」を診た際に疾患診断に先だって行われる気分エピソード Mood Episode、とりわけその一つである大うつ病エピソード Major Depressive Episode の基準（表3）[1]にあると思われる。精神科診断は二つの段階から構成されるものであって、第二段階の疾患診断に先だって、まずは第一段階の状態像診断（それは患者の示す表出 Ausdruck と体験・行動症状を統合して行われる）が行われべきであることを筆者[4]はこれまで繰り返して論じてきた。そして、その観点から「ＤＳＭには状態像診断が欠けている」と批判してきたが、例外的なこととして気分障害ならびに不安障害の診断に際しては、各々前者には大うつ病エピソード、躁病エピソード、混合性エピソード、軽躁病エピソードという四種の気分エピソードという、後者にはパニック発作と広場恐怖という、不完全なものながら状態像診断を行うようになっていることについてはこれまで評価してきた[5]（ただし、ＤＳＭ作成者はこれを筆者の言う意味での状態像診断として挙げているのではなく、「疾患の診断の構成部分」〈傍線筆者〉としているにすぎない）。しかしながら、今回初めて気づいたことであるが、表3の大うつ病エピソードの基準は決して他とは質的に異なる一つの状態像を限定的に浮き彫りにしようとしたものとは言えないのである。

なにゆえか。表3に掲げられた症状一覧をつらつら眺めるに、どうやらこれは筆者が表2に示した内因性うつ病に特徴的な症状を一応基調にして作成されたもののように思われるが、例えば項目(3)の「著しい体重減少、あるいは体重増加」「食欲の減退または増加」、項目(4)の「不眠または睡眠過多」、項目(5)の「焦燥または制止」に見られるごとく、全く相反する症状を「あるいは」「または」でつないで包含していたり（項目(3)(4)は季節性感情障害をも含むように、項目(5)はいわゆる retarded depression のみならず、agitated depression をも含むようにしたものであろう）、あるいはまた内因性うつ病に必須の睡眠障害を挙げていても早朝覚醒に

表3　DSM-Ⅳ-TR における大うつ病エピソードの基準

A. 以下の症状のうち5つ（またはそれ以上）が同じ2週間の間に存在し，病前の機能からの変化を起こしている。これらの症状のうち少なくとも1つは，(1)抑うつ気分，あるいは(2)興味または喜びの喪失である。
　注：明らかに，一般身体疾患，または気分に一致しない妄想または幻覚による症状は含まない。
　(1) その人自身の言明（例：悲しみまたは空虚感を感じる）か，他者の観察（例：涙を流しているように見える）によって示される，ほとんど1日中，ほとんど毎日の抑うつ気分
　　注：小児や青年ではいらいらした気分もありうる。
　(2) ほとんど1日中，ほとんど毎日の，すべて，またはほとんどすべての活動における興味，喜びの著しい減退（その人の言明，または他者の観察によって示される）
　(3) 食事療法をしていないのに，著しい体重減少，あるいは体重増加（例：1ヵ月で体重の5%以上の変化），またはほとんど毎日の，食欲の減退または増加
　　注：小児の場合，期待される体重増加がみられないことも考慮せよ。
　(4) ほとんど毎日の不眠または睡眠過多
　(5) ほとんど毎日の精神運動性の焦燥または制止（他者によって観察可能で，ただ単に落ち着きがないとか，のろくなったという主観的感覚ではないもの）
　(6) ほとんど毎日の易疲労性，または気力の減退
　(7) ほとんど毎日の無価値観，または過剰であるか不適切な罪責感（妄想的であることもある。単に自分をとがめたり，病気になったことに対する罪の意識ではない）
　(8) 思考力や集中力の減退，または，決断困難がほとんど毎日認められる（その人自身の言明による，または他者によって観察される）。
　(9) 死についての反復思考（死の恐怖だけではない），特別な計画はないが反復的な自殺念慮，または自殺企図，または自殺するためのはっきりとした計画
B. 症状は混合性エピソードの基準を満たさない（140頁参照）。
C. 症状は，臨床的に著しい苦痛，または社会的，職業的，または他の重要な領域における機能の障害を引き起こしている。
D. 症状は，物質（例：乱用薬物，投薬）の直接的な生理学的作用，または一般身体疾患（例：甲状腺機能低下症）によるものではない。
E. 症状は死別反応ではうまく説明されない。すなわち，愛する者を失った後，症状が2ヵ月を超えて続くか，または，著明な機能不全，無価値観への病的なとらわれ，自殺念慮，精神病性の症状，精神運動制止があることで特徴づけられる。

触れず〔例えば項目⑷で「不眠」を挙げているが、これではたんなる入眠困難でもこの項目⑷が満たされることになろう〕、かつ必須の日内変動（Abend besser）は取り上げないなど、総じて内因性うつ病の症状としては限定が弱く、なによりも全九項目のうち項目⑴の「抑うつ気分」ないし項目⑵の「興味または喜びの喪失」を含む五項目が満たされればよしとしており〔筆者は表2の説明において、「内因性抑うつ状態ならば各々の症状が軽症ではあっても大体においてすべての症状が揃ってくる」と述べておいた〕、これではその程度がある閾値を越えれば、成因は内因であっても心因であっても、また外因であってもなんでも含まれてしまうという、成因論的には〝ごった煮〟の「状態像診断」である。同じく「うつ」であるとしても、その質的差異が厳しく問われてしかるべき抑うつ状態の診断がこの〝ごった煮〟の大うつ病エピソードの特定にとって代わられているとすれば、程度が小なれば適応障害に、大ならば大うつ病性障害に分類されるという、抑うつ反応の解体が生じるのもむべなるかなである。

⑶　身体疾患（脳器質性、症状性、薬剤性）に基づく抑うつ状態が見逃されないか？

ＤＳＭでは賢明にも一般身体疾患による気分障害ならびに物質誘発性気分障害は〔他の気分障害〕として、〔うつ病性障害〕や〔双極性障害〕とは区別して分類してある。疾患分類としてこれは当然のことながら、筆者が皮肉っぽく「賢明にも」と述べたのは、実際の診断の流れの中ではこれらを鑑別できるようにはなっていないからである。すでに他科を受診して身体疾患の存在や物質の使用が明らかになっている時にはさほどの苦労はないが、「うつ」を呈して病医院を受診するのが精神科がはじめという患者が少なからず存在するのである。その際にＤＳＭという操作診断は十分に機能するであろうか。というのは、筆者が前節で述べたように旧来の診断手法ではまずは内因性抑うつ状態か否かを問い、その質が外れる際には他の要因による抑うつ状態の可能性を考え、（殊に「うつ」をもたらすそれらしい心因が存在しない時には）身体疾患（脳器質性・症状性・薬剤性）に基づく抑うつ状態ではないかと疑って身体的精査を行っていくのであるが、しかしながらＤＳＭでは先に述べた〝ごった煮〟の状態像診断である大うつ病エピソードが用意してあり、それはほぼ自動的に大うつ病性障害の診断に到達して、診断が確定してしまうからである。アメリカの精神科医が書いた、ＤＳＭに対する痛烈な批判を旨とした一般啓蒙書[9]の中にも、髄膜腫による抑うつ状態が二年間も診断されずに延々と多種の薬剤が投与され続けただけの症例があがっているが、以下に掲げる症例は筆者が疾患診断保留のまま暫定的に「非定型の抑うつ状態」と診断し、のちに副腎腺腫によるクッシング症候群であったことが判明した症例の病歴ならびに初診時所見である。この症例もＤＳＭに基づくならば、大うつ病性障害と診断されることになろう。事実、筆者のもとを訪れる前に患者は二ヵ所の心療内科、精神科のクリニックを受診していたが、いずれでもただ対症療法的に抗不安薬や抗うつ薬が処方されていたのみである。

【症例】二三歳、女性

主　訴：物忘れが激しい。動悸がする。頭がまったく働かない。不安が強い。味覚がなく、食欲もない。生きる意欲もない。

現病歴：Ｘ年二～三月（二二歳、大学三年生）、元々やりたいことも希望する会社もなかったが、同級生に合わせて就職活動を始めた。しかし自己ＰＲ文がうまく書けなかったり、面接場面であがってしまってうまく受け答えできなかったりして、帰宅後に泣くことがしばしばあったという。いくつか受けたところで、母親が見かねて「もう止めていい」

とアドバイスをして就職せずに卒業する方針とした。その直後（六月）より、自宅にいても外出先でも動悸がするようになった。何か失敗したりするときに目立つ感じであったという。この頃より相手の話をのみこめない感じや物忘れ（友人と遊びに行ったことを覚えていなかったり）を自覚するようになった。近医心療内科クリニックを受診して簡単な記憶検査を受けたが、問題ないと言われた。動悸に対してはソラナックス（〇・四）六T／日（最大）を処方された。ソラナックスでは満足できる効果は得られなかったというが、以後通院することとなった。

夏休みに入ると急に眠れなくなった。眠くないため三日間眠らないこともあったが、上記クリニックから睡眠薬を処方されるようになって多少は改善したという。また、憂うつで他人とも会いたくなくて自宅に閉居することが多くなり、家にいてもそわそわして落ち着かないことが多かった。夏休みの途中までは書店レジやサッカーグラウンドの受付のアルバイトをして楽しく過ごすこともあったが、しばらくして辞めてしまった。この頃より頭が締め付けられる感じが出現するようになった。九月上旬に母親とイタリア旅行に出かけ、旅行中は楽しく過ごせたが、後になると当時のことを十分思い出せなかったという。その後、味覚がない、食欲もない、暑い寒いや季節の感覚がわからないことがしばしば出現するようになった。また大学でノートをとっても頭に入らない、眼で見ていても見ていない感じなども加わった。夏休み中は目立たなくなっていた動悸が、再び登校するようになってから教室の椅子に座ると出現するようになった。一〇月初旬に近医精神科に受診して相談したところ、「うつ」と言われて抗うつ薬を処方された。服用翌日から胸が苦しい、体がデレッとする、頭が締め付けられるなどの身体症状が出現し、薬を変えたが改善しないため、以後は通院しなくなった。症状の改善を求めてX年一〇月末当院を受診した。

精神的現在症〈非定型の抑うつ状態？〉

（1）表出：母同伴で来院。ただし、本診は単独で面接する。身だしなみは整い、礼容も保たれている。顔が大きく、下ぶくれで、やや眼球の突出した顔貌。いわゆる白目はやや濁っており、黒目には力がなく、瞬目の少なさ、表情の動きの乏しさもあって、やや茫乎とした表情であり、そのほか姿態等も含めて緊張感は感じられない。面接の経過中、軽く笑顔を見せることはある。当方を正視して応対する。質問の理解は必ずしも良好ではなく、同一の質問を繰り返さざるをえないこともある（それでもなお的確な返答が得られない場合もある）。応答はすぐに戻るが、話しぶりはやや緩徐か。ただし、渋滞、語尾が曖昧になるようなことはない。

（2）体験・行動症状：抑うつ気分、理解力の低下、健忘（ただし、持続的ではなく断片的）、内的な感情発露や感情反応の低下、睡眠障害（全不眠が三日続くこともあり。主として入眠困難か）、頭部緊縛感、焦燥感、易疲労、動悸、食欲減退、味覚の低下、暑寒・季節感がわからないという訴え。

コメント

①診断的考察：ⅰ．初期分裂病、ⅱ．内因性うつ病を疑って面接するも否定的。ⅰは理解力の低下、健忘の点から即時理解ならびに即時記憶の障害も疑われたが、内容はやや異なる。また陽性初期症状はまったく認められず。ⅱに関しては表出は抑うつ的とはいえず、また睡眠障害のパターンも異なり、悲哀感もほとんどない。あえて状態像診断をするならば、非定型の抑うつ状態となろうが……疾患診断は保留。なんらかの脳器質性あるいは症状性の基盤のあるものか、その上での心因反応が重なったのか？　ＥＥＧ、ＣＴ、血液生化学等の検索を要する。

②当面の治療方針：今暫くは精査。疾患診断確定の上で治療を始める。

4　おわりに

「うつ」診療は精神科臨床のアルファであるが、またオメガでもあろう。それというのも、「うつ」を引き起こす成因は多様であり、一口に抑うつ状態といってもそこには種々の差異があるからであり、その診断や治療はやさしそうに見えてそのじつ難しく、一歩間違えば患者の自殺という最悪の結末を迎えるからである。筆者の見るところ、大うつ病エピソード、それに直結した大うつ病性障害という診断は、かつての自律神経失調症の診断と同じく〝屑籠〟〝ごみ溜め〟診断であって、治療方針の決定に向けてなにものをも指し示すものではない。〔診断：大うつ病性障害、治療：ＳＳＲＩ〕という安直な「うつ」診療は即刻止めるべきではなかろうか。

文献

（1）American Psychiatric Association : Diagnostic and Statistical Manual of Mental Disorders, Fourth Edition, Text Revision ; DSM-Ⅳ-TR. APA, Washington, D.C., 2000.（高橋三郎、大野裕、染矢俊幸訳：『DSM-Ⅳ-TR 精神疾患の診断・統計マニュアル』。医学書院、東京、二〇〇二）
（2）広瀬徹也：「逃避型抑うつ」について。宮本忠雄編：『躁うつ病の精神病理2』、弘文堂、東京、六一—八六、一九七七。
（3）中安信夫：臨床診断基準に求められるもの—初期診断と疑診。精神医学、三六：四七九—四八六、一九九四。
（4）中安信夫：状態像診断。「精神科治療学」編集委員会編：『精神科治療技法ガイドライン』、星和書店、東京、九—二

一、一九九八。
（5）中安信夫：精神科臨床診断の思想―臨床診断基準に求められるものは何か。松下正明総編集：『臨床精神医学講座24 精神医学研究方法』、中山書店、東京、六九―八一、一九九九。**（前書第二九章）**
（6）Schneider, K.: Klinische Psychopathologie. (6.Aufl.) Thieme, Stuttgart, 1962.（平井静也、鹿子木敏範訳：『臨床精神病理学』。文光堂、東京、一九六八）
（7）Spitzer, R.L., Endicott, J. and Robins, E.: Research Diagnostic Criteria（RDC）for a Selected Group of Functional Disorders.（3rd ed.）New York State Psychiatric Institute, Biometrics Research Department, New York, 1981.（本多裕、岡崎祐士監訳：『精神医学研究用診断マニュアル―Research Diagnostic Criteria（RDC）』。国際医書出版、東京、一九八一）
（8）臺弘：三つの治療法（治療覚書その6）。精神科治療学、五：一五七三―一五七七、一九九〇。
（9）Walker, S. Ⅲ: A Dose of Sanity–Mind, Medicine, and Misdiagnosis. John Wiley & Sons, New York, 1996.（冬樹純子訳：『狂気と正気のさじ加減―これでいいのか精神科医療』。共立出版、東京、一九九九）

（精神科治療学、一七：九九一―九九八、二〇〇二）

第二三章　うつ病は増えてはいない

――大うつ病性障害（ＤＳＭ）とは成因を問わない抑うつ症状群である――

「うつ病の広がりをどう考えるか」という本シンポジウムのテーマに応えるべく、「うつ病は増えてはいない――大うつ病性障害（ＤＳＭ）とは成因を問わない抑うつ症状群である――」と題した発表を行いたいと思います。なお、私が本発表で括弧付きで表現する「うつ」という用語は、抑うつ状態を呈する疾患のすべてを含む包括的な概念であることを最初にお断りしておきます。

最初に発表の概要を述べておきます。第一には現今の「うつ」診断のあり方を典型的に示している「ある心療内科医からの紹介状」をお見せし、これを戯画としてのＤＳＭ診断と批判いたします。第二には「うつ」に対する私の診断手法をのべ、「旧」は旧ならず、「新」は新ならずということを結論として述べたいと思います。第三にはＤＳＭの大うつ病性障害 Major Depressive Disorder の概念を批判し、大うつ病性障害とは成因を問わない抑うつ症状群であることを結論としてあげたいと思います。そして最後、第四には「うつ病が増えている」という言説はまやかしであり、それは杜撰な診断基準と病名の誤用によるものであることを述べます。

1　ある心療内科医からの紹介状―戯画としてのＤＳＭ診断―

さて、まずは「ある心療内科医からの紹介状」です。この症例はある心療内科医によってＤＳＭ-Ⅳ-ＴＲに基づいて双極Ⅱ型障害として診断され、治療は精神科でということで紹介された患者ですが、その紹介状が現今の「うつ」診療をあまりにも典型的に、〝戯画的に〟に示しているということで例示したいと考えました。なお、例示に相応しい紹介状がたまたま心療内科医によるものであったというだけで、これから述べる事柄と同様のことは我々精神科医の間でも頻繁に起きていることと思われます。

症例は二五歳、女性です。一部省略して紹介状を読み上げます。

Ｘ年五月に現在の仕事に就かれてから、仕事のストレスから度々パニック発作が出現するようになり、抑うつ気分も出現した患者です。本日、当院初診され、大うつ病エピソード九項目中八項目満たしましたが、二〇歳頃、自尊心肥大、過活動（＋）の軽躁病エピソードを満たす時期も認め、双極Ⅱ型障害であると考えられます。

次いで、精神科初診時の研修医による予診病歴です。

主　訴：気分の浮き沈みが激しい。

家族歴：一人っ子であり、両親との三人同居。父は父方伯母（患者にとっては大伯母であり義理の祖母でもある）と養子縁組みしており、中二までこの大伯母が同居していた（現在は施設入所）。

生活歴：高卒後フリーターをしていたが、X年五月現職（デパート美容部員）についた。大伯母と父の仲が悪く、大伯母が施設入所した中二まで、父が家庭内で荒れることが多く、暴言・暴行などの「虐待」を受けることが多く、不安が強く何事もマイナス思考に傾くとのこと。

現病歴：X年五月に現職に就くが、女性ばかりの職場で最年長のいわゆる「お局さま」に随分といじめを受けたという。そのストレスで夏頃には胃・十二指腸潰瘍となり、また慢性的な下痢と排ガス増、すなわち放屁が増えた。また交際している男性に対して些細なことでキレて暴力を振るうようになった。一一月頃よりは入眠困難となり、三〜四時間の睡眠で出勤するようになったが、夜間や通勤の車中で仕事のことを考え出すと、日に数回、動悸、ふるえ、脱力、呼吸困難感が起こるようになり、休日でも職場方面に向かう電車には乗りたくなくなった、またテレビを見ても楽しめず、自然と涙が出たり、また大声で叫んだりするようになった。これらのことでX＋一年二月には休職することになったが、動悸等の身体症状は週に一〜二回へと治まってきて、テレビ等も楽しめるようになってきたが、いざ復職のことを考え出すと不安になってイライラとし、一人ではいられず夜遊びをし、買い物でストレスを発散するようになった。なお、睡眠はとれるものの昼夜逆転となっている。X＋一年三月心療内科へ受診し、ただちに紹介されて精神科を初診した。

次は私がカルテに記した初診時所見を示します。

⑴表出：単身で来院。普段着ながら身だしなみは整っている。デパート美容部員という職業柄か、化粧は丁寧にしている。礼容は保たれている。正対し、やや前傾姿勢で面を挙げている。質問への理解は良好であり、応答も迅速かつ適切。声量は中で抑揚はあり。（これといった問題点はない）

⑵体験・行動症状：苛々感、不安感、動悸、ふるえ、過呼吸（呼吸苦）、易怒性（ことに恋人への暴力）、「楽しさが感じられない」との訴え、入眠障害（結果としての昼夜逆転）、下痢と排ガス増、胃・十二指腸潰瘍（一時期）

①診断的考察：症状は多彩であるが、すべてがいわゆる神経症的症状。明らかな心因（職場のいじめ）と反応を呈しやすい基盤としての被虐待児。以上より心因反応（不安・抑うつ反応）と診断する。

②当面の治療方針：抗不安剤を投与。安定したら職場の配置換えを希望しての現職への復帰。なお、紹介元の心療内科医より、「うつ病、パニック障害」との診断書がすでに会社宛に提出されているとのこと。

さて、今述べました病歴ならびに初診時所見から、心療内科医の紹介状に認められる診断手法を批判いたしますに、第一に、「現在の仕事に就かれてから、仕事のストレスから度々パニック発作が出現するようになり、抑うつ気分も出現した」と、現在の状態を引き起こした心因を指摘しつつも、診断にあたってそれを考慮していないことがあげられます。これは成因を考慮に入れないという操作的診断の原則に従ったものと思いますが、ごく普通の一般感覚に照らし合わせて、そうした手法に疑問を抱かないのでしょうか、私にはまったく理解不能です。第二に、現在の状態像を抑うつ状態ととらえるに際してＤＳＭ-Ⅳ-ＴＲの大うつ病エピソードの診断基準が用いられ「九項目中八項目満たしました」との記載がありますが、本症例ほど病態構造が明らかに読み取れる症例を前にしても、なおも症状項目数を数え上げていくという機械的な診断姿勢、これは正直申しましてDSM作成者が泣いて喜びそうな、操作的診断基準の忠実な使用ですが、ここに私は戯画としてのDSM診断を感じ取りました。併せて、これは精神科診療の悪夢とも思えました。ついでに述べておきますと、私は研修医の予診病歴ならびに私自身の診察からは、どこをどう見ると「九項目中八項目満たしました」という記載が出てくるのか、まったくわからず、症状項目を数え上げるという作業がいかに恣意的なものかと思いました。そして、この恣意性の背後には近年における精神症候学の軽視ないし精神病理学の弱体化があろうと思います。第三に、先にお示しした研修医の予診病歴には出てこない「二〇歳頃、自尊心肥大、過活動（＋）の軽躁病エピソードを満たす時期も認め」という軽躁病エピソードの指摘です。このことを疑問に思った私が患者に問い合わせてみるに、「ああ、あの頃は今から考えても本当に素敵だった男性と交際していて、それで毎日が充実していて」との返答で、患者の日常が楽しさに満ちていても、それは了解可能な当然の反応であって、おおよそ軽躁病エピソードと理解されるようなものではありませんでした。推測するに、紹介元の心療内科医は先のように大うつ病エピソードの確認を終えたのちに、大うつ病性障害か、それとも双極性障害かを鑑別診断するために、躁病エピソードもしくは軽躁病エピソードに相当する時期がないかと捜し、先のような患者の発言を聞いて、それが了解可能なものか否かの考慮なく、ただちに軽躁病エピソードと同定したものと思われます。

以上、心因反応（不安・抑うつ反応）が双極Ⅱ型障害、旧来診断でいえば不全型の躁うつ病へと、予後の見通しも治療の方針もまったく違えることになる、とんでもない大誤診へと至った経緯を解析いたしました。私は当初、この診断を下した心療内科医はさながら人の心を持たないロボットかと憤りを覚えましたが、実のところ、こうした大誤診を生み出している元凶はDSMという操作的診断であって、この心療内科医はあまりにもＤＳＭに忠実なるがゆえに道化者を演じさせせられたのでした。

２　「うつ」に対する演者の診断手法——「旧」は旧ならず、「新」は新ならず——

さて、大誤診の元凶はＤＳＭであることを述べましたが、続いて『「うつ」に対する演者の診断手法』を述べます。これはＤＳＭの大うつ病性障害の概念を批判するにあたって、まずは私自身の「うつ」に対する考え方を明瞭に示しておくことが議論の前提になると考えたからです。「うつ」の診療に関しては私はきわめて保守的で、研修医時代に上級医から教わった旧に付け加えることは基本的には何もないと考えていますが、それだけに私の考え方は操作診断以前の「うつ」の概念や診かたをよく表しているように思います。この場には操作的診断以後の若い先生方も多くいらっしゃると思いますので、新旧の旧を聞いてもらういい機会と思い話させていただきます。

⑴　**診断分類**

まずは診断分類に関してですが、抑うつ状態を呈した患者に私が与える疾患診断名はおおよそ表１にあるようなものです。各々に説明を与えればいいのですが、時間の関係もあり、本シンポジウムのテーマ「うつ病の広がりをどう考えるか」に関係するものとして、⑦の抑うつ反応、⑧の抑うつ神経症の二種のみを取り上げます。

表1　演者が慣用する「うつ」の診断分類

①身体疾患（脳器質性・症状性・薬剤性）に基づく抑うつ状態
②躁うつ病（Ⅰ型，Ⅱ型）
③内因性うつ病
④退行期うつ病（初老期うつ病）・老年期うつ病
⑤産褥期うつ病
⑥季節性感情障害（冬期うつ病）
⑦抑うつ反応
⑧抑うつ神経症

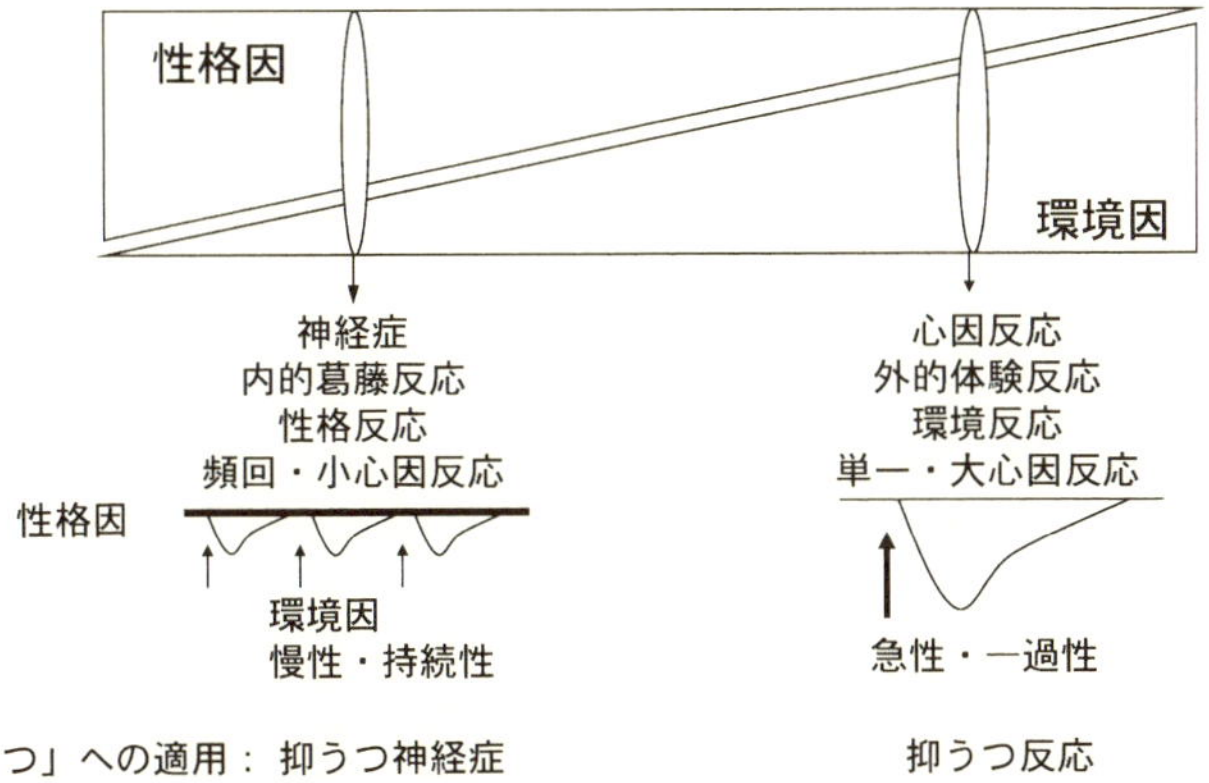

図1　神経症と心因反応の考え方，ならびに「うつ」への適応

抑うつ反応と抑うつ神経症、

これらはかつて反応性うつ病や神経症性うつ病とも呼ばれましたが、私はある時期より「うつ病」という用語は脳機能の異常に基づくと推定されるものに限って使うようにしており、したがってここでも抑うつ反応と抑うつ神経症という用語を用いますが、これらは一緒に説明した方がわかりやすいと思います。図1に明示しましたように、私は抑うつ状態を呈するものに限らず心因反応と神経症は同一のスペクトラムに並ぶものであって、両者の違いは心因すなわち精神的ストレスの形成において環境因が大きいか、性格因が大

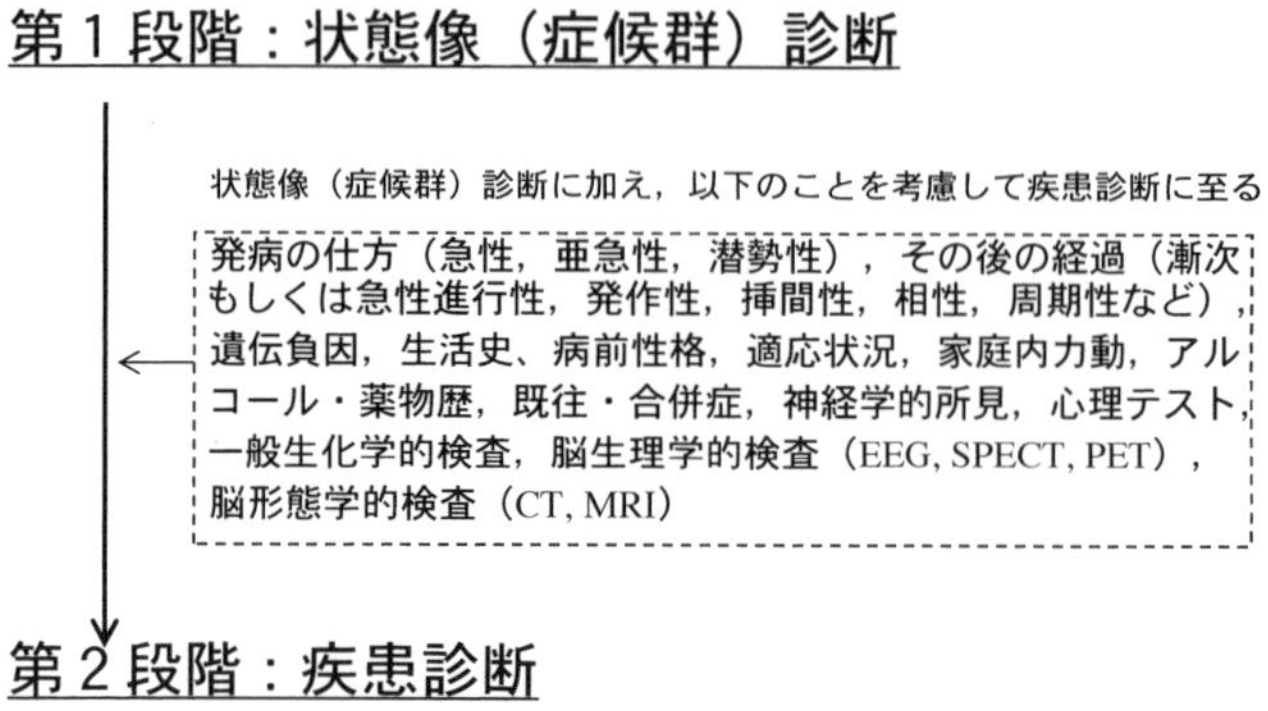
第１段階：状態像（症候群）診断
状態像（症候群）診断に加え，以下のことを考慮して疾患診断に至る
発病の仕方（急性，亜急性，潜勢性），その後の経過（漸次もしくは急性進行性，発作性，挿間性，相性，周期性など），遺伝負因，生活史、病前性格，適応状況，家庭内力動，アルコール・薬物歴，既往・合併症，神経学的所見，心理テスト，一般生化学的検査，脳生理学的検査（EEG, SPECT, PET），脳形態学的検査（CT, MRI）
第２段階：疾患診断

図２　精神医学における２段階の診断過程

表２　「内因性抑うつ状態」を特徴づける症状

①食欲減退・体重減少（関連して味覚・嗅覚の低下，口渇，便秘）
②早朝（深夜）覚醒・昼間睡眠不能
③性欲減退・性機能低下（インポテンツ，不感症）
④希死念慮・自殺企図
⑤自律神経失調（盗汗，突発的発汗，のぼせと寒気，口渇，便秘）
⑥悲哀・寂寥・孤独感（生気的悲哀 vitale Traurigkeit : Schneider, K.）
⑦思考・行動制止
⑧自責感
⑨日内変動（Abend besser）あり／日間変動なし

きいかの違いであって、環境因が大のものを心因反応、外的体験反応（Schneider, K.）、環境反応、単一・大心因反応と呼び、性格因が大のものを神経症、内的葛藤反応（Schneider, K.）、性格反応、頻回・小心因反応と呼ぶことができようかと思います。心因反応の形成には環境因が大であるだけにその環境から逃れ得れば（これには〝時の癒し〟も含みますが）反応は止むのであって、経過の上では急性・一過性に終わるのですが、神経症の形成には性格因が大で、性格は変えよう（変わりよう）がなく、したがってその経過は概して慢性・持続性と

なります。こうした考え方はきわめて大まかであって、この概念に合致しない小異はまま感じますが、大同においては首肯されえようかと思っています。

(2) 診断手法

次に「うつ」の診断手法に関してですが、図2にお示ししましたように、一般に精神科診察においては疾患の診断に先だってまずは状態像を特定することが求められますが、その際の我々の思考プロセスは面前の患者の示す状態像が「Aか、Bか、Cか」という並列的処理ではなく、「Aか否か、AでなければBか否か、BでなければCか否か」という、段階をふんだ直列的処理であると思います。この際、まっさきに鑑別の対象となるAについては、入室から挨拶を交わすまでの表出 Ausdruck や主訴 Hauptklage からおおよそ決まってくるもので、少なくとも旧来の考え方からすれば、内因性にも心因性にも外因性にも生じ、一般に特異性が低い抑うつ状態の場合には私はまずは内因性うつ病の抑うつ状態、状態像名に成因を冠するのもおかしなことですが、ここでは仮に「内因性抑うつ状態」と呼びますが、その状態像の鑑別を心掛けるようにしています。というのは、この内因性抑うつ状態こそが「うつ」の中ではもっとも多彩でかつ特徴のある症状を示すからであり、またそれを見逃すと後々自殺という形で患者に痛手を与えてしまうことが大きいからです。

「内因性抑うつ状態」を特徴づける症状と私が考えているものを表2に掲げましたが、ここに抑うつ気分(憂うつ感)、自己評価の低下(自信喪失)、趣味等に対する興味・関心の低下などを入れていないのは、それらは抑うつ反応や身体疾患に基づく抑うつ状態など他の成因による抑うつ状態にもよく見られるものであって、内因性抑うつ状態を診分ける指標とはなりえないからです。

3　大うつ病性障害（ＤＳＭ）概念の批判
―大うつ病性障害とは成因を問わない抑うつ症状群である―

次に本発表の眼目である「大うつ病性障害（ＤＳＭ）概念の批判」に入ります。いま「うつ」に対する私の診療のあらましを述べましたが、その観点からＤＳＭ-Ⅳ-ＴＲの大うつ病性障害の概念を「抑うつ反応はどこに行ったのか?」という疑問を呈する形で批判したいと思います。旧から新を問うという、こうした姿勢だけでは、たんに時代についていけない私の頑迷固陋さを表しているだけではないかと思われるかもしれませんが、私はたんに旧に固執しているのではなく、以下に述べるような批判によってＤＳＭの「新」は新ならず、伝統的な「うつ」分類の「旧」は決して旧ならずと思うからです。

統計的数字はあげえませんが、私の「うつ」診療における抑うつ反応の診断はかなりの頻度に上るものです。ですが、私はＤＳＭ-Ⅲを初めて見た際に抑うつ反応を分類しようと感情障害 Affective Disorders の項を見てみるに、そのどこにも見当たらず、はて「抑うつ反応はどこへ行ったのか?」と疑問をいだかざるをえませんでした。そしていろいろと捜しまわって、それが適応障害の項に抑うつ気分を伴う適応障害 Adjustment Disorders with Depressed Mood として分類されているのを知って、それはそれとして納得したものの、すぐにまた次の疑問が浮かび上がってきました。それは「同じく心因性の抑うつ状態を呈する抑うつ神経症は気分変調性障害 Dysthymic Disorder として感情障害の項に分類されているのに、なにゆえに抑うつ反応はそれとは別にして適応障害の項に分類されるのか？」という疑問でした。なお、余談ですが、抑うつ反応を適応障害すなわち適応の失敗とする考え方は、かつて「造反有理」すなわち〝造反・抵抗するにはしかるべき理由がある〟を掲げた我々紛争世代、団塊世代にはいささか抵抗のある考え方で、なかなかしっくりとはこない診断病名です。また、その病名をそのままに患者に伝えるとするならば、そもそも治療者—患者関係がはなから成立しないのではないかという危惧を感じさせる、まことにもって厄介な診断病名です。

　さて、抑うつ反応の大分類に異見、異なった考えはあるものの「抑うつ反応はどこへ行ったのか？」という疑問は一応解決したかのように思われました。しかし抑うつ反応を実際ＤＳＭで診断してみようとして、改めて、そして真の意味で「抑うつ反応はどこへ行ったのか？」という疑問が生じてきました。というのは、図３に示しましたように抑うつ反応はその程度が小であるかぎり適応障害 Adjustment Disorders と診断されるのですが、その程度が大となってくると気分障害 Mood Disorders と、大分類までをも別にして異なる診断名が与えられるからです。ここに「抑うつ反応はどこへ行ったのか？」という疑問の最終回答として「抑うつ反応は解体された」という答えが返ってきたのですが、どうしてこういうことになるのでしょうか。私の見るところ、その原因は「うつ」を診た際に疾患診断に先だって行われる気分エピソード、とりわけその一つである大うつ病エピソード Major Depressive Episode の基準にあると思われました。この大うつ病エピソードはそれが満たされるならば、躁病エピソードや軽躁病エピソードが認められないかぎり、ただちに大うつ病性障害との診断に直結するものであって、ほぼ大うつ病性障害という診断名と同義と思われます。

　表３はＤＳＭ-Ⅳ-ＴＲにおける大うつ病エピソードの基準Ａですが、この症状一覧をつらつら眺めるに、どうやらこれは私が先に示した内因性うつ病に特徴的な症状を一応基調にして作成されたもののように思われま

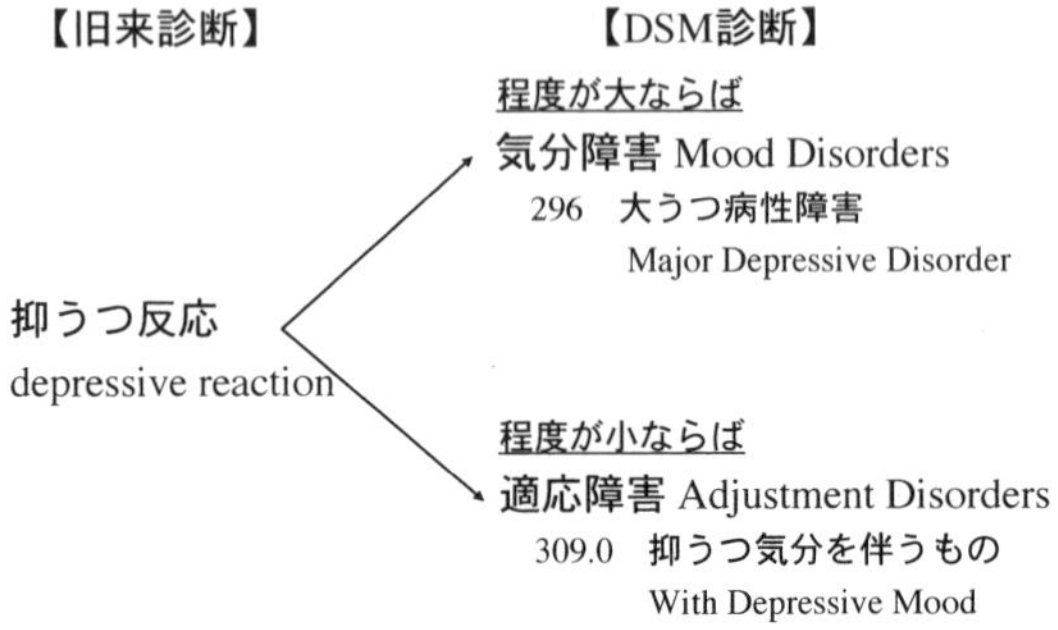

図 3　DSM-Ⅳ-TR における抑うつ反応の解体

表 3　DSM-Ⅳ-TR における大うつ病エピソードの基準 A

A. 以下の症状のうち５つ（またはそれ以上）が同じ２週間の間に存在し，病前の機能から変化を起こしている。これらの症状のうち少なくとも１つは，(1) 抑うつ気分，あるいは (2) 興味または喜びの喪失である。

注：明らかに，一般身体疾患，または気分に一致しない妄想または幻覚による症状は含まない。

(1)その人自身の言明（例：悲しみまたは空虚感を感じる）か，他者の観察（例：涙を流しているようにみえる）によって示される，ほとんど一日中，ほとんど毎日の抑うつ気分

注：小児や青年ではいらいらした気分もありうる。

(2)ほとんど一日中，ほとんど毎日，すべて，またはほとんどすべての活動における興味，喜びの著しい減退（その人の言明，または他者の観察によって示される）

(3)食事療法をしていないのに，著しい体重減少，あるいは体重増加（例：１ヶ月で体重の 5%以上の変化），またはほとんど毎日の，食欲の減退または増加

(4)ほとんど毎日の不眠または睡眠過多

(5)ほとんど毎日の精神運動性の焦燥または制止（他者によって観察可能で，ただ単に落ち着きがないとか，のろくなったという主観的感覚ではないもの）

(6)ほとんど毎日の易疲労性，または気力の減退

(7)ほとんど毎日の無価値感，または過剰であるか不適切な罪責感（妄想的であることもある。単に自分をとがめたり，病気になったことに対する罪の意識ではない）

(8)思考力や集中力の減退，または，決断困難がほとんど毎日認められる（その人自身の言明による，または他者によって観察される）

(9)死についての反復思考（死の恐怖だけではない），特別な計画はないが反復的な自殺念慮，または自殺企図，または自殺するための明らかな計画

すが、下線を引きました、例えば項目⑶の「著しい体重減少、または体重増加」「食欲の減退または増加」、項目⑷の「不眠または睡眠過多」、項目⑸の「精神運動性の焦燥または制止」に見られるごとく、全く相反する症状を「または」でつないで包含していたり（推測しますに、項目⑶⑷は季節性感情障害をも含むように、項目⑸は内因性うつ病に見られるいわゆる制止型うつ病 retarded depression の病像のみならず、退行期うつ病 Involutionsmelancholie に典型的に見られる興奮型うつ病 agitated depression をも含むようにしたものであろうと思われます）、あるいはまた内因性うつ病に必須の睡眠障害をあげていても早朝覚醒にはふれず（例えば項目⑷で「不眠」をあげていますが、これではたんなる入眠困難でもこの項目⑷が満たされることになりましょう）、かつ必須の日内変動（Abend besser）は取り上げないなど、総じて内因性うつ病の症状としては限定が弱く、なによりも全九項目のうち項目⑴の「抑うつ気分」あるいは項目⑵の「興味または喜びの著しい減退」を含む五項目が満たされればよしとしており、これではその程度がある閾値を越えれば、成因は内因であっても心因であっても、また外因であってもなんでも含まれてしまうという、成因論的には〝ごった煮〟の症状群診断です。同じく「うつ」であるとしても、その質的差異が厳しく問われてしかるべき抑うつ状態の診断がこの〝ごった煮〟の大うつ病エピソードの特定にとって代わられているとすれば、程度が小なれば適応障害に、大ならば気分障害に分類されるという、抑うつ反応の解体が生じるのもむべなるかなと思われます。ちなみに、本発表の最初に述べました、ある心療内科医から紹介された症例は、論外とも思われる軽躁病エピソードがとられていなければ、たぶん大うつ病性障害との診断がくだされて紹介されていただろうと思います。成因的には明らかに適応障害、すなわち抑うつ反応であってでも、です。

「うつ」診療は精神科臨床のアルファですが、またオメガでもあろうと思います。それというのも、「うつ」

を引き起こす成因は多様であり、一口に抑うつ症状群、抑うつ状態といってもそこには種々の差異があるからであり、その診断や治療はやさしそうに見えてそのじつ難しく、一歩間違えば患者の自殺という最悪の結末を迎えるからです。私の見るところ、大うつ病性障害という、〝一見したところ疾患診断、そのじつ成因を問わない症状群診断〟は、かつての自律神経失調症の診断と同じく〝屑篭〟〝ごみ溜め〟診断であって、治療方針の決定に向けてなにものをも指し示すものではありません

4 「うつ病が増えている」という言説はまやかしである
——杜撰な診断基準と病名の誤用——

最後になりますが、本シンポジウムのテーマ「うつ病の広がりをどう考えるか」について一言触れたいと思います。私はＤＳＭの本拠地アメリカで「うつ」の当該患者への Informed consent や一般への啓蒙がどうなされているのか知りません。しかし、その際には必ずや Major Depressive Disorder として話されていると思います。しかし、わが国ではどうでしょうか。ＤＳＭで大うつ病性障害と診断しながらも、これはくりかえし述べますが、たんに成因を問わない抑うつ症状群という症状群ないし状態像診断を述べているのにすぎないのですが、患者には伝統的な疾患用語である「うつ病」と伝えられるのです。状態像診断と疾患診断という、レベルまでも異にして用いられた「うつ病」という病名が誤用であることは論をまちません。

私がこの三〇年、臨床場面で見てきた限りにおいて言うのですが、本物のうつ病、正しくは内因性うつ病は

増えているとは思えません。もし増えているとすれば、一方で人格の柔軟性が失われ、他方において社会の規制がますます強まりつつある、この現代の管理型社会において、それは抑うつ反応であって、「うつ病の生涯有病率は十数％」という一般啓蒙書に書かれた統計的数値や「うつ病が増えている」という言説はまやかしであり、図4に示しましたように、そのまやかしは杜撰な診断基準によって内因性うつ病のみならず抑うつ反応までもが大うつ病性障害と診断され、さらにその大うつ病性障害が病名の誤用によって「うつ病」と言い換えられるというからくりによって成立したものです。時に私は、そこに誰かが為にする作為すら感じてしまいます。決してうつ病、すなわち内因性うつ病が増えているわけではないのです。

抑うつ反応→大うつ病性障害→うつ病
（旧来診断）　（DSM）　（旧来診断？）

図4　「うつ病が増えている」という言説のまやかし
―そのからくり―

（本稿は学会当日の口演原稿ならびにスライドを学会誌掲載用に改変したものである）

（精神経誌、一一一：六四九―六五六、二〇〇九）

第二四章　「内因性うつ病」について想い起こすこと

1　はじめに

「改めてうつ病中核群を問う」という本特集が編まれたのは、ＤＳＭによる大うつ病性障害 Major Depressive Disorder の提唱以来の、うつ病概念の拡大と、それに伴ううつ病中核群、すなわち旧来の内因性うつ病 endogene Depression 概念の拡散を背景としている。筆者はすでに「うつ病の概念を考える：大うつ病（ＤＳＭ-Ⅳ）概念の『罪』[4]」、「うつ病は増えてはいない――大うつ病性障害（ＤＳＭ）とは成因を問わない抑うつ症状群である」[7]、その他[5、6]と四編の論文を著して大うつ病性障害の概念を批判し、それとの関連で臨床における内因性うつ病の診断の堅持を主張してきた。本稿では、それらの主張を再度繰り返すことはせず上記の論文に譲るとして、「『内因性うつ病』について想い起こすこと」と題して、それらの主張の背後にあった、内因性うつ病に関する３つの思い出話を随想風に語ることにする。

2　旧に付け加えることは何もない

ここでいう「旧」とは、筆者が研修医時代に上級医に教わったことを指している。筆者は昭和五十年（一九七五）に当時外来派と病棟派に分裂・対立していた東大病院精神科の外来に入局した。どこの医局でもそうであろうが、新人に対して行われる入局早々のクルズスでうつ病を担当されたのが、脳波学およびてんかんを御専門とされていた神保眞也医局長であった。専門外のうつ病をも担当されたのは教室の分裂で上級医が少なかった当時の事情からと推察されるが、専門家でないだけにその講義内容は当時の東大精神科のうつ病診療に関する一般的な見方を反映していたと思える。あらかたのことは忘れてしまったが、今も印象深く残っているのは、内因性うつ病と神経症性うつ病ないし反応性うつ病の鑑別診断とそれらの薬物療法の違いであった。鑑別診断で教わったことは症状の違いであり、食欲減退・休重減少、早朝覚醒・昼間睡眠不能、性欲減退・性機能低下、希死念慮・自殺企図、自律神経失調、悲哀・寂寥・孤独感、思考・行動制止、自責感、およびそれらの症状の日内変動（Abend besser）など、今もって筆者が繁用する内因性うつ病の症候指標（表1）が神経症性うつ病ないし反応性うつ病には認められないということであり、薬物療法では内因性うつ病には imipramine を用い、神経症性うつ病ないし反応性うつ病には amitriptyline を使うということであった（当時は抗うつ薬といえば三環系抗うつ薬しかなく、amitriptyline を挙げられたのはその抗不安・焦燥効果に着目されたためであろう）。筆者は本節の小題を「旧に付け加えることは何もない」と記したが、正確に言えばそれは「基本的には」であって、当時は知られていなかった季節性感情障害（冬期うつ病）やいわゆる Bipolar Ⅱ な

表１　内因性うつ病の症候指標

①食欲減退・体重減少（関連して味覚・嗅覚の低下，口渇，便秘）
②早朝（深夜）覚醒・昼間睡眠不能
③性欲減退・性機能低下（インポテンツ，不感症）
④希死念慮・自殺企図
⑤自律神経失調（盗汗，突発的発汗，のぼせと寒気，口渇，便秘）
⑥悲哀・寂寥・孤独感
⑦思考・行動制止
⑧自責感
⑨日内変動（Abend besser）あり／日間変動なし

どの、使用する診断病名の追加や、いまでは神経症性うつ病ないし反応性うつ病（筆者は「うつ病」という用語は基底に脳機能異常が想定されるものに限定して用いるようにしており、したがって現在はこれらは各々抑うつ神経症および抑うつ反応と呼んでいる）には amitriptyline は用いないことを除けば、筆者は自らの「うつ」（抑うつ状態を呈する疾患のすべてを含む包括的な概念）診療において、神保先生に教わった旧に付け加えることは何もないのである。

3　抑うつ気分があれば何でも Depression ⁉

この話はすでに一度記したことがあるが、[2] 筆者が精神科に入局してまだ三、四年目の頃であったろうか、当時東大精神科の主任代行が精神衛生学教室の土居健郎教授で、その折ブリティッシュ・コロンビア大学（カナダ）教授で世界精神保健連盟の会長をなさっていた林宗義（Lin Tsung-Yi）先生がサバティカルで一年間、東大精神衛生学教室の客員教授として滞在されていた時のエピソードである。林宗義先生は台湾の御出身で東大医学部昭和一八年卒、内村祐之教授が主宰されていた精神医学教室に入局され、戦後台湾に戻られて国立台湾大学の少壮教授として台湾における精神医学の創立の任を担われた、日本でいえば榊淑先生ないし呉秀三先生にあたられる方である。いつも背筋を伸ばした、凛としたお姿は一見近付き難い雰囲気を漂わせておいでであったが、我々若輩者とも気軽にお話しなされ、休日には奥様を伴って我々とテニスに興じられるという側面もおありの、大変気さくな方であった。筆者は尊敬の念を抱き、大いに親しくもさせていただいたものであるが、ただ一点不満を抱いたことがあった。

それは、筆者が書記として陪席し、土居先生と林先生が同席されて主宰されていた、学生実習の症例検討会での御発言であった。それというのも、学生のレポートで患者に抑うつ気分があるとわかると、林先生が決まって「Depression ですね」と仰るからで、筆者は最初、それは「depressive 抑うつ的」ないし「depressed 落ち込んでいる」Depression」ぐらいの意味合いであろうと思ったのであったが、実は診断病名としての Depression であって、そしてその次に出てくる言葉は「抗うつ薬を処方しなさい」となるのであった。また、重複診断もあって、統合失調症の患者であっても、上記の御発言があったのであった。異なことと思ったのを記憶しているが、その疑問が氷解したのはＤＳＭ-Ⅲが出版されてからであった。というのは、Depression と聞けば筆者は内因性うつ病のことと思ったのに対し、林先生の仰る Depression はＤＳＭ-Ⅲでいうところの大うつ病性障害（筆者の眼からすれば、それは「成因を問わない抑うつ症状群」である）であったからである。今から振り返ってみれば、上記のエピソードに見られるような、「うつ」に対する北米圏の診方ないし治療文化が先行しており、それがＤＳＭの大うつ病性障害の概念へと結晶化したとわかるのである。

4　顔見りゃ、わかるじゃないか！

この話は筆者が東京都精神医学総合研究所に勤務していた頃（一九八八―一九九一）のことで、外部講師を招いての研究室の定例勉強会でのエピソードである。その日の講師はＤＳＭ等の操作診断をわが国で推進している第一人者で、その内容は「うつ」分類に関する大数研究であったと記憶している。その講演内容は、海外における数々の大数研究の結果を引用しつつ、内因性うつ病と神経症性うつ病ないし反応性うつ病とは鑑別できず、したがってそれらの区分は意味をなさないというものであったが、しかし筆者はその結論を鵜呑みにはできなかったのである。というのも、それらの大数研究で比較検討の対象とされた症状項目の中には内因性うつ病に特徴的な症状はほとんど含まれていなかったからである。

筆者の感想は、一つには「そうした症状項目を取り上げるだけでは、確かに内因性うつ病と神経症性うつ病ないし反応性うつ病との間には差異は見出せないよな」というものであったが、今一つは「(内因性うつ病と神経症性うつ病ないし反応性うつ病との違いは）顔見りゃ、わかるじゃないか！」というものであり、この点は一緒に聞いていた同僚もまったく同じで、期せずして二人の口から同じ言葉が出たものであった。筆者がその昔に買い求めたBleuler. E.[1]の精神医学教科書には、患者の写真入りで内因性うつ病の表情の特徴が記されているが（図1、2：これらの図を筆者がわざわざ古い教科書から転載するのは、過去においては―現在においてもそうあるべきであるが―これほどまでに表出を観察することが、診断にあたって重要視されていたことを伝えんがためである）、例えば全般的に緩徐な挙措動作、俯きがちで萎縮したような姿態、苦渋を呑んだような、かつ生気のない表情、質問に対する理解に欠け、開始までに間があき、途切れがちな応答ぶり、緩急抑揚に乏しい小声などの表出全般の観察もまた内因性うつ病の診断には必須のものであって、そうした表出の観察なくしては「うつ」の鑑別診断はできないのであって（これは「うつ」にかぎらず、あらゆる精神疾患の鑑別診断にもあてあまる）、「顔見りゃ、わかるじゃないか！」と筆者らが言ったのは、操作診断には臨床診断にあたっては必須の表出の評価が欠けているからであった。

5　おわりに

以上、「旧に付け加えることは何もない」、「抑うつ気分があれば何でもDepression⁉」、「顔見りゃ、わかるじゃないか！」と題した3つの思い出話を記したが、それらを通して筆者が主張したいことは、内因性うつ病にはそれとしてわかる特徴的な症状ならびに徴候（表出）があるということであり、「うつ」を診る際にはそれらを指標として鑑別しなければならないということである（鑑別を必要とする特段の理由は、内因性うつ病は抑うつ神経症や抑うつ反応と違って、どんなに軽症であっても、また初期であっても、希死念慮が必発であり、稀ならず自殺企図が生じるからである）。

最後に「内因性うつ病」という診断病名について一言触れておきたい。

かつて「臨床精神病理」誌に「内因性概念をめぐって」という特集が編まれたことがあり、筆者も「状況意味失認と内因反応―症候学からみた分裂病の成因と症状形成機序」(3)という論文を寄稿したが、その末尾に筆者は「今一つ感想を述べるならば、本特集のテーマは『内因性概念をめぐって』であるが、思うにこうした漠たる概念レベルの議論をせざるをえないところに精神医学の後進性が現れており、精神医学もそろそろこの段階を卒業していかなければならないであろう」と記している。この文章は一見、内因性という概念にこだわり続けることを否定しているように受け取られる可能性があるが、筆者が言わんとしたことは、論文タイトルにあるように、こと分裂病（統合失調症）については、その内因性とは状況意味失認であると、より実体に迫るべ

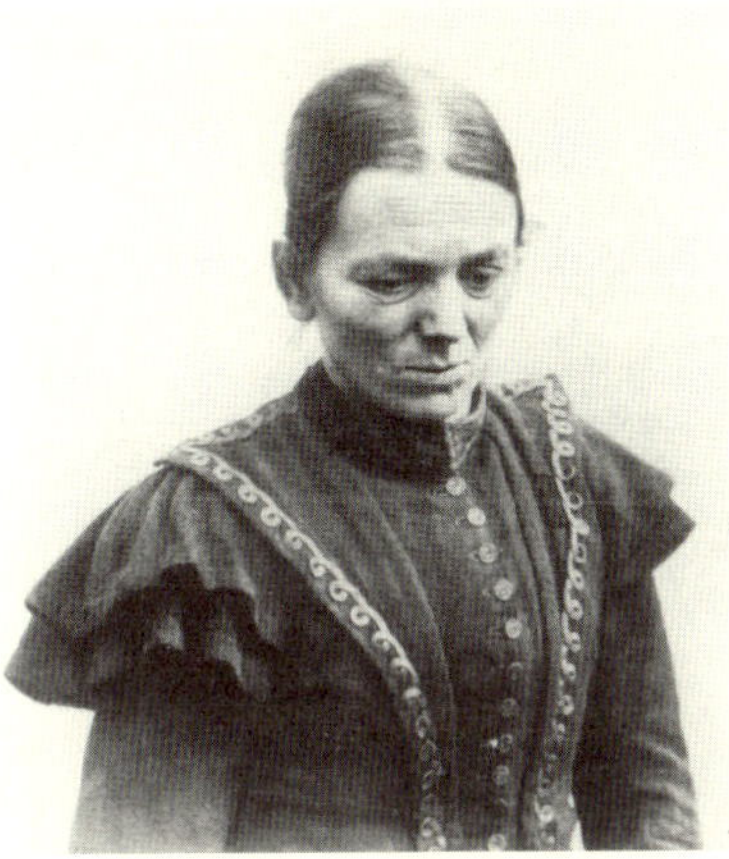

図１　メランコリー患者の表情

顔を伏せ，目を伏せている。皺を寄せた額の皮膚が，ここでは通常よりも著しく上方に引きつっている（文献 1，図 38 より転載。タイトルならびに説明文は原図のまま）。

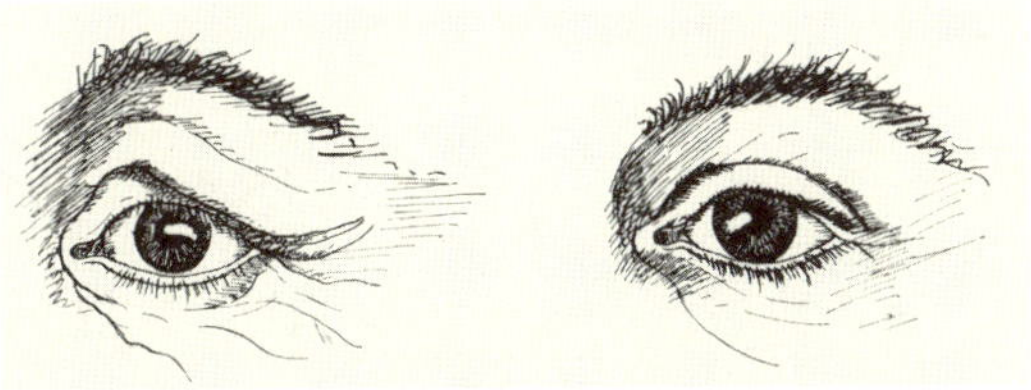

図２　うつ病における上眼瞼のフェラグートの襞（左）と正常の上眼瞼の襞（右）

フェラグート（Veraguth）の襞とは，上眼瞼の襞がその内三分の一の境界の所で上方および後方に引かれているため，上眼瞼の作る弧が角に変わることを指している（文献 1，図 39，40 より転載。タイトルは原図のまま，説明文は本文より引用）。

く具体化されるべきであると言ったのであって、内因性という概念の有用性を否定したわけではない。

繰り返すが、筆者は「内因性うつ病」という診断病名の堅持を主張しているが、その際の内因性とは、一般に理解されているように内包として〝粗大な脳障害によらず、しかして脳機能の異常が想定される〟、外延として〝外因性にあらず、さりとて心因性にもあらず〟ということである。これを内因性うつ病に適用して考えるならば、内包たる脳機能の異常の追究にさらなる努力が傾注される必要があるが、しかし内因性うつ病におけるそれが不分明な現状にあっては、外延たる非外因性・非心因性（すなわち内因性）という指標が当面のところ、不分明な内包の代役を果たしているのであり、ここに「内因性うつ病」という診断病名はいまだ捨て去られてはならないと思えるのである（この点に関して追記するならば、「内因性」が代役的用語であるならば、それは「中核群」でもいいのではないかという反論が予測される。しかし、「内因性」の対語は「外因性」および「心因性」であって、それらの間には成因に関する質的差異が明示されているのに対し、「中核群」の対語は「辺縁群」であって両者の間には量的差異しか感じ取れず、この点で「中核群」は代役とはなりえないのである）。

文献

（1）Bleuler, E.: Lehrbuch der Psychiatrie（2te Aufl.）. Springer-Verlag, Berlin, 1918.
（2）村上靖彦、永田俊彦、市橋秀夫、中安信夫：『座談 精神科臨床の考え方—危機を乗り越えるべく』。メディカルレビュー社、大阪、二〇〇五。

（3）中安信夫：状況意味失認と内因反応—症候学からみた分裂病の成因と症状形成機序。臨床精神病理、一一：二〇五—二一九、一九九〇。**（前書第八章）**
（4）中安信夫：うつ病の概念を考える：大うつ病（ＤＳＭ-Ⅳ）概念の「罪」。精神科治療学、一七：九九一—九九八、二〇〇二。**（本書第二二章）**
（5）中安信夫：大うつ病性障害は内因性うつ病にあらず—ケースカンファランス「山本滋隆ほか：うつ病か統合失調症か?—診断が確定しなかった一例」（精神科治療学、一八：一三四一—一三四六、二〇〇三）に対する討論。精神科治療学、一九：九一六—九一九、二〇〇四。**（本書第二五章）**
（6）中安信夫：大うつ病性障害とComorbidity —批判的立場から。Focus on the Comorbidity of Depression and Anxiety Disorders（The 3rd symposium of Japan Psychiatrists Network on Depression and Anxiety). アルタ出版、東京、二一—二七、二〇〇六。
（7）中安信夫：うつ病は増えてはいない—大うつ病性障害（ＤＳＭ）とは成因を問わない抑うつ症状群である。精神経誌、一一一、六四九—六五六、二〇〇九。**（本書第二三章）**

（精神科治療学、二四：五五—五八、二〇〇九）

第二五章　大うつ病性障害は内因性うつ病にあらず

――ケースカンファランス「山本滋隆ほか：うつ病か統合失調症か?――診断が確定しなかった一例――」（精神科治療学、一八：一三四一―一三四六、二〇〇三）に対する討論――

副題に挙げた山本らによるケースカンファランスに異論があり、Letters to the editorとして本小稿を寄せたいと思う。本小稿の主たる目的は、山本論文の「Ⅲ．討論」の「2．DSM診断v.s.従来診断」の項での討論者Dの発言「いや私はむしろDSMで、こんな曖昧な症例がうつ病と診断されてしまったことをもっと問題にするべきだと思う」を補完し、討論者Bの疑問「では、従来診断とDSMの食い違いはどこから来るんでしょう」に答えようとするものである。

1　大うつ病性障害（DSM-Ⅳ）＝内因性うつ病（従来診断）という誤謬

上記の山本らの症例は、（患者がいまのところ寛解に至っているとはいえ）診断と治療の失敗例であり、またケースカンファランス自体もその失敗の原因を明らかにすることにおいて失敗したケースカンファランスであると思われる。著者らは「Ⅳ．後記」において「この討論では、われわれははっきりとした診断を共有するには至らなかったが、しかし、精神科臨床には『あれかこれか』ではなく、『あれもこれも』という態度に留まることもしばしば必要なのではないかという気がしている」と記しているが、はっきり言ってこのような教訓めいた事柄で締めくくられる性質の診療やケースカンファランスであったとは到底思えない。明らかな誤診・誤治療であり、またそれがケースカンファランスにおいて正されなかった最大の原因は、著者らの認識の中に「大うつ病性障害（DSM-Ⅳ）＝内因性うつ病（従来診断）」という誤謬があることにあったと思われる（これはただに著者らの責に帰すべきものではなく、本来DSM作成者こそが責められてしかるべきものと思われる：後述）。こうした誤謬があることは、主治医（討論者A）の診断はDSM-Ⅳによる大うつ病性障害（と離人症性障害）であったはずなのに、討論の中ではこれはいつのまにかうつ病（著者らは明記していないが、討論を読む限り、ここで述べられている「うつ病」は「内因性うつ病」を指している）とされて従来診断の統合失調症と比較されて議論されていることに、そして端的には論文タイトルが「うつ病か統合失調症か？」となっていることに表されている（本カンファランスの議論を正確に表現するならば「大うつ病性障害

（ＤＳＭ-Ⅳ）か統合失調症（従来診断）か?」とされるべきであろうが―どういうわけか、英文タイトルは‘Major depressive disorder or schizophrenia ?’と正しく表記されている―、診断基準を異にする疾患の鑑別を論じることに意味がないのは自明である）。

それでは小生が「大うつ病性障害（ＤＳＭ-Ⅳ）＝内因性うつ病（従来診断）」が誤謬であると言い切るのは何ゆえか。小生は先に「うつ病の概念を考える：大うつ病（ＤＳＭ-Ⅳ）概念の『罪』」[6]という論文を書き、ＤＳＭ-Ⅳの気分障害の項においては疾患の診断の構成部分として疾患診断に先だって行われるべきとされている気分エピソードのうちの一つである大うつ病エピソードを、その基準のＡに挙げられている症状の検討を通して「その程度がある閾値を越えれば、成因は内因であっても心因であっても、また外因であってもなんでも含まれてしまうという、成因論的には〝ごった煮〟の『状態像診断』である」と批判した（ここに「状態像診断」という言葉を用いたが、これは精神科における診断においてはまずは状態像が診断され、しかる後に疾患の診断が行われるという原則に則って表現したのであるが、ＤＳＭ-Ⅳの大うつ病エピソードの基準には状態像の一半である表出の記載が抜け落ちており、したがってそれは抑うつ状態を表現したものとも呼び得ず、正確には抑うつ症状群を指したものと見なさざるを得ない）。本カンファランス症例に対する主治医の診断は大うつ病性障害（正確には「大うつ病性障害、単一エピソード」であろう）であるが、この「大うつ病性障害、単一エピソード」とは初回の大うつ病エピソードを認め（基準Ａ）、基準Ｂにある特定の疾患を認めず、基準Ｃにある他のエピソードが見い出されなければそうと診断されるものである。ここで問題となるのが基準Ｂであって、これはいわば除外診断であって統合失調感情障害、統合失調症、統合失調症様障害、妄想性障害、特定不能の精神病性障害による大うつ病性エピソードを除くとするものであるが、大うつ病性エピソードが単に抑うつ症状群を示すものとするならば上記した五種の疾患以外にもそれを呈する疾患は多々あるはずであり、そうした疾患による抑うつ症候群はおしなべて「大うつ病性障害、単一エピソード」と診断されてしまうことになる（先に挙げた拙著論文[6]の中に、小生は副腎腺腫によるクッシング症候群が「うつ」：大うつ病性障害と誤診されていた例を挙げた。またひどいことには、他の疾患を疑うべき兆候が垣間見えていたとしても、その疑問を封殺するがごときにDSM-Ⅳには重複診断が許されている。例えば本カンファランス症例のごとく離人症性障害を重複診断とするがごとくに）。さすれば大うつ病性障害という診断病名は一見疾患診断を行ったように見えて、実は単に抑うつ症状群を、それも成因の如何を問わない（正確には各々の診断基準を満たした上記五種の疾患によるものを除く）抑うつ症状群を認めたというにすぎなくなってくるのである。ここにおいて小生は、大うつ病性障害＝内因性うつ病を否定し、少なくとも単一エピソード型に限っては大うつ病性障害＝抑うつ症状群であるとの見解を有するに至ったが、となると著者らの設問「うつ病か統合失調症か？」は「大うつ病性障害（DSM-Ⅳ）か統合失調症（従来診断）か？」を経て、つまるところ「抑うつ症状群か統合失調症か？」を問うているのにすぎないことになるのである。しかしながら、原理的に一方は症状群、他方は疾患というような、概念レベルを異にする二律背反的な鑑別診断があり得るはずもなく、また実際においても統合失調症の患者が抑うつ症状群を示すことも多々あり、よってこのカンファランスはその設問の立て方において最初から結論が得られないことは明らかなのである。

　のちに本カンファランス症例に対する小生の診断を述べたいと思うが、上記の結論が本稿の眼目である。小生は先にも挙げた「うつ病の概念を考える：大うつ病（DSM-Ⅳ）概念の『罪』」論文の末尾に、「筆者の見るところ、大うつ病エピソード、それに直結した大うつ病性障害という診断は、かつての自律神経失調症の診断と同じく〝屑籠〟〝ごみ溜め〟診断であって、治療方針の決定に向けてなにものをも指し示すものではない。〔診断：大うつ病性障害、治療：ＳＳＲＩ〕という安直な『うつ』診療は即刻止めるべきではなかろうか」と記したが、本カンファランス症例の診断、治療はまさにこの批判が向けられてしかるべきものである。

2　本カンファランス症例は「内因性若年―無力性不全症候群が前景に立った初期統合失調症」である

前節において小生は、大うつ病性障害（ＤＳＭ-Ⅳ）と診断することは単に抑うつ症状群を認めたにすぎないということを述べたが、さすれば本カンファランス症例に関しても内因性うつ病に限定されることなく、抑うつ症状群を呈する何らかの基礎疾患が探求されなければならないであろう。ここで小生が注目するのが、討論者Ｄも述べている Glatzel, J. と Huber, G.[1] による内因性若年―無力性不全症候群 endogene juvenil-asthenische Versagenssyndrome の存在である。周知のように内因性若年―無力性不全症候群とは①身体感情障害（体感異常）、②疎隔体験（離人症）、③思考障害をトリアスとするものであるが、これらのうち著者指摘のように離人症の存在は明らかであり、また「人と話していてもフンフンとうなづくだけで、言葉が全然頭に入ってこない」という即時理解の障害[4]、ならびに「記憶力が悪くなった」「三〇秒前のことも忘れてしまう」という即時記憶の障害[4]は小生ら[3]が明らかにしたように Glatzel らのいう思考障害の中核をなすものであって、少なくともトリアスのうちの二つは確実に存在するといえると思う（「喉が痛くなる」「身体がピクピクする」

「爪が痛くなる」は著者らの議論の中では体感異常を疑わせるものとなっているが、体感異常とはいうならば身体内偽対象感[2]であって、上記の表現である限りはこれらは体感異常とは見なしえない。初期統合失調症の症状の枠内で考えるならば、これらは皮膚異常感覚である[4]。

さて、内因性若年―無力性不全症候群のトリアスのうちの二つがあるとするならば、Huberがこれを「統合失調症なき統合失調症 schizophrenia sine schizophrenia」と呼んだように、当然のごとく統合失調症圏の疾患が想定されなければならないであろう。小生ら[3]はさらに一歩進んで内因性若年―無力性不全症候群は初期統合失調症の症状スペクトラムの一部であることを立証してきており、よってその他の初期統合失調症の症状はなかろうかと病歴を見るに、確かにあるのである。その一は「ボーっとしているときに以前のことがとりとめもなく頭に浮かんでくる」と患者が述べていることであり、この陳述を聞けばすぐにでも自生記憶想起[4,8]という症状が思いつかれなければならないであろう。この点に関して、主治医は「それが具体的にはどんな内容なのか、あるいはそこにはバラバラな感じが伴われるのかという質問には答えられず、それが自生思考と呼べるものかどうかは定かではなかった」と記しているが、この症状の同定に関してまず尋ねるべきは体験の自生性の確認とともに、「頭に浮かんでくる」「以前のこと」は細部、色彩、動きも含めて頭の中に映像（視覚表象像visual image）として見えるかという体験形式に関する質問であって、主治医が尋ねた体験内容は二の次のことである（患者が「とりとめもなく」と述べている以上、どんな内容なのかについては答えがたいこともあろうし、また自生記憶想起においては想起される内容は必ずしもバラバラではなく一連のこともあり、したがってバラバラな感じの有無を聞かれても答えられないこともあろう）。その二は「会社に行くと、なんとなく周囲から見られている感じがする」という陳述であり、これは面前他者に関する注察・被害念慮[4]を思わせるものである。この症状は一般に街頭や電車の中など見ず知らずの人々の中で殊に明瞭に発現するものであり、主治医記載のごとく「人混みの中での緊張感などは認めなかった」場合には確定しがたいものがあるが、内因性若年—無力性不全症候群に含まれる二つの症状があり、自生記憶想起が併存しているとすれば、「その背景には仕事ができないことで会社に迷惑をかけているという罪責感が絡んでいるようでもあり」といった安易な解釈は戒められるべきであろう。その三は「理由もなく泣けてくる」という陳述であり、これは「自生」悲哀・涕泣[*]という、やはり初期統合失調症の一症状と思われるものである（これは第二三回日本精神科診断学会〈宇都宮、二〇〇三〉のシンポジウム「パニック発作の鑑別診断」にて小生が発表したばかりの症状である）。上記の少なくとも三種の体験は初期統合失調症の症状と見なされるべきものであって、ここに小生は本カンファランス症例は「内因性若年—無力性不全症候群が前景に立った初期統合失調症」と診断するものである。

なお、以上のような論述ぶりからすると、小生の診断手法もまた操作診断と同じく症状を数え上げていくかのごとくに受け取られるかもしれないが、実際の小生の診察は「症状を聴く」にあらずして「体験を聴き、症候を読む」ものであって、併せて何よりも診断の導きの糸、〝水先案内人〟として患者の表出を重視するものである。本カンファランスの記録には初診時の患者の表出が記載されていないため確かではないが、寛解後の記載において「表情も明るくなり」とあり、その点から推察するに初診時には初期統合失調症に独特な「張りつめ／くすみ[7]」が認められたのではないかと思うが、いかがなものであろうか（なお、本カンファランス症例において統合失調症を否定する根拠の一つとして、「ヴィツァールなところは感じなかったか」が検討されているが、それはより進んだ段階の表出の特徴であって、本カンファランス症例の診断にあたってはおよそ見当外れの検討である）。

以上、二点についてコメントしたが、蛇足ながら若干の付け足しを行っておこう。それは主治医（討論者A）が本カンファランス症例の服薬態度に関して「主治医に相談もないままに勝手に休薬することがあり、一見、従順に見える彼女の印象と服薬コンプライアンスの悪さのあいだにはギャップが感じられた」「この人は薬に対して、あまり従順ではなかったんですね。こちらが増やそうとしても、ちゃんと飲んでくれないので……」と述べていることであり、それに対して討論者Cが「治療的な感触から言っても、診断が定まらないと言っても、そんなことよりも、私はやはり薬の出し方にもよるのではないかという気がする。〈中略〉Fluvoxamineならしっかり増やして八週間は使わないとわかりませんよ。おそらくはアメリカならばアルゴリズムに従った薬物療法をためらわずに推し進めると思いますよ。そうしないと抗うつ薬が効いたかどうかも判断できない」と述べていることである。

討論者Aはコンプライアンスの悪さを患者の責としているが、患者が薬を飲みたがらないのをどうして自分の責に、すなわち誤診に基づく誤治療の可能性に求めないのであろうか。小生から見れば、患者が飲みたがらないのはfluvoxamineが効かないからである。また、討論者Cの発言は、かつて「ＥＢＭ（統計証拠）／アルゴリズム（フローチャート）vs. 経験証拠／治療適応―治療方針の選択に際しての臨床医の決断[5]」という論文において小生が「フローチャートの最初にある診断病名が〈中略〉もしも間違っていた場合、〈中略〉延々数ヵ月にもわたって診断の見直しがされることなく誤った治療が行われることとなろう。筆者はこうした、眼も当てられない惨状が臨床の場に頻々と現れることを恐れている」と述べたことをまさに地で行くものであり、戦慄すら覚えてしまう。先の討論者Cの発言に対して討論者Aがすぐに「薬を徹底して使用するということをやると、この人は途中ですぐに来なくなったような気がします」と反論し、実際、治療経過の途中で「大うつ病性障害、離人症性障害」という当初の診断に疑義を抱き処方変更を行っているが、小生には討論者Aが（操作診断に従いつつも、しかし）治療アルゴリズムの信奉者ではなかったことが本カンファランス症例にとっては唯一の救いであったろうと思える。

文献

(1) Glatzel, J. und Huber, G.: Zur Phnomenologie eines Typs endogener juvenil-ast henischer Versagenssyndrome. Psychiat. Clin., 1: 15-31, 1968.（高橋俊彦、大磯英雄、青木勝ほか訳：内因性若年無力性不全症候群の一型に関する現象学。思春期青年期精神医学、二：一〇三―一一八、一九九二）

(2) 中安信夫：離人症の症候学的位置づけについての一試論―二重身、異常体感、実体的意識性との関連性。精神科治療学、四：一三九三―一四〇四、一九八九。

(3) 中安信夫、針間博彦：内因性若年―無力性不全症候群―原典紹介と批判的検討。精神科治療学、一二：三五七―三七〇、一九九七。

(4) 中安信夫、針間博彦、関由賀子：初期症状。松下正明総編集：『臨床精神医学講座2　精神分裂病Ｉ』、中山書店、東京、三一三―三四八、一九九九。**（本書第一一章）**

(5) 中安信夫：ＥＢＭ（統計証拠）／アルゴリズム（フローチャート）vs. 経験証拠／治療適応―治療方針の選択に際しての臨床医の決断。精神科治療学、一六：二二九―二三五、二〇〇一。**（前書第三〇章）**

(6) 中安信夫：うつ病の概念を考える：大うつ病（ＤＳＭ-Ⅳ）概念の「罪」。精神科治療学、一七：九九一―九九八、二〇〇二。**（本書第二二章）**

(7) 中安信夫：張りつめ／くすみ―初期分裂病を疑う表出について。精神科治療学、一七：一二一七―一二二〇、二〇〇二。**（本書第一六章）**

(8) 関由賀子：初期分裂病における自生記憶想起―横断的・縦断的諸相と臨床的意義。精神経誌、一〇五：一〇三―一三三二、二〇〇三。

（＊）中安信夫、関由賀子：自生記憶想起に対するパニック対応ならびに「自生」悲哀・涕泣。精神科治療学、一九：九七七—九八三、二〇〇四。**（本書第三章）**

（精神科治療学、一九：九一六—九一九、二〇〇四）

第二六章　精神科臨床診断の「方式」

——択一式を続けるのか、それとも記述式に戻るのか——

1　はじめに

「わが国の精神科治療のこれまでとこれからへのメッセージ」が本特集のテーマであるが、このテーマの下ならば何を書くかは各々の執筆者に任されている。というわけで、筆者としては「これまで」を踏まえつつ、「これからへのメッセージ」として何を遺したいかと考えてみた。そして、臺[13]の言うがごとく「診断は治療の侍女であって主人ではない」が、侍女たる診断が適切になされてこそ初めて主人たる治療が功を奏するのだと考えて、狭くは「治療」ではないが、メッセージを遺すとするならば上記のタイトルの下に執筆するしかないと考えるに至った。副題にある「択一式」とは操作的診断のことであり、「記述式」とは操作的診断の推進者から旧来診断とか伝統的診断とかと呼ばれているものであるが（「旧来」、「伝統的」という文言には「古臭い」という蔑視が感じ取れる）、要は一九八〇年以来、わが国といわず世界を席巻したＤＳＭ（ここでの「ＤＳＭ」とは操作的診断基準を採用した一九八〇年のＤＳＭ-Ⅲ以降を指している）を改めて批判し、その蔓延を少しでも是正しようというのが本稿の狙いである。ＤＳＭに対してはこれまでも筆者は繰り返し批判論文を[2〜5、7、8、11]公にし、また批判だけでなく本来の診断とはどうあるべきかを『精神科臨床を始める人のために―精神科臨床診断の方法』[9]という一書にして問いもしてきたが（筆者は一九七五年の卒業であるが、精神科医としての軌跡の一部はわが国におけるＤＳＭの蔓延化との戦いであった）、今回はＤＳＭのあれこれを逐一批判するのではなく、今回、択一式と呼ぶことにした、ＤＳＭにおける精神科臨床診断の「方式」に限って批判を行いたいと思う。なお、ＤＳＭ-Ⅲ以前に精神科医となった筆者が学んだ精神科診断法は記述式であるが、その内容は上記の拙著を参照されたい。

2　択一式の一般的特徴

「択一」とは二つ以上のものから一つを選ぶことであるが、ＤＳＭは症状と障害との二重の択一からなる択一式診断法である。今少し詳しく説明すると、ＤＳＭにおいては個々の障害の診断は、各々の障害の診断基準に掲げられた個々の症状が有るか無いかという症状についての二者択一（症状択一）と、さらにそういう手続きを経た上で有ると判定された症状が○個以上有るか○個未満しか無いかという障害についての二者択一（障害択一）との、二重の二者択一によって初めて与えられるものであるからである。

さて、いったんＤＳＭを離れて択一式という回答法の一般的特徴を、対極である記述式を脳裏に浮かべつつ挙げてみよう。その昔に受けた試験問題、「次の中から正しいものを一つ選べ」と「○○について論ぜよ」を想い起こしながらまとめてみるが、それは次のようなものであろうか。
特徴一：あらかじめ与えられている、いくつかの回答の中から選択する（回答欄にない回答は選べない）
特徴二：与えられた複数の回答の各々は正解か不正解かのどちらかである（白か黒かで灰色がない）
特徴三：認識は不確かでも回答することができ、結果がすべてである（回答のプロセスが問われることはない）

3　択一式としてのＤＳＭの問題点

前節で述べた択一式の一般的特徴をＤＳＭにあてはめて考えてみることにする。

(1)　ＤＳＭに見られる択一式の特徴一（あらかじめ与えられている、いくつかの回答の中から選択する：回答欄にない回答は選べない）

ＤＳＭという「精神疾患の分類と診断の手引き」にはあらゆる精神障害が網羅されており、その点で択一式の回答欄としてはこれ以上望むべくもないものである。それは、特定の「○○障害」のほかに、ほぼあらゆる項目にわたって設定されている「特定不能の（Not Otherwise Specified：NOS）○○障害」、いわく「特定不能の広汎性発達障害」、「特定不能の精神病性障害」、「特定不能の解離性障害」等々の診断名に象徴されているが、回答欄に遺漏はないとしても、はたしてこれは回答欄すなわち診断名に載せるべきものなのか？　筆者の目から見れば、いかに「～の〇〇障害」と範囲が限定されていようと、「～」が「特定不能」であれば、それは「診断されていない」と同義であって、「特定不能の〇〇障害」は診断名ではないからである（その究極の形は追加コードにある「特定不能の精神疾患（非精神病性）」という診断名であるが、まさに笑止千万である）。時に診療情報提供書に、あるいは症例検討会の席で「『特定不能の〇〇障害』と診断した」という文言や発言を見聞するが、それは語彙矛盾であって、「診断した」ではなく「診断できなかった」と自らの診断能力のなさを広言しているようなものであり、事実筆者から見れば「診断は明らかに〇〇でしょう」というものが多いのである。

この「特定不能の〇〇障害」がもたらす弊害は何か？　その究極のものは、旧来報告されてこなかった精神疾患が発見されなくなるという弊害（回答欄にない回答は選べない）であるが、このことはもしもＤＳＭが一九世紀末に作成され、それが遵守されてきていればどうなっていたかを考えれば一目瞭然であろう。というのは、二〇世紀になって提唱された精神疾患、一例を挙げればアルツハイマー病すらも「特定不能の認知症」とされて、発見されなかったかもしれないのである。「そんな馬鹿な！」と思われるかもしれないが、「特定不能の〇〇障害」を診断名に入れているかぎり、事態は本質的に変わりはなく、新しい発見はなされないのである。

上記した、新しい精神疾患の発見はそうそうあることではないが、それ以上にこの「特定不能の〇〇障害」が日常的な弊害となるのは、その診断名は、少しく診断が困難な症例に出くわした際に我々精神科医をして容易にその診断になびかせて（ＤＳＭでは〝れっきとした〟障害名ゆえに）、診断の確定を求めて努力することを怠らせることになる、要は思考させなくなることである。ＤＳＭ後のアメリカでは精神科志望者が激減したと聞くが、マニュアル片手にあてはまるか否かの「診断」しかない科に、職業を一体誰が志望しよう。というのは、そこには職業的な知的興奮が全くないからである。

(2) DSMに見られる択一式の特徴二（与えられた複数の回答の各々は正解か不正解かのどちらかである：白か黒かで灰色がない）

筆者は先に、DSMはある症状が有るか無いかという症状択一、そして有ると同定された症状が○個以上有るか○個未満しか無いかという障害択一との二重の択一からなる択一式診断法であると述べておいた。ここで問われているのは、「有るか、それとも無いか」、すなわち黒か白かであって、択一式の一般的特徴に沿って考えるならば、正解か不正解かのいずれかを決定することが求められているのである。

しかし、はたして一つの症状が有るか無いか、それすらもそうそう簡単に決定できるものではないことは、実際の診療を思い起こせばすぐにわかることであろう。その良い例が、ポリクリにおける医学生による、あるいは卒後研修における研修医による予診であって、いかにDSMを片手に持って診療にあたろうとも、予診段階で「無い」とされた症状が筆者の診察では「有る」と簡単に覆されることも（その逆もしかり）日常茶飯のことであって（この場合は誰が情報を取ったかによる違いである）、また長年にわたって臨床経験を積み、それなりの精神医学知識を蓄えてきたと思う筆者においてすら、この症状は有ると看做すべきか、それとも無いと判定するか、迷うことが度々のことであるからである（一つの例として、筆者が最近提唱した[10]「加害性を内容とする自我親和的・妄想様反復観念（略称：加害性反復観念）」という症状を取り上げるが、筆者は長年にわたって、これを妄想と呼ぶべきか強迫観念と呼ぶべきか、迷い続けてきたのである）。いわんや、ある障害が有るか無いか、この決定には症状が○個以上有るか○個未満しか無いかが問われるのであるが、それは上記した、きわめて不確かな症状択一の上に立った、それもわずか一つの症状の有無の判断によっても診断が大きく食い違ってしまうものなのである。そうなってしまうのは、要はＤＳＭでは症状の同定においても障害の診断においても黒か白かを決めることが求められている、逆に言えば灰色という判定が許されていないからであるが、これは我々が学んだ記述式診察法における「疑診」が排除されていることにほかならない。

この「疑診」の重要性については、記述式診断法の立場で筆者[9]はかつて「臨床診断は予見と『疑見』を含むものでなければならない」と記したことがある。その一部を再録しておくが、要は治療のための（このことは、言うまでもなく当たり前のことであるが）診断とは、黒か白かではなく、必ずや灰色を含まざるをえないということなのである。

> まずは予見の必要性に関してであるが、それは治療というものは現在の状態を改善するだけでなく、近未来のきたるべき状態を予測して、それを防止することにもあると思うからであり〈中略〉、そうであるならば診断は現在状態に基づくだけでなく、近未来の状態像への予見をも含んでなされるべきものと考えられるからである。
>
> 次いで「疑見」の必要性に関してであるが、ここに筆者が「疑見」なる新造語を用いて表現したいことは、鑑別診断にあたっては常により重症の疾患の可能性を疑うという診断姿勢のことである。というのは、我々が患者を前にして臨床診断を行う際には、可能性のあるいくつかの鑑別疾患の中からまずは最重症の疾患の可能性を検討し、順次その手続きをより軽症の疾患へと及ぼしていくことが習い性となっているように、重症の疾患を見逃すことが患者に与える被害

がいかに大きく、取り返しのつかないものになるかを我々が知っているからであり、したがって重症の疾患が疑われた場合にはより軽症の疾患である可能性を考慮しつつも、なお決然とそうと、すなわち重症の疾患であると診断し、それに対応した治療を始めなければならないからである。

(3)　DSMに見られる択一式の特徴三（認識は不確かでも回答することができ、結果がすべてである：回答のプロセスが問われることはない）

症例検討会の席上でまま経験することであるが、DSMによって与えられた診断が筆者の観点からも正答であると思えても、患者のどの体験をどういう症状と同定したのかと問うと、診断基準に属する症状であると発表者が同定した体験がそうでなかったり、逆に発表者が注目していない体験が診断基準に含まれる症状であったりと、結果的には○個以上という障害の診断基準は満たしてはいるものの、判断の内実は発表者と筆者とで異なっていることがある。このように、択一式診断法のDSMでは個々の症状の同定は曖昧でも障害の診断は正答ということがあり得るのである。これは回答のプロセスが問われることはない択一式一般においては頻繁に生じることなのであるが、こうした正答が得られたとしても、はたして臨床の場でそれで「結果オーライ」としていいのであろうか。断乎、否である。というのは、言うまでもなく診断とは治療のためであって、大枠のところで治療方法（例えば薬剤選択）に間違いがないとしても、治療効果判定のための、その後の経過観察において注目する症状の焦点が異なることになるからである。治療にあたっては、たんに個々の症状の推移だけでなく、当初推定した病態構造（成因、それに基づく症状形成、形成された症状の一次性や二次性、苦悩の在り処や対処行動等々の構造化）の正否を絶えず検証していかなければならないのであるが、診断のプロセスを問わない択一式診断法においてはこうした観点は決して生まれないのである。

4　おわりに

筆者の理解するところ、精神科とは、臨床他科がもっぱら疾患の普遍性を問題視しているのに対して、疾患の普遍性だけでなく、個体の個別性をも問題視し、その両者をいかに統合していくかに心を砕かざるをえない、最もintegrationが要求される臨床科である（ここに「個体の個別性」とは、性別・年齢・遺伝負因・身体疾患の既往歴や合併症等の生物性、生来性の知能・気質・価値観等の心理性、家族構成・生育史・生活史等の社会性の三者によって総合的に規定されるものである）。

このことは、精神科を受診する患者が精神科医に希求するものであるが、それを端的に表現したものとして、以前[1]にも引用したことのある、恋人に自殺されてPTSDになった女優の荻野目慶子氏[12]が著した随想「〝自殺〟で残された側は……」の一節を挙げておこう。

精神科医にも何人、逢ったことか。

私の場合、本名と芸名が同一の為、その度に好奇の眼を感じ、およそ心の内など話せる状態には至らず、〝こんな人が精神科医に？〟という疑問、裏切られた様な哀しみ、やり場の無い絶望感に打ちのめされ、薬だけを手にして逃げるように去った日々。

分厚いアンケート、見ただけでウンザリする、或いは気恥ずかしくなる様なアンケートをさせる病院もあった。〈中略〉おきまりのアンケートで人間を図面化し、それを入り口にして何が見えてくるのか。どうしてまず最初にその人間の印象―眼光や挙動、その時発信している空気を感じようとはしてくれないのか。それでなくても病んでいる時は些細な事に苛立ち、警戒を強くするものなのに、それを和らげるどころか人間不信を煽るような病院が多いのだから始末に悪い。

この一文ほど、ＤＳＭ択一式診断法を筆頭とする現今のマニュアル精神医学に対する、患者側からの明瞭、直截で激しい抗議を筆者は知らない。筆者もそうであるが、精神科医といえども俗世間に生きる生身の人間であって、なにも人間としての叡智、人間への洞察を体現している存在ではない。しかし、そうしたものが患者から求められていることは知っておくべきであり、それに向けていくばくかの努力を怠ってはならないと筆者は考えている。現今の精神医学界の一部（大半でないことを願うが）に見られる、診断に始まり治療に至るまで一貫してマニュアルで対処しようとする動向を知れば、今後患者が精神科医に期待を寄せなくなることは必至であろう。個体の個別性を抜きにして疾患の普遍性のみを対象とし、それも症状と経過のみをマニュアルに則って処理する択一式診断法のＤＳＭが、また触れることはなかったがそれと対になった択一式の治療アルゴリズム[6]が、そしてそれらに象徴される現代精神医学全体のマニュアル化が本来あるべき精神科臨床のあり方とは真逆の方向へと向いていることには、筆者は今後も警鐘を鳴らし続けなければならないと考えている。

最後に一言、そもそもマニュアルとは素人のためのものであって、いやしくも専門職である精神科医が使うべきものではないのである。我々は professional としての矜恃をもって断乎マニュアルを排除していかなければばならない。以上が、筆者の「わが国の精神科治療のこれまでとこれからのへのメッセージ」である。

文献

(1) 村上靖彦、永田俊彦、市橋秀夫ほか：『座談 精神科臨床の考え方―危機を乗り越えるべく』。メディカルレビュー社、大阪、二〇〇五。
(2) 中安信夫：DSM-Ⅲ（-R）「奇異な妄想 bizarre delusions」についての批判的検討―記述現象学とその妄想概念。精神科治療学、四：六〇七―六一三、一九八九。**（前書第二四章）**
(3) 中安信夫：DSM-Ⅲ-Rに見る臨床的視点の欠落―精神医学における臨床診断のあり方に触れて。精神科治療学、六：五一一―五二〇、一九九一。**（前書第二五章）**
(4) 中安信夫：臨床診断基準に求められるもの―初期診断と疑診。精神医学、三六：四七九―四八八、一九九四。
(5) 中安信夫：臨床診断の思想―操作的診断基準に求められるものは何か。精神経誌、九九：七三六―七四二、一九九七。
(6) 中安信夫：EBM（統計証拠）／アルゴリズム（フローチャート）vs. 経験証拠／治療適応―治療方針の選択に際しての臨床医の決断。精神経誌、一〇三：四三―四八、二〇〇一。**（前書第三〇章）**
(7) 中安信夫：うつ病の概念を考える：大うつ病（DSM-Ⅳ）概念の「罪」。精神科治療学、一七：九九一―九九八、二〇〇二。**（本書第二二章）**
(8) 中安信夫：DSM統合失調症とは「鵺（ぬえ）のごとき存在」である―操作的診断と疾患概念の変化。Schizophrenia Frontier、六：三三―三七、二〇〇五。**（本書第二一章）**
(9) 中安信夫：『精神科臨床を始める人のために―精神科臨床診断の方法』。星和書店、東京、二〇〇七。
(10) 中安信夫：加害性を内容とする自我親和的・妄想様反復観念（略称：加害性反復観念）―統合失調症と強迫神経症の境界領域をめぐって。最新精神医学、一四：一二三―一二四三、二〇〇九。**（本書第五章）**
(11) 中安信夫：うつ病は増えてはいない―大うつ病性障害（DSM）とは成因を問わない抑うつ症状群である。精神経誌、一一一：六四九―六五六、二〇〇九。**（本書第二二章）**

（12）荻野目慶子：〝自殺〟で残された側は……。新潮45、五五—五八、二〇〇〇年八月号。
（13）臺弘：三つの治療法〔治療覚書 その六〕。精神科治療学、五：一五七三—一五七七、一九九〇。

（精神科治療学、二五：五五—五九、二〇一〇）

著者略歴

中安信夫（なかやす　のぶお）

1949年　山口県宇部市に生まれる
1975年　東京大学医学部医学科卒業，精神医学教室に入局
1984年　群馬大学医学部神経精神医学教室・講師
1988年　東京都精神医学総合研究所社会精神医学研究部門・副参事研究員
1991年　東京大学医学部精神医学講座（現大学院医学系研究科精神医学分野）・准教授，現在に至る

専攻：臨床精神医学，精神病理学

著書：中安信夫『初期分裂病』（星和書店，1990）
中安信夫『分裂病症候学―記述現象学的記載から神経心理学的理解へ』（星和書店，1991）
中安信夫，神庭重信『対談：初期分裂病を語る』（星和書店，1991）
中安信夫『初期分裂病／補稿』（星和書店，1996）
中安信夫『宮﨑勤精神鑑定書別冊　中安信夫鑑定人の意見』（星和書店，2001）
中安信夫『増補改訂 分裂病症候学―記述現象学的記載から神経心理学的理解へ』（星和書店，2001）
中安信夫編『精神科臨床のための必読100文献』（星和書店，2003）
中安信夫編『稀で特異な精神症候群ないし状態像』（星和書店，2004）
中安信夫，村上靖彦編『初期分裂病―分裂病の顕在発症予防をめざして』（思春期青年期ケース研究10）（岩崎学術出版社，2004）
村上靖彦，永田俊彦，市橋秀夫，中安信夫『座談 精神科臨床の考え方―危機を乗り越えるべく』（メディカルレビュー社，2005）
中安信夫『精神科臨床を始める人のために―精神科臨床診断の方法』（星和書店，2007）
中安信夫『体験を聴く・症候を読む・病態を解く―精神症候学の方法についての覚書』（星和書店，2008）
針間博彦，中安信夫監訳『フィッシュ臨床精神病理学―精神医学における症状と徴候』（星和書店，2010）

続　統合失調症症候学

2010年3月8日　初版第1刷発行

著　　者　中　安　信　夫

発行者　石　澤　雄　司

発行所　株式会社　星　和　書　店
東京都杉並区上高井戸1−2−5　〒168-0074
電　話　03（3329）0031（営業）／（3329）0033（編集）
ＦＡＸ　03（5374）7186

　Printed in Japan　ISBN978-4-7911-0730-8